Internationale Regime im globalen Gesundheitsregieren

Jiyong Jin

Internationale Regime im globalen Gesundheitsregieren

Translator: Lulu Jiang und Shouzheng Zhao

PETER LANG

New York · Berlin · Bruxelles · Chennai · Lausanne · Oxford

Bibliographic information published by the Deutsche Nationalbibliothek.
The German National Library lists this publication in the German
National Bibliography; detailed bibliographic data is available
on the Internet at http://dnb.d-nb.de.

Cover design by Peter Lang Group AG

ISBN 978-1-4331-9061-2 (hardback)
ISBN 978-1-4331-9062-9 (ebook)
ISBN 978-1-4331-9063-6 (epub)
DOI 10.3726/b18642

B&R Book Program

This edition is an authorized translation from the Chinese language edition
Published by arrangement with Shanghai People's Publishing House
All rights reserved

© 2024 Peter Lang Group AG, Lausanne
Published by Peter Lang Publishing Inc., New York, USA
info@peterlang.com - www.peterlang.com

This publication has been peer reviewed.

INHALTSVERZEICHNIS

ABBILDUNGEN

TABELLEN

· 1 ·

EINFÜHRUNG

1.1. Praktische und theoretische Implikationen der Forschung

„Die Geschichte der Menschheit ist eine Geschichte des Kampfes gegen Krankheiten." Seit Menschengedenken haben pandemische Katastrophen die menschliche Gesellschaft geplagt. Die erste aufgezeichnete Seuche in der Geschichte hatte das ganze Athen beinahe zerstört. Die Grippe, die 1918 über den Globus fegte, tötete innerhalb nur weniger Monate schätzungsweise 20 bis 50 Millionen Menschen. Laut Statistik waren bis zum Jahr 2017 70 Millionen Menschen mit HIV infiziert, und 35 Millionen starben an AIDS, wodurch diese Krankheit zum „Hauptkiller" in Afrika und weltweit wurde. Die Terroranschläge vom 11. September 2001 in den Vereinigten Staaten und der darauffolgende Ausbruch des Milzbrandvirus versetzten die internationale Gemeinschaft in Schock und Angst vor dem Schreckgespenst des Bioterrorismus. Die rapide Ausbreitung von SARS im Jahr 2003 verdeutlichte, wie anfällig die Menschen in einer zunehmend vernetzten Welt für tödliche Krankheiten sind. Im Jahr 2014 forderte der wütende Ebola-Ausbruch in Westafrika mehr als 11.000 Todesopfer und unterstrich die ernsten Herausforderungen für die Aufrechterhaltung der globalen Gesundheitssicherheit und die Förderung der weltlichen Gesundheitsentwicklung. „Der Zustand der globalen Gesundheit befindet sich in einer Krise." (Bradford, 2007, S. 77).

Solche erstaunlichen Probleme der öffentlichen Gesundheit wurden jedoch für sehr lange Zeit bloß als technische Fragen betrachtet, die in den Bereich der Biologie und Medizin oder in das Spezialgebiet der Epidemiologen fielen. Öffentliche Gesundheitsprobleme eines Landes werden auch ausschließlich als Probleme innerhalb seiner Souveränität betrachtet, in die sich keine anderen Nationen oder internationalen Organisationen einmischen durften. Mit anderen Worten: Public-Health-Governance im traditionellen Sinne unterlag seit jeher dem, was der deutsche Philosoph Ulrich Beck (2007) als Regeln des methodologischen Nationalismus (methodological nationalism) bezeichnete. Mit der zunehmenden Globalisierung ist Public Health Governance – einst eine Frage der inländischen Governance – jedoch global geworden. Gleichzeitig sind Krisen im Bereich der öffentlichen Gesundheit über ihren Status als reine medizinische Probleme hinausgewachsen und haben wichtige gesellschaftliche, wirtschaftliche und politische Implikationen hervorgebracht. Schließlich benötigen Viren keinen Pass für ihre Weltreise. Viele neu auftretende und wiederkehrende Infektionskrankheiten haben die Anfälligkeit und die gegenseitige Abhängigkeit der öffentlichen Gesundheit aller Länder mithilfe globaler Verkehrsmittel erhöht. Wie man sich heutzutage mit den globalen Gesundheitsproblemen konfrontieren soll, stellt sich als eine ernsthafte Herausforderung für alle Länder dar.

Global Health – die Globale Gesundheit – zählt zu den Hauptproblemen der Welt „mit potenziellen Auswirkungen, die nicht geringer sein könnten als von jeglichem Krieg; Dennoch zeigten Politikwissenschaftler nur selten Interesse an diesem Thema!" (Lanegran & Hyden, 1993, S. 247). Nicht einmal im Bereich der als „niedrigeren Politik" angesehenen Themen fand man Diskussionen über diese Probleme. Wie Rudolph Virchow, deutscher Politiker und Arzt, der als „Begründer der modernen Sozialhygiene" verehrt wird, feststellte: „Die Medicin ist eine soziale Wissenschaft ... Die Politik ist weiter nichts, als Medicin im Grossen." (1848). Mit anderen Worten ist die globale Gesundheit nicht nur ein medizinisches, sondern auch politisches Problem. „Gesundheit ist zutiefst politisch. Wir müssen uns mit den politischen Determinanten von Gesundheitsproblemen befassen" (Kickbusch, 2005, S. 246). Angesichts der Tatsache, dass transnational übertragbare Infektionen und potenzieller Bioterrorismus eine Bedrohung für nationale, internationale, und sogar globale Sicherheit darstellen, fiel eine „Versicherheitlichung"[1] der globalen Gesundheit in den letzten Jahren zunehmend ins Auge. Chinesische und ausländische Wissenschaftler sind sich nach einigen Diskussionen darin einig, dass Bedrohungen zur globalen Gesundheit in den Rang von Sicherheitsfragen aufgestiegen sind. Wie Su (2000) es ausdrückte,

> Das Fach Internationale Beziehungen, oder Internationale Gesellschaftsstudie, sollten eine wissenschaftliche Disziplin werden, die darauf abzielt, das globale öffentliche Interesse zu erforschen und zu verwirklichen, und die darauf ausgerichtet ist, die Themen zur „Öffentlichkeit" zu erforschen. Nur in diesem Sinne kann das Fach Internationale Beziehungen ihren Status als einzigartige Disziplin rechtfertigen.
>
> (S. 284)

Zweifellos hat die Eigenschaft globaler Gesundheitsprobleme, „öffentliche" zu sein, die Steuerung und Verwaltung der globalen Gesundheit zu einem zentralen Anliegen der Wissenschaftler auf diesem Gebiet gemacht. Es ist daher nicht nur praktisch, sondern auch notwendig, globale Gesundheitsfragen aus der Perspektive der internationalen Beziehungen zu analysieren.

Das Aufkommen von „Global Public Problems" erfordert „Global Governance". Die Effizienz der internationalen Regelungen hängt wiederum von der Verfügbarkeit globaler öffentlicher Güter ab. Die richtige Erwiderung auf globale Gesundheitskrisen liegt in der Frage, wie das globale Gesundheitsregieren wirksam erreicht werden kann. Der Ansatz beruht auf der Bereitstellung von noch mehr globalen öffentlichen Gütern (*global public goods for health*) im Gebiet von Global Health (Kaul et al., 2003; Smith et al., 2003). Als Hauptakteure der „Global Health Governance" stellen sich internationale Regime die wichtigsten Anbieter von globalen öffentlichen Gütern für Gesundheit dar. Das internationale Regime durchzieht mehrere Politikbereiche wie Sicherheit, Handel, Entwicklung und Menschenrechte. Daher kann eine Analyse der Rolle und Defizite des globalen Gesundheitsregierens, einschließlich der Weltgesundheitsorganisation (WHO), der Welthandelsorganisation (WTO), des Übereinkommens über das Verbot biologischer Waffen (BWÜ) und internationaler Menschenrechtsregime, dazu beitragen, die Ursachen für die unzureichende Versorgung mit globalen öffentlichen Gütern für die Gesundheit zu ermitteln. Sie wird uns auch dabei helfen, durch weitere Gestaltung und Innovation von Regimen eine größere Wirksamkeit des globalen Gesundheitsregierens zu erreichen.

Indem dieses Buch die Mängel oben genannter globaler Regime in der globalen Gesundheitspolitik aufzeigt, versucht es, die tief liegenden Ursachen für diese Mängel herauszufinden. Es ist daher sowohl von theoretischer als auch von praktischer Bedeutung, die Frage des globalen Gesundheitsregierens aus der Perspektive internationaler Regime zu betrachten.

1.2. Literaturübersicht

Die Forschung zur globalen Gesundheit ist untrennbar mit der Globalisierung der öffentlichen Gesundheitsprobleme verbunden. Seit den 1990er-Jahren sind im Bereich der öffentlichen Gesundheit drei wichtige Entwicklungstrends zu beobachten: 1) AIDS breitet sich weltweit kontinuierlich aus und hat zunehmende politische, wirtschaftliche und soziale Auswirkungen in den Entwicklungsländern; 2) die Menschen sind anwachsend besorgt über die Verbreitung biologischer Waffen, insbesondere unter den Terrorgruppen, und 3) die Anfälligkeit und gegenseitige Abhängigkeit von reichen und armen Ländern verstärken sich beträchtlich, was sich aus der weltweiten Verbreitung von Krankheitserregern wie Viren, Produkten und Schadstoffen ergibt. „Die Bedrohung der grenzüberschreitenden Infektionskrankheiten auf einer globalisierten Welt hat die gesamte Menschheit in ein homogenes Meer des Mikroorganismus getaucht" (Aginam, 2007, S. 147). Diese Interdependenz in der globalen Gesundheitssicherheit hat relevante akademische Forschungen vorangetrieben. Obwohl das internationale Regime wichtige Rolle bei der Steuerung der globalen Gesundheit spielt, betrachten die meisten Wissenschaftler der öffentlichen Gesundheit das internationale Regime nicht als wirksame Instrumente, sondern analysierten globale Gesundheitsfragen aus einer eng gefassten medizinwissenschaftlichen Perspektive. Wissenschaftler der internationalen Beziehungen blieben im Bereich der globalen Gesundheitsprobleme wenig aktiv. Lee und Dodgson (2003) weisen darauf hin: „Obwohl Gesundheit ein klassisches grenzüberschreitendes Thema ist, findet es in den internationalen Beziehungen nach wie vor wenig Beachtung" (S. 214). Wissenschaftler, die sich mit diesem Thema befassen, wählten meist einen „segmentierten" (*segmented*) Ansatz und analysierten die Auswirkungen vom internationalen Handel, von internationalen Menschenrechtsregelungen usw. auf die öffentliche Gesundheit eher separat. Im Allgemeinen fehlt ein ganzheitlicher und interdisziplinärer Forschungsansatz für diese Wissenschaft.

1.2.1. Literaturübersicht im Ausland

Aufgrund der Beeinträchtigungen neu auftretender und wiederkehrender Infektionskrankheiten, insbesondere AIDS, und der Bedrohung durch den Bioterrorismus hat die Erforschung globaler Gesundheitsfragen aus dem Blickwinkel der internationalen Beziehungen zunehmende Aufmerksamkeit erlangt. Unter den Wissenschaftlern der internationalen Beziehungen ist David P. Fidler von der Indiana University, USA, hervorzuheben, der wichtige Beiträge zur interdisziplinären Forschung im Bereich der internationalen Beziehungen und der öffentlichen Gesundheit geleistet hat. Eines seiner repräsentativsten Werke ist „SARS, Governance, and Globalization of Diseases" (2003). Am Beispiel der SARS-Epidemie analysiert er im Kontext der Globalisierung die Auswirkungen der Krise im Bereich der öffentlichen Gesundheit auf die internationale Politik im Rahmen des westfälischen Systems. Er argumentiert, dass die Globalisierung von Fragen der öffentlichen Gesundheit ein „post-westfälisches" System der Steuerung der öffentlichen Gesundheit, d. h. einen Ansatz des globalen Gesundheitsregierens, erfordert, und zeigt die Unzulänglichkeiten der „Internationalen Gesundheitsvorschriften" (IGV) als eines internationalen Regimes für die Behandlung von Fragen des globalen Gesundheitsregierens auf. Er prägte sogar einen neuen Begriff, „Mikrobialpolitik" (microbialpolitik), um die Wechselwirkung zwischen internationalen Beziehungen und Gesundheitsproblemen, die durch Krankheitserreger verursacht werden, zu beschreiben (Fidler, 1998, S. 1–11). Er hat globale Gesundheitsfragen in den Mechanismus der internationalen Abkommen gestellt, die Auswirkungen der Bedrohung durch virale Mikroben auf den Aufbau einer globalen Gesundheitsarchitektur analysiert und die Geschichte einer Reihe internationalen Konferenzen und Diplomatie über öffentliche Gesundheit im 19. Jahrhundert.

Im Jahr 2008 veröffentlichten Fidler und Lawrence O. Gostin gemeinsam ihr Buch „Biosecurity in the Global Age: Biological Weapons, Public Health, and the Rule of Law". Die beiden Autoren sind der Ansicht, dass die Bedrohungen für die Biosicherheit hauptsächlich von biologischen Waffen und natürlichen Ausbrüchen ausgehen und dass Sicherheit und öffentliche Gesundheit – zwei bisher voneinander unabhängige Bereiche – integriert und koordiniert werden müssen, insbesondere durch die Koordinierung zweier internationaler Organisationen, des BWÜ und der WHO. Dieser Ansatz ist ein Beispiel für die Versicherheitlichung von Fragen der öffentlichen Gesundheit. In ihrem Buch betonten sie die Bedeutung und die Schwierigkeiten dieser Integrationsstrategie und behaupten, dass die Integration von Sicherheitsfragen und Fragen der öffentlichen Gesundheit einen Wechsel der Perspektive und der Praxis erfordert, um der Bedrohung durch mikrobielle Krankheitserreger durch eine nachhaltige Steuerung und Regelung zu begegnen. Sie sind der Ansicht, dass es wichtig ist, rechtliche Kanäle zu nutzen, um einen wirksamen globalen Rahmen für die Steuerung der biologischen Sicherheit zu schaffen, insbesondere durch die Stärkung der rechtlichen Funktionen der WHO und der Biowaffenkonvention, um die Rolle des internationalen Mechanismus in der globalen Steuerung der biologischen Sicherheit zu stärken.

Im Jahr 2001 veröffentlichte Andrew T. Price-Smith, Professor für internationale Politik vom Colorado College, USA, „Plagues and Politics: Infectious Disease and International Policy" (Infektionskrankheiten und internationale Politik). Er stützte sich dabei auf Theorien der internationalen Beziehungen und analysierte die Auswirkungen von Gesundheitskrisen auf die globale Sicherheit. Er vertrat die Ansicht, dass globale Gesundheitskrisen eine direkte, ernsthafte und langfristige Bedrohung für die Weltordnungspolitik und den Wohlstand darstellen würden. 2005 veröffentlichte Obijiofor Aginam von der Carleton University, Kanada, das Buch „Global Health Governance: Internationales Recht und öffentliche Gesundheit in einer gespaltenen Welt" (Global Health Governance: Internationalal Law and Public Health in a Divided World). Vom Blickwinkel der Globalisierung untersuchte Aginam die gemeinsamen Schwachstellen der internationalen Nachbargemeinschaft hinsichtlich der öffentlichen Gesundheitssicherheit. Er zeichnete auch die Geschichte der diplomatischen Bemühungen gegen Infektionskrankheiten im 19. Jahrhundert und den Ursprung des Multilateralismus im Bereich der öffentlichen Gesundheit während der europäischen Kolonialzeit nach. Durch die Untersuchung des zeitgenössischen Völkerrechts untersuchte Aginam kritisch die Bedeutung und die Grenzen der „Internationalen Gesundheitsvorschriften" der WHO und des Gesundheitsrechts im globalen Gesundheitsregieren. Er kam zu dem Schluss, dass das Völkerrecht trotz der gegenseitigen Abhängigkeit der internationalen Gemeinschaft im Bereich der öffentlichen Gesundheitssicherheit aufgrund der riesigen Kluft zwischen Industrie- und Entwicklungsländern nur eine begrenzte Rolle bei dem globalen Gesundheitsregieren spielen konnte.

Im Jahr 2007 veröffentlichten Andrew F. Cooper und andere die Publikation „Governing Global Health: Challenges, Responses, and Innovations". Das Buch beleuchtet die Bedeutung und die Herausforderungen des globalen Gesundheitsregierens im 21. Jahrhundert und untersucht die Entwicklung globaler Gesundheitszusammenarbeit seit den 1990er-Jahren. Am Beispiel der WHO listeten die Autoren eine Reihe von Herausforderungen im Bereich der öffentlichen Gesundheit auf, die sich im Zeitalter der Globalisierung ergeben haben, und erörterten den Einfluss der WTO auf die öffentliche Gesundheit in ihrem Bestreben, die Millenniums-Entwicklungsziele (MDGs) der Vereinten Nationen zu erreichen. Die Autoren sind der Ansicht, dass die Regelung und Steuerung der globalen Gesundheit Innovationen erfordert, insbesondere Innovationen in multilateralen internationalen Regimen. Diese Innovationen beinhalteten z. B. Abtretung der Souveränität beim kollektiven Handeln, Einrichtung von Rechenschaftslegung und Schaffung von effektiven Überwachungs- und Umsetzungsmechanismen.

Im selben Jahr veröffentlichte Wolfgang Hein in Zusammenarbeit mit Kollegen vom German Institute of Global and Area Studies (GIGA) (auch: Leibniz-Institut für Globale und Regionale Studien) das Buch „Global Health Governance and the Fight Against HIV/AIDS" (2007). Die Autoren legten überzeugend dar, welche Rolle die Global Health Governance bei der Eindämmung von HIV/AIDS spielt. Die Autoren begannen mit der Konzeptdefinition der „Global Health Governance", gefolgt von einer Auswertung der Funktionen internationaler zwischenstaatlicher Organisationen und Nichtregierungsorganisationen im globalen Gesundheitsregieren. Am Ende des Buches wird die Ansicht vertreten, dass das globale Gesundheitsregieren einen „post-westfälischen" Rahmen erfordert, in dem nicht nur Staaten, sondern immer mehr nichtstaatliche Akteure wirken können.

2008 veröffentlichten Mark Zacher und Tania Keefe, Professoren für internationale Beziehungen an der University of British Columbia in Kanada, gemeinsam ihre Monografie „The Politics of Global Health Governance". Sie analysierten die Entwicklungsphasen der Mechanismen des globalen Gesundheitsregierens im 20. Jahrhundert und erläuterten die Widersprüche zwischen dem internationalen Patentrecht und der Zugänglichkeit lebenswichtiger Medikamente. Sie kamen zu dem Schluss, dass sich Global Health Governance Zusammenarbeit in der Weltpolitik voraussetzt. Darüber hinaus haben einige westliche Wissenschaftler aus historischem Aspekt untersucht, wie öffentliche Gesundheitsfragen zu globalen Fragen wurden (Goodman, 1977; Hayes, 1998; Howard-Jones, 1975; McNeill, 1976; Porter, 1999; Zinsser, 1963).

Gleichzeitig gibt es auch Forschungsarbeiten aus dem Bereich des öffentlichen Gesundheitswesens, die sich mit den wechselseitigen Wirkungen zwischen dem öffentlichen Gesundheitswesen und den internationalen Beziehungen befassen. So ist „World Health and World Politics" (1995), verfasst von Javed Siddiqi an der School of Public Health an der Western University, Kanada, das repräsentativste Werk in diesem Forschungsbereich. Siddiqi nahm die WHO als Fallstudie und analysierte die Wechselwirkungen zwischen Gesundheit der Welt und Politik der Welt und deren Auswirkungen aufeinander, und besonders detailliert, wie sich die internationale Politik auf die WHO seit ihrer Gründung im Jahr 1948 hat. Eine seiner Schlussfolgerungen lautete, dass die Politisierung innerhalb der WHO deren Funktionieren verhindere.

1997 veröffentlichten Meri Koivusalo und Eeva Ollila, vom Nationalen Forschungs- und Entwicklungszentrum Finnlands gemeinsam das Buch „Making a Healthy World: Agencies, Actors & Policies in International Health" (1997). Es handelte sich um eine Pionierarbeit, die zum ersten Mal einen umfassenden Überblick über die internationalen Institutionen gab, die an internationalen Gesundheitsstrategien beteiligt sind. Die Autoren untersuchten die Organisationen, Politiken und Praktiken von der WHO, WTO und anderen internationalen Institutionen. Sie bezogen auch andere Akteure, insbesondere die Nichtregierungsorganisationen (NRO), in ihre Diskussion ein. Darüber hinaus befassten sie sich eingehend mit der internationalen Gesundheitspolitik, einschließlich „Gesundheit für alle", „Strategien für die medizinische Grundversorgung" und Zugänglichkeit unentbehrlicher Arzneimittel in Entwicklungsländern. „*Global Public Goods for Health*", erschienen 2003, von Richard D. Smith, University of East Anglia, ist ein äußerst erfrischender Versuch in dieser Forschungsrichtung. Indem die Kategorien und das Angebot-Nachfrageverhältnis von globalen Gesundheitsgütern als globalen öffentlichen Gütern analysiert werden, wird ein theoretischer Rahmenansatz für kollektives Handeln auf globaler Ebene vorgestellt.

Neben den bereits erwähnten Büchern gibt es auch mehrere institutionelle Berichte und Papiere über globale Gesundheit und Governance im Bereich der internationalen Beziehungen. Zum Beispiel veröffentlichte Rand, eine amerikanische Gesellschaft, den Bericht „*Die globale Bedrohung durch neue und wiederkehrende Infektionskrankheiten*" („*The Global Treat of New and Reemerging Infectious Diseases: Reconciling US National Security and Public Health Policy*") Die beiden Autoren Jennifer Brower und Peter Chalk (2003) wiesen darauf hin, dass Infektionskrankheiten und Gesundheitskrisen aufgrund der negativen Folgen der Globalisierung, moderner medizinischer Verfahren, landwirtschaftlicher Aktivitäten, veränderter menschlicher Verhaltensweisen und Umweltfaktoren bereits die direkte militärische Bedrohung durch ein feindliches Land verdrängt und Platz Eins unter allen Gefahren zur Sicherheit der internationalen Gemeinschaft genommen haben, und wurden die größte Bedrohung mit der alle Regierungen konfrontiert sein müssen. Das German Overseas Institute veröffentlichte einen Bericht mit dem Titel „*Global Health Governance: Conflicts on Global Social Rights*" (Hein, 2008), der aus der Perspektive der globalen sozialen Gerechtigkeit und der Bürgerrechte eine detaillierte Analyse der Probleme bei dem globalen Gesundheitsregieren enthält (S. 80–108).

Im Vergleich zu Berichten gewinnen die Forschungsarbeiten an Menge. Caroline Thomas und Martin Weber, Professoren für internationale Politik an der University of South Ampton, haben beispielsweise gemeinsam den Artikel „*The Politics of Global Health Governance: Whatever Happened to 'Health for All by the Year 2000'*"? (2004). Sie kommen dabei zu dem Schluss, dass eine große Herausforderung beim globalen Gesundheitsregieren darin besteht, das Nord-Süd-Gefälle zu überwinden. Sie deckten auch noch Grenzen der VN im

Bereich der globalen Gesundheitspolitik. Mely Caballero-Anthony, Professorin an der Universität von Kolumbien, veröffentlichte den Artikel „*Combating Infectious Diseases in East Asia: Securitization and Global Public Goods for Health and Human Security*" (2006), in dem sie zwei Lösungskonzepte, nämlich Versicherheitlichung der Gesundheit und Bereitstellung globaler öffentlicher Güter, vergleicht, die zur Bewältigung von Gesundheitskrisen in Ostasien angewendet werden könnten. Sie erörterte auch noch ausführlich die Auswirkungen von Gesundheitskrisen auf die „Sicherheit des Menschen" (S. 105–127).

1.2.2. Literaturübersicht in China

Der Ausbruch des Atemwegssyndroms SARS im Jahr 2003 markierte einen Wendepunkt in der Forschung über globale Gesundheitssicherheit in China. Bis dahin hatte die internationale Zusammenarbeit im Bereich der öffentlichen Gesundheit nur wenig wissenschaftliche Aufmerksamkeit in China erregt. Angesichts des Ansturms an die chinesische Diplomatie während der SARS-Epidemie haben einige chinesische Wissenschaftler mit Forschungen zur öffentlichen Gesundheit aus der Perspektive der nicht-traditionellen Sicherheit und des internationalen Rechts angefangen. Kurz gesagt besteht in den einschlägigen Forschungen jedoch noch deutlich ein Bedarf zur Vervollständigung.

Professor Li Na von der Universität Jilin untersuchte im Buch „*WTO und öffentliche Gesundheit*" (2004) aus Sicht des internationalen Rechts die Auswirkungen der WTO auf die globale öffentliche Gesundheit, insbesondere in Entwicklungsländern, daneben auch noch den Widerspruch zwischen dem globalen System des geistigen Eigentums und der Zugänglichkeit von Medikamenten in Entwicklungsländern. Professor Shaojun Li gab in seinem Buch „*Gegenwärtige Globale Probleme*" (2006) einen umfassenden Überblick über globale öffentliche Krisen, die im Zusammenhang mit der Globalisierung entstanden sind. Im Kapitel 7 des Buches untersuchte er ausschließlich, wie sich globale Gesundheitsbedrohungen auf die globale und nationale Sicherheit auswirken, und analysierte die Rolle der WHO in der Global Health Governance. „*Geschichte der Pest in der Welt*" (Wang & Meng, 2005) von Prof. Xudong Wang von der Chinesischen Akademie der Sozialwissenschaften lieferte eine historische Bewertung der Auswirkungen der Infektionskrankheiten auf die menschliche Gesellschaft.

Die Dissertation „*Bekämpfung von Infektionskrankheiten aus der Perspektive des Völkerrechts*" von Dr. Xiangqian Gong (2011) von der Universität Wuhan nutzt das Völkerrecht als theoretisches Instrument zur Analyse globaler

Gesundheitskrisen. Insbesondere untersuchte er die Rolle und den Einfluss von internationalen Gesundheitsgesetzen, Handelsgesetzen und Menschenrechtsgesetzen auf die Kontrollierung der Infektionskrankheiten. Dr. Fan He von der Chinesischen Akademie der Sozialwissenschaften beschäftigte sich in seinem Projekt „Die Auswirkungen von Infektionskrankheiten auf die wirtschaftliche Entwicklung und die internationalen Beziehungen" (2004) mit der internationalen Zusammenarbeit im Bereich der öffentlichen Gesundheit und erörterte eine Reihe von Fragen wie neue Ausbrüche von Epidemien, bioterroristische Anschläge und Chinas Beziehung zur WHO.

Neben Büchern, Dissertationen und Sammelbänden haben sich auch viele Zeitschriftenartikel in unterschiedlicher Ausführlichkeit mit den internationalen Regimen in der Kooperation der globalen öffentlichen Gesundheit und deren Schwächen befasst (Chen, 2008; Gong, 2006; Hou, 2006; Jin, 2008a, 2008b, 2008c, 2008d, 2009; Pan, 2007; Qi & Zhu, 2006; Zhu, 2006). In Dr. Xiangqian Gongs Aufsatz „Globalisierung von Infektionskrankheiten und Global Health Governance" (2006) wird beispielsweise über die Gesundheitsarchitektur im globalen Gesundheitsregieren und einige der jüngsten Gesundheitskrisen kurz diskutiert.

Die bisherige Literaturrecherche zeigt, dass es eine ganze Reihe von Forschungsarbeiten zum Thema Global Health Governance im Ausland gibt, die vom Standpunkt nationaler bzw. internationaler Sicherheit die Auswirkungen von Gesundheitskrisen auf ihren staatlichen Interessen untersuchen. Dieser Ansatz ist jedoch möglicherweise durch bereits etablierte westliche Annahmen beeinflusst, da nur wenige von ihnen das globale Nord-Süd-Gefälle und die internationale politische und wirtschaftliche Ordnung als fundamentale Ursachen für globale Gesundheitsprobleme anerkennen. Es ist anzumerken, dass die internationalen Regime im globalen Gesundheitsregieren zumeist von den Industrieländern geschaffen wurden und die Interessen und Anliegen der Entwicklungsländer nicht widerspiegeln. Und die chinesischen Forscher befinden sich noch in der Anfangsphase auf diesem Forschungsgebiet. Es gibt bisher weder Monographie zur Analyse über Global Health Governance aus der Perspektive des internationalen Regimes noch Diskussionen über Rolle und Funktionen von China in den einschlägigen Themen.

1.3. Forschungsmethoden und Beiträge

Dieses Buch versucht, ein breites Feld der internationalen Beziehungen, der öffentlichen Gesundheit und des internationalen Rechts abzudecken. Es werden deshalb verschiedene Forschungsmethoden angewandt, um geeignet zu jedem relevanten Themenbereich eine fundierte Meinung zu bilden. Im Großen und Ganzen werden in diesem Buch die folgenden Forschungsmethoden verwendet:

> *Hierarchische Analyse.* Die hierarchische Analyse ist eine wichtige und weitverbreitete Forschungsmethode im Bereich der internationalen Beziehungen. Sie wurde erstmals von Kenneth Waltz in seinem Buch „Man, the State, and War" (1959) vorgestellt. In diesem bahnbrechenden Werk über die Anwendung dieser Methode analysierte und klassifizierte Waltz die Kriegsursachen aus Perspektiven von drei sogenannten „Images" – Individuen, Staaten und internationalen Systemen. Inspiriert von diesem Ansatz wird in diesem Buch versucht, die Gründe zu analysieren, warum Krisen im Bereich der öffentlichen Gesundheit oder Bedrohungen der öffentlichen Gesundheit unter den Aspekten der individuellen, nationalen und internationalen Sicherheit „versicherheitlicht" werden.

> *Qualitative Analyse.* In diesem Buch sollen die Schwächen und Defizite einer Reihe von internationalen Regimen im Bereich des globalen Gesundheitsregierens untersucht werden. Zu den analysierten Regimen gehören die WHO, die WTO und das BWÜ. Basiert auf der Grundlage dieser Untersuchungen werden in diesem Buch einige Vorschläge zur Verbesserung ihrer Funktionsweisen unterbreitet.

Die qualitative Analyse hat sich als besonders nützliche Methode erwiesen, um die Rolle dieser internationalen Regime zu analysieren.

> *Quantitative Analyse.* Das Buch versucht, konkret und objektiv zu zeigen, wie sich Krisen im Bereich der öffentlichen Gesundheit, wie HIV/ AIDS und SARS, auf die individuelle, nationale und internationale Sicherheit auswirken. Die Schlussfolgerung wird durch eine kombinierte Zusammenfassung von Statistiken und Dokumentationen gestützt. Da der Begriff „öffentliche Güter" aus Wirtschaftswissenschaften stammt, ist eine quantitative Analyse dabei erforderlich, um zu erklären, warum globale öffentliche Güter im Bereich der globalen Gesundheitssicherheit bereitgestellt werden müssen.

> *Historische Analyse.* Obwohl es noch nicht lange her ist, dass die Global Health Governance ihren Namen erhielt, liegt der Ursprung dieser Praxis schon lange zurück. Die internationale Zusammenarbeit im

Gesundheitswesen lässt sich bereits im 18. Jahrhundert nachweisen. Es ist daher notwendig, die internationale Public Health Governance im historischen Kontext zu stellen, um die historischen Gründe zu ermitteln, die zu ihren derzeitigen Unzulänglichkeiten geführt haben.

Fallstudie. Zwei Fallstudien werden zu relevanten theoretischen Erörterungen eingesetzt. Die erste untersucht den Widerspruch von der Zugänglichkeit von HIV/AIDS-Medikamenten zu dem *WTO-Übereinkommen über handelsbezogene Aspekte der Rechte des geistigen Eigentums* (TRIPS). Diese Analyse hilft, das Dilemma zu veranschaulichen, in dem sich das derzeitige globale Gesundheitsregieren befindet. Der zweite Fall befasst sich mit Chinas globaler Gesundheitsstrategie, wie sie sich in den Maßnahmen zur Bekämpfung der Ende 2019 ausgebrochenen COVID-19-Pandemie durchsetzt.

Durch den kombinierten Einsatz der oben genannten Methoden wird in diesem Buch versucht, eine breite Landschaft der internationalen Public Health Governance zu zeichnen, die sich aus verschiedenen Akteuren zusammensetzt, und dann auf die Faktoren einzugehen, die zu ihren beobachtbaren Defiziten geführt haben.

Zu den Beiträgen dieses Buches gehört erstens eine neue Perspektive. Dieses Buch fasst mehrere internationale Institutionen zusammen, die eng in Bemühungen um Regelung und Steuerung der globalen Gesundheit eingebunden sind. Durch die Analyse ihrer jeweiligen Grenzen bei der Steuerung des Gesundheitswesens zielt dieses Buch darauf ab, die Konvergenz ihrer Unzulänglichkeiten aufzuzeigen. Anschließend wird vorgeschlagen, dass China eine Rolle spielen sollte, die seinem Einfluss auf das globale Gesundheitsregieren angemessen ist. Weder in China noch im Westen gab es bisher eine Veröffentlichung mit dieser Forschungsperspektive im Bereich der internationalen Beziehungen.

Zweitens leistet dieses Buch mit seiner konzeptionellen Erneuerung einen Beitrag zur Global-Health-Governance-Forschung. Basierend auf bereits bestehenden Konzeptionen und deren Unzulänglichkeiten werden hier aktualisierte Konzepte für Begriffe wie Global Health Governance und Public Health Diplomacy entwickelt, die aktuelle Entwicklung des gegenwärtigen globalen Gesundheitsstatus und der internationalen Zusammenarbeit berücksichtigen.

Schließlich bietet das Buch einen neuen analytischen Rahmen. Durch kombinierte Verwendungen von der Theorie der Versicherheitlichung (warum), Theorie der öffentlichen Güter (wie) und Theorie der internationalen Regime (wer) wird auf die Notwendigkeit des globalen Gesundheitsregierens, Ansätze des Regierens, Akteure des Regierens Wert gelegt. Es kommt zu dem Schluss, dass der Grund, warum es nicht gelungen ist, globale öffentliche Güter für die Gesundheit ausreichend bereitzustellen, liegt darin, dass es in diesen Internationalen Regimen an gemeinschaftlicher Entscheidungsfindung und gemeinschaftlichen Interessen mangelt. Tiefeingehend haben diese Schwächen mit der Schwierigkeit des kollektiven Handelns, dem Nord-Süd-Gefälle in der globalen öffentlichen Gesundheit und der Machtungleichheit in der Global Health Governance zu tun.

1.4. Struktur der Arbeit

Kapitel 1 beginnt mit den theoretischen und praktischen Implikationen der Forschung, gefolgt von einem Überblick über den Forschungsstand und die Beiträge, die das Buch leisten möchte.

Kapitel 2 legt den Grundstein für das gesamte Buch, indem es den Hintergrund, die Konzepte, die Notwendigkeit und die Ansätze von Global Health Governance vorstellt. Auf der Grundlage früherer Studien wird in Abschnitt 2.1 Global Health Governance definiert, abgegrenzt und ihre Merkmale analysiert. In Abschnitt 2.2 wird die Versicherheitlichungstheorie der Kopenhagener Schule verwendet, um die Versicherheitlichung globaler Gesundheitsthemen zu analysieren. Globale Gesundheitsthemen haben Auswirkungen auf die individuelle, nationale und internationale Sicherheit, was die Notwendigkeit und Dringlichkeit von Global Health Governance verdeutlicht. Durch die Analyse der globalen „Externalität" der öffentlichen Gesundheitssicherheit, d. h. der „Nicht-Rivalität" und „Nicht-Ausschließbarkeit" des Konsums, veranschaulicht Abschnitt 2.3 die Eigenschaften der öffentlichen Gesundheitssicherheit als globales öffentliches Gut. Dies zeigt auch, dass öffentliche Güter der globalen Gesundheit bereitzustellen sind, um das globale Gesundheitsregieren zu erreichen. Abschnitt 2.4 gibt einen kurzen Überblick darüber, wie jede der in diesem Buch behandelten internationalen Institution zum globalen Gesundheitsregieren beigetragen hat. Diese Institutionen gelten selber auch als intermediäre globale öffentliche Güter für die Gesundheit. Sie dienen nämlich als Lieferanten globaler öffentlicher Gesundheitsgüter. Das Kapitel endet mit einem Hinweis auf die Ursachen für die Unzulänglichkeiten dieser Regime bei der Wahrnehmung solcher Doppelrolle.

Im Kapitel 3 wird die WHO, der wichtigste Akteur der globalen Gesundheitspolitik, unter die Lupe genommen. Das Kapitel beginnt mit einem Überblick über die Geschichte der internationalen Zusammenarbeit im Bereich der öffentlichen Gesundheit. Es wird versucht, diesen Zeitstrahl in verschiedene Phasen zu unterteilen, die sich durch ihre jeweiligen Merkmale auszeichnen. Für eine internationale Organisation ist ihre Organisationsstruktur entscheidend für ihre Agenda. In Abschnitt 3.2 werden daher die Struktur der WHO und ihre drei Regelungsfunktionen beschrieben. Anschließend werden in Abschnitt 3.3 die neu überarbeiteten IHR (*International Health Regulations*), ein von der WHO verabschiedetes rechtsverbindliches Instrument des Völkerrechts, und ihre Schwachstellen eingehend erörtert. Diese Erörterungen bilden die Grundlage für die Diskussion in Abschnitt 3.4 über die Faktoren, die die Rolle der WHO im globalen Gesundheitsregieren einschränken, und die Ursachen für diese Einschränkungen. In Abschnitt 3.5 wird untersucht, inwieweit es durch historische und aktuelle Reformen gelungen ist, diese Einschränkungen zu beseitigen.

Kapitel 4 befasst sich mit der Beziehung zwischen Handel und globaler Gesundheit. Abschnitt 4.1 untersucht die engen Verbindungen zwischen der WTO und dem globalen Gesundheitsregieren. Im weiteren Verlauf des Kapitels wird das Dilemma zwischen dem *WTO-Übereinkommen über handelsbezogene Aspekte der Rechte des geistigen Eigentums* (TRIPS) und der Zugänglichkeit von Arzneimitteln erörtert, mit dem Ziel, die negativen Auswirkungen des TRIPS auf das globale Gesundheitsregieren und die Grenzen der flexiblen Maßnahmen der WTO in Bezug auf die Gesundheitspolitik aufzuzeigen.

Im Kapitel 5 wird zunächst die Verbindung zwischen den derzeitigen internationalen Menschenrechtsregimen und der öffentlichen Gesundheit analysiert. Abschnitt 5.1 beschreibt kurz den Hintergrund und die Phasen der Entwicklung dieser internationalen Menschenrechtssysteme und geht dann näher darauf ein, wie der Menschenrechtsschutz zum globalen Gesundheitsregieren beigetragen hat. In Abschnitt 5.2 werden zwei wichtige Menschenrechtskonventionen, der *Internationale Pakt über bürgerliche und politische Rechte* und der *Internationale Pakt über wirtschaftliche, soziale und kulturelle Rechte*, unter die Lupe genommen, um ihre Auswirkungen auf die Steuerung des Gesundheitswesens aufzuzeigen. Der Autor vertritt die Auffassung, dass das globale Gesundheitsregieren nur möglich ist, wenn die Menschenrechte in allen Dimensionen gefördert und geschützt werden. Abschnitt 5.3 ist um das Schlüsselkonzept des Rechts auf Gesundheit herum aufgebaut. Erörtert werden u. a. der Umfang des Konzepts, seine Entwicklung und seine Ziele. Im Abschnitt 5.4 werden die Grenzen der derzeitigen internationalen Menschenrechtsregelungen im Bereich der globalen Gesundheitspolitik untersucht und zusammengefasst sowie die Gründe für diese Unzulänglichkeiten erforscht.

Kapitel 6 beginnt mit einem kurzen historischen Überblick über das BWÜ, gefolgt von einer detaillierten Analyse der Beziehung zwischen dem BWÜ und der öffentlichen Gesundheit. Die unklaren Grenzen zwischen biologischem Terrorismus und natürlichen Krankheitsausbrüchen deuten heute darauf hin, dass die Abwicklung von biologischen Waffen und biologischer Verteidigung nicht nur ein militärisches, sondern auch ein gesundheitspolitisches Problem darstellt. Als einziges internationales Regime der Welt, das den Einsatz biologischer Waffen regelt, ist das BWÜ von besonderer Bedeutung für die globale Gesundheitspolitik. Die Frage, wie die Effizienz des BWÜ verbessert werden kann, ist zu einem wichtigen Ziel des globalen Gesundheitsregierens geworden. Daher werden in Abschnitt 6.3 die drei Dilemmata, die zur Dysfunktion des BWÜ führen, genau untersucht.

Kapitel 7 ist einer Bewertung von Chinas Beitrag zur aktuellen Global Health Governance gewidmet, insbesondere seinen diplomatischen Bemühungen im Bereich der öffentlichen Gesundheit und den auf globaler und regionaler Ebene erzielten Erfolgen. Anschließend wird Chinas Gesundheitsdiplomatie anhand einer Fallstudie über Chinas Reaktion auf die COVID-19-Pandemie beleuchtet.

Kapitel 8 fasst die wichtigsten Erkenntnisse aus den vorangegangenen Kapiteln zusammen. Auf der Grundlage von Inge Kauls „Triangle of Publicness"-Modell zur Bereitstellung öffentlicher Güter fasst das Kapitel zunächst die Gründe zusammen, warum keine der zuvor analysierten internationalen Institutionen genügend globale öffentliche Güter für die Gesundheit bereitgestellt hat. Allen gemeinsam ist, dass es ihnen sowohl bei der Entscheidungsfindung als auch bei der Verteilung der Vorteile an Gemeinschaftlichkeit mangelt. Im Wesentlichen geht ihre Unzulänglichkeit auf das Nord-Süd-Gefälle im Bereich der öffentlichen Gesundheit, den Machtfaktor in internationalen Regimen und ihre interessengeleitete Ausrichtung im globalen Gesundheitsregieren zurück. Um eine bessere Global Health Governance zu erreichen, müssen die internationalen Institutionen darauf hinarbeiten, die globale Gesundheitspolitik zu demokratisieren, ihr mehr Gemeinschaftlichkeit zu verleihen und das Nord-Süd-Gefälle zu verringern.

Anmerkungen

1 Nach Barry Buzan wird unter „Versicherheitlichung" verstanden, dass ein Akteur, der die Sicherheitsworte beherrscht, einen „Sprechakt" ausübt, um ein Problem als vorrangig hervorzutragen, und bezeichnet es dann als „Sicherheitsbedrohung", damit es an kollektiver

Akzeptanz und Identifikation gewinnt und internationale Normen durch soziale und inter-subjektive Bemühungen formuliert werden, wenn das Publikum diese Aussage akzeptiert. Für weitere Referenzen zur Versicherheitlichung globaler Gesundheitsthemen siehe: Alexander, K. (2006). Securitization of International Public Health: Implications for Global Health Governance and the Biological Weapons Prohibition Regime. *Global Governance: A Review of Multilateralism and International Organizations*, 13(2); Leboeuf, A. (n.d.). Securitization of Health and Environmental issues. Abgerufen von https://www.ifri.org/sites/defa ult/files/atoms/files/Securitization_Health_Environment.pdf; Sheehan, C. C. (2008). *Securitizing the HIV/AIDS Pandemic in U.S. Foreign Policy* (Unveröffentlichte Dissertation). Amerikanische Universität. Davies, S. E. (2008). Securitizing Infectious Disease. *International Affairs*, 84(2), 295–313; Caballero-Anthony, M. (2006). Combating Infectious Diseases in East Asia. *Journal of International Affairs*, 59(2), 109;Christian, E. (2006). Securitizing infectious diseases. In, Selgelid, Michael J., Battin, Margaret P. and Smith, Charles B. (eds.) *Ethics and Infectious Disease*. Oxford, GB. Wiley-Blackwell, pp. 327-343; Pan, Y. (2007). Lebenszyklus von internationalen Normen und Sicherheitstheorie: mit Beispiel an Versicherheitlichung von HIV/AIDS. *Chinesische Zeitschrift für Europäische Studien*, 2007/4.

Literatur

Aginam, O. (2005). *Global Health Governance: International Law and Public Health in a Divided World*. Toronto: University of Toronto Press.

Aginam, O. (2007). Diplomatic Rhetoric or Rhetoric Diplomacy. In A. F. Cooper, J. J. Kirton & T. Schrecker (Eds.), *Governing Global Health: Challenge, Response, Innovation*. Hampshire: Ashgate Publishing Ltd.

Alexander, K. (2006). Securitization of International Public Health: Implications for Global Health Governance and the Biological Weapons Prohibition Regime. Global Governance: A Review of Multilateralism and International Organizations, 13(2).

Beck, U. (2007). The Cosmopolitan Condition: Why Methodological Nationalism Fails. *Theory, Culture & Society*, 24(7–8), 286.

Bradford Jr., C. I. (2007). Reaching the Millennium Development Goals. In A. F. Cooper, J. J. Kirton & T. Schrecker (Eds.), *Governing Global Health: Challenge, Response, Innovation*. Hampshire: Ashgate Publishing Ltd.

Brower, J. & Peter Chalk, P. (2003). *The Global Threat of New and Re-Emerging Infectious Diseases: Reconciling U.S. National Security and Public Health Policy*. Santa Monica, CA: Rand.

Caballero-Anthony, M. (2006). Combating Infectious Diseases in East Asia: Securitization and Global Public Goods for Health and Human security. *Journal of International Affairs*, 59(2), 105–127.

Chen, Y. (2008). Über die Funktionsausweitung der Themen von der VN-Sonderorganisationen: WHO als ein Beispiel. *Foreign Affairs Review*, (2), 72–78.

Christian, E. (2006). Securitizing infectious diseases. In, Selgelid, Michael J., Battin, Margaret P. and Smith, Charles B. (eds.) *Ethics and Infectious Disease*. Oxford, GB. Wiley-Blackwell, pp. 327-343.

Cooper, A. F., Kirton, J. J. & Schrecker, T. (Eds.). (2007). *Governing Global Health: Challenge, Response, Innovation.* Hampshire: Ashgate Publishing Ltd.

Davies, S. E. (2008). Securitizing Infectious Disease. *International Affairs*, 84(2), 295–313

Fidler, D. P. (1998). Microbialpolitik: Infectious Diseases and International Relations. *American University Law Review*, 14, 1–11.

Fidler, D. P. (2003). *SARS, Governance and the Globalization of Disease.* New York: Palgrave Macmillan.

Fidler, D. P. & Gostin, L. O. (2008). *Biosecurity in the Global Age: Biological Weapons, Public Health, and the Rule of Law.* Redwood City, CA: Stanford University Press.

Gong, X. (2006). Globalisierung von Infektionskrankheiten und Global Health Governance. *International Review*, (3), 24–29.

Gong, X. (2011). *Bekämpfung von Infektionskrankheiten aus der Perspektive des Völkerrechts.* Beijing: Law Press-China.

Goodman, N. M. (1977). *International Health Organizations and Their Work* (2nd ed.). London: Churchill Livingstone.

Hayes, J. N. (1998). *The Burdens of Disease: Epidemics and Human Response in Western History.* New Brunswicks, NJ: Rutgers University Press.

He, F. (2004). Die Auswirkungen von Infektionskrankheiten auf die wirtschaftliche Entwicklung und die internationalen Beziehungen. *Academic Monthly*, (3), 34–42.

Hein, W. (2008). Global Health Governance: Conflicts on Global Social Rights. *Global Social Policy*, 8(1), 80–108.

Hein, W., Bartsch, S. & Kohlmorgen, L. (2007). *Global Health Governance and the Fight against HIV/AIDS.* New York: Palgrave Macmillan.

Hou, S. (2006). Grundsätze der internationalen Zusammenarbeit im Bereich der globalen öffentlichen Gesundheit. *South Forum*, 2.

Howard-Jones, N. (1975). *The Scientific Background of the International Sanitary Conferences.* Genf: WHO.

Jin, J. (2008a). Versicherheitlichung der Themen von Global Health: Die WHO als Beispiel. *Internationales Forum*, (2), 20–24, 79.

Jin, J. (2008b). Eine Untersuchung der öffentlichen Gesundheitsdiplomatie. *Foreign Affairs Review*, (4), 82–88.

Jin, J. (2008c). Öffentliche Gesundheitssicherheit: Ein Analyserahmen für globale öffentliche Güter im Gesundheitswesen. *Gesundheit und Gesellschaft*, (9), 7–9.

Jin, J. (2008d). International Institutions and Global Health Governance. *Contemporary International Relations*, (5), 21–99.

Jin, J. (2009). Politisierung von Sonderorganisationen der Vereinten Nationen: Die WHO als Beispiel. *Internationales Forum*, (1), 12–17.

Kaul, I., et al. (Eds.). (2003). *Providing Global Public Goods: Managing Globalization.* Oxford: Oxford University Press.

Kickbusch, I. (2005). Tackling the Political Determinants of Global Health. *Brazilian Journal of Microbiology*, (331), 246.

Koivusalo, M. & Ollila, E. (1997). *Making a Healthy World: Agencies, Actors & Policies in International Health.* London: Zed Books Ltd.

Lanegran, K. & Hyden, G. (1993). Mapping the Politics of AIDS: Illustrations from East Africa. *Population and Environment*, 14(3), 247.

Lee, K. & Dodgson, R. (2003). Globalization and Cholera: Implications for Global Governance. In K. Lee (Ed.), *Health Impacts of Globalization*. New York: Palgrave Macmillan.

Li, S. (2006). *Gegenwärtige globale Probleme*. Hangzhou: Zhejiang People's Publishing House.

McNeill, W. H. (1976). *Plagues and Peoples*. New York: Doubleday.

Na, L., He, Z. & Wang, Y. (2004). *WTO und öffentliche Gesundheit*. Beijing: Tsinghua University Press.

Pan, Y. (2007). Der Lebenszyklus internationaler Normen und die Sicherheitstheorie: Versicherheitlichung von HIV/AIDS als ein Beispiel. *Chinesische Zeitschrift für Europäische Studien*, (4), 68–82.

Porter, D. (1999). *Health, Civilization and the State: A History of Public Health from Ancient to Modern Times*. London and New York: Routledge.

Price-Smith, A. T. (2001). *Plagues and Politics: Infectious Disease and International Policy*. New York: Palgrave Macmillan.

Qi, F. & Zhu, X. (2006). Eine Untersuchung des Kooperationsmechanismus zwischen China und ASEAN im Bereich der öffentlichen Gesundheitssicherheit. *Southeast Asian Studies*, Nr. 1.

Sheehan, C. C. (2008). *Securitizing the HIV/AIDS Pandemic in U.S. Foreign Policy* (Unveröffentlichte Dissertation). Amerikanische Universität.

Siddiqi, J. (1995). *World Health and World Politics*. Columbia: University of South Carolina Press.

Smith, R. D., Beagleole, R., Woodward, D. & Drager, N. (2003). *Global Public Goods for Health*. Oxford: Oxford University Press.

Su, C. (2000). *Globale öffentliche Probleme und internationale Zusammenarbeit: Eine institutionale Analyse*. Shanghai: Shanghai People's Publishing House.

Thomas, C. & Weber, M. (2004). The Politics of Global Health Governance: Whatever Happened to "Health for All by the Year 2000"? *Global Governance: A Review of Multilateralism and International Organizations*, 10(2), 187–205.

Virchow, R. (1948). Der Armenarzt. *Medizinische Reform 1848*, (18), 125–127.

Waltz, N. K. (1959). *Man, the State, and War: A Theoretical Analysis*. New York: Columbia University Press.

Wang, X. & Meng, Q. (2005). *Geschichte der Pest in der Welt*. Beijing: China Social Sciences Press.

Zacher, M. & Keefe, T. (2008). *The Politics of Global Health Governance: United by Contagion*. New York: Palgrave Macmillan.

Zhu, X. (2006). Eine Untersuchung über den Mechanismus der Zusammenarbeit im Bereich der öffentlichen Gesundheit im Südosten. *Südostasienwissenschaften*, (1), 88–91.

Zinsser, H. (1963). *Rats, Lice and History: A Chronicle of Pestilence and Plagues*. New York: Black Dog and Leventhal.

· 2 ·

DIE THEORETISCHEN GRUNDLAGEN DES
GLOBALEN GESUNDHEITSREGIERENS

Die internationale Zusammenarbeit im öffentlichen Gesundheitswesen lässt sich bis in die Mitte des 19. Jahrhunderts zurückverfolgen, als die Cholera-Epidemie in den Jahren 1830 und 1847 ausgebrochenen war und die europäischen Länder dazu zwang, einheitliche Isolationsvorschriften für Handel und Geschäft zu erlassen. Das ebnete den Weg zur „Multilateralisierung" in den frühen Praktiken der Zusammenarbeit im Gesundheitswesen und markierte den Startpunkt der internationalen Zusammenarbeit im Gesundheitswesen. Am 23. Juli 1851 beriefen 12 europäische Länder auf Initiative Frankreichs die erste internationale Gesundheitskonferenz in Paris ein.[1] Ziel dieser Konferenz ist die internationale Kontrolle und Koordinierung der Quarantänemaßnahmen der Hafenbehörden verschiedener Länder. Darüber hinaus haben sie sich als Schwerpunkt auf die Zusammenarbeit bei Cholera, Pest und Gelbfieber konzentriert. Von 1851 bis zum Ende des 19. Jahrhunderts fanden insgesamt 10 internationale Gesundheitskonferenzen statt und wurden 8 Vereinbarungen bzw. Konventionen getroffen (Fidler, 2000, S. 327). Da die internationale Zusammenarbeit im öffentlichen Gesundheitswesen jener Zeit hauptsächlich zwischen europäischen Ländern ist, war zu dieser Zeit Europa als Zentrum (*Europe-centric*) eines der Hauptmerkmale der internationalen Gesundheitszusammenarbeit. Trotz all dieser Bemühungen wurden aber die meisten

Vereinbarungen und Konventionen von den beteiligten Ländern nicht ratifiziert und waren daher nicht im engeren Sinne in Kraft getreten, geschweige ständige internationale Einrichtung für öffentliche Gesundheit. Grund dafür ist, dass sich die europäischen Länder in diesem Zeitraum zwischen kommerziellen Interessen und der multilateralen Koordinierung und Bekämpfung von Infektionskrankheiten bewegten. Daher ist ein anderes Hauptmerkmal der internationalen öffentlichen Gesundheitszusammenarbeit zu dieser Zeit nämlich „nicht-institutionalisiert" (non-institutionaized).

Gegen Ende des 19. Jahrhunderts erkannten die europäischen Länder allmählich, dass internationale Konventionen und Verträge allein weder wirksame Lösung für gleiche Sicherheitsbedrohungen bieten noch der Bedrohung durch Infektionskrankheiten „ein Ende setzen" konnten. Um die abgeschlossenen internationalen Vereinbarungen und Konventionen im öffentlichen Gesundheitswesen umzusetzen bzw. zu realisieren, haben die Länder auf der ganzen Welt begonnen, durch diplomatische Bemühungen formelle internationale Regime dafür einzurichten. Zu Beginn des 20. Jahrhunderts beschränkten sich multilaterale Initiativen im öffentlichen Gesundheitswesen nicht mehr auf Europa, sondern globalisierten sich mit der Gründung einer Reihe internationaler Gesundheitsorganisationen, insbesondere nach der Gründung des Völkerbundes nach dem Ersten Weltkrieg. Art. 23 der Charta des Völkerbundes sieht vor, dass die Mitgliedstaaten „hart daran arbeiten werden, Maßnahmen zur Verstärkung der Zusammenarbeit bei der Prävention und Bekämpfung von Krankheiten zu ergreifen" (Völkerbund, 1920).

Im Jahr 1923 wurden weitere internationale Gesundheitsorganisationen gegründet, darunter die Gesundheitsorganisation des Völkerbundes und die Internationale Veterinärbehörde. Die Weltgesundheitsorganisation (WHO) wurde am 7. April 1948 ins Leben gerufen. Dies war ein Meilenstein in der Geschichte der internationalen Zusammenarbeit im Gesundheitswesen und markierte die Globalisierung und Institutionalisierung der internationalen Zusammenarbeit im Gesundheitswesen im wahrsten Sinne des Wortes.

Mit der Vertiefung der Globalisierung hängen die Länder auf der Welt im Bereich der öffentlichen Gesundheitswesenssicherheit voneinander immer stärker ab. „Die Globalisierung verändert die Landschaft der öffentlichen Gesundheit." (Drager & Beaglehole, 2001, S. 803). Der heutige schnelle Personal- und Handelsverkehr sowie unsere interdependente und vernetzte Welt ermöglichen unglaublich die rasche Ausbreitung von Infektionskrankheiten. Wie die amerikanische Gelehrte Laurie Garrett (1995) in ihrem Pionierwerk „Die kommende Pest" (*The Coming Plague: Newly Emerging Diseases in a World out of Balance*") vorstellt:

Ein neues Phänomen ist die immer mehr größere Möglichkeit, dass zumindest einige Krankheiten in großem Umfang zu weltweiten Epidemien führen werden. Ein überzeugendes Beispiel dafür ist die weltweite Verbreitung der Krankheit AIDS. Jedoch hat nicht nur die AIDS-Epidemie das Problem, sondern auch andere Krankheiten. AIDS ist nur das erste Beispiel der weltweit verbreiteten Epidemie in großen Massen.

(Garrett, 1995, S. xv)

Infektionskrankheiten verbreiten sich heute in den Ländern in einem noch nie da gewesenen Tempo. Auch neu entdeckte Infektionskrankheiten treten in einer nie da gewesenen Vielfalt auf. Seit den 1970er-Jahren haben sich jedes Jahr mindestens eine oder mehrere neue Arten von Infektionskrankheiten ausgebreitet. Heute gibt es fast 40 Arten von Infektionskrankheiten, die vor einer Generation noch unbekannt waren, darunter SARS und die Vogelgrippe. Die Milzbrandanschläge in den Vereinigten Staaten im Jahr 2001 haben die Bedrohung durch Bioterrorismus ebenfalls zu einer ernsten Realität werden lassen. „Tatsache ist jedoch, dass die nationale Gesundheit zu einer internationalen Herausforderung geworden ist. Ein Ausbruch irgendwo muss jetzt als Bedrohung für praktisch alle Länder angesehen werden" (WHO, 1996, S. 17). Da Krisen im Bereich der öffentlichen Gesundheit eine ernsthafte Bedrohung für die Sicherheit auf individueller, nationaler und internationaler Ebene darstellen, sind Fragen der öffentlichen Gesundheit zu einem Sicherheitsproblem aufgestiegen. Mit anderen Worten: sie wurden „versicherheitlicht". „Die Lösung globaler öffentlicher Probleme erfordert multilaterales gemeinsames Handeln anstelle von unilateralem Handeln; sie erfordert eine globale öffentliche Politik und eine auf Zusammenarbeit basierende Planung anstelle von individuellen unilateralen Entscheidungen" (Su, 2000, S. 6). In gleicher Weise erfordert die Lösung globaler Gesundheitsprobleme das globale Gesundheitsregieren. Das letztendliche Ziel besteht darin, mehr globale öffentliche Güter für die Gesundheit (*Health Public Goods*) bereitzustellen. Einer der wichtigsten Ansätze zur Erreichung dieses Ziels sind die auf den Grundsätzen des Multilateralismus beruhenden globalen Gesundheitsregime.

2.1 Global Health Governance: Konzepte, Kontext und Merkmale

2.1.1 Schlüsselkonzepte des globalen Gesundheitsregierens

In den letzten Jahren hat das globale Gesundheitsregieren einen immer größeren Stellenwert auf der globalen Agenda erhalten. So betreffen beispielsweise drei von den acht Millennium-Entwicklungszielen der Vereinten Nationen (UN-MDGs) direkt die öffentliche Gesundheit, und die anderen fünf sind auch mit Fragen der öffentlichen Gesundheit verbunden.[2] Gesundheitsförderung wird auch als wichtiger Aspekt der Gewährleistung der „menschlichen Sicherheit" angesehen. Das Bewusstsein weltweit für die öffentliche Gesundheit sowie ihre Bedeutung als Querschnittsthema ist immer stärker geworden. „Der Bedeutungszuwachs der öffentlichen Gesundheit in der Weltpolitik während des letzten Jahrzehnts stellt einen beispiellosen Wandel dar." (Fidler, 2007a, S. 1). Obwohl Global Health Governance heute im Diskurs der internationalen Beziehungen auftaucht, ist das Konzept, das hinter diesem Begriff steht, selten richtig geklärt worden. Es ist wichtig, zunächst das Konzept der Global Health Governance zu definieren und zu klären.

Im Jahr 2005 analysierte Prof. Wolfgang Hein, Gelehrter des Globalen und Regionalen Forschungszentrums der Universität Hamburg, zunächst den Begriff der Global Health Governance. Er definierte ihn als „die Gesamtheit des kollektiven Regierens zur Bewältigung internationaler und transnationaler Verflechtungen im Zusammenhang mit Gesundheitsfragen" (Hein, 2008, S. 84). Eine andere Interpretation stammt von Delroy S. Beckford vom Global Trade Development Centre. Er definiert Global Health Governance als die Regeln und Verhaltenskodizes, die zur Regelung des Gesundheitsschutzes aufgestellt werden. Dazu zählt auch das Mitspielen staatlicher sowie nichtstaatlicher Akteure bei der Formulierung, Festlegung und Umsetzung dieser Regeln. (2008). Obwohl diese Definitionen die Idee der Global Health Governance grob umreißen, erklären sie nicht vollständig die Komplexität, die mit der Global Health Governance heute verbunden ist. Es besteht ein eindeutiger Bedarf, die Bedeutung von Global Health Governance genauer und konkreter zu definieren. Eine Möglichkeit, dies zu tun, besteht darin, „Global Health Governance" in „Governance", „Global Governance" und „Global Public Health" zu zerlegen und im Einzelnen zu erklären. Nur mit einem klaren Verständnis dieser einzelnen Konzepte können wir das Konzept der Global Health Governance wirklich schätzen lernen.

Zunächst einmal: Was ist „Governance"? Das Wort stammt von einem klassischen lateinischen/altgriechischen Verb, das „lenken" bedeutet und vor allem im Sinne von „regieren", „leiten" und „lenken" verwendet wird. Es wird oft in Verbindung mit „Regierung" verwendet. Die Weltbank war die erste, die den Begriff „Krise der Regierungsführung" im Jahr 1989 verwendete. Laut einer von der Global Governance Commission veröffentlichten Studie mit dem Titel „*Our Global Neighbourhood*" ist Governance die Summe vielerlei

Möglichkeiten, wie Individuen und Institutionen, öffentliche und private, ihre gemeinsamen Angelegenheiten regeln. Das Konzept umfasst einzuhaltende formelle Institutionen und Regeln, sowie informelle Vereinbarungen, denen Menschen und Institutionen entweder zugestimmt haben, oder sie sahen diese als in ihrem Interesse liegend an. (Commission on Global Governance, 1995, S. 2–3). „Governance" beschreibt im Wesentlichen die Art und Weise, wie offizielle oder private öffentliche Verwaltungsorganisationen ihre öffentliche Autorität nutzen, um die Ordnung in einem bestimmten Bereich aufrechtzuerhalten. Es handelt sich dabei sowohl um eine öffentliche Verwaltungstätigkeit als auch um einen öffentlichen Verwaltungsprozess. Der zentrale Wert des Regierens besteht darin, öffentliche Güter effektiver bereitzustellen.

In Bezug auf „Global Governance" gehen die Ansichten der Wissenschaftler weltweit auseinander, und sie haben sich noch nicht auf eine einheitliche Definition geeinigt. Einige Wissenschaftler sehen darin eine Erweiterung des Regierens auf nationaler Ebene, deren Ergebnis die Ausdehnung nationaler öffentlicher Güter auf globale öffentliche Güter ist (Yu, 2003). Die deutsche Wissenschaftlerin Sonja Bartsch definiert Global Governance als „die Gesamtheit der kollektiven Regelungen zur Bewältigung internationaler und transnationaler Verflechtungsprobleme" (Hein et al., 2007, S. 9), während der chinesische Wissenschaftler Keping Yu (2003) der Ansicht ist, dass Global Governance als „eine Bemühung verstanden werden sollte, die darauf abzielt, Probleme im Zusammenhang mit globalen Konflikten, Ökologie, Menschenrechten, Einwanderung, Drogen, Schmuggel und Infektionskrankheiten durch rechtsverbindliche internationale Regime zu lösen, um eine normale internationale politische und ökonomische Ordnung aufrechtzuerhalten." (S. 13). Kurz gesagt, Global Governance ist eine Reaktion auf die negativen Auswirkungen der Globalisierung und eine Alternative, globale öffentliche Übel (*global public bads*) durch globale Zusammenarbeit zu kontrollieren, um die Versorgung mit globalen öffentlichen Gütern zu fördern. Im Allgemeinen gibt es drei Arten von Akteuren, die die Rolle der Global Governance spielen können: Staatsregierungen, formelle internationale Regime (wie WTO und WHO) und globale zivilgesellschaftliche Organisationen.[3]

Das Ziel der öffentlichen Gesundheitsforschung bezieht sich nicht auf individuelles Gesundheitsproblem (*the health of individuals*) wie in der medizinischen Forschung, sondern auf „gesellschaftliches Gesundheitsproblem (*the health of societies*)". Das Konzept der globalen Gesundheit leitet sich aus der Ausweitung der Globalisierung im Bereich der öffentlichen Gesundheit ab. Die globale Gesundheitsforschung konzentriert sich auf die politischen und sozialen Determinanten und Folgen von Gesundheitsfragen weltweit (Baum, 2002, S. 7). Robert Beaglehole und Ruth Bonita (2008) sind der Ansicht, dass „globale Gesundheit das kollektive Handeln ist, das wir weltweit zur Verbesserung von Gesundheits- und Hygienegerechtigkeit ergreifen" (S. 1998). Kollektives Handeln erfordert Entscheidungsfindungsmechanismen, die zu Governance führen. Laut dem Dokument „Health is Global" (2008) vom britischen Gesundheitsministerium bezieht sich „globale Gesundheit" auf:

> Gesundheitsprobleme, deren Determinanten die staatlichen territorialen Grenzen umgehen oder abschwächen, oder nicht durch staatliche territoriale Grenzen einschränkbar sind. Problemlösung liegt somit außerhalb der Fähigkeit einzelner Länder mithilfe nationaler Institutionen. Globale Gesundheit konzentriert sich auf die Menschen auf dem gesamten Planeten und nicht auf die Belange eines Staates. Globale Gesundheit erkennt an, dass die Gesundheit von grenzüberschreitenden Problemen, Themen und Anliegen bestimmt wird.
>
> (S. 5)

Der *Weltgesundheitsbericht 2007* definiert „globale Gesundheitssicherheit" als „die erforderlichen proaktiven und reaktiven Aktivitäten, um die Bedrohung der Gesundheit der Bevölkerung auf der Welt durch Notfälle im öffentlichen Gesundheitswesen möglichst zu minimieren" (WHO, 2007a, S. 1). Mit anderen Worten, der Zweck dieser proaktiven und reaktiven Aktivitäten liegt in Minimieren oder Verringern der gemeinsamen Schwachstellen (*mutual vulnerability*), mit denen Menschen aller Länder in der öffentlichen Gesundheitssicherheit konfrontiert sind.[4] Der Zweck der Global Health Governance ist die Gewährleistung der globalen Gesundheitssicherheit. Nach der Analyse der vorangegangenen Konzepte („Global Governance", „Public Health", „Global Public Health") kann eine umfassendere Definition der Global Health Governance gegeben werden: ein Prozess zur Verringerung der globalen gegenseitigen Anfälligkeit der öffentlichen Gesundheitssicherheit durch Festlegung und Umsetzung verbindlicher internationaler Regelungen bei den einschlägigen Determinanten der öffentlichen Gesundheit.

2.1.2 Kontext für den Aufstieg der Global Health Governance

Zu der Entstehung der Global Health Governance haben bestimmte Hintergrundfaktoren beigetragen. Da die Globalisierung die Interdependenz zwischen den Ländern verstärkt, wird die öffentliche Gesundheitssicherheit keine Ausnahme von diesem Trend. Die neue vorgeschlagene nicht-traditionelle

Sicherheitstheorie bietet uns dann theoretische Unterstützung für die Analyse der globalen öffentlichen Gesundheitsprobleme unter dem Aspekt der „Sicherheit". Und für die Global Health Governance hat die Entstehung der Global-Governance-Theorie einen analytischen Rahmen dargestellt.

2.1.2.1 Auswirkungen der Globalisierung

Wie die amerikanischen Gelehrten Lee und Dodgson (2005) argumentieren, „hängt das Verständnis der Zusammenhänge zwischen Globalisierung und Gesundheit in erster Linie von der Definition der Globalisierung und der genauen Datierung des Prozesses ab". (S. 214). Die meisten Menschen betrachten die Globalisierung als einen Prozess, bei dem die Länder zunehmend miteinander verbunden sind. Dies hat zur Folge, dass „Ereignisse, die in einem Land stattfinden, Auswirkungen auf andere Länder und folglich auf deren Bevölkerungen haben" (Smith & Baylis, 1997, S. 2). Der Kern der Globalisierung ist „Transzendenz der staatlichen Grenzen und Verschwinden der räumlichen Distanz" (Aron, 1967, S. 7). Fidler (1997) ist der Ansicht, dass sich Globalisierung auf Prozesse oder Phänomene bezieht, die die Fähigkeit des souveränen Staates abschwächen, die Geschehnisse in seinem Hoheitsgebiet zu kontrollieren, während Gordon R. Walker und Mark A. Fox (1996) die Auffassung vertreten, dass ein grundlegendes Merkmal der Globalisierung die ständige Erosion und der Bedeutungsverlust nationaler Grenzen im Rahmen der Globalisierung des Marktes ist.

Obgleich unterschiedlichste Hypothesen zum genauen Startpunkt der Globalisierung bestehen, lassen sie sich ausnahmslos in zwei konkurrierende Schulen einteilen: die „moderne Schule" und die „altertümliche" Schule. Die moderne Schule vertritt die Auffassung, dass die Globalisierung erst in den 1990er-Jahren begonnen hat und hauptsächlich durch die Aktivitäten multinationaler Unternehmen vorangetrieben wird. Die altertümliche Schule hingegen ist der Ansicht, dass die neuen Triebkräfte der Globalisierung zwar erst in den letzten 20 Jahren vorgekommen sind, hatte die Globalisierung jedoch bereits im 15. Jahrhundert ihre historischen Ursprünge. (Giddens, 1990; Robertson, 1992). Wenn die Globalisierung durch das Verschwinden geografischer und physischer geopolitischer Grenzen gekennzeichnet ist, dann machen diese historischen Vorläufer der transnationalen Ausbreitung von Krankheiten die Behauptung, die Globalisierung sei „das Konzept der 1990er Jahre", weniger überzeugend. Thukydides (Thucydides) schrieb in seinem Bericht über die Pest, die Athen während des Peloponnesischen Krieges heimsuchte:

Man sagt, dass die Pest zuerst aus Äthiopien stammte und sich dann auf Ägypten, den Libanon und den größten Teil des Persischen Reiches ausbreitete. Später landete sie plötzlich in Athen und griff zuerst die Hafenstadt Piräus von Athen an. Weiter erreichte sie schnell die Oberstadt und verursachte einen starken Anstieg der Todesfälle. Ich weiß nicht, woraus diese Pest möglich stammt und warum sie eine so große Verwüstung verursacht. Diese Probleme kann ich nur anderen Autoren überlassen. Ich habe mich selbst infiziert und habe auch gesehen, wie andere Menschen darunter sehr leiden.

(Longrigg, 1992, S. 21)

Als die Europäer Amerika eroberten, löschten die „importierten" europäischen Krankheiten die lokalen Indianer fast aus. Die Europäer begannen, Sklaven aus Afrika zu verkaufen bzw. einkaufen, um verlorene Arbeitskräfte zu ersetzen, und die Sklaven von Westafrika brachten dann die Krankheit Falciparum-Malaria nach Amerika. Zu diesem Zeitpunkt wurde der Prozess der Transnationalisierung von Infektionskrankheiten zwischen der „neuen Welt" und der „alten Welt" schon zustande gebracht.

Die dreigliedrige Kommunikation zwischen Europäern, amerikanischen Ureinwohnern und Afrikanern hat die gegenseitige Anfälligkeit auf eine Weise gefördert, die in der menschlichen Geschichte bisher nicht bekannt war. (Crosby, 1972; Porter, 1999; Watts, 1997). Auch Keohane und Nye (2000) stellten sich auf die Seite der „altertümlichen Schule". Sie meinten, dass „eine der wichtigsten Formen der Globalisierung die Globalisierung der Biologie ist. Die erste Pockenepidemie wurde 1350 v. Chr. in Ägypten registriert, verbreitete sich dann 49 n. Chr. in China, 700 Jahre später in Europa, 1520 in Amerika und 1789 in Australien. Die Pest hatte ihren Ursprung in Asien, führte aber zwischen 1346 und 1352 ein Drittel der Bevölkerung in Europa zum Tode. Als die Europäer im 15. und 16. Jahrhundert in die Neue Welt bzw. den Neuen Kontinent kamen, vernichteten Viren, die sie trugen, 95 % der Bevölkerung der einheimischen Ureinwohner." (2000, S. 2) Kurz gesagt, die Welt ist seit dem 16. Jahrhundert klein geworden, so hatten Mikroben mehr Möglichkeiten, sich rasch in verschiedene Länder auszubreiten.

Die Entwicklungen in Wissenschaft und Technik im 20. Jahrhundert beschleunigten den Prozess der Globalisierung. Die Globalisierung treibt unaufhaltsam die Ausweitung von Handel und Reisen voran. Viele der früheren innerstaatlichen Probleme werden zunehmend auf die internationale Ebene verlagert. Wie Nakajima (1997) argumentiert:

Im späten 20. Jahrhundert, einer Ära, die von der weltpolitischen und wirtschaftlichen Globalisierung geprägt war, zeigten die Gefahr durch grenzüberschreitende

Verbreitung von Infektionskrankheiten und der Handel von schädlichen Waren (wie Tabak), dass die transnationalen öffentlichen Gesundheitsprobleme eine Bedrohung für die Sicherheit und das Wohl der Bevölkerung aller Länder darstellen. Und die Tatsache, dass die politischen Grenzen souveräner Staaten nicht unbedingt gleichzeitig die Grenzen von Infektionskrankheiten oder schädlichen Produkten bilden, bestätigt die Notwendigkeit internationaler Zusammenarbeit zur Lösung dieser globalen Gesundheitsprobleme.

(S. 317)

Als ob die Globalisierung die Büchse der Pandora geöffnet hätte, sind Infektionskrankheiten wie bedrohliche Fledermäuse herausgeflogen. Im Jahr 1992 veröffentlichte das Institute of Medicine von den USA einen bahnbrechenden Bericht mit dem Titel „Mikrobielle Bedrohungen für die Gesundheit in den Vereinigten Staaten" (Emerging Infections: Microbial Threats to Health in the United States), mit dem Argument, dass infolge der zunehmenden weltweiten Bevölkerungsbewegungen, der Zunahme arzneimittelresistenter Virusstämme und der zunehmenden Schädigung von Ökologie und Umwelt die Anzahl der Krankheitsfälle bei Krankheiten wie Cholera, Pest, Malaria, Tuberkulose und Diphtherie trotz ihrer früheren Eindämmung gestiegen ist. Neue Arten von Infektionskrankheiten wie AIDS, Ebola, Legionärskrankheit, Vogelgrippe und SARS sind noch hinzugekommen. In den letzten 60 Jahren hat die Anzahl der Infektionskrankheiten in einem beispiellosen Ausmaß zugenommen. So wurden in den 1940er-Jahren nur 20 Arten neuer Infektionskrankheiten identifiziert; in den 1980er-Jahren stieg die Zahl sprunghaft auf 90 an (Jone et al., 2008, S. 990). Als „globale Übel" machen Infektionskrankheiten auf ihrem Übertragungsweg keinen Halt vor nationalen Grenzen. Im Jahr 2006 schätzungsweise 2,1 Milliarden Passagiere mit dem Flugzeug, also wird es nur wenige Stunden benötigen, bis eine Infektionskrankheit einen anderen Ort befällt (WHO, 2007, S. ix). „Die Globalisierung hat transnationale Gesundheitsrisiken wie neu auftretende und wiederkehrende Infektionskrankheiten, verschiedene nicht-übertragbare Krankheiten und Umweltveränderungen direkt verursacht oder dazu beigetragen" (Dodgson & Lee, 2002, S. 98). „Die Globalisierung hat die globale Gesundheitslandschaft verändert" (Drager & Beaglehole, 2001, S. 803). Sie hat auch die Kluft zwischen den Reichen und den Armen in der Welt vergrößert. In einigen „schlecht" regierten oder „gescheiterten" Ländern verschlechtert sich die wirtschaftliche Lage von Tag zu Tag. Da diese Länder nicht über die Mittel verfügen, um in ihre öffentliche Gesundheitsversorgung zu investieren, stellt die Unterernährung eine ernsthafte Herausforderung dar. Darüber hinaus werden auch einige schlechte Lebensgewohnheiten globalisiert, dazu noch verbunden mit der Zerstörung der ökologischen Umwelt und dem Missbrauch von Antibiotika. Alle oben genannten Faktoren haben zusammen zur globalen öffentlichen Gesundheitskrise beigetragen. Die WHO ist der Ansicht, dass die Globalisierung der Infektionskrankheiten eine weltweite Krise darstellt, die sich in der steigenden Anfälligkeit der nationalen Grenzen für transnationale mikrobielle Bedrohungen manifestiert. G. Berlinguer beschreibt dieses Phänomen zutreffend als „die mikrobielle Vereinheitlichung der Welt" (the microbial unification of the world) (1999, S. 18). Der Prozess der Globalisierung ist in diesem Sinne ein Prozess der „Entnationalisierung". Auf der einen Seite hat die Globalisierung die Übel der Infektionskrankheiten freigesetzt: Mikroben können jetzt ohne Reisepass reisen; sie respektieren keine geopolitischen oder souveränen Grenzen; sie haben die Fähigkeit eines einzelnen souveränen Staates geschwächt, seine eigene öffentliche Gesundheit zu regulieren. Andererseits ist die persönliche und öffentliche Gesundheit innerhalb eines Landes zu einer Angelegenheit von globaler Bedeutung geworden; Grenzüberschreitende Gesundheitsangelegenheiten sind aufgrund ihrer gegenseitigen Anfälligkeit für die öffentliche Gesundheitssicherheit stärker voneinander abhängig. „Die nationalen und internationalen Dimensionen der öffentlichen Gesundheitspolitik sind zunehmend miteinander verflochten und untrennbar" (Yach & Bettcher, 1998, S. 735). „Globale Gesundheit ist unteilbar" (Berlinguer, 2003, S. 61). Um Herausforderungen der globalen öffentlichen Gesundheit entgegenzukommen, müssen die Bemühungen um internationale Zusammenarbeit und globale Kooperation verstärkt werden. Dies erfordert, dass wir nicht länger am traditionellen Konzept der nationalen Souveränität festhalten, sondern einen Teil der nationalen Souveränität an globale Gesundheitsregime abgeben. Ein Land kann nicht alle Fragen der öffentlichen Gesundheitssicherheit allein lösen. Die Lösung für die Probleme der Globalisierung besteht nicht darin, sich dem Prozess zu entziehen, sondern zu lernen, mit der Globalisierung umzugehen Es besteht dringender Bedarf an einer besseren Global Governance. In diesem Sinne müssen wir eine wirksame Global Health Governance aufbauen, um Probleme der globalen Gesundheitssicherheit zu lösen.

2.1.2.2 Aufschwung der nicht-traditionellen Sicherheitsstudien

Der genaue Zeitpunkt, wann der Begriff der „nicht-traditionellen Sicherheit" ins Leben gerufen wurde, lässt sich schwer überprüfen und bestätigen. Im Allgemeinen entstand er allmählich nach der Veröffentlichung des „Club of Rome-Bericht" in den frühen 1970er-Jahren. Im Jahr 1980 schlug der „Brandt-Bericht" erstmals die Ansicht vor, dass Sicherheitsprobleme auf eine

„nicht-traditionelle" Weise betrachtet werden sollten. Und er schlug noch vor, dass eines der wichtigsten Mittel zur Lösung der internationalen Sicherheit darin bestehe, dass alle Länder der „nicht-traditionellen Sicherheit" mehr Aufmerksamkeit schenken werden. (Salmon, 2000, S. 61–62). Später begann Barry Buzan (1983) in seinem Buch „Menschen, Staat und Angst" (*People, States, and Fear*) wirtschaftliche, soziale und ökologische Probleme mit politischen und militärischen Fragen gleichzusetzen. Er ist der Meinung, dass sich Sicherheitsbedrohungen nicht nur auf das Militär beziehen. Diese Bedrohungen beeinflussen nicht nur die Länder auf der Welt, sondern auch deren Gesellschaften und Individuen. Nach dem Ende des Kalten Krieges schlug der britische Wissenschaftler Ken Booth (1991) vor, dass Sicherheit „soziale Emanzipation" und „menschliche Emanzipation" erreichen sollte. Er vertrat die Ansicht, dass Sicherheit in der Zeit nach dem Kalten Krieg nicht nur auf die Kontrolle der Menschen durch die Militärtechnologie verzichten, sondern auch die Verbindungen der Nationen in der Welt als untrennbare Gemeinschaft widerspiegeln sollte und dass alle sozialen Phänomene „menschenorientiert" sein sollten (S. 313–326). Daher sind nach und nach Begriffe wie „globale Sicherheit" und „menschliche Sicherheit" vorgekommen. Der „Bericht über die menschliche Entwicklung" von Vereinten Nationen (*VN*) stellte im Jahr 1994 zum ersten Mal den Begriff der „menschlichen Sicherheit" vor und erläuterte sieben wichtige Sicherheitsprobleme. Im selben Jahr betonte die „Agenda für den Frieden" des VN-Generalsekretärs Gali auch die Bedrohungen der Menschheit durch unbegrenztes Bevölkerungswachstum, Schulden, Drogen, die Kluft zwischen Arm und Reich, Armut, Krankheit, Hungersnot und Flüchtlinge usw. Und er erinnerte gleichzeitig auch die Menschen daran, dass der Schaden, den diese Bedrohungen der Menschheit verursacht haben, nicht weniger als der durch die traditionelle Kriegsgefahr ist. Die traditionelle internationale politische Theorie betont hauptsächlich Krieg und Frieden zwischen Ländern und ignoriert grundsätzlich die enormen Auswirkungen von Infektionskrankheiten auf die menschliche Sicherheit. Das Sicherheitssubjekt der traditionellen Sicherheitseinstellung ist das Land; Inhalt der Einstellung ist die Unabhängigkeit der Souveränität und die territoriale Integrität, und das Mittel zur Aufrechterhaltung der Sicherheit ist militärische Gewalt. Die traditionelle Sicherheitseinstellung „definiert einseitig die nationale Sicherheit unter militärischen Gesichtspunkten, was zu einem tiefgreifenden Missverständnis der Realität geführt hat. Dieses Missverständnis führt dazu, dass der Staat nur militärische Bedrohungen berücksichtigt und andere möglicherweise noch tödlichere Bedrohungen ignoriert." (Ullman, 1983, S. 129) Kurz gesagt, die Bedeutung der nicht-traditionellen Sicherheitseinstellung besteht darin, dass sich das Verständnis zunächst der Bedrohungsquellen auf globaler Ebene und dann auch des Sicherheitssubjekts sowie des Mittels zur Aufrechterhaltung der Sicherheit geändert hat. Das Thema der Sicherheitsforschung auf dem Gebiet der internationalen Politik bezieht sich nicht mehr als Erstes auf die für einen Staat als Hauptakteuer zu erlebenden militärischen und ideologischen Herausforderungen.

Die Subjekte der nicht-traditionellen Sicherheit sind Menschen und Gesellschaft. Der Inhalt der Sicherheit ist Wirtschaft, Gesundheit, Menschenrechte usw. Und die Mittel zur Gewährleistung der Sicherheit sind Konsultation, Rechtssystem und Verwaltung usw. Die nicht-traditionelle Sicherheitseinstellung verkörpert das menschenorientierte Konzept und ist auch eine Rückkehr zum menschenorientierten Denken. Das Ziel der menschlichen Sicherheit als ein wichtiger Aspekt der nicht-traditionellen Sicherheit ist das Leben der Menschen vor allseitigen Bedrohungen zu schützen und gleichzeitig die langfristige Entwicklung des Menschen zu fördern. Globalisierte Infektionskrankheiten haben menschliche Sicherheit stark beeinträchtigt. In der Tat ist die Zahl der Menschen, die jedes Jahr an Infektionskrankheiten sterben, bei weitem mehr als die Zahl der Menschen, die an Kriegen sterben. Nach Angaben des Berichts „Investition in Gesundheit" (*Investing in Health*) von Weltbank starben 1990 weltweit 16,69 Millionen Menschen an Infektionskrankheiten, was 34,4 % aller Todesfälle entspricht, während die Zahl der im Krieg verstorbenen Menschen nur 320.000 betrug, was 0,64 % entspricht. Die Zahl der Todesfälle durch Infektionskrankheiten ist mehr als 50-mal so hoch wie die der Kriege. Der Anthrax-Virus-Bioterroranschlag in den USA nach dem 9/11-Anschlag hat gezeigt, dass sogar das reichste Land der Welt auch anfällig vor Viruswaffen ist. Neben dem Bioterrorismus stellt die weltweite Verbreitung von AIDS auch eine ernsthafte Bedrohung für die menschliche Sicherheit dar. (World Bank, 1993) Der frühere VN-Generalsekretär Kofi Annan bezeichnete AIDS als „echte Massenvernichtungswaffe". (Yu, 2006, S. 250). „AIDS unternimmt jeden Tag einen ,9/11'-Anschlag in Afrika. (Cooper et al., 2007, S. 230) Die von der RAND Corporation der USA herausgegebene „Globale Bedrohung durch neue und wiederkehrende Infektionskrankheiten – Koordinierung der nationalen Sicherheits- und Gesundheitspolitik der USA" ist der Ansicht, dass die Bedrohung neuer und wiederkehrender Infektionskrankheiten auf globaler Ebene für menschliche und nationale Sicherheit eine steigende Tendenz zeigt, sodass die derzeitige Politik der Vereinigten Staaten selbst nicht mehr ausreicht, um diesen Aufwärtstrend zu bewältigen. (Brower & Chalk, 2003). „The Boston

Globe" berichtete am 30. Juni 2000, dass Beamte von CIA (*Central Intelligence Agency*) der US bei einer Anhörung des Ausschusses für internationale Beziehungen des Repräsentantenhauses am 29. Juni sagten, die sich nun ausbreitenden Infektionskrankheiten würden für die globale öffentliche Gesundheit immer bedrohlicher und sogar katastrophal. Sie meinten, dass Infektionskrankheiten die nationale Sicherheit der Vereinigten Staaten ernsthaft schädigen könnten. Robert Keohane äußerte auch am 9. Januar 2006 in einer Rede an der Fudan-Universität, dass eine Hauptbedrohung für die internationale Gemeinschaft in der Zukunft der Ausbruch von Infektionskrankheiten ist. Die schwerwiegende Situation der öffentlichen Gesundheitsbedrohungen in der heutigen Welt hat uns klar gemacht, dass die Interessen der öffentlichen Gesundheit in der Sicherheitsagenda berücksichtigt werden müssen.

2.1.2.3 Entstehung der Global Governance

Seit den 90er-Jahren des 20. Jahrhunderts haben viele Wissenschaftler auf dem Gebiet der internationalen Beziehungen begonnen, den Begriff der „Global Governance" anzuwenden. In gewissem Sinne ist die Global Governance eine Ausdehnung der nationalen Verwaltung im internationalen Bereich und zugleich auch der Globalisierungsprozess der inländischen öffentlichen Güter. Die Hauptziele der globalen Verwaltung sind einige „globale öffentliche minderwertige Güter" wie internationaler Terrorismus, ökologische Verschlechterung und transnationale Infektionskrankheiten, die mit der Globalisierung einhergehen. Das Ziel der globalen Verwaltung ist eben mehr globale öffentliche Produkte bereitzustellen. Das Hauptorgan der Verwaltung sind Länder der Welt, internationale Organisationen, Nicht-Regierungsorganisationen, multinationale Unternehmen oder Einzelpersonen usw. Im Bereich der globalen Gesundheitssicherheit sind alle Länder gleich alles oder nichts, glücklich oder unglücklich. Die Abhängigkeit der Länder voneinander nimmt immer zu. Diese gegenseitige Anfälligkeit für Infektionskrankheiten erfordert dringend kollektive Maßnahmen aller Länder zur Förderung der globalen Verwaltung. Die globale öffentliche Krise des Gesundheitswesens ruft eine Global Governance der öffentlichen Gesundheit auf. „Die Krise der globalen öffentlichen Gesundheit ist keine Krankheitskrise, sondern eine Verwaltungskrise." (Kick-Busch, 2004, S. 463–469) Der Vorschlag der globalen Verwaltungstheorie bietet uns eine analytische theoretische Perspektive und einen Rahmen für die Global Governance im öffentlichen Gesundheitswesen. Die Global Governance im öffentlichen Gesundheitswesen ist ein Prozess zur Lösung globaler öffentlicher Gesundheitskrisen durch internationale Regime in diesem Bereich. Das höchste Ziel besteht darin, der internationalen Gemeinschaft mehr globalere Produkte im öffentlichen Gesundheitswesen zur Verfügung zu stellen. Nur durch aktive Diplomatie und multilaterale Verhandlungen aller Länder könnten Konsens über das Verständnis der globalen öffentlichen Gesundheitskrise erreicht und kollektive Maßnahmen ergriffen werden, was der einzige Weg sein könnte, um einen wirksamen globalen Mechanismus zur Steuerung der öffentlichen Gesundheit zu etablieren und umzusetzen. Gute Beispiele dafür sind die von der Welthandelsorganisation verabschiedeten „TRIPS-Übereinkommen" und „die Erklärung von Doha zur öffentlichen Gesundheit" sowie die 2005 überarbeiteten und verabschiedeten „Internationalen Gesundheitsvorschriften" usw.

2.1.3 Merkmale der Global Health Governance

2.1.3.1 Flexibilität der Regime (formellen/informellen)

Global Health Governance verfügt über flexible Regime. Die zuständigen internationalen Regime sind sowohl formell als auch informell. Die formellen Regime der Global Health Governance haben eine gewisse Verbindlichkeit für alle Mitgliedstaaten, bewältigen somit bis zu einem gewissen Grad das Problem des kollektiven Handelns im öffentlichen Gesundheitswesen und erhöht die Vorhersehbarkeit des Verhaltens vom öffentlichen Gesundheitsregieren in verschiedenen Ländern. Zu den formellen Regimen gehören die 2005 überarbeitete „Internationalen Gesundheitsvorschriften", das „Abkommen über handelsbezogene Rechte an geistigem Eigentum" und das im Juli 2005 erzielte „Rahmenübereinkommen über die Eindämmung des Tabakkonsums" usw. Zu den informellen Regimen gehören die Internationale Organisation des Roten Kreuzes, die „Ottawa-Charta für Gesundheitsförderung", die 1981 von der Weltgesundheitsorganisation vorgeschlagene Initiative „Gesundheit für alle bis zum Jahr 2000" (Health for all by the Year 2000) und die „Globalen Fonds zur Bekämpfung von AIDS, Tuberkulose und Malaria" usw. Die informellen Regime können ihre Flexibilität voll ausschöpfen und fungieren als eine Ergänzung zu einigen Mängeln der formellen Regime.

2.1.3.2 Multilateralismus

Der Multilateralismus der Global Health Governance spiegelt sich auf nationaler, regionaler und globaler Ebene wider. Diese mehrstufigen Arten ergänzen sich gegenseitig und bilden zusammen ein mehrdimensionales Bild.

Global Health Governance auf der nationalen Ebene bedeutet, dass ein Land anderen Ländern einseitig medizinische Hilfe oder globale öffentliche Gesundheitsprodukte anbietet, z. B. Chinas Entsendung von medizinischen Hilfsteams in afrikanische Länder und der 2007 „AIDS-Notfall Rettungsplan" („*AIDS Emergency Relief Plan*") von den Vereinigten Staaten usw. Es entsteht auch eine bilaterale Zusammenarbeit zur Förderung der Global Health Governance. Beispielsweise haben die chinesische und die britische Regierung 2012 gemeinsam das „China-UK Globale Gesundheitliche Unterstützungsprojekt (*Global Health Support Project*)" ins Leben gerufen. Die beiden Länder haben eine neue Art von chinesisch-britischer Gesundheitskooperationsbeziehung eingerichtet. Dadurch sollte Chinas Fähigkeit zur Teilnahme an der globalen Gesundheitsentwicklung erhöht, die Zusammenarbeit beider Länder im globalen Gesundheitsbereich verstärkt, die Global Health Governance gemeinsam gefördert und die globalen Gesundheitsbedingungen verbessert werden. Mit dem Aufkommen des Regionalismus haben sich in den letzten Jahren schrittweise Maßnahmen zur Steuerung der öffentlichen Gesundheit auf regionaler Ebene entwickelt. Z. B. haben die G8 auf dem Gipfeltreffen in St. Petersburg im Jahr 2006 die Kontrolle über Infektionskrankheiten zu einem ihrer drei vorrangigen Ziele gemacht und das erste G8-Treffen der Gesundheitsminister abgehalten. Die öffentlichen Gesundheitsprobleme sind auch Fokus in der wirtschaftlichen Zusammenarbeit im asiatisch-pazifischen Raum (APEC) geworden. Auf dem Gipfeltreffen in Shanghai 2001 wurde die „APEC-Strategie zur Bekämpfung von Epidemien" herausgegeben. Auf dem Mexiko-Gipfel im Jahr 2002 wurde einstimmig vereinbart, ein regionales Netzwerk zur Überwachung der öffentlichen Gesundheit und ein Frühwarnsystem einzurichten, um auf schwere Krankheitsepidemien, insbesondere Bioterrorismus zu reagieren. Im Jahr 2006 stellte „Hanoi-Erklärung" die Bekämpfung von der Vogelgrippe und Epidemien als wichtige Themen dar. Im November 2004 veröffentlichten die ASEAN sowie China, Japan und Südkorea die „Bangkok-Erklärung zur Verhütung und Bekämpfung der Vogelgrippe", in der die Zusammenarbeit zwischen Regierungen, internationalen Organisationen und sozialen Gruppen zur raschen Eindämmung der Ausbreitung der Vogelgrippe hervorgehoben wurde. Im Oktober 2003 starteten ASEAN und China den Mechanismus für das Treffen der „10+1"-Gesundheitsminister. Im März 2004 wurde auch der China-ASEAN öffentliche Gesundheitsfonds auf dem Sondertreffen zur Vorbeugung und Behandlung der Vogelgrippe in Beijing eingerichtet. Im Jahr 2006 unterzeichneten China, Japan und Südkorea ein Memorandum von Kooperation zur gemeinsamen

Reaktion auf die Influenzapandemie und richteten einen Kooperationsmechanismus für das jährliche Treffen der Gesundheitsminister der drei Länder ein. Schwellenländer beteiligen sich ebenfalls aktiv an der globalen Gesundheitsverwaltung. Beispielsweise haben die BRICS-Länder im Juli 2011 zum ersten Mal ein Treffen der BRICS-Gesundheitsminister in Peking abgehalten und einen langfristigen Dialogmechanismus zwischen den BRICS-Gesundheitsministern eingerichtet. Dieser Dialogmechanismus stärkt die Rolle der BRICS bei der Global Health Governance, indem er die Verfügbarkeit von Arzneimitteln fördert und die sektorübergreifende Koordinierung in Bezug auf die Eindämmung der Antibiotikaresistenz verstärkt.

Auf der globalen Ebene ist die Global Health Governance am umfangreichsten, z. B. die „Almaty-Erklärung" von 1978.[5] Die von den Vereinten Nationen im September 2000 verabschiedeten „Millenniums-Entwicklungsziele der Vereinten Nationen" und die im September 2015 verabschiedete „Agenda 2030 für nachhaltige Entwicklung" sowie Bestimmungen zur öffentlichen Gesundheit in der Weltgesundheitsorganisation und der Welthandelsorganisation.

2.1.3.3 Vielfalt der Akteure

Die Akteure der Global Health Governance sind vielfältig. Die vielfältigen politischen, wirtschaftlichen und sozialen Auswirkungen von Fragen der öffentlichen Gesundheit führen zu einer zunehmenden Beteiligung von mehr Organisationen und Sektoren. „Jegliche Bestrebungen, die darauf abzielen, die Politik in ‚inländische' und ‚ausländische', ‚harte' und ‚weiche' sowie ‚hohe' und ‚niedrige' Kategorien einzuteilen, sind fehl am Platz" (Kickbusch, 2003a, S. 192). Der Multidomänencharakter der öffentlichen Gesundheit bestimmt die Vielfalt der Akteure in der globalen Verwaltung im öffentlichen Gesundheitswesen. Zu den Akteuren zählen sowohl Regierungsorganisationen als auch Nicht-Regierungsorganisationen (NGOs), sowohl Einzelpersonen als auch multinationale Konzern. Zum Beispiel haben die *Gates Stiftung*, die *Rockefeller Stiftung*, der *„Globale Fonds zur Bekämpfung von AIDS, Tuberkulose und Malaria"* und *MSF* (Ärzte ohne Grenzen) usw. eine wichtige Rolle in der globalen Gesundheitsverwaltung gespielt. In Bezug auf internationale Regime in der globalen öffentlichen Gesundheitsverwaltung gibt es sowohl traditionelle Entwicklungsregime wie die Weltgesundheitsorganisation als auch traditionelle Sicherheitsregime wie das *„Übereinkommen über Verbot biologischer Waffen"*. Es gibt sowohl traditionelle Handelsregime wie die Welthandelsorganisation als auch internationale Menschenrechtsregime wie den *„Internationalen Pakt über* *die wirtschaftlichen, sozialen und kulturellen Rechte der Bürger".* Wie der amerikanische Gelehrte David Fiedler sagte:

> Die Steuerung globaler Gesundheitsprobleme hat sich vom Westfälischen System zu einem Postwestfälischen System entwickelt. Sowohl staatliche als auch nichtstaatliche Akteure haben die Reaktion auf grenzüberschreitende Gesundheitsbedrohungen und -chancen beeinflusst."
>
> (Fidler, 2007a, S. 2)

Nur durch die Beteiligung solch unterschiedlicher Akteure können wir eine bessere Global Health Governance erreichen. Zum Beispiel haben NGOs ihren Eigenschaften politischer Unverbindlichkeit und Flexibilität volle Entfaltungsmöglichkeit gegeben und haben die öffentlichen Gesundheitsprogramme der Weltgesundheitsorganisation in großem Umfang finanziell unterstützt. Einige Regierungsorganisationen haben noch globale öffentlich-private Partnerschaften mit NGOs geschlossen. Derzeit gibt es weltweit ca. 80 öffentlich-private Partnerschaften im öffentlichen Gesundheitswesen. (Buse, 2004, S. 225) Zu den größeren NGOs gehören die „Initiative für beschleunigten Zugang" (*Accelerated Access Initiative*), die „Globale Impfallianz" (*Global Alliance for Vaccine Initiative)* und die „Globale Partnerschaft zur Beseitigung von Malaria" (*Roll Back Malaria Global Partnership*) usw. Eine solche gemeinsame Beteiligung vieler Akteure hat eine wirksame Verwaltung der globalen öffentlichen Gesundheitsprobleme vorangetrieben.

2.1.3.4 Höhere Professionalität

Da die globale Verwaltung im öffentlichen Gesundheitswesen immerhin einige medizinische Fragen insbesondere bei der Bekämpfung transnationaler Infektionskrankheiten beinhaltet, weist sie daher eine stärkere Professionalität auf. Diese Art von Professionalität kann jedoch den Zusammenhang zwischen anderen Abteilungen und dem Gesundheitsamt nicht trennen. Wie der Rechtsberater der Weltgesundheitsorganisation Aguinam sagte: „Die öffentliche Gesundheit ist nicht mehr das Vorrecht von Ärzten und Epidemiologen." (2002a, S. 946). Das Ziel der globalen Verwaltung ist eben der globalen Sicherheit und Entwicklung zu dienen. Und einige Probleme der öffentlichen Gesundheit sind selbst Sicherheits- und Entwicklungsprobleme. Auf dem globalen Sicherheitsgebiet im öffentlichen Gesundheitswesen kann gesagt werden, dass alle Länder der Welt voneinander abhängen, „gewinnen oder verlieren". Allein kann der öffentliche Gesundheitssektor das Problem der öffentlichen Gesundheitssicherheit in verschiedenen Ländern oder auf der ganzen Welt nicht lösen. Die Lösung dieser Probleme erfordert das politische Engagement und den Willen aller Länder und vor allem die Integration von Gesundheits- und Diplomatenfragen. In Anbetracht einiger fachbezogener Probleme haben einige Länder im Außenministerium Abteilungen eingerichtet, die für Fragen der öffentlichen Gesundheit zuständig sind. Beispielsweise hat der Nationale Sicherheitsrat der Vereinigten Staaten einen Strategieberater für die Sicherheit der öffentlichen Gesundheit eingerichtet, um technische Fragen zwischen Gesundheit und Diplomatie zu koordinieren. Die Kombination von Fragen der öffentlichen Gesundheit und Diplomatie trägt zu dem politischen Engagement der Länder für eine globale Verwaltung im öffentlichen Gesundheitswesen bei.

Die oben genannten Merkmale der Global Health Governance stellt sehr deutlich ihre Komplexität in den heutigen internationalen Angelegenheiten dar und zeigt uns auch, wie groß die Herausforderungen sind, denen sich die globale Verwaltung im öffentlichen Gesundheitswesen gegenübersieht. Daher müssen wir weiterhin Innovationen auf System- oder Mechanismenebene entwickeln, um effektiv mehr globale Produkte für die öffentliche Gesundheit bereitzustellen, damit die menschliche Sicherheit, die nationale Sicherheit und sogar die globale Sicherheit gestärkt werden.

2.2 Notwendigkeit der Global Health Governance: Versicherheitlichung

> Die größte Bedrohung für die Menschheit kommt nicht aus physischem, sondern aus biologischem Gebiet. Obwohl der Terroranschlag des „World Trade Towers" in den USA schrecklich war, gefährdet er aber das Überleben der Menschheit nicht.
> Stephen Hawking

Der Parochialismus im Bereich der Sicherheitsforschung ist eine wohlbekannte Tatsache in der Wissenschaft der internationalen Beziehungen. Diese Ansicht bestätigte und verstärkte das nukleare Wettrüsten während des Kalten Krieges noch mehr. Hauptsicherheitsforscher erweitern das Sicherheitsforschungsthema selten von der nationalen Sicherheitsbereich auf andere Bereiche. Neorealismus und Neoliberalismus machen auch keine Ausnahme. Die Sicherheitstheorie der „Kopenhagener Schule" hat über die traditionelle Sicherheitstheorie reflektiert und sie kritisiert. Sie meint, dass ein Problem so „versicherheitlicht" werden könnte, wenn es durch die Phasen wie Beschreibung der „existenzieller Bedrohung", unkonventionelle Reaktionsmittel, intersubjektive Koordinierung oder Unterstützung, sowie Bildung zuständiger internationaler Normen durchgelaufen wäre.

Globale Gesundheitsfragen wurden lange Zeit als biomedizinische und entwicklungspolitische Fragen betrachtet, deren Bedeutung durch traditionelle „Sicherheitsbedrohungen" in den Hintergrund gedrängt wird. Jedoch macht die weltweite Verbreitung von Infektionskrankheiten die persönliche Sicherheit, die soziale Sicherheit sowie die nationale und internationale Sicherheit voller Risiken. „Der Zusammenhang zwischen Gesundheit und Sicherheit wird immer deutlicher". (WHO, 2002b). Typische Beispiele sind die „SARS" 2003, die in mehr als 30 Ländern der Welt wütete, das globale „AIDS" und die „Vogelgrippe", die jederzeit ausbrechen könnte. Der „Aum Shinrikyo" Terroranschlag in japanischer U-Bahn von Tokyo im März 1995 und der Anthrax-Terroranschlag in den Vereinigten Staaten im Jahr 2001 verstärkten die Besorgnis aller Länder in der Welt über die Sicherheitskrise im öffentlichen Gesundheitswesen. In dem wissenschaftlichen Bereich hat es auch begonnen, über Bioterrorismus zu „diskutieren". Angesichts der erheblichen Auftretung „existenzieller Bedrohungen" wie transnationaler Infektionskrankheiten und Bioterrorismus hat es im Bereich der Sicherheitsforschung auch eine Tendenz gegeben, die öffentliche Gesundheitskrise zu „versicherheitlichen". Die „Versicherheitlichung" globaler öffentlicher Gesundheitsprobleme zeigt die Notwendigkeit und Dringlichkeit der globalen Verwaltung im öffentlichen Gesundheitswesen.

2.2.1 Versicherheitlichung: Inhalt und Konzept

Das Ende des Kalten Krieges hat dem Bereich der Sicherheitsforschung neue Vitalität verliehen und ihn zugleich aber auch mehr umstrittener gemacht. Er ist ein Gebiet geworden, wo einige der herausforderndsten neuen Perspektiven der internationalen Politik entwickelt wurden und auch die Theorie am häufigsten streitig ist. (Hopf, 1998). Mit der Entwicklung der Globalisierung haben Sicherheitssubjekte einen Trend von Vielfältigkeit gezeigt. Die traditionelle Sicherheitsforschung mit Nationalstaaten als Analyseeinheit konnte sich schon nicht mehr an die Entwicklung der Zeit anpassen, und die militärische Sicherheit kann den Diskurs der Sicherheitsforschung auch nicht mehr monopolisieren. „Zu neuen Hotspots in Sicherheitsdiskussionen sind auch Themen geworden, die in der frühen Sicherheitsforschung übersehen wurden, wie die Einflüsse der Dritten Welt auf die Sicherheit, einschließlich der innenpolitischen, sozialen und kulturellen Herausforderungen für die Sicherheit, rassistischer und religiöser Konflikte, die durch den mangelnden Schutz der persönlichen Rechte und Interessen verursacht wurden, sowie Unmenge von Flüchtlingen und Epidemien usw." (Zhu, 2004) Die von Ole Wever und Barry Buzan, Vertretern der „Kopenhagener Schule", entwickelte „Theorie der Versicherheitlichung" hat sich zu einer einflussreichen Schule in der Sicherheitsforschung entwickelt.

2.2.1.1 Inhalt der Versicherheitlichungstheorie

Der Inhalt der „Versicherheitlichungstheorie" ist eng mit der Definition von Sicherheit verbunden. Ein Schlüsselaspekt im Thema Sicherheitsforschung ist das Definieren von Sicherheitsproblemen und Nicht-Sicherheitsproblemen. Traditionell ist der wichtigste Faktor in Sicherheitsfragen die Möglichkeit eines militärischen Konflikts oder der Anwendung von Gewalt. Dieses Sicherheitsverständnis bestritt Barry Buzan in seinem 1998 erschienenen Buch „*Sicherheit: Ein neuer Analyse-Rahmen*". Er glaubte, dass Sicherheit neu definiert werden könne. Sicherheit sei nicht nur eine Art von Erkenntnissen, sondern mehr auch eine Art von „Sprachlichem Handeln" (*speech acts*). „In der Tat gibt es keine befestigte Sicherheit. Wenn eine Sache als Sicherheitsproblem angesehen wird, ist sie dann eben ein Sicherheitsproblem." (Buzan & W æver, 2003). Kurz gesagt, die sogenannte „Sicherheit" bedeutet, dass der Akteur, der den Sicherheitsdiskurs durch Darstellung seines „Sprachlichen Handelns" beherrscht, ein Thema als höchste Priorität aufwirft und es durch Anerkennung der Bedrohung und kollektive Reaktion darauf als „Sicherheit" kennzeichnet, „damit man das Recht beanspruchen kann, durch außergewöhnliche Maßnahmen auf die Bedrohung zu reagieren". (Buzan & Wæver, 2003, S. 25). Sicherheit wird „nicht nur durch Brechen der Regeln, auch nicht nur durch Auftreten einer ‚existenziellen Bedrohung' gefördert, wird sondern anhand des Auftretens der ‚existenziellen Bedrohung' durch Rechtfertigung für Legalisierung des Regelnbrechens realisiert." (Buzan & Wæver, 2003, S. 25) Während des „Versicherheitlichungsprozesses" stellt der Akteur der Versicherheitlichung durch „Diskursverhalten die Bedrohungen dar, der ein speziell gekennzeichnetes Objekt ausgesetzt ist, und gleichzeitig erklärt, dass die vorhandenen Bedrohungen bedeuten, dass außergewöhnliche Maßnahmen erforderlich sind, um sie einzudämmen. Wenn das beteiligte Publikum diese Aussage akzeptieren würde, könnte dann relevante zuständige internationale Normen durch eine soziale und innensubjektive Konstruktion erstellt werden. So würde dieses Problem ‚versicherheitlicht'. Das heißt, es ist zu einem Sicherheitsproblem oder ein Teil der Sicherheit geworden." (Wæver 2000) Natürlich meint die

„Versicherheitlichungstheorie" aber nicht, dass alle „Diskursverhalten" zu einem „Versicherheitlichungsprozess" betroffener Probleme führen können. Barry Buzan ist der Meinung, dass eine erfolgreiche „Versicherheitlichung" drei Schritte umfassen soll: (1) Identifizierung bestehender Bedrohungen; (2) Ergreifen dringender Maßnahmen; (3) Beeinflussung der Beziehung zwischen Einheiten durch Verletzung und Beseitigung der Freiheitsregeln. (Buzan & Wæver, 2003) Jeder der oben genannten Schritte ist für einen erfolgreichen Start der „Versicherheitlichung" eines bestimmten Problems und sogar für die Festlegung einschlägiger internationaler Vorschriften unabdingbar.

2.2.1.2 Kernkonzept der Versicherheitlichungstheorie

Die Etablierung aller Theorie ist mit einigen Kernbegriffen verbunden, und die Sicherheitstheorie ist auch keine Ausnahme. Im Allgemeinen hat sie hauptsächlich die folgenden Begriffe.

„*Existenzielle Bedrohung*". Sie bezieht sich auf die Bedrohung, die in einem bestimmten Bereich und für ein bestimmtes Ziel besteht. Diese Bedrohung ist so schwerwiegend, „sodass sie in der konventionellen Politik nicht rücksichtslos hin und her diskutiert werden sollten, sondern vorrangig vor anderen Themen von der höchsten Entscheidungsebene entschlossen berücksichtigt und behandelt werden". (Buzan & Wæver, 2003, S. 40) „Sie kann dringendes Handeln oder außergewöhnliche Maßnahmen erfordern." (Buzan & Wæver, 2003, S. 29) Es gibt absolut keinen Spielraum für Taiwan, um mit Souveränitätsfragen zu feilschen, und die chinesische Regierung hat nie auf die außergewöhnliche Option verzichtet, militärisch zu intervenieren, um der Bedrohung durch Taiwans Unabhängigkeit zu begegnen.

„*Sprachliches Handeln*". Ein analytisches Werkzeug aus dem sprachlichen Konstruktivismus wird hier verwendet, das heißt, die Sicherheit unter dem Gesichtspunkt der Beobachtung von „Sprachlichem Handeln" zu untersuchen. Dadurch werden die Fragen wie Beziehungen zwischen Subjekten bzw. Definitionen des Sicherheitsverhaltens und Sicherheit erkennende „Analytiker" auf die Sicherheitsagenda gesetzt. Ein erfolgreiches „sprachliches Handeln" ist eine Kombination aus Sprache und Gesellschaft. Es stellt Vortragen und Gruppengenehmigung dar und erkennt die inhärenten Merkmale der Beiden an. Unter all seinen internen Bedingungen ist es das Wichtigste, das Sicherheitssystem und die sicheren grammatischen Regeln zu befolgen, um einen existenzielle Bedrohungen beinhaltenden geheimen Plan auszuarbeiten, Grenzpunkte festzulegen und einen möglichen Ausweg aus der Zwangslage zu finden, was als katalysierte Bedingungen für „Versicherheitlichung" des Problems dient. Die äußere

Form des „sprachlichen Handelns" verfügt über zwei Hauptbedingungen: (1) Die sozialen Ressourcen des Sprechers. Als Subjekt der „Versicherheitlichung" muss er sich in einer maßgeblichen Position befinden, obwohl diese maßgebliche Position nicht unbedingt als offizielle Autorität definiert ist. (2) Es muss mit Bedrohungen verbunden sein. Zum Beispiel ist die HIV-Infektionsrate in afrikanischen Ländern ziemlich hoch. Für afrikanische Länder ist das weitverbreitete AIDS eine „existenzielle Bedrohung". Da afrikanische Länder in der internationalen Gemeinschaft eine schwache Position einnehmen, können sie jedoch die „Versicherheitlichung" des öffentlichen Gesundheitsproblems nicht in den internationalen Normen umsetzen. Die Vereinigten Staaten befinden sich in einer Autoritätsposition. Im Jahr 1999 bezeichnete die Clinton-Regierung AIDS erstmals als „existenzielle Bedrohung" für die nationale Sicherheit der USA. Angetrieben von den Vereinigten Staaten hat der VN-Sicherheitsrat am 10. Januar 2000 speziell die Auswirkungen auf den Frieden und die Sicherheit in Afrika sowie auf die internationale Sicherheit diskutiert und die „Versicherheitlichung" der AIDS-Frage erfolgreich in Gang gesetzt. Im Juli desselben Jahres verabschiedete der Sicherheitsrat die Resolution 1308 über AIDS, die tatsächlich zur Festlegung internationaler Normen zur „Versicherheitlichung" des öffentlichen Gesundheitsproblems von AIDS führte.

„*Intersubjektivität*". Sprachliches Handeln des versicherheitlichenden Akteurs ist eine notwendige, aber nicht hinreichende Bedingung für die erfolgreiche Versicherheitlichung von Themen. Intersubjektivität bezieht sich auf das Ausmaß, in dem eine existenzielle Bedrohung von den versichernden Akteuren erkannt wird. Sie unterstreicht die tatsächliche Konstruktion der Versicherheitlichung. Ob ein bestimmtes Thema eine Sicherheitsangelegenheit ist, wird nicht nur durch die Identifizierung eines beteiligten Akteurs bestimmt, da die Versicherheitlichung sowohl Intersubjektivität als auch Sozialität beinhaltet. Eine erfolgreiche Versicherheitlichung wird nicht nur durch einen aktiven Akteur der Versicherheitlichung bestimmt, sondern auch durch das „Publikum" des Sprachlichen Handelns von der Sicherheit. Oder besser ausgedrückt, sie wird davon bestimmt, ob das Publikum akzeptiert, dass ein Thema als existenzielle Bedrohung einen gemeinsamen Wert bedroht. Mit anderen Worten: Versicherheitlichung ist ein Prozess, in dem ein aktiver Akteur der Versicherheitlichung seine Wahrnehmung an das Verständnis anderer Akteure für bestimmte existenzielle Bedrohungen anpasst und somit eine sicherheitsbezogene Interaktion im Rahmen des internationalen Systems beinhaltet. So haben beispielsweise die Vereinigten Staaten erfolgreich die Versicherheitlichung des Terrorismus vorangetrieben. Dieser gesamte Prozess basierte auf der gemeinsamen Identifizierung der internationalen Gemeinschaft mit der aktuellen Bedrohung durch den Terrorismus. Darüber hinaus haben Länder rund um den Globus durch eine Reihe von VN-Resolutionen zur Terrorismusbekämpfung ihre Unterstützung der einschlägigen internationalen Normen bekräftigt.

2.2.2 Pfadanalyse der Versicherheitlichung der globalen öffentlichen Gesundheit

Das öffentliche Gesundheitsproblem wird oft als ein biomedizinisches Problem, auch ein technisches Problem, und das Spezialgebiet der Epidemiologen angesehen. Die Gesundheitsämter verschiedener Länder und die internationalen Koordinierungsmechanismen für die öffentliche Gesundheit sind nur für die Prävention und die Kontrolle von Krankheiten zuständig (wie die Weltgesundheitsorganisation). Und ihr Zuständigkeitsumfang beschränkt sich auch nur darauf. Dennoch wurden mit der Entwicklung der Globalisierung einige vorgekommene öffentliche gesundheitliche „existenzielle Bedrohungen" mit Begriffen wie menschlicher Sicherheit, nationaler Sicherheit, regionaler Sicherheit und globaler Sicherheit usw. in Verbindung gebracht. „Die öffentliche Gesundheitsfrage ist der Grundgedanke aller anderen Formen der Sicherheit." (Randy, 2004, S. 24). Die öffentliche Gesundheitsfrage ist nun über den Rahmen der Medizin hinausgegangen und hat den politischen Bereich betreten und ist dadurch versicherheitlicht. Laut Ilona Kickbusch, Expertin vom Genfer Institut für Internationale Studien in der Schweiz, ist Gesundheitsschutz nicht mehr nur ein humanitäres und technisches Problem im Zusammenhang mit den Sonderorganisationen der Vereinten Nationen, sondern wird in noch breiterem Umfang als solches angesehen, das sich auf die wirtschaftlichen, politischen und sicherheitspolitischen Fragen des komplexen Interdependenzsystems nach dem Kalten Krieg bezieht (2005, S. 192). Zusammengefasst folgt der Versicherheitlichungsprozess globaler Fragen der öffentlichen Gesundheit hauptsächlich den folgenden Wegen.

2.2.2.1 Existenzielle Bedrohungen: objektive Bedingungen zur Versicherheitlichung von Global Health

Nach Waltz' Theorie der Struktur der internationalen Beziehungen können wir die Sicherheit auf den drei Ebenen nämlich Individuum, Land und International festlegen. Die aktuelle Krise im öffentlichen Gesundheitswesen stellt große Bedrohungen für alle diese drei Ebenen dar.

Erstens stellt die Krise im öffentlichen Gesundheitswesen Bedrohungen für die menschliche Sicherheit dar. UNDP (Entwicklungsprogramm) der Vereinten Nationen führte 1994 erstmals den Begriff der „menschlichen Sicherheit" in den „Bericht über die menschliche Entwicklung" ein. Der frühere VN-Generalsekretär Annan sagte:

> Zu Beginn des 21. Jahrhunderts zeichnet sich gerade ein neues Sicherheitsverständnis ab, und das ist der menschenorientierte Weg. Die menschliche Sicherheit umfasst nicht nur das Fehlen gewaltsamer Konflikte, sondern auch den Zugang zu Menschenrechten, verantwortungsvoller Staatsführung, Bildung und Gesundheitsversorgung sowie die Gewährleistung von Chance und Wahl jedes Menschen zur Entwicklung seiner Potenzen.
>
> (Annan, 2000)

Die menschliche Sicherheit ist ein auf „Menschen" ausgerichtetes Konzept, das Einzelpersonen und ihre Gruppen umfasst. Es geht um menschliches Leben und Würde. Der Bericht hat sieben Elemente der menschlichen Sicherheit aufgelistet: Gesundheitssicherheit, persönliche Sicherheit, Lebensmittelsicherheit, wirtschaftliche Sicherheit, Umweltsicherheit, Gemeindesicherheit und politische Sicherheit. Offensichtlich stellt die öffentliche Gesundheitskrise große Bedrohung für fast jedes oben genannte Element dar. Viele Historiker und Biologen glauben, dass fast ein Drittel der Weltbevölkerung zwischen 1918 und 1919 mit Influenza infiziert war und 100 Millionen davon starben. (Garrett, 2006) Bis zum Ende des 20. Jahrhunderts wurde jedes Jahr etwa ein Viertel der weltweiten Todesfälle durch Infektionskrankheiten verursacht. In Afrika starben mehr als 60 % der Todesfälle an Infektionskrankheiten. Die in der Vergangenheit bereits kontrollierten Krankheiten wie Cholera, die Pest, Tuberkulose und Diphtherie usw. traten wieder auf. Im Jahr 1993 erklärte die Weltgesundheitsorganisation, Tuberkulose sei zu einer globalen Krise geworden. Einige neue Infektionskrankheiten sind ebenfalls „auf die Bühne gekommen". Statistiken der Weltgesundheitsorganisation haben ergeben, dass bis zu 35 neue Infektionskrankheiten seit den 70er-Jahren des 20. Jahrhunderts beim Menschen aufgetreten sind. Gegenwärtige epidemiologische Techniken sind vor der Herausforderung hochvirulenter Krankheitserreger wie Dengue-Fieber und AIDS machtlos. (Caballero-Anthony, 2006, S. 109). Seit der Entdeckung des ersten AIDS-Falls in den USA im Jahr 1983 leben weltweit 40 Millionen Menschen mit HIV. Jedes Jahr sterben 3 Millionen Menschen an AIDS und 4 Millionen Menschen sind neu mit HIV infiziert. (UNAIDS, 2007) „Die AIDS-Krise ist nicht mehr nur ein öffentliches Gesundheitsproblem oder ein humanitäres Problem. Sie bedroht nicht mehr nur die wirtschaftliche und soziale Entwicklung der ärmsten Gebiete der Welt, sondern stellt auch eine ernsthafte Bedrohung für die menschliche Sicherheit dar". (Karns et al., 2003, S. 499). Die Zahl der Todesfälle steigt von Jahr zu Jahr (siehe Abbildung 2.1). Das SARS-Virus, das 2003 in China entstand, verursachte in nur wenigen Monaten eine schwere Krise. Die jüngsten Ausbrüche der Vogelgrippe in einigen Ländern sind wie ein Damoklesschwert, das über Menschen hängt. Nach Berechnungen der Weltbank können die weltweiten Verluste 800 Milliarden US-Dollar erreichen, wenn die Vogelgrippe-Epidemie ein Jahr andauert. (Doyle, 2006, S. 401). Die wirtschaftliche Entwicklung einiger afrikanischer Länder gehen aufgrund der hohen HIV-Infektionsrate sehr schwerfällig. In den letzten Jahren hat die rasante Entwicklung der Biotechnologie die Fähigkeit zur Herstellung tödlicher biologischer Waffen erheblich verbessert. Die potenzielle Bedrohung durch Bioterrorismus hat ebenfalls erheblich zugenommen. Biologische Kampfstoffe sind meist hochinfektiöse pathogene Mikroorganismen, die hoch ansteckend sind und sich leicht verbreiten und übertragen, Epidemien von Infektionskrankheiten verursachen und die Sicherheit des Menschen gefährden. „In der Welt nach dem Kalten Krieg stellen Infektionskrankheiten die größte potenzielle Bedrohung für die Sicherheit des Menschen dar." (Pirages, 1995, S. 5).

Zweitens bedrohen Gesundheitskrisen die innere und äußere Sicherheit eines Landes. Staatliche Sicherheit wird definiert als die Fähigkeit einer Regierung, ihre Bürger, territoriale Integrität, nationale Souveränität, Politik,

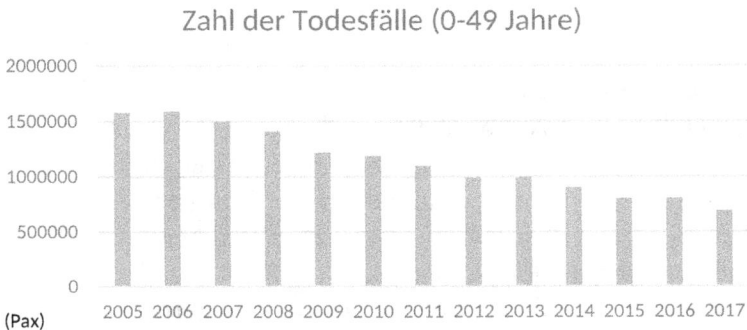

Abbildung 2.1 Geschätzte Anzahl von Erwachsenen und Kindern (0–49 Jahre), die weltweit an AIDS gestorben sind, 2005–2017
Quelle: UNAIDS, http://www.unaids.org

Gesellschaft, Wirtschaft und Verteidigungsmechanismen vor direkten oder indirekten Bedrohungen zu schützen. Die Erreichung der staatlichen Sicherheit hängt von der Fähigkeit des Staates ab. Fähigkeit eines Staates ist „eine Regierung auf allen Ebenen der Macht und/oder der Fähigkeit, ihren Wohlstand und ihre Stabilität zu maximieren, ihre Bevölkerung vor Ausbeutung zu schützen und sich an verschiedene Krisen anzupassen" (Burkle, 2006, S. 246). Der Wohlstand und die Macht eines Landes hängen von der Gesundheit seiner Bevölkerung ab. Das Ausmaß, in dem die öffentliche Gesundheit eines Landes gesichert ist, ist ein wichtiger Gradmesser für seine Staatsfähigkeit. Nach Andrew Price-Smith (2004) ist es ein wichtiger Maßstab für die Staatsfähigkeit, ob ein Land in der Lage ist, Ausbrüche von Infektionskrankheiten zu bewältigen. Es liegt auf der Hand, dass der Ausbruch großflächiger Infektionskrankheiten und potenzielle biologische Terroranschläge die Staatsfähigkeit eines Landes lähmen könnten. Wenn ein Land nicht in der Lage ist, die Gesundheit seiner Bürger zu schützen, kommt es seiner grundlegenden Verantwortung nicht nach. Dieses Versagen schwächt seine Legitimität und destabilisiert die innerstaatliche Lage. Die HIV/AIDS-Epidemie in Afrika hat in gewisser Weise zum Entstehen von „gescheiterten Staaten" beigetragen. „Die totale Verteidigung, die [eine] Nation anstrebt, umfasst viel mehr als den Bau von Flugzeugen, Schiffen, Kanonen und Bomben. Wir können keine starke Nation sein, wenn wir nicht auch eine gesunde Nation sind" (Franklin Roosevelt, zitiert in Fallows, 1999). Krisen im Bereich der öffentlichen Gesundheit schwächen nicht nur die wirtschaftliche Wettbewerbsfähigkeit einer Nation, sondern auch ihre militärische Vitalität. Dies gilt insbesondere für die afrikanischen Länder südlich der Sahara, wo die HIV/AIDS-Infektionsraten in den Armeen durchschnittlich 50 % und in Malawi und Simbabwe sogar 75 % bis 80 % und in Südafrika sogar 90 % betragen können (Heinechen, 2003, S. 784). Wie der südafrikanische Wissenschaftler Peter Fourie und der leitende Jurist der Open Society Justice Initiative Martin Schönteich betonten, „sind die Streitkräfte das Fundament der Verteidigung eines Landes und bilden das Rückgrat der nationalen und internationalen Stabilität. Wenn sie durch Krankheiten geschwächt werden, wird die nationale Sicherheit bedroht." (2001, S. 37). Die Anfälligkeit der Armeen für HIV/AIDS kann eine ernsthafte externe Bedrohung für die nationale Sicherheit darstellen.

Drittens bedroht die Krise im öffentlichen Gesundheitswesen die internationale Sicherheit bzw. die globale Sicherheit. Die Globalisierung der öffentlichen Gesundheitskrise hat dazu geführt, dass die internationale Gemeinschaft der gleichen Anfälligkeit ausgesetzt ist. „In der heutigen sich voneinander abhängigen Welt verbreiten Viren und Bakterien fast so schnell wie E-Mail und Kapitalflüsse. Die Globalisierung hat Bujumbura und Mumbai sowie Bangkok und Boston verbunden. Es gibt keinen Zufluchtsort für Gesundheit. Es gibt keine unzerstörbare Mauer zwischen einer Welt von Gesundheit, angemessener Nahrung sowie Glück und einer anderen Welt von Gebrechlichkeit, Nahrungsmittellosigkeit und Armut. Die Globalisierung hat Distanz verkürzt, alte Hindernisse zerstört und Menschen aller Länder in Verbindung gesetzt. Die Probleme, die irgendwo auf der Welt auftreten, sind zu Problemen jeder Einzelnen geworden." (Dr. Brundtland, 2003, S. 417) Die Welt wird nun in vielen Bereichen immer mehr integriert. Eine wichtige Integration darunter ist die „Integration von Mikroorganismen". Die globale Integration hat schon bewiesen, dass der Ausbruch von Infektionskrankheiten eine Bedrohung für die internationale Sicherheit ist. Probleme im öffentlichen Gesundheitswesen sind zu einer globalen Herausforderung geworden. Und jeder Ausbruch von Krankheiten muss tatsächlich als Bedrohung für alle Länder angesehen werden, insbesondere für die internationalen Hauptverkehrsknotenpunkte. Wie Laurie Garrett sagte: „Heute war die Anfälligkeit der Schwachen und Starken noch nie so klar. Die nationale Sicherheit des reichsten Landes kann auch durch die Fähigkeit zur Kontrolle der Infektionskrankheiten des ärmsten Landes eingeschränkt werden." (Garrett 2005) Weitere Analysten sagten sogar voraus, dass „die Ausbreitung der AIDS-Epidemie in Europa und Asien das globale militärische Gleichgewicht stören wird". (S. 55) In einigen Ländern haben Infektionskrankheiten zu einem nationalen Versagen geführt. Beispielsweise könnten einige Länder aufgrund der hohen HIV-Infektionsrate in eine Anarchie geraten, wodurch ein Nährboden für Terrorismus zustande kommen würde, was auch zur Entstehung des internationalen Terrorismus beitragen könnte. Das durch den Ausbruch von Infektionskrankheiten verursachte Flüchtlingsproblem ist auch in der Region zu einem destabilisierenden Faktor geworden. Die öffentliche Gesundheitskrise ist auch für friedenserhaltende Operationen der Vereinten Nationen nicht günstig, da die meisten Friedenstruppen in AIDS-Hochprävalenzgebieten eingesetzt werden. Friedenstruppen sind dem Risiko ausgesetzt, sich mit AIDS zu infizieren, was dazu führt, dass sie Träger von AIDS werden und die Krankheit auf andere Gebiete übertragen. „Friedenstruppen sind zu einem der Hauptträger von AIDS geworden." (Eberstadt, 2002, S. 22) Wenn eine große Anzahl von Friedenstruppen mit AIDS infiziert ist, werden die Kampffähigkeit und -effektivität der Friedenstruppen stark beeinträchtigt, was sich nachteilig auf die internationale Sicherheit auswirkt. „AIDS ist viel zerstörerischer als jedes Militär, jeder Konflikt oder jede Massenvernichtungswaffe." (Singer, 2002, S. 152) Es gibt Analysen, die darauf hinwiesen: Während die Welt den Krieg gegen den Terrorismus und die Verbreitung von Atomwaffen aufmerksam verfolgt, sollten wir aber nicht vergessen, dass die Bedrohung, die AIDS heute für die Welt darstellt, nicht weniger ist als die, die durch Erwerb der Atomwaffen von Terroristen entstehen könnte. Die internationale Gemeinschaft sollte einen Konsens erzielen bzw. anerkennen, dass AIDS bereits ein globales Sicherheitsproblem ist, das die gleiche Bedrohung sowohl für entwickelte Länder als auch für Entwicklungsländer darstellt. (Piot, 2001) „Globale Gesundheit ist eine Investition in globale Sicherheit." (Schrecker & Labonte, 2007, S. 298) Daher haben globale Gesundheitsbedrohungen auch Auswirkungen auf die Sicherheit.

2.2.2.2 Sprachliches Handeln: Initiativen zur Versicherheitlichung von Global Health

> Im Diskurs über Global Health bezieht sich der Begriff „Versicherheitlichung" auf fachlichen Ausdruck verschiedener Herausforderungen in Bezug auf Gesundheit und Krankheitsvorbeugung hinsichtlich ihrer Bedeutung für die nationale oder globale Sicherheit.
>
> (Cooper et al., 2007, S. 7).

Die „existenzielle Bedrohung" öffentlicher Gesundheitsprobleme ist nur eine objektive Bedingung der „Versicherheitlichung". Die erfolgreiche Einleitung der „Versicherheitlichung" der öffentlichen Gesundheitsprobleme ist untrennbar mit bestimmtem sprachlichem Handeln verbunden, nämlich die Akteure der „Versicherheitlichung" brauchen diese Art von Bedrohung auf die Sicherheitsagenda zu setzen. 1993 erklärte die Weltgesundheitsorganisation die Tuberkulose zu einer globalen Krise. Im Januar 2000 ergriff der VN-Sicherheitsrat eine beispiellose Maßnahme, um die Bedrohung durch die AIDS-Epidemie für den internationalen Frieden und die internationale Sicherheit zu erörtern. Im Juli 2000 berief der Sicherheitsrat der Vereinten Nationen zum ersten Mal in der Geschichte das Treffen zum Thema Gesundheit ein. Der VN-Sicherheitsrat hat jeweils am 17. Juli 2000 bzw. am 7. Juni 2011 die „Resolution 1308 des Sicherheitsrates" und die „Resolution 1983 des Sicherheitsrates" verabschiedet. Sie haben betont, dass „AIDS eine Bedrohung für Stabilität und Sicherheit darstellen kann, wenn es nicht in Grenzen gehalten ist." (VN-Sicherheitsrat, 2000a, S. 1) Sie forderten gleichzeitig auch alle Länder auf, politische Verpflichtungen zur Umsetzung der einschlägigen Resolutionen des

Sicherheitsrates einzugehen, um auf die AIDS-Bedrohung zu reagieren. (VN-Sicherheitsrat, 2011a, S. 1) Als die Ebola-Epidemie 2014 in westafrikanischen Ländern wütete, hielt die Generalversammlung der Vereinten Nationen am 19. September 2014 ein Treffen zum Ebola-Problem ab und verabschiedete Beschluss 69/1 über „*Maßnahmen zur Eindämmung und Bekämpfung des Ebola-Virus in Westafrika*". (Generalversammlung der Vereinten Nationen, 2014) Darüber hinaus hat der VN-Generalsekretär die erste öffentliche Gesundheits-sondermission der Vereinten Nationen in der Geschichte eingerichtet, näm-lich die VN-Ebola-Notfallmission, um sicherzustellen, dass alle Organisationen im System der Vereinten Nationen schnell, umfassend und effektiv auf die Ebola-Epidemie reagieren können. Der VN-Sicherheitsrat verabschiedete im September 2014 nacheinander die „Resolution 2176" des Sicherheitsrates und die „Resolution 2177" des Sicherheitsrates, in denen der Sicherheitsrat seine ernsthaften Bedenken hinsichtlich der potenziellen Sicherheitsbedrohungen durch die Ebola-Epidemie zum Ausdruck brachte. Er glaubte auch, dass der Ebola-Epidemie in Afrika eine beispiellose Bedrohung für die internationale Stabilität und Sicherheit darstellte. (VN-Sicherheitsrat, 2014) Das hochrangige VN-Gremium für Bedrohungen, Herausforderungen und Reformen betonte in seinem Bericht mit dem Titel „Eine sicherere Welt: Unsere gemeinsame Ver-antwortung": „Jedes Ereignis oder jeder Prozess, der große Todesfälle verursacht oder die Lebensdauer verkürzt und die Existenz eines Landes, der Grundein-heit des internationalen Systems, schädigt, ist es dann eine Bedrohung für die internationale Sicherheit." (VN-Sicherheitsrat, 2011b) Infektionskrankhei-ten und andere soziale Bedrohungen (wie Armut) werden als eine von sechs Bedrohungen eingestuft. (The High-level Panel of UN, 2004, S. 23) Annan wies darauf hin: „AIDS verursacht gerade eine sozioökonomische Krise, die wiederum die politische Stabilität bedroht." (VN-Sicherheitsrat, 2000b, S. 1) Im Jahr 2003 wies der Direktor der US-amerikanischen Central Intelligence Agency, George Tenet, in einer Anhörung des Kongresses darauf hin: „Dass die Bedrohung, die AIDS für die nationale Sicherheit darstellt, auf der Hand liegt: Sie schadet der wirtschaftliche Entwicklung des Landes, verschärft die sozialen Spannungen, schwächt die militärischen Reaktionsfähigkeiten und verursacht enorme Verluste an sozialer Wohlfahrt, und die Länder, die sich schon in einer sehr schwierigen Situation befanden und schwer daraus kom-men konnten, weiter geschwächt. AIDS respektiert die Grenzen nicht." (Tenet, G. J. 2003) In demselben Jahr veröffentlichte das RAND Unternehmen der USA einen Bericht mit dem Titel „Globale Bedrohungen durch neue und wie-derkehrende Infektionskrankheiten: Wiederaufbau des Verhältnisses zwischen nationaler Sicherheit und öffentlicher Gesundheitspolitik in den USA". Der Bericht wies darauf hin, dass Bioterrorismus und biologische Waffen sogar eine strategische Bedrohung darstellen könnten. Infektionskrankheiten haben schon die direkten militärischen Bedrohungen aus feindlichen Ländern ersetzt und sind zu einer großen Herausforderung für die internationale Gemeinschaft und die Regierungen aller Länder geworden. Die obige Auffassung wurde 2006 auf dem Davos-Weltwirtschaftsforum in der Schweiz in dem vorgelegten „Bericht über globales Risiko" hervorgehoben, in dem Epidemien und Naturkatastrophen in die größten Gefahren für die internationale Gemeinschaft eingestuft wurden. Hu Jintao sagte am „Welt-Aids-Tag" im Jahr 2005: „Gesundheitssicherheit ist Teil der nationalen Sicherheit." Am 18. Januar 2017 betonte Generalsekretär Xi Jinping während seines Besuchs bei der Weltgesundheitsorganisation: „Gesundheitsprobleme sind eine globale Herausforderung. Das globale Gesundheitswesen zu fördern ist ein wichtiger Bestandteil der Umsetzung der Agenda 2030 für nachhaltige Entwicklung." (Xi, 2017) Der frühere VN-Generalsekretär Ban Ki-moon wies am Weltgesundheitstag 2007 darauf hin: „Gesundheit, Entwicklung und globale Sicherheit sind miteinander verflochten." Die Münchner Sicherheitskonferenz ist eines der wichtigsten Foren der Welt zur Erörterung der internationalen Sicherheitspolitik. Auf der Münchner Sicherheitskonferenz im Februar 2017 wurde die Gesundheitssicherheit als eines der in drei Rundtisch-Foren diskutierten Themen aufgeführt (die zwei anderen waren Netzwerksicherheit und Energiesicherheit).[6] Bill Gates meint, dass Infektionskrankheiten, Klimawandel und Atomkrieg die drei ernstesten Sicherheitsbedrohungen sind, denen sich die Welt heute gegenübersieht. (2017) Mit einem Wort gibt es zu viele Beispiele für das „sprachliche Handeln" in Bezug auf die öffentliche Gesundheitssicherheit, um sie zu erwähnen.

2.2.2.3 Intersubjektive Konstruktion bei der Versicherheitlichung von Global Health: Festlegung internationaler Normen

Die Versicherheitlichungstheorie besagt, dass der Prozess der Versicherheitlichung eines Problems auch ein Prozess der intersubjektiven Konstruktion ist. Mit anderen Worten, das Publikum akzeptiert das Sprachliche Handeln der versicherheitlichenden Akteure und erklärt sich bereit, entsprechende Normen aufzustellen. Angesichts der Bedrohung der menschlichen und nationalen Sicherheit durch Probleme der öffentlichen Gesundheit haben sich die Akteure der internationalen Gemeinschaft darauf geeinigt, im Rahmen der Zusammenarbeit internationale Normen für die Absicherung von Fragen der öffentlichen Gesundheit festzulegen. Der VN-Sicherheitsrat hat das Mandat, traditionelle

Sicherheitsfragen zu überwachen, aber mit der Verschärfung globaler Gesundheitskrisen hat auch der Rat begonnen, den potenziellen Bedrohungen globaler Gesundheitskrisen für die internationale Sicherheit mehr Aufmerksamkeit zu schenken, und hat eine Reihe von Resolutionen zu Problemen der globalen Gesundheitssicherheit verabschiedet.

Die Einrichtung des Gemeinsamen Programms der Vereinten Nationen für HIV/AIDS (UNAIDS) im Jahr 1995 markierte den Beginn der Versicherheitlichung von Themen der öffentlichen Gesundheit. Am 17. Juli 2000 verabschiedete der VN-Sicherheitsrat die Resolution 1308 zu AIDS. Am 14. November 2001 nahm die Vierte WTO-Ministerkonferenz die Erklärung zum TRIPS-Übereinkommen und zur öffentlichen Gesundheit an. Im Jahr 2003 gab die SARS-Krise Anlass zur Überarbeitung der IHR. Die Globale Gesundheitssicherheitskonferenz, die am 8. Januar 2005 zu Ende ging, gab die Erklärung von Rom heraus, in der sich die Mitgliedstaaten auf eine Reihe von Normen zur verstärkten Bekämpfung der Vogelgrippe durch Zusammenarbeit einigten. Am 31. Januar 2006 wurde die *International Alliance of National Public Health Institutes* (IANPHI) gegründet.

Als neutrale und technische internationale Organisation hat die WHO auch damit begonnen, Probleme der öffentlichen Gesundheit zu versicherheitlichen, indem sie mit traditionellen internationalen Sicherheitsregimen wie dem VN-Sicherheitsrat und dem BWÜ zusammenarbeitet. So hat beispielsweise das High-Level-Panel des VN-Generalsekretärs einen Bericht mit dem Titel *„A More Secure World: Our Shared Responsibility"* (*Eine sicherere Welt: Unsere gemeinsame Verantwortung*) veröffentlicht, in dem die mögliche Rolle der WHO bei der Bekämpfung des Bioterrorismus hervorgehoben wird. In dem Bericht empfahl das Gremium auch, dass „es notwendig ist, wenn eine neue Infektionskrankheit oder eine böswillige Freisetzung von Infektionserregern eine ernsthafte Bedrohung darstellt, mit der WHO und dem Sicherheitsrat zusammenzuarbeiten, um eine wirksame Maßnahme zur Epidemieprävention zu ergreifen".[7] Inzwischen hat die WHO die Versicherheitlichung von Themen der öffentlichen Gesundheit durch die Ausweitung ihrer eigenen Funktionen erreicht. So erstellte das WHO-Sekretariat nach den Milzbrandanschlägen in den Vereinigten Staaten im Frühjahr 2002 in Vorbereitung auf die 55. Weltgesundheitsversammlung einen Bericht mit dem Titel „*Deliberate Use of Biological and Chemical Agents to Cause Harm*" (WHO, 2002a). In dem Bericht heißt es, dass die WHO als Reaktion auf diese Vorfälle „die Frühwarnsysteme für Krankheiten auf allen Ebenen verbessern sollte, da solche Systeme absichtlich erzeugte Krankheiten aufspüren und darauf reagieren können" (ebd., S. 2).

In ähnlicher Weise veröffentlichte die WHO 2004 als Reaktion auf potenzielle biologische Angriffe das Dokument *Public Health Response to Biological and Chemical Weapons*.

Zurzeit arbeitet die internationale Gemeinschaft auch hart daran, einen Konsens über Themen wie die Umsetzung des „Abkommens über Verbot biologischer Waffen", Maßnahmen zur Stärkung des Vertrauens und die Förderung der Universalität des Übereinkommens zu erzielen, um Bioterrorismus durch Biosicherheit zu verhindern.

Darüber hinaus haben internationale Regime wie die Welthandelsorganisation und internationale Menschenrechtsregime beispiellose Maßnahmen im Hinblick auf die globale öffentliche Gesundheitssicherheit ergriffen. Beispielsweise wurde auf der vierten Ministerkonferenz der Welthandelsorganisation im November 2001 speziell der Konflikt zwischen dem Abkommen über Recht des geistigen Eigentums und der Zugänglichkeit von Arzneimitteln diskutiert und die „Erklärung zum ‚TRIPS-Übereinkommen' und zur öffentlichen Gesundheit" veröffentlicht. Außerdem ist es auch zu einem Forschungs-Hotspot geworden, öffentliche Gesundheitsfragen aus der Perspektive des Gesundheitsrechts der Menschen zu erläutern. Zum Beispiel haben die Vereinten Nationen den Kommentar Nr. 14 zum Recht auf Gesundheit herausgegeben.[8] Die Vereinten Nationen haben einen Sonderberichterstatter für das Recht auf Gesundheit ernannt.[9] All dies zeigt, dass internationale Menschenrechtsregime aufgrund des Aufkommens von öffentlichen Gesundheitssicherheitsproblemen dem Recht auf Gesundheit immer mehr Aufmerksamkeit schenken.

Auf der Grundlage der vorangegangenen Analyse wird die Versicherheitlichung von Fragen der öffentlichen Gesundheit als ein sozialer Konstruktionsprozess betrachtet, in dem öffentliche Fragen zu politischen Fragen und schließlich zu Sicherheitsfragen werden und somit eine interaktive dreidimensionale Struktur bilden (siehe Abbildung 2.2).

„Die öffentliche Gesundheit ist in eine Post-Sicherheitsära eingetreten" (Fidler, 2007b, S. 41). Mit anderen Worten: Globale Gesundheitsfragen sind zu einem Thema der Sicherheit geworden. Die Betrachtung von Fragen der öffentlichen Gesundheit aus einer Sicherheitsperspektive ist zu einem integralen Bestandteil der öffentlichen Gesundheitsverwaltung im 21. Jahrhundert geworden. Die Folgen eines solch dramatischen Wandels für das globale Gesundheitsregieren verlangen nach Aufmerksamkeit. In der Ära nach der Sicherheit ist es ein etablierter Trend in der Public Health Governance geworden, Probleme durch sicherheitsbezogene Taktiken und Strategien zur

„existenzieller Bedrohung" in
Bezug auf die öffentliche
Gesundheitssicherheit

das bezügliche
„sprachliche Handeln"

Festlegung der Normen zur Versicherheitlichung des öffentlichen
Gesundheitsproblems (intersubjektiver Koordinierung)

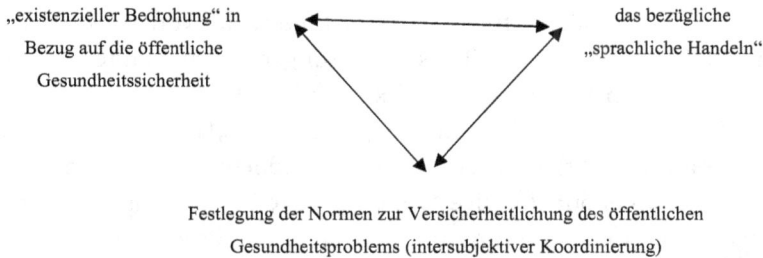

Abbildung 2.2 Dreidimensionale Struktur der „Versicherheitlichung" von Problemen der öffentlichen Gesundheit
Quelle: Eigene Darstellung

Förderung der öffentlichen Gesundheit zu entwerfen und zu lösen. Darüber hinaus ist eine der größten Auswirkungen der Versicherheitlichung der öffentlichen Gesundheit die Festlegung von Prioritäten. Der Prozess der Versicherheitlichung der öffentlichen Gesundheit ist auch ein Prozess, in dem die Probleme der öffentlichen Gesundheit priorisiert werden. Es ist zu beachten, dass die Versicherheitlichung nicht um ihrer selbst willen erfolgt. Die Versicherheitlichung von heute dient der „Entversicherheitlichung" (*desecuritisation*) von morgen. Die einzige Möglichkeit, globale Gesundheitsbedrohungen zu entschärfen, besteht darin, dass wir diesen Bedrohungen auf der globalen Agenda Vorrang einräumen und die Rolle der internationalen Regime voll zur Geltung bringen. Nur so können wir der globalen Gesundheit mehr politische und politische Unterstützung zukommen lassen und in der Global Health Governance effektiver sein.

2.3 Konzept von Global Health Governance: Bereitstellung von globalen öffentlichen Gütern für Gesundheit

Wer eine Idee von mir empfängt, empfängt selbst Belehrung, ohne die von mir zu schmälern; wie derjenige, der seine Kerze an der von mir anzündet, Licht empfängt, ohne mich zu verdunkeln.
– Thomas Jefferson (Lipscomb & Bergh, n.d.)

Der Begriff der „öffentlichen Güter" ist wichtig für die Analyse der wirtschaftlichen Auswirkungen der öffentlichen Politik auf staatlicher Ebene. In der Tat werden öffentliche Güter oft als Güter definiert, die von nationalen Regierungen bereitgestellt werden. Dass Regierungen solche Güter bereitstellen sollten, ist einer der Gründe für die Existenz von Regierungen. Bis zu einem gewissen Grad kann eine legitime Regierung das „Trittbrettfahrer"-Problem (auch: Mitnahmeeffekt) und das „Gefangenendilemma" überwinden, indem sie öffentliche Güter auf effektive Weise bereitstellt. Vor dem Hintergrund der sich vertiefenden Globalisierung sind jedoch einige Probleme, die in der Vergangenheit durch innerstaatliche Maßnahmen gelöst wurden, aufgrund ihrer wachsenden globalen Auswirkungen zu weltlichen Problemen geworden. Kein einzelnes Land hat die Fähigkeit oder den Anreiz, diese globalen Probleme im Alleingang zu lösen. Die Interdependenz zwischen den Ländern macht öffentliche Güter, die früher durch nationale Grenzen beschränkt waren, zu globalen öffentlichen Gütern. In gewissem Sinne hat die Globalisierung auch „globale öffentliche Übel" hervorgebracht, die über die nationalen Grenzen hinausgehen.

Dies macht die Bereitstellung globaler öffentlicher Güter zu einer dringenden Notwendigkeit. Die Art und Weise, wie die globalen öffentlichen Güter bereitgestellt werden, entscheidet, ob die Globalisierung eher eine Chance oder eine Bedrohung für die Menschheit darstellt, während der Umfang dieser Bereitstellung über den Erfolg oder Misserfolg der Global Governance sowie über ihre Leistung entscheidet. Da es keine internationale Einrichtung gibt, die gleichwertige Funktionen wie nationale Institutionen übernehmen kann, wird das „Trittbrettfahrer"-Problem oder das Problem des „kollektiven Handelns" bei der Bereitstellung globaler öffentlicher Güter immer schwieriger. Eine wirksame Global Governance sollte eine angemessene Bewältigung dieser Probleme leisten können. Die Globalisierung und Versicherheitlichung von Fragen der öffentlichen Gesundheit verdeutlicht die Notwendigkeit und Bedeutung des globalen Gesundheitsregierens. Die Ineffizienz der Global Health Governance kann auf Probleme des globalen kollektiven Handelns und das „Demokratiedefizit" im politischen Entscheidungsprozess zurückgeführt werden. Auf einer tieferen Ebene haben die Ursachen mit dem globalen Nord-Süd-Gefälle im Bereich der öffentlichen Gesundheit und der Starrsinnigkeit eines Staates auf das traditionelle Konzept der Souveränität zu tun. Wenn wir also die öffentliche Gesundheitssicherheit durch die Linse globaler öffentlicher Güter betrachten, können wir das kollektive Handeln auf internationaler Ebene gründlich beurteilen und ein tieferes Verständnis der globalen öffentlichen Güter für die öffentliche Gesundheit erlangen. Dieses Wissen wird uns helfen, ein wirksames globales Gesundheitsregieren zu erreichen.

2.3.1 Globale öffentliche Güter: Definition und Klassifikation

In der gegenwärtigen Ära der Globalisierung stehen fast alle globalen Fragen im Zusammenhang mit der Bereitstellung globaler öffentlicher Güter. Öffentliche Güter werden von vielen Wissenschaftlern sowohl in China als auch im Rest der Welt diskutiert (Fan, 2006; Mueller, 1999; Samuelson, 1954; Smith, 1994). Der Begriff wurde erstmals in den 1960er-Jahren in die Untersuchung von *Global Issues* eingeführt. Die Diskussion über globale öffentliche Güter war Teil der Analyse globaler Probleme sowohl in „*The Tragedy of the Commons*" von Garrett Hardin (1968) als auch in „*Collective Goods*" und „*International Organizations*", gemeinsam verfasst von Bruce M. Russett und John D. Sullivan (1971). Mancur Olson (1971) verwendete erstmals den Begriff „internationale Kollektivgüter", ein Konzept, mit dem er Möglichkeiten zur Erhöhung der Anreize für internationale Zusammenarbeit untersuchte (S. 866–874). 1981 übernahm Todd Sandler (1980) das Konzept der internationalen Kollektivgüter in seinem Buch The „*Theory and Structures of International Political Economy*", in dem er den Begriff zur Untersuchung einiger Fragen der internationalen politischen Ökonomie wie der internationalen Umwelt und der globalen Gesundheit anwandte. Charles P. Kindleberger (1986) war ebenfalls einer der ersten Wissenschaftler, die internationale Kollektivgüter in die Untersuchung der internationalen politischen Ökonomie einbrachten. Er führte die Große Depression in den 1930er-Jahren auf das Fehlen globaler Kollektivgüter zurück, wie z. B. das Fehlen eines offenen Handelssystems und eines internationalen Kreditgebers der letzten Instanz.

2.3.1.1 Definition von globalen öffentlichen Gütern

Die oben genannten Wissenschaftler haben sich zwar mehr oder weniger mit globalen öffentlichen Gütern befasst, aber keine klare Definition des Begriffs geliefert. Erst mit der Veröffentlichung des Buches „*Global Public Goods*" von Inge Kaul et al.: „*International Cooperation in the 21st Century*" (Internationale Zusammenarbeit im 21. Jahrhundert) wurde eine relativ weit gefasste Definition entwickelt. Kaul und Kollegen definierten „globale öffentliche Güter" als Güter, die eine starke Universalität aufweisen, in Bezug auf die dadurch begünstigten Länder (mehrere Länder), Menschengruppen (vorzugsweise alle Gruppen) und Generationen (sowohl heutige als auch künftige Generationen, oder zumindest Bedürfnisse heutiger Generationen zu befriedigen, ohne Entwicklungsoptionen künftiger Generationen auszuschließen) (Kaul et al., 1999, S. 509–510). Später in ihrem Sammelband „*Providing Global Public Goods: Managing Globalization*" überarbeitete Kaul ihre Definition zu „Gütern, deren Nutzen sich auf alle Länder, Menschen und Generationen erstreckt" (Kaul, 2003, S. 23). Auch diese Definition ist bei näherer Betrachtung unzureichend.

Erstens wird keine klare Unterscheidung zwischen grenzüberschreitenden und inländischen externen Effekten globaler öffentlicher Güter getroffen. Stattdessen umfasst diese Definition von öffentlichen Gütern alle Produkte, die universell zur Verfügung gestellt werden, deren Nutznießer sich ausschließlich auf die anbietenden Länder beschränken. So werden z. B. Wasserschutzanlagen in praktisch allen Ländern gebaut und sind somit ein Paradebeispiel für die Anbieter-Nutzer-Beziehung des oben genannten Problems. In China beispielsweise gibt es viele Wasserschutzanlagen, und dennoch ist es kaum gerechtfertigt, diese Versorgung als ein echtes globales öffentliches Gut zu bezeichnen. Zweitens schließt die Forderung nach „starker Universalität" in Bezug auf die begünstigten Gruppen diejenige Gesundheitsprogramme für Frauen, bzw. Programme für bestimmte Ethnien oder arme Leute von globalen öffentlichen Gütern aus. Schließlich würde nach Kauls Definition die Forderung, die Rechte heutiger oder künftiger Generationen zu schützen, zu einer „temporale Pattsituation" (*temporal stalemate*) führen, da nur Programme, die sowohl heutigen als auch künftigen Generationen zugutekommen, als globale öffentliche Güter anerkannt werden können. Gleichzeitig würden auf der Grundlage dieser Definition viele Programme zur Ausrottung von Krankheiten ausgeschlossen, da sie eine Umverteilung von Ressourcen der heutigen Generation erfordern, damit die nächste Generation davon profitiert. Die in den 1980er-Jahren von der WHO ins Leben gerufene globale Initiative zur Ausrottung der Kinderlähmung beispielsweise entspricht nicht dieser Definition, da sie hauptsächlich Ressourcen der vorigen Generation zum Nutzen der nächsten Generation einsetzt. Aus diesen Gründen sollten globale öffentliche Güter als Güter betrachtet werden, die nationale Grenzen überschreiten (nicht notwendigerweise die Gruppen- und Generationsgrenzen) und einen hohen Grad an Öffentlichkeit aufweisen (d. h. Nicht-Ausschließbarkeit und Nicht-Rivalität). Darüber hinaus hat die Weltbank eine umfassendere Definition vorgelegt: „Globale öffentliche Güter sind Güter, Ressourcen, Dienstleistungen, aber auch Regelwerke oder politische Systeme mit erheblichen grenzüberschreitenden externen Effekten, die für Entwicklung und Armutsbekämpfung wichtig sind und die nur durch Zusammenarbeit und gemeinsames Handeln von entwickelten Ländern und Schwellenländern in ausreichendem Maße bereitgestellt werden können (Entwicklungsausschuss, 2000, S. 2). Kurzum zeigen all diese

Definitionen, dass die Bereitstellung globaler öffentlicher Güter der eigentliche Zweck der Global Governance ist.

2.3.1.2 Klassifikation der globalen öffentlichen Güte

Pedro Conceicao (2003) führte sieben Kategorien globaler öffentlicher Güter auf: internationale Finanzstabilität, multilaterale Handelssystem, globale Kommunikationsnetze und Internet, Kontrollierung übertragbarer Krankheiten, Beseitigung der übermäßigen Krankheitslast, Klimastabilität sowie Frieden und Sicherheit. Im „*Fahrplan zur Umsetzung der Millenniumserklärung der Vereinten Nationen*", einem 2001 veröffentlichten Bericht des VN-Generalsekretärs, werden zehn Kategorien öffentlicher Güter genannt, die für die internationale Gemeinschaft von Bedeutung sind. Dabei handelt es sich um die grundlegenden Menschenrechte, die Achtung der nationalen Souveränität, die globale Gesundheitssicherheit, die internationale Sicherheit, den internationalen Frieden, die grenzüberschreitenden Kommunikations- und Transportsysteme, die institutionelle Infrastruktur zur Koordinierung grenzüberschreitender Maßnahmen, das zentralisierte Wissensmanagement, die zentralisierte Verwaltung globaler Gemeinschaftsgüter und die Effizienz internationaler Foren für multilaterale Verhandlungen (Vereinte Nationen, 2001). Laut der *International Task Force on Global Public Goods* ist die Bereitstellung der folgenden sechs öffentlichen Güter von entscheidender Bedeutung: Frieden und Sicherheit, Verhinderung des Auftritts und der Ausbreitung von Infektionskrankheiten, Verwaltung globaler Gemeinschaftsgüter, Finanzstabilität, offenes Handelssystems und Wissen (International Task Force on Global Public Goods, 2006).

Je nach dem Grad der Öffentlichkeit lassen sich globale öffentliche Güter in reine globale öffentliche Güter und quasi-öffentliche Güter unterteilen. Die vorderen beziehen sich auf öffentliche Güter, die vollständig nicht ausschließbar und nicht rivalisierend sind. So ist z. B. der zwischenstaatliche Frieden ein reines globales öffentliches Gut. Letztere sind globale öffentliche Güter, die nur eine der beiden Eigenschaften aufweisen. Der Schutz der Ozonschicht und das Internet sind Beispiele dafür. Anhand der Stufen ihrer Bereitstellung gibt es finale globale öffentliche Güter (*final global public goods*) und intermediäre globale öffentliche Güter (*intermediate global public goods*). Beim ersteren handelt es sich eher um Ergebnisse (*outcomes*) als um Gegenstände im üblichen Sinne. Sie können entweder tangibel sein, wie die Umwelt oder das gemeinsame Erbe der Menschheit, oder intangibel, wie Frieden oder finanzielle Stabilität. Letztere beziehen sich auf das System der Bereitstellung globaler öffentlicher Güter, wie z. B. formelle oder informelle internationale Regime. Der Begriff „intermediäre globale öffentliche Güter" wurde geprägt, um Bereiche hervorzuheben, die ein internationales Eingreifen für die Bereitstellung eines bestimmten öffentlichen Gutes erfordern. So sind beispielsweise für den Schutz der Ozonschicht internationale Regime wie das *Montrealer Protokoll* und das *Kyoto-Protokoll* erforderlich, während die Sicherheit der öffentlichen Gesundheit als ein Global Public Good bestimmte internationale Regime wie die WHO und die WTO erfordert.

Klassifizierungen globaler öffentlicher Güter helfen den Ländern nicht nur, relevante Probleme besser zu verstehen, zu untersuchen und zu lösen, sondern auch, die aktuellen globalen Herausforderungen zu benennen. Dies wird uns dabei helfen, durchführbare und weithin anwendbare Politiken und Strategien zu entwickeln, um eine zuverlässigere Versorgung mit globalen öffentlichen Gütern zu gewährleisten, was uns wiederum dazu verpflichtet, innovative internationale regulierende Regime als intermediäre globale öffentliche Güter zu schaffen.

2.3.2 Merkmale globaler öffentlicher Güter für die Gesundheit

Fragen der öffentlichen Gesundheit haben die Menschen im Laufe der Geschichte begleitet und Leid und Not verursacht, die für unsere Vergangenheit prägend sind. Im Laufe der Geschichte haben Infektionskrankheiten schon mehr Todesopfer gefordert als Kriege. Der Schwarze Tod im 14. Jahrhundert löschte fast ein Drittel der gesamten europäischen Bevölkerung aus. Der Ausbruch von SARS im Jahr 2003 führte den Menschen die Schwere von Krisen im Bereich der öffentlichen Gesundheit vor Augen. Das „Vogelgrippe"-Virus (H5N1) lauert und könnte sich zur schwersten globalen Gesundheitskrise seit der Grippepandemie entwickeln, die 1918 ca. 50 Millionen Menschen tötete. Experten schätzen, dass bei einer Vogelgrippe-Pandemie mit den derzeitigen medizinischen Ressourcen mindestens 7,5 Millionen Menschen sterben könnten, wobei Asien das Epizentrum der Katastrophe wäre (Chen, 2007, S. 4). Die Globalisierung hat viele Gesichter, von denen eines die internationale Ausbreitung von Infektionskrankheiten und Gesundheitskrisen begünstigt. Laut dem Jahresbericht 2017 der *International Air Transport Association* (IATA) haben die Flugpassagiere im Jahr 2017 dank der sich verbessernden Weltwirtschaftslage und der niedrigeren Ticketpreise weltweit die Zahl von 4 Milliarden überschritten. Im Falle eines Krankheitsausbruchs oder einer Epidemie würde es also nur wenige Stunden dauern, bis sie sich an jedem Ort auf der Erde ausbreitet.

Das Zeitalter der Globalisierung ist „das Zeitalter der universellen Ansteckung" (Hardt, 2003, S. 138). Eine Krise der öffentlichen Gesundheit bedeutet nicht mehr nur ein medizinisches Problem. SARS ist „auf allen Ebenen – medizinisch, politisch, wirtschaftlich und sogar psychologisch – zu einem gewaltigen Feind geworden" (Kaib, 2003, S. 28). Globalisierte Krisen im Bereich der öffentlichen Gesundheit und deren Schweregrad erfordern das globale Gesundheitsregieren. Die Bereitstellung von öffentlichen Gütern wird häufig durch nationale und internationale Krisen vorangetrieben. „Maßnahmen im Bereich der globalen öffentlichen Güter werden nur in dem Maße ergriffen, wie die internationale Gemeinschaft mit einer Krise konfrontiert sein und reagieren muss" (Desai, 2003, S. 74). Angesichts der gegenwärtigen Krisen im Bereich der öffentlichen Gesundheit, mit denen die internationale Gemeinschaft konfrontiert ist, ist es notwendig, die Art der globalen öffentlichen Güter für die öffentliche Gesundheitssicherheit zu analysieren. Dies wird die internationale Gemeinschaft bewusst machen, ihre wichtige Rolle in der globalen Agenda zu spielen, und ihr helfen, eine effektivere Global Health Governance zu erreichen. Globale öffentliche Güter für die öffentliche Gesundheitssicherheit zeichnen sich im Allgemeinen durch die folgenden drei Eigenschaften aus.

2.3.2.1 Negative externe Effekte von Gesundheitskrisen auf globaler Ebene

In einer Welt mit offenen Grenzen und einer Vielzahl von grenzüberschreitenden Aktivitäten haben Krisen im Bereich der öffentlichen Gesundheit, insbesondere Ausbrüche von Epidemien, weltweite Auswirkungen, egal wo sie ursprünglich auftreten. Traditionelle Befestigungen entlang die nationalen territorialen Grenzen können das Eindringen von Krankheiten oder deren Überträgern nicht abhalten. In der heutigen interdependenten Welt „verliert die Unterscheidung zwischen nationalen und internationalen Gesundheitsproblemen ihre Bedeutung und führt oft in die Irre" (Institute of Medicine, 1997, S. 8). Die Globalisierung hat dazu geführt, dass einheimische Gesundheitsprobleme global werden. Ursprünglich war die öffentliche Gesundheitssicherheit ein öffentliches Gut, das von souveränen Staaten für ihre Bürger bereitgestellt wurde. Armut und schlechte Regierungsführung in einigen Ländern haben jedoch zu einer Verschlechterung der öffentlichen Gesundheit geführt, zu der auch das Ausbreitung der Infektionskrankheiten gehört, deren externen

Effekte von der ganzen Welt getragen werden. Die negative Externalität der globalen Gesundheitskrisen zeigt sich in den folgenden drei Aspekten.

Erstens können sich Krisen im Bereich der öffentlichen Gesundheit, die innerhalb eines Landes auftreten, ausbreiten und sich zu regionalen oder sogar globalen Gesundheitskrisen entwickeln. Viren können ohne Reisepass reisen. Seit der erste AIDS-Patient 1981 in den Vereinigten Staaten diagnostiziert wurde, hat sich das HIV-Virus mit alarmierender Geschwindigkeit in der ganzen Welt ausgebreitet. Nach Angaben von UNAIDS wurde die HIV/ADIS-Epidemie 1997 in 210 Ländern und Regionen der Welt festgestellt (Chen, 2007, S. 134). Trotz der Ausbreitung von AIDS sind Experten der Ansicht, dass die HIV-Epidemie in Bezug auf die Ansteckungsrate und den Schweregrad der Folgen noch nicht ihren Höhepunkt erreicht hat (UN Calls on Developed Countries to Help Developing Countries Fight AIDS, 2003). Das SARS-Virus, das erstmals im November 2002 in Foshan in der chinesischen Provinz Guangdong beobachtet wurde, breitete sich innerhalb von nur fünf Monaten in 32 Ländern aus, infizierte 8.098 Menschen und forderte 774 Todesopfer (Caballero-Anthony, 2006, S. 109). Das „Vogelgrippe"-Virus (H5N1) hat sich zu einer Infektionskrankheit entwickelt, die sich im 21. Jahrhundert rasch weltweit verbreitet. Nach Ansicht der WHO-Beamten sind die Voraussetzungen für eine Übertragungskette von Mensch zu Mensch gegeben; es mag nur eine Frage der Zeit sein, bis die Vogelgrippe zuschlägt. Es besteht kein Zweifel daran, dass alle Länder darunter leiden werden, wenn ein Land nicht in der Lage ist, eine Grippeepidemie angemessen zu behandeln und zu kontrollieren.

Zweitens werden nationale Gesundheitskrisen zu globalen wirtschaftlichen Verlusten führen. „Wenn ein Teil des menschlichen Körpers krank ist, kann der ganze Körper kaum richtig funktionieren; vor allem, wenn ein Teil des globalen Dorfes ein Reservoir für vorzubeugende Krankheiten ist, kann die gesamte Nachbarschaft auf Dauer gefährdet sein" (Aginam, 2005, S. 45). Eine innerstaatliche Krise im Bereich der öffentlichen Gesundheit wirkt sich nicht nur auf die Wirtschaft eines Landes aus, sondern hat auch Auswirkungen auf die Weltwirtschaft. Es ist äußerst schwierig, die direkten und indirekten wirtschaftlichen Verluste zu beziffern, die SARS der Welt zugefügt hat. Aber es ist klar, dass sie 100 Milliarden US-Dollar überschritten haben müssen (Prystay, 2003). Sherry Cooper (2006, S. 22), amerikanische Wirtschaftswissenschaftlerin, schätzte, dass eine milde, drei Monate andauernde Vogelgrippe-Pandemie weltweit wirtschaftliche Verluste in Höhe von 1,1 Billionen US-Dollar verursachen würde. Der globale Schaden durch die ungezügelte Ausbreitung von AIDS ist noch schwieriger zu schätzen.

Und schließlich gefährden nationale Gesundheitskrisen die globale Sicherheit. Ausbrüche von Infektionskrankheiten in einer integrierten Welt haben sich als Bedrohung für die globale Sicherheit erwiesen. In ihren Überlegungen zu SARS im Jahr 2003 betonten Heymann und Rodier (2004), zwei WHO-Beamte, dass „die SARS-Erfahrung eine Lektion schon früh deutlich gemacht hat: Unzureichende Überwachungs- und Reaktionskapazitäten in einem einzelnen Land können die nationale Bevölkerung und die öffentliche Gesundheitssicherheit der gesamten Welt gefährden" (S. 173). Durch die Ausbreitung von Infektionskrankheiten wurden einige Länder zu „gescheiterten Staaten" und zu Brutstätten des Terrorismus, was wiederum den Anstieg des Terrorismus auf der ganzen Welt förderte. Ein Flüchtlingsproblem, das durch den Ausbruch einer Infektionskrankheit verursacht wird, kann zu regionaler Instabilität führen. Bei der Beulen- und Lungenpest 1994 in Indien beispielsweise waren die Menschen so verängstigt, dass sie in großer Zahl flohen, was zu einer großen Flüchtlingswelle führte. Pakistan verbot daraufhin den gesamten Luft- und Seeverkehr mit Indien. Schiffe, die in Pakistan einliefen, durften nur noch 12 Kilometer vor der Küste anlegen, und das gesamte Personal an Bord musste sich einer drei- bis fünftägigen Hygienekontrolle unterziehen. Dies führte zu großem Unmut in Indien, das später behauptete, die Seuche sei das Ergebnis eines biologischen Angriffs von Pakistan auf Indien. Der Streit zwischen den beiden Ländern verschärfte die regionale Situation weiter. Darüber hinaus sind Krisen im Bereich der öffentlichen Gesundheit für friedenserhaltende Maßnahmen der UNO nicht förderlich. Wenn eine große Zahl von Friedenssoldaten mit AIDS infiziert ist, wird ihre Kampfkraft abnehmen und die Friedenssicherungseinsätze werden an Effektivität verlieren, was beides der globalen Sicherheit schadet.

2.3.2.2 Nicht-Ausschließbarkeit der öffentlichen Gesundheitssicherheit

Die globale Gesundheitssicherheit ist eine Form der kollektiven Sicherheit auf globaler Ebene. Alle Länder der Welt können davon profitieren, wenn öffentliche Gesundheitssicherheit weltweit gewährleistet wird. Selbst die Länder, die keinen Beitrag zu globalen Gesundheitssicherheitsmaßnahmen leisten, werden nicht von diesen Vorteilen ausgeschlossen werden. In den frühen 1950er-Jahren gab es zum Beispiel weltweit schätzungsweise 50 Millionen Pockenfälle pro Jahr mit 15 Millionen Todesfällen. Durch den Erfolg der 1967 begonnenen globalen Ausrottungskampagne wurde 1979 die endgültige Ausrottung der Pocken auf der Erde bestätigt (WHO, 2007, S. 5). Auch wenn einige Länder nicht zur Ausrottung der Pocken, somit zur Gewährleistung der globalen Gesundheitssicherheit beitrugen, kamen sie dennoch in den Genuss, vor dem Pockenvirus geschützt zu sein, was bedeutete, dass sie ihre Bürger nicht mehr mit Pockenimpfstoffen immunisieren mussten. Seit seiner Gründung im Jahr 2001 hat der Globale Fonds zur Bekämpfung von Aids, Tuberkulose und Malaria (*Global Fund to Fight Aids, Tuber, culosis and Malaria*) die globale Gesundheitssicherheit gefördert, die allen Ländern der Welt zugutekommt, ohne eines zurückzulassen.

2.3.2.3 Nicht-Rivalität der öffentlichen Gesundheitssicherheit

Die Sicherheit der öffentlichen Gesundheit ist eine nicht-traditionelle Art der Sicherheit. Die Sicherheit der öffentlichen Gesundheit in einem Land geht nicht auf Kosten der Unsicherheit der öffentlichen Gesundheit in einem anderen Land. Das heißt, es gibt kein sogenanntes Sicherheitsdilemma bei der öffentlichen Gesundheitssicherheit. Vielmehr kann die öffentliche Gesundheitssicherheit eines Landes die regionale und sogar globale Gesundheitssicherheit fördern Die globale Gesundheitssicherheit hängt von der engen Zusammenarbeit aller Länder auf der Welt ab. Die Bemühungen eines Landes, seine eigene Gesundheitssicherheit zu gewährleisten, untergraben nicht die Gesundheitssicherheit in anderen Ländern. Mit anderen Worten: Globale Gesundheitssicherheit ist das Ergebnis der Zusammenarbeit, nicht des Wettbewerbs zwischen den Akteuren der Global Governance. Wenn zum Beispiel ein Land hart daran arbeitet, die Ausbreitung von SARS unter Kontrolle zu bringen, wird es seine eigene Gesundheitssicherheit erhöhen. Eine solche Sicherheit untergräbt nicht die Bemühungen anderer Länder bei der Bekämpfung von SARS, sondern schafft vielmehr ein günstiges externes Umfeld für sie, um die Krankheit zu bekämpfen und auch ihre nationale Gesundheitssicherheit zu erreichen. Anders formuliert: Die Sicherheit der öffentlichen Gesundheit in einem Land geht nicht auf Kosten der Sicherheit der öffentlichen Gesundheit in anderen Ländern, sondern fördert vielmehr die Gesundheitssituation in anderen Ländern. Kurz gesagt, auf dem Gebiet der öffentlichen Gesundheitssicherheit stehen die Länder in einer Win-Win-Beziehung und nicht in Konkurrenz zueinander.

„Die globale Gesundheit liegt im nationalen Interesse der großen Staatsmächte" (Gostin, 2008, S. 331). Die negativen externen Effekte von Gesundheitskrisen auf globaler Ebene sowie die Nicht-Ausschließbarkeit und Nicht-Rivalität der öffentlichen Gesundheitssicherheit zeigen, dass die öffentliche Gesundheitssicherheit ein globales öffentliches Gut ist, und zwar das globale öffentliche Gut für Gesundheit. Angesichts des Globalisierungscharakters der Gesundheitssicherheit als ein öffentliches Gut sind die Eigeninteressen der Länder auf der ganzen Welt in ein angemessenes Angebot an öffentlichen Gütern für die Gesundheit integriert. „Investitionen in die Gesundheit als globales öffentliches Gut sind die beste Politik zur Sicherung der Gesundheit im eigenen Land" (Kickbusch, 2003b). Wenn alle Länder zu Akteuren der globalen Gesundheitssicherheit werden, hätten sie weniger Anreize, „Trittbrettfahrer" zu sein, wodurch das globale Gesundheitsregieren effektiver würde. Die Nichtausschließbarkeit und Nichtrivalität globaler öffentlicher Gesundheitsgüter legt nahe, dass die Bereitstellung globaler Gesundheitsgüter wie die Bereitstellung jedes anderen globalen öffentlichen Gutes unweigerlich mit Problemen des kollektiven Handelns, einschließlich der „Tragödie der Allmende" und dem „Trittbrettfahrer"-Problem, zu kämpfen hat. Da es keine globale Regierung gibt, besteht ein chronischer Mangel an globalen öffentlichen Gütern. Um mehr globale öffentliche Güter für die Gesundheit bereitzustellen, muss die internationale Gemeinschaft auf der zusammenarbeitenden Grundlage globale Gesundheitspolitiken und -pläne abwickeln und eine wirksame Global Health Governance durchsetzen. In dem Zustand der virtuellen Anarchie auf internationaler Ebene sollte es offensichtlich sein, dass internationale Regime als Koordinationszentrum für das globale Gesundheitsregieren dienen und eine unverzichtbare Rolle bei der Bereitstellung globaler öffentlicher Güter für die Gesundheit spielen.

2.4 Akteure des globalen Gesundheitsregierens: internationale Regime

In einer zunehmend interdependenten Welt haben globale öffentliche Fragen in den internationalen Studien zunehmend an Bedeutung gewonnen. Antworten auf immer mehr komplexe globale öffentlicher Fragen ist zur größten Herausforderung geworden, der sich die Wissenschaftler der internationalen Beziehungen in der heutigen Welt gegenübersehen. Durch die Vermehrung globaler öffentlicher Fragen ist die Welt noch stärker voneinander abhängig geworden, und diese Abhängigkeit erfordert wiederum die Bereitstellung globaler öffentlicher Güter. Die Bereitstellung globaler öffentlicher Güter muss auf kollektiver Zusammenarbeit beruhen. „Die Lösung globaler öffentlicher Probleme erfordert multilaterales gemeinsames Handeln anstelle von unilateralem Handeln; sie erfordert eine globale öffentliche Politik und eine auf Zusammenarbeit basierende Planung anstelle von individuellen unilateralen Entscheidungen" (Su, 2000, S. 6). Globale öffentliche Güter müssen durch globale Governance bereitgestellt werden. Die Verfügbarkeit globaler öffentlicher Güter hängt von der Effizienz der Global Governance ab, die wiederum vom ordnungsgemäßen Funktionieren der internationalen Systeme abhängt. Angesichts der Bedrohung durch globale Gesundheitsprobleme in verschiedenen Dimensionen und der globalen Interdependenz im Bereich der Gesundheitssicherheit müssen die internationalen Regime ihre Rolle bei der Bereitstellung in vollem Umfang wahrnehmen, um eine wirksame Global Governance im Gesundheitsbereich zu erreichen.

2.4.1 Die Bedeutung internationaler Regime für Global Governance

Der Begriff der internationalen Regime steht in engem Zusammenhang mit der Interdependenz zwischen den Ländern. Da die Länder in verschiedenen Bereichen zunehmend voneinander abhängig sind, erfordert fast jede globale öffentliche Angelegenheit die Verwaltung durch ein „internationales Regime". Internationale Regime sind das Ergebnis solcher Interdependenz. Wie Keohane und Nye (2002) feststellten, „treten Interdependenzbeziehungen oft innerhalb von Netzwerken von Regeln, Normen und Prozessen auf, die das Verhalten regeln und seine Auswirkungen kontrollieren, und können von diesen beeinflusst werden; wir bezeichnen die Gesamtheit der regelnden Vereinbarungen, die Interdependenzbeziehungen beeinflussen, als internationale Regime" (S. 22). Die vorherrschende Auffassung definiert internationale Regime als eine Reihe impliziter oder expliziter Prinzipien, Normen, Regeln und Entscheidungsverfahren, um die herum die Erwartungen der Akteure in einem Bereich der internationalen Beziehungen konvergieren. Im Rahmen dieser Definition sind Prinzipien Überzeugungen in Bezug auf Fakten, Ursachen und Korrektheit; Normen sind Verhaltensstandards, die in Form von Rechten und Pflichten definiert sind; Regeln sind spezifische Vorschriften oder Verbote für Handlungen; Und Entscheidungsverfahren sind die vorherrschenden Praktiken für das Treffen und Umsetzen kollektiver Entscheidungen (Krasner, 1983, S. 2).

„Eine interdependente Welt verlangt nach internationalen Regimen" (Su, 2000, S. 126). In gewissem Sinne sind internationale Regime das Herzstück der Global Governance. Gäbe es kein internationales Regime, das die Verhaltensweisen der Länder einschränkt und reguliert, würde die „Tragödie der Allmende" eintreten und die globale Governance in ein unvorstellbares Chaos stürzen. Als eine Reihe verbindlicher institutioneller Vereinbarungen können internationale Regime die Erwartungen an das Handeln verschiedener Länder erhöhen und die Transaktionskosten senken. Ein ausgewogener Zustand der gegenseitigen Abhängigkeit kann globale kollektive Maßnahmen institutionell unterstützen. Die Steuerung globaler öffentlicher Angelegenheiten kann ohne internationale Regime nicht erreicht werden. Wie Keohane (2001) feststellte, „werden globale Institutionen, wenn sie gut konzipiert sind, das menschliche Wohlergehen fördern" (S. 12). Selbst wenn die Nationalstaaten viele ihrer derzeitigen Funktionen beibehalten, wird eine wirksame Steuerung einer zunehmend globalisierten Welt umfassendere internationale Institutionen erfordern. Internationale Regime haben in der globalen Governance vor allem die folgenden Funktionen.

Erstens sind internationale Regime wichtige Anbieter von globalen öffentlichen Gütern. Oran Young wies darauf hin, dass „internationale Regime, wie andere soziale Institutionen auch, in der Regel die Eigenschaften kollektiver Güter in einem relativ hohen Maße aufweisen" (Young, 1980, S. 353). Tatsächlich handelt es sich bei internationalen Regimen um intermediäre globale öffentliche Güter, deren Aufgabe darin besteht, Endprodukte im globalen öffentlichen Bereich bereitzustellen. „Internationale Treffen und Vereinbarungen sind oft auf globale öffentliche Güter ausgerichtet" (Albin, 2006, S. 227). Selbst wenn es in der internationalen Gemeinschaft keine zentralisierte Autorität gibt, wie z. B. ein Leitungsorgan, ist es möglich, globale öffentliche Güter bereitzustellen. Obwohl globale öffentliche Probleme nur durch globales kollektives Handeln gelöst werden können, lösen sie nicht automatisch globales kollektives Handeln aus. Wenn die Vorteile eines Gemeinwesens in öffentlichem Besitz sind, gemeinsam genutzt werden und unübersehbar sind, hat jedes Mitglied dieses Gemeinwesens den Anreiz, ein „Trittbrettfahrer" zu werden. Infolgedessen wird kein Mitglied der Gemeinschaft mehr bereit, öffentliche Güter bereitzustellen. Obwohl die Bereitstellung globaler öffentlicher Güter auf das „Trittbrettfahrer"-Problem oder Probleme kollektiven Handelns stoßen würde, wird die Bereitstellung globaler öffentlicher Güter „durch relative internationale Regime aus den Entscheidungen der einzelnen Länder heraus vervollständigt" (Su, 2000, S. 124). Nur durch allgemein verbindliche Normen oder Entscheidungsverfahren können wir die mit der Bereitstellung globaler öffentlicher Güter verbundenen Probleme kollektiven Handelns überwinden. Ein angemessen genügendes Angebot von globalen öffentlichen Gütern hängt nicht so sehr davon ab, ob es in der internationalen Gemeinschaft eine einheitliche globale Regierung gibt, sondern vielmehr davon, ob die Länder der Welt in der Lage sind, Probleme des kollektiven Handelns zu überwinden und angemessene internationale Regelungen zu schaffen, die sowohl die eigenen als auch die kollektiven Interessen ausgleichen. Noch wichtiger ist, dass solche internationalen Systeme nur dann eine „ideale" Bereitstellung globaler öffentlicher Güter erreichen können, wenn sie bei der Entscheidungsfindung und bei der Verteilung des Nutzens öffentlichkeitswirksam sind und damit die globale „Tragödie der Allmende" vermeiden können.

Zweitens können internationale Regelungen die Kosten für internationale Transaktionen wirksam senken und so die internationale Zusammenarbeit in globalen öffentlichen Fragen fördern. Internationale Regime können dazu beitragen, Unsicherheiten aufgrund unvollständiger und asymmetrischer Informationen zu verringern. Als Reaktion auf die Risiken, die sich aus Opportunismus im internationalen Austausch ergeben, können internationale Regime die Nutzenkurve der Mitgliedstaaten durch prinzipielle und standardisierte moralische Grundsätze sowie durch „Problemverknüpfung" (*issue linkage*) verändern, sodass für die Mitgliedstaaten ein größerer Anreiz besteht, diese Normen zu befolgen. Mit anderen Worten: Internationale Regime können eine „Plattform" für die Mitgliedstaaten bieten und auf diese Weise der internationalen Zusammenarbeit dienen.

Drittens bieten internationale Regime gemeinsame Normen und Werte für die globale Governance. Internationale Regime werden von dem übergreifenden Ziel geleitet, eine globale Governance für öffentliche Angelegenheiten zu erreichen. Der Erfolg des globalen öffentlichen Regierens wird sich auf die gemeinsame Zukunft der Menschheit auswirken. Internationale Regime gewährleisten durch ihren standardisierten Diskurs und ihre Entscheidungsverfahren bis zu einem gewissen Grad die gemeinsame Teilnahme aller Länder an der Global Governance. Sie bringen ein gewisses Maß an Ordnung und Gerechtigkeit in die internationalen Beziehungen. Darüber hinaus schärfen internationale Regime das globale Bewusstsein, indem sie für die Bedeutung der Lösung globaler öffentlicher Fragen eintreten. Indem sie zum Beispiel für das Recht der Menschen auf Gesundheit eintreten, fordern internationale Menschenrechtsregime alle Länder auf, sich der Menschenrechtsprobleme im Bereich der öffentlichen Gesundheit bewusst zu sein, damit die Länder die Gesundheitsbedingungen ihrer Bürger verbessern können. Daher sind die Begriffe rund um das „Recht auf Gesundheit" allmählich Teil des globalen Konsenses sowie der gemeinsamen Normen und Werte geworden.

2.4.2 Internationale Regime in der Global Health Governance

Global Health Governance erfordert die Zusammenarbeit aller Akteure der Governance in der internationalen Gemeinschaft. Die angestrebte Synergie würde die Bereitstellung globaler öffentlicher Güter für die Gesundheit fördern (siehe Tabelle 2.1). „Um die bestmögliche Bereitstellung internationaler öffentlicher Güter zu gewährleisten, ist kollektives Handeln auf der Grundlage von Kooperation und die Einführung allgemein akzeptierter internationaler Normen unerlässlich" (Su, 2000, S. 125). Auch die Bereitstellung globaler öffentlicher Güter für die Gesundheit kann nicht ohne internationale Regime, die wichtige Akteure des globalen Gesundheitsregierens sind, erreicht werden.

Forscher bezeichnen die vertiefte Verbindung und Interaktion zwischen Problemen aus verschiedenen Bereichen globaler öffentlicher Angelegenheiten, einschließlich öffentlicher Gesundheit, Handel und Menschenrechte,

Tabelle 2.1 Akteure und ihre Funktionen in der Global Health Governance

Akteure	Wichtigste Funktionen
Bestehende multilaterale internationale Regime (z. B. WHO und WTO)	Koordinierung der internationalen Zusammenarbeit im Bereich der öffentlichen Gesundheit zwischen den Gesundheits- und Handelsministerien der Mitgliedsländer
Globale öffentlich-private Partnerschaften (z. B. der Globale Fonds zur Bekämpfung von AIDS, Tuberkulose und Malaria)	Integration der komparativen Vorteile des globalen öffentlichen und privaten Sektors bei Krankheitsforschung und Finanzierung
Philanthropische Stiftungen (z. B. die Bill & Melinda Gates Foundation und die Rockefeller Foundation)	Bündelung globaler öffentlicher Ressourcen und Bereitstellung medizinischer Ressourcen vom geringen kommerziellen Wert
NRO (z. B. das Rote Kreuz) für Gesundheit oder globale Maßnahmen	Unterstützung oder Förderung besonderer globaler öffentlicher Güter
Nationalstaatliche Einrichtungen (z. B. das Amerikanische Zentrum für Seuchenkontrolle und -prävention, das Chinesische Zentrum für Seuchenkontrolle und -prävention)	Sammlung von Informationen über inländische Epidemien, Koordinierung der Impfstoffentwicklung, Verantwortung für die inländische Prävention und Kontrolle übertragbarer Krankheiten usw.

Quelle: Eigene Darstellung

also Bereichen, die traditionell als unabhängig voneinander betrachtet wurden, als „Problemverknüpfung" (Trachtman, 2002, S. 77–93), zum Beispiel das TRIPS der WTO. Das Abkommen kann sich negativ auf die Zugänglichkeit von Medikamenten in Entwicklungsländern auswirken. Der Schutz der Menschenrechte in internationalen Menschenrechtsregimen hat ebenfalls eine wichtige Rolle bei der Förderung der öffentlichen Gesundheit gespielt. Mit der Vertiefung der Globalisierung bedeutet die Problemverknüpfung, dass es bei der globalen Gesundheitsfürsorge nicht mehr nur um die Zusammenarbeit und Koordinierung von Maßnahmen im Bereich der öffentlichen Gesundheit geht. Mit anderen Worten: Globale Gesundheitsthemen sind nicht länger Forschungsbereiche, die nur den Experten von öffentlicher Gesundheit vorbehalten sind. Stattdessen umfassen solche Themen alle Aspekte der internationalen Gemeinschaft. Bislang haben sich aufgrund der Problemverknüpfung zahlreiche internationale Regime, darunter die WTO, die internationalen Menschenrechtsregime, die Weltbank, der Internationale Währungsfonds (IWF) und die Ernährungs- und Landwirtschaftsorganisation der Vereinten Nationen (FAO), mit dem globalen Gesundheitsregieren befasst. Aufgrund der globalen Universalität ihrer Mitgliedsstaaten und des Grades ihrer Verbindung zu globalen Gesundheitsproblemen sind die wichtigsten globalen Gesundheitsregime die WHO, die WTO, das internationale Menschenrechtsregime und das BWÜ. Einige dieser Regime werden im Folgenden erörtert.

Erstens: die Weltgesundheitsorganisation. Die Satzung der Weltgesundheitsorganisation, die 1946 auf der Internationalen Gesundheitskonferenz verabschiedet wurde, markierte die offizielle Gründung der WHO. Die erste Internationale Sanitärkonferenz in Paris war der Beginn der internationalen Zusammenarbeit im Gesundheitswesen. Die 1920 gegründete Gesundheitsorganisation des Völkerbundes (*Health Organisation of the League of Nations, HOLN*) hat die internationale Zusammenarbeit im Gesundheitsbereich während ihres Bestehens stärker institutionalisiert, wurde aber nach Ausbruch des Zweiten Weltkriegs aufgelöst. 1945 nahm die Konferenz der Vereinten Nationen über internationale Organisationen einstimmig den Vorschlag Brasiliens und Chinas an, „eine neue internationale Gesundheitsorganisation zu gründen". Die Gründung der WHO markierte einen Meilenstein in der Geschichte der Zusammenarbeit im internationalen Gesundheitswesen. Dank ihrer Entscheidungsverfahren, ihrer Organisationsstruktur und der großen Vertretungsbandbreite der Mitgliedstaaten ist die internationale Zusammenarbeit im Bereich der öffentlichen Gesundheit globalisiert und institutionalisiert worden. Allerdings ist die WHO auch mit inhärenten Problemen behaftet.

Die Tendenz zum Funktionalismus und zur internen Politisierung haben sie daran gehindert, eine größere Rolle zu spielen. Die Weltgesundheitsversammlung verabschiedete die IHR, mit dem Ziel, „die internationale Ausbreitung von Krankheiten so weit wie möglich zu verhindern, Sicherheit zu gewährleisten, wobei unnötige Eingriffe in den internationalen Verkehr und Transport so wenig wie möglich unternommen werden sollen". Die IHR (*International Health Regulations*) sind „das einzige internationale Gesundheitsabkommen über übertragbare Krankheiten, das für die Mitgliedsstaaten verbindlich ist" (WHO, 2000, S. 10). In den nächsten dreieinhalb Jahrzehnten nach ihrer Entstehung im Jahr 1969 wurden die IHR jedoch weder geändert noch überarbeitet. Mit der zunehmenden Verflechtung von Weltwirtschaft, Gesundheit und Sicherheit erwiesen sich die IHR als zunehmend unzureichend für die aktuellen Herausforderungen im Bereich der öffentlichen Gesundheitssicherheit, insbesondere während der Ausbreitung von SARS im Jahr 2003. Aus diesen Gründen überarbeitete die WHO die IHR und verabschiedete auf der Weltgesundheitsversammlung 2005 eine neue Auflage. Aufgrund von Problemen bei kollektiven Maßnahmen in der internationalen Zusammenarbeit und der schwachen Einhaltung der IHR wurde die WHO jedoch daran gehindert, eine größere Rolle im globalen Gesundheitsregieren zu spielen.

Zweitens: Die Welthandelsorganisation. „Würde es in der alten Kolonialzeit als ein Tatbestand gelten, dass der Handel den Flaggen folgte, so gelte es auch hier als ein Tatbestand, dass die ersten zaghaften Schritte zur internationalen Zusammenarbeit im Gesundheitswesen dem Handel folgten" (Howard-Jones, 1975, S. 12). Das Zitat verdeutlicht die enge Verbindung zwischen Handel und öffentlicher Gesundheit. In gewisser Weise war die frühe internationale Zusammenarbeit im Bereich der öffentlichen Gesundheit von Verbindungen und Konflikten zwischen wirtschaftlichen Interessen und Sicherheit der öffentlichen Gesundheit geprägt. Angetrieben von der unaufhaltsamen Dynamik der wirtschaftlichen Globalisierung wird die grenzüberschreitende Bewegung wirtschaftlicher Faktoren eine noch nie da gewesene Auswirkung auf die weltweite öffentliche Gesundheit haben. Wie kann der Konflikt zwischen Gesundheitsschutz und Handelsförderung gelöst werden? Ein Blick auf das derzeitige internationale Wirtschafts- und Handelssystem, insbesondere auf die WTO, die auch als „Wirtschaftsvereinigung der Vereinten Nationen" bekannt ist, könnte wohl eine Antwort liefern. Mit dem 1994 unterzeichneten Abkommen von Marrakesch wurde die WTO offiziell ins Leben gerufen. Viele Teile dieses Abkommens befassten sich mit der Bereitstellung öffentlicher Gesundheitsdienste in Entwicklungsländern. Das Eintreten der WTO für

Freihandelssysteme und -regeln wirkte sich in vielerlei Hinsicht direkt oder indirekt auf die öffentliche Gesundheitsversorgung aus. Die WTO brachte Fragen der öffentlichen Gesundheit offiziell in die Doha-Erklärung über das TRIPS-Abkommen, veröffentlicht im Juli 2002, und die öffentliche Gesundheit ein. In der Doha-Erklärung wurde versucht, den Konflikt zwischen der Zugänglichkeit und dem Patentschutz von Arzneimitteln zu lösen. Darüber hinaus hat die WTO daran gearbeitet, Probleme mit handelspolitischen Schutzmaßnahmen zu lösen, die im Namen des Schutzes der öffentlichen Gesundheit im eigenen Land ergriffen wurden. Die Freihandelsmaßnahmen der WTO haben auch enorme Auswirkungen auf die öffentlichen Gesundheitssysteme der Entwicklungsländer gehabt. Die Frage, wie die Freihandels- und die Gesundheitspolitik im Rahmen des WTO-Systems integriert werden können und wie die globale Handelspolitik und die globale Gesundheitspolitik koordiniert werden können, erfordert im Rahmen der Global Health Governance besonders sofortige Aufmerksamkeit.

Drittens: Die internationalen Menschenrechtskonventionen. Nach dem Zweiten Weltkrieg schuf die internationale Gemeinschaft eine Reihe von internationalen Menschenrechtspakten. Der engen Beziehung zwischen öffentlicher Gesundheit und Menschenrechtsschutz wurde wachsende Aufmerksamkeit seitens der internationalen Gemeinschaft geschenkt. Das Recht auf Gesundheit wurde auch zu einem Schwerpunkt der internationalen Menschenrechtskonventionen. Mit dem Aufkommen der durch HIV/AIDS verursachten Menschenrechtskrise wurde den Menschen bewusst, dass Achtung, Schutz und Umsetzung von Menschenrechten nicht nur Verpflichtungen der einzelnen Mitgliedstaaten sind, sondern auch wichtige Strategien für ein globales Gesundheitsregieren. Infolgedessen sind die internationalen Menschenrechtsgesetze zu den bürgerlichen und politischen Rechten sowie zu den wirtschaftlichen, sozialen und kulturellen Rechten „zu einem der wichtigsten Bereiche des internationalen Rechts für öffentliche Gesundheit im Allgemeinen und für die Bekämpfung von Infektionskrankheiten im Besonderen geworden" (Fidler, 2001, S. 18). Nach der Internationalen Charta der Menschenrechte sollte jeder Mitgliedstaat die Verantwortung für die Gesundheit seiner Bürger übernehmen, ohne die bürgerlichen und politischen Rechte ihrer Bürger zum Zweck der Bekämpfung von Infektionskrankheiten einzuschränken. Anders ausgedrückt: Die Regierungen dürfen die Kontrolle über übertragbare Krankheiten nicht auf Kosten der wirtschaftlichen und politischen Rechte der Bürger ausüben. Vielmehr sind der Schutz und die Förderung der genannten Menschenrechte selbst wichtige Bausteine für ein wirksames Regieren der öffentlichen

Gesundheit. Darüber hinaus verdeutlicht das „Recht auf Gesundheit" an sich eine enge Verbindung zwischen Menschenrechtsregimen und öffentlicher Gesundheit. Die Annahme eines Menschenrechtsansatzes für Global Health Governance verdeutlicht die auf dem Menschen basierende Philosophie und das Wesen der Public-Health-Governance.

Schließlich: Das Übereinkommen über das Verbot biologischer Waffen (BWÜ). Das BWÜ ist die erste internationale Norm in der Geschichte der Menschheit, die die Massenvernichtungswaffen (MVW) aller Arten verbietet. Es ist auch ein wichtiger Teil von der internationalen Abrüstung und dem internationalen Rahmen für kollektive Sicherheit, in dessen Zentrum die UNO steht. Auf den ersten Blick haben biologischen Waffen nichts zu tun mit der öffentlichen Gesundheit, da beide aus völlig unterschiedlichen Bereichen stammen. Sicherheitsproblemen im Zusammenhang mit biologischen Waffen und Probleme der öffentlichen Gesundheit sind durch unterschiedliche internationale Regelungen geregelt. Da die biologische Verteidigung und die Rüstungskontrolle für biologische Waffen zum traditionellen Bereich der Sicherheit gehören, werden sie durch das BWÜ geregelt, während die Krankheitsvorbeugung und -bekämpfung zum Bereich der öffentlichen Gesundheit gehören und daher von der WHO geregelt werden. In Anbetracht der Entwicklung der biologischen Wissenschaft und Technologie und des Aufkommens des biologischen Terrorismus wird die einst klare Unterscheidung zwischen diesen beiden Bereichen jedoch immer unschärfer. Einige nationalstaatliche Biowaffenprogramme sind zur Zielscheibe von Terroristen geworden. Die Bestimmungen des BWÜ über die internationale Zusammenarbeit in der Biotechnologie haben die Fähigkeit der Länder, insbesondere der Entwicklungsländer, auf Krisen im Bereich der öffentlichen Gesundheit zu reagieren, beeinträchtigt. Daher sind die Umsetzung des BWÜ und die Stärkung seiner Wirksamkeit zu einem wichtigen Aspekt des globalen Gesundheitsregierens geworden.

„Internationale Organisationen sind in der Weltpolitik weder irrelevant noch allmächtig" (Diehl, 1997, S. 3). Obwohl diese internationalen Regime eine wichtige Rolle in der globalen Gesundheitspolitik gespielt haben, sind ihre Grenzen ebenfalls offensichtlich. Es fehlt ihnen an Öffentlichkeit im Entscheidungsprozess und bei der Verteilung der Vorteile, wenn es um globale Gesundheitspolitik geht, was dazu führt, dass globale öffentliche Güter für die Gesundheit nicht ausreichend genutzt werden. Auf einer tieferen Ebene werden Probleme des kollektiven Handelns durch das Festhalten der Mitgliedstaaten an den traditionellen Konzepten der Souveränität, ihre unterschiedlichen Prioritäten und das wachsende Nord-Süd-Gefälle verursacht. Demokratische

Defizite, Machtpolitik und Interessenorientierung sind ebenfalls wichtige Gründe für ihre Dysfunktionalität im globalen Gesundheitsregieren.

Zusammenfassung

Die Globalisierung hat globalisierte Gesundheitskrisen hervorgebracht. Die Interdependenz der globalen Gesundheitssicherheit erfordert ein globales Gesundheitsregieren. Die zunehmende Versicherheitlichung globaler Gesundheitsprobleme unterstreicht nicht nur die Notwendigkeit ein globales Gesundheitsregieren, sondern auch die Notwendigkeit, Probleme der öffentlichen Gesundheit auf die Sicherheitsagenda zu setzen und politische Verpflichtungen für ein globales Gesundheitsregieren zu zeigen. Global Health Governance kann nur durch die Bereitstellung von globalen Gesundheitsgütern erreicht werden. Internationale Regime wie die WHO und die WTO sind wichtige Akteure der Global Health Governance und wichtige Anbieter globaler öffentlicher Güter für die Gesundheit. Durch die Untersuchung ihrer institutionellen Mängel und der tief verwurzelten Gründe für ihre Unzulänglichkeit bei der Bereitstellung globaler öffentlicher Güter für die Gesundheit haben wir vielleicht eine Chance, die Wurzel dieser Probleme zu erkennen und zu beseitigen. Dies ist der eigentliche Zweck vom globalen Gesundheitsregieren.

Anmerkungen

1 Auf der ersten Internationalen Gesundheitskonferenz waren vier italienische Nationalstaaten (Sardinien, Toskana und die beiden Sizilien), Österreich, das Vereinigte Königreich, Griechenland, Portugal, das Russische Reich, Spanien, Frankreich und die Türkei vertreten.
2 Siehe Millenniums-Entwicklungsziele der Vereinten Nationen. Abrufbar unter www.un.org/millenniumgoals/
3 Die Akteure des globalen Regierens lassen sich auch in Regierungen, die im Bereich der Politik tätig sind (durch Diplomatie und internationale Regime wie WTO, WHO usw. sowie internationales Recht), in private Märkte, die im Bereich der Wirtschaft tätig sind (multinationale Unternehmen, internationale Handelskammern und Industrieverbände), und in die Zivilgesellschaft, die im sozialen und kulturellen Bereich tätig ist (NRO und Berufsverbände), unterteilen. Siehe Axford, B. (1995). *The Global System: Economics, Politics and Culture*. New York: St. Martin's Press.
4 Der Begriff „gegenseitige Anfälligkeit" wurde zum ersten Mal verwendet, um wirtschaftspolitische Fragen und Fragen der Entwicklung und Nicht-Entwicklung in den Nord-Süd-Beziehungen zu beschreiben. Siehe Head, I. L. (1991). *On a Hinge of History: The Mutual Vulnerability of South and North*. Toronto: University of Toronto Press; Nef, J. (1999), *Human*

Security and Mutual Vulnerability: The Global Political Economy of Development and Underde-velopment (2. Auflage). Ottawa: National Library of Canada. S. 13–26.

5 In der Erklärung von Alma-Ata wurden die sozialen und politischen Determinanten der globalen öffentlichen Gesundheit analysiert, das Recht auf Gesundheit bekräftigt und die grundlegenden Ziele des globalen Gesundheitsregierens vorgeschlagen. Siehe Chan, M. (2008). *Return to Alma-Ata*. Abgerufen von www.who.int/dg/20080915/en/.

6 Siehe Agenda der Münchner Sicherheitskonferenz 2017. Abrufbar unter www.securitycon ference.de/fileadmin/MSC_/2017/Sonstiges/170218_MSC2017_Agenda.pdf.

7 Siehe Art. 70 von *Report of the High-level Panel on Threats, Challenges and Change* (2004).

8 Siehe Website der Vereinten Nationen zum Thema Menschenrechte, Wirtschafts- und Sozialrat: Substantielle Fragen, die sich bei der Umsetzung des Internationalen Pakts über wirtschaftliche, soziale und kulturelle Rechte ergeben: Allgemeine Bemerkung Nr. 14 (2000). Abgerufen von www.unhchr.ch/tbs/doc.nsf/(Symbol)/40d009901358b0e2c12569150 05090be.

9 Für den ersten Bericht des Sonderberichterstatters der Vereinten Nationen, siehe Hunt, P. (2003, Februar 13). *Report of the Special Rapporteur: The Right of Everyone to the Enjoy-ment of the Highest Attainable Standard of Physical and Mental Health*, U.N. ESCOR, 59. Sit-zung, Tagesordnungspunkt 10, U.N. Doc. E/CN.4/2003/58. Abgerufen von www.unhchr.ch/ Huridocda.nsf/0/9854302995c2c86fc1256cec005a18d7.

Literatur

Aginam, O. (2002). International Law and Communicable Diseases. *The Bulletin of the World Health Organization*, 80, 946.

Aginam, O. (2005). *International Law and Public Health in a Divided World*. Toronto: University of Toronto Press.

Albin, C. (2006). Getting to Fairness: Negotiations over Global Public Goods. In I. Kaul (Ed.), *Providing Global Public Goods: Managing Globalization* (C. Zhang et al., Trans.). Bei-jing: People's Publishing House.

Annan, K. (2000). *Secretary-General Salutes International Workshop on Human Security in Mon-golia*. Abgerufen von www.un.org/press/en/2000/20000508.sgsm7382.doc.html Accessed on January 12, 2022.

Aron, R. (1967). *The Industrial Society: Three Essays on Ideology and Development*. New York: Prae-ger Press.

Axford, B. (1995). *The Global System: Economics, Politics and Culture*. New York: St. Martin's Press.

Baum, F. (2002). *The New Public Health* (2. Aufl.). Melbourne: Oxford University Press.

Beaglehole, R. & Bonita, R. (2008). Global Public Health: A Scorecard. *The Lancet*, 372, 1988.

Beckford, D. S. (2008, March 26–29). *Global Health Governance in the WTO: A Preliminary Assessment of the Appellate Body' Interpretation of the SPS Agreement and the Legitimacy of SPS Measures*. Paper prepared for ISA'S 49th Annual Convention: Bridging Multiple Divides. San Francisco, CA, USA.

Berlinguer, G. (1999). Health and Equity as a Primary Global Goal. *Development*, 42(4), 18.

Berlinguer, G. (2003). Bioethics, Human Security, and Global Health. In L. Chen, J. Leaning & V. Barasimhan (Eds.), *Global Health Challenges for Human Security*. Cambridge, MA: Harvard University Press.

Booth, K. (1991). Security and Emancipation. *Review of International Studies*, 17, 313–326.

Brower, J. & Chalk, P. (2003). *The Global Threat of New and Re-Emerging Infectious Diseases*. Santa Monica, CA: Rand.

Brundtland, G. B. (2003). Global Health and International Security. *Global Governance*, 9, 417.

Burkle Jr., F. M. (2006). Globalization and Disasters: Issues of Public Health, State Capacity and Political Action. *Journal of International Affairs*, 59(2), 246.

Buse, K. (2004). Governing Public-Private Infectious Disease Partnerships. *The Brown Journal of World Affairs*, 10(2), 225.

Buzan, B. (1983). *People, State and Fear*. Chapel Hill: University of North Carolina.

Buzan, B. & Waever, O. (2003). *Security: A New Framework for Analysis* (N. Zhu, Trans.). Hangzhou: Zhejiang People's Publishing House.

Caballero-Anthony, M. (2006). Combating Infectious Diseases in East Asia. *Journal of International Affairs*, 59(2), 109.

Chan, M. (2008). Return to Alma-Ata. Retrieved from www.who.int/dg/20080915/en/ Accessed on January 6, 2024.

Chen, K. (2007). *Öffentliche Gesundheitssicherheit*. Hangzhou: Zhejiang University Press.

The Commission on Global Governance. (1995). *Our Global Neighbourhood*. Oxford: Oxford University Press.

Conceicao, P. (2003). Assessing the Provision Status of Global Public Goods. In Kaul, I. (Ed.), *Providing Global Public Goods*. Oxford: Oxford University Press.

Cooper, A. F., Kirton, J. J. & Schrecker, T. (2007). *Governing Global Health: Challenge, Response, Innovation*. Hampshire: Ashgate Publishing Ltd.

Cooper, S. (2006). *The Avian Flu Crisis: An Economic Update*. Toronto, ON: BMO Nesbitt Burns, Inc.

Crosby, A. W. (1972). *The Columbian Exchange: Biological and Cultural Consequences of 1492*. Westport: Greenwood Press.

Department of Health. (2008). *Health Is Global*. A UK Government Strategy 2008–2013. HM Government, London.

Desai, M. (2003). Public Goods: A Historical Perspective. In I. Kaul et al. (Eds.), *Providing Global Public Goods: Managing Globalization*. Oxford: Oxford University Press.

Development Committee. (2000). *Poverty Reduction and Global Public Goods: Issues for the World Bank in Supporting Global Collective Action*. DC/2000–2016. Washington, DC, p. 2.

Diehl, P. F. (1997). *The Politics of Global Governance*. Boulder: Lynne Rienner Publishers, Inc.

Drager, N. & Beaglehole, R. (2001). Globalization: Changing the Public Health Landscape. *Bulletin of the World Health Organization*, 79(9), 803

Dodgson, R. & Lee, K. (2002). Global Health Governance: A Conceptual Review. In R. Wilkinson & S. Hughes (Eds.), *Global Governance: Critical Perspectives*. London: Routledge.

Doyle, G. S. (2006). An International Public Health Crisis: Can Global Institutions Respond Effectively to HIV/AIDS. *Australian Journal of International Affairs*, 60(3), 401.

Eberstadt, N. (2002). The Future of AIDS. *Foreign Affairs*, 81(6), 22.

Entwicklungsausschuss. (2000). *Poverty Reduction and Global Public Goods: A Progress Report.* Retrieved from https://documents1.worldbank.org/curated/en/290411468780341185/pdf/306550v-10DC2001000070E00GPG.pdf Accessed on January 6, 2024.

Fallows, J. (1999, June 7). The Political Scientist. *The New Yorker.* Retrieved from https://www.newyorker.com/magazine/1999/06/07/the-political-scientist Accessed on January 7, 2024.

Fan, Y. (2006). *Public Economics.* Shanghai: Fudan University Press.

Fidler, D. P. (1997). The Globalization of Public Health: Emerging Infectious Diseases and International Relations. *Indiana Journal of Global Legal Studies,* 11(7), 11–51.

Fidler, D. P. (2000). A Kinder, Gentler System of Capitulations? International Law, Structural Adjustment Policies, and the Standard of Liberal, Globalized Civilization. *Texas Law Journal* (35), 327.

Fidler, D. P. (2001). *International Law and Global Infectious Disease Control.* CMC Working Paper Series Paper No.WG2: 18.

Fidler, D. P. (2007a). Architecture Amidst Anarchy: Global Health Quest for Governance. *Global Health Governance,* 1(1), retrieved from https://www.repository.law.indiana.edu/cgi/viewcontent.cgi?article=1329&context=facpub Accessed on January 7, 2024.

Fidler, D. P. (2007b). A Pathology of Public Health Securitism. In A. F. Cooper, J. J. Kirton & T. Schrecker (Eds.), *Governing Global Health: Challenge, Response, Innovation.* Hampshire: Ashgate Publishing Ltd.

Fourie, P. & Schönteich, M. (2001). Africa's New Security Threat: HIV/AIDS and Human Security in Southern Africa. *African Security Review,* 10(4). Abgerufen von www.iss.co.za/Pubs/ASR/10No4/Fourie.html Accessed on January 23, 2022.

Garrett, L. (1995). *The Coming Plague: Newly Emerging Diseases in a World out of Balance.* New York: Penguin Books.

Garrett, L. (2005). The Next Pandemic. *Foreign Affairs,* 84(4), 2.

Garrett, L. (2006, September). *HIV and National Security: Where Are the Links?* New York: Council on Foreign Relations, p. 55. Abgerufen von www.cfr.org/content/publications/attachments/HIV_National_Security.pdf Accessed on March 16, 2022.

Gates, B. (2017, February 18). *A New Kind of Terrorism Could Wipe Out 30 Million People in Less Than a Year – and We Are Not Prepared.* Bill & Melinda Gates Foundation. Abgerufen von www.businessinsider.com/bill-gates-op-ed-bio-terrorism-epidemic-world-threat-2017-2?r=UK&IR=T Accessed on March 22, 2022.

Giddens, A. (1990). *The Consequences of Modernity.* London: Polity Press.

Gostin, L. O. (2008). Meeting Basic Survival Needs of the World's Least Healthy People: Towards a Framework Convention on Global Health. *The Georgetown Law Journal,* 96, 331.

Hardin, G. (1968). The Tragedy of the Commons. *Science,* 162, 1243–1248.

Hardt, M. & Negri, A. (2003). *Empire* (J. Yang & Y. Fan, Trans.). Nanjing: Jiangsu People's Publishing.

Head, I. L. (1991). *On a Hinge of History: The Mutual Vulnerability of South and North.* Toronto: University of Toronto Press

Hein, W. (2008). Global Health Governance: Conflicts on Global Social Rights. *Global Social Policy,* 8(1), 84.

Hein, W., Bartsch, S. & Kohlmorgen, L. (2007). *Global Health Governance and the Fight against HIV/AIDS*. London: Palgrave Macmillan.

Heinechen, L. (2003). Facing a Merciless Enemy: HIV/AIDS and the South African Armed Forces. *Armed Forces and Society, 29*(2), 784.

Heymann, D. L. & Rodier, G. (2004). Global Surveillance, National Surveillance, and SARS. *Emerging Infectious Diseases, 10*(2), 173.

The High-Level Panel of UN. (2004). *A More Secure World: Our Shared Responsibility: Report of the High-Level Panel on Threats, Challenges and Change*. New York: United Nations.

Hopf, T. (1998). The Promise of Constructivism in International Relations Theory. *International Security, 23*(1), 171–200.

Howard-Jones, N. (1975). *The Scientific Background of the International Sanitary Conferences 1851–1938*. Geneva: WHO.

Institute of Medicine. (1997). *American's Vital Interest in Global Health*. Washington: National Academy Press.

International Task Force on Global Public Goods. (2006). *Meeting Global Challenges: International Cooperation in the National Interest*. Final Report. Stockholm, Sweden.

Jone, K. et al. (2008). Global Trends in Emerging Infectious Disease. *Nature, 451*, 990.

Kaib, C. (2003, May 5). The Battle to Contain SARS. *News Week*, 28.

Karns, M. P., Karen, A. & Mingst, K. A. (2003). *International Organizations: The Politics and Processes of Global Governance*. London: Lynne Rieenner Publishers.

Kaul, I. (Ed.). (2003). *Providing Global Public Goods: Managing Globalization*. Oxford: Oxford University Press.

Kaul, I., Grunberg, I. & Stern, M. A. (1999). *Global Public Goods: International Cooperation in the 21st Century*. Oxford: Oxford University Press.

Keohane, R. O. (2001). Governance in a Partially Globalized World. *American Political Science Review, 95*(1), 1–13.

Keohane, R. O. & Nye, J. S. (2000). Introduction. In J. S. Nye & J. D. Donahue (Eds.), *Governance in a Globalizing World*. Washington, DC: Brookings Institution Press.

Keohane, R. O. & Nye, J. S. (2002). *Power and Interdependence: World Politics in Transition* (M. Lin et al., Trans.). Beijing: China Renmin University Press.

Kickbusch, I. (2003a). Global Health Governance: Some New Theoretical Considerations on the New Political Space. In K. Lee (Ed.), *Globalization and Health*. London: Palgrave Macmillan.

Kickbusch, I. (2003b, April 25). SARS: Wake-Up Call for a Strong Global Health Policy. *Yale Global*. Abgerufen von http://yaleglobal.yale.edu/display.article?id=1476. Accessed on May 2, 2022.

Kickbusch, I. (2004). The Leavell Lecture: The End of Public Health as We Know It: Contructing Global Health in the 21st Century. *Public Health, 188*(7), 463–469.

Kickbusch, I. (2005). Global Health Governance: Some Theoretical Considerations on the New Political Space. In K. Lee (Ed.), *Health Impact of Globalization: Towards Global Governance*. London: Palgrave Macmillan.

Kindleberger, C. P. (1986). *The World in Depression, 1929–1939* (C. Song & W. Hong, Trans.). Shanghai: Shanghai Translation Publishing House.

Krasner, S. (1983). *International Regimes*. New York: Cornell University Press.

The League of Nations. (1920). *The Covenant of the League of Nations*. Abgerufen von https://avalon.law.yale.edu/20th_century/leagcov.asp Accessed on May 16, 2022.

Lee, K. & Dodgson, R. (2005). Globalization and Cholera: Implications for Global Governance. *Global Governance*, 6(2), 213–224.

Lipscomb, A. A. & Bergh, A. E. (n.d.). *The Writings of Thomas Jefferson* (Volume 3, Article 1, Section 8, Clause 8, Document 12). Washington: Thomas Jefferson Memorial Association, 1905. Abgerufen von http://press-pubs.uchicago.edu/founders/documents/a1_8_8s12.html Accessed on June 26, 2022.

Longrigg, J. (1992). Epidemic, Ideas and Classical Athenian Society. In T. Ranger & P. Slack (Eds.), *Epidemics and Ideas*. Cambridge: Cambridge University Press.

Mueller, D. C. (1999). *Public Choice* (X. Han & C. Yang, Trans.). Beijing: China Social Sciences Press.

Nakajima, H. (1997). Global Disease Threats and Foreign Policy. *Brown Journal of World Affairs*, 4(1), 319.

Ole Wæver, "The EU as a Sovereign Actor: Reflections from a Pessimistic Constructivist on Post-sovereign Security Orders," in Morten Kelstrup and Michael Williams, eds., *International Relations Theory and the Politics of European Integration: Power, Security and Community*, London: Routledge, 2000, p.251.

Olson, M. (1971). Increasing the Incentives in International Cooperation. *International Organization*, 25(4), 866–874.

Piot, P. (2001, October 2). *AIDS and Human Security: A Lecture at United Nations University*. Tokyo: United Nations University.

Pirages, D. (1995). Microsecurity: Disease Organisms and Human Well-Being. *Washington Quarterly*, 18(4), 5.

Porter, D. (1999). *Health, Civilization and the State: A History of Public Health from Ancient to Modern Times*. London and New York: Routledge.

Powell, C. (2003, June 12). *Speech to the Global Business Coalition on AIDS 2003 Awards for Business Excellence*. Abgerufen von www.kintera.org/atf/cf/{EE846F03-1625-4723-9A53-B0CDD2195782}/gbc_awards_transcript_2003.pdf Accessed on July 12, 2022.

Price-Smith, A. T. (2004). Downward Spiral: HIV/AIDS, State Capacity, and Political Conflict in Zimbabwe. *Peaceworks*, 53, 13–14.

Prystay, C. (2003, May 16). SARS Squeezes Asia's Travel Sector. *Wall Street Journal*. Abgerufen von https://www.wsj.com/articles/SB105303100672743800 Accessed on January 7, 2024.

Randy, C. (2004, December). Public Health as a Global Security Issue. *Foreign Service Journal*, p. 24.

Robertson, R. (1992). *Globalization: Social Theory and Global Culture*. London: Sage.

Russett, B. M. & Sulivan, J. D. (1971). Collective Goods and International Organizations. *International Organization*, 25(4), 845–865.

Salmon, C. T. (2000). *Issues in International Relations*. London and New York: Routledge.

Samuelson, P. A. (1954). The Pure Theory of Public Expenditure. *The Review of Economics and Statistics*, 36(4), 387–389.

Sandler, T. (1980). *The Theory and Structures of International Political Economy*. Boulder, CO: Westview Press.

Singer, P. W. (2002). AIDS and International Security. *Survival*, 44(1), 152.

Schrecker, T. & Labonte, R. (2007). What's Politics Got to Do with It? Health, the G8, and the Global Economy. In I. Kawachi & S. Wamala (Eds.), *Globalization and Health*. Oxford: Oxford University Press.

Smith, A. (1994). *An Inquiry Into the Nature and Causes of the Wealth of Nations*. New York: Modern Library.

Smith, S. & Baylis, J. (1997). *The Globalization of World Politics*. Oxford: Oxford University Press.

Su, C. (2000). *Globale öffentliche Fragen und internationale Zusammenarbeit: Eine institutionale Analyse*. Shanghai: Shanghai People's Publishing House.

Tenet, G. J. (2003) *Testimony of Director of Central Intelligence, before the Senate Select Committee on Intelligence*: 11 Feb., 2003, https://www.cia.gov/news-information/speeches-testimony/2003/dci_speech_02112003.html. Accessed on July 4, 2022.

Trachtman, J. P. (2002). Institutional Linkage. *American Journal of International Law*, 96, 7–93.

Ullman, R. (1983). Redefining Security. *International Security*, 8(1), 129.

UN. (2001, September 6). *Road Map towards the Implementation of the United Nations Millennium Declaration. Report of the Secretary-General*. A/56/326. Abgerufen von www.un.org/documents/ga/docs/56/a56326.pdf Accessed on July 22, 2022.

UNAIDS. (2007). About UNAIDS. Abrufbar unter www.unaids.org/en/AboutUNAIDS/default.asp Accessed on September 12, 2022.

UN Calls on Developed Countries to Help Developing Countries Fight AIDS. (2003, July 2). *Xinhua News*. Abgerufen von http://news.xinhuanet.comv Accessed on September 12, 2022.

Generalversammlung der Vereinten Nationen. (2014, September 23). *69/1: Maßnahmen zur Eindämmung und Bekämpfung des jüngsten Ebola-Ausbruchs in Westafrika*. Abgerufen von www.un.org/en/ga/search/view_doc.asp?symbol=A/RES/69/1&referer=www.un.org/en/ga/69/resolutions.shtml&Lang=C Accessed on September 12, 2022.

VN-Sicherheitsrat. (2000a, Januar). Die Auswirkungen von AIDS auf Frieden und Sicherheit in Afrika (Pressemitteilung SC/6781), S. 1. Abgerufen von https://www.un.org/press/en/2000/ 20000110.sc6781.doc.html Accessed on September 12, 2022.

VN-Sicherheitsrat. (2000b, 17. Juli). Resolution 1308 (2000), S. 1. Abgerufen von www.securitycouncilreport.org/atf/cf/%7B65BFCF9B-6D27-4E9C-8CD3-CF6E4FF96FF9%7D/CC%20SRES%201308.pdf Accessed on September 12, 2022.

VN-Sicherheitsrat. (2011a, 7. Juni). Resolution 1983 (2011), S. 1. Abgerufen von www.securitycouncilreport.org/atf/cf/%7B65BFCF9B-6D27-4E9C-8CD3-CF6E4FF96F   F9%7D/HIV%20SRES%201983.pdf Accessed on September 22, 2022.

VN-Sicherheitsrat. (2011b, 18. September). Resolution 2177 (2014). Abgerufen von www.securitycouncilreport.org/atf/cf/%7B65BFCF9B-6D27-4E9C-8CD3-CF6E4FF96FF9%7D/S_RES_2177.pdf Accessed on September 26, 2022.

VN-Sicherheitsrat. (2014, 15. September). Resolution 2176 (2014), S. 1. Abgerufen von http://undocs.org/S/RES/2176(2014) Accessed on September 26, 2022.

Völkersbund. (1920). The Covenant of the League of Nations. Abgerufen von https://www.ungeneva.org/en/about/league-of-nations/covenant Accessed on January 7, 2024.

Walker, G. R. & Fox, M. A. (1996). Globalization: An Analytical Framework. *Indiana Journal of Global Legal Studies*, 375(3), 375–411.

Watts, S. (1997). *Epidemics and History: Disease, Power and Imperialism*. New Haven: Yale University Press.

World Bank. (1993). *World Development Report 1993: Investing in Health*. New York: Oxford University Press.

WHO. (1996). World Health Report 1996. S.17.

WHO. (2000). *Division of Emerging and Other Communicable Diseases Surveillance and Control, Strategic Plan 1996–2000*, WHO/EMC/96.1, p. 10.

WHO. (2002a). *Deliberate Use of Biological and Chemical Agents to Cause Harm*. Abgerufen von www.who.int/gb/ebwha/pdf_files/WHA55/ea5520.pdf Accessed on February 15, 2023.

WHO. (2002b). *WHO-NTI Establish Global Emergency Outbreak Response Fund*. Abgerufen von www.who.int/mediacentre/news/releases/pr92/en/ Accessed on February 15, 2023.

WHO. (2007). *World Health Report 2007: A Safer Future: Global Health Security in the 21st Century*. Abgerufen von https://iris.who.int/bitstream/handle/10665/43713/9789241563444_eng.pdf?sequence=1 Accessed on February 15, 2023.

Xi Jinping besucht den WHO-Hauptsitz und unterstreicht damit, dass China der globalen Gesundheit Bedeutung beimisst und sie unterstützt. (2017, 19. Januar). *China News Network*. Abgerufen von www.chinanews.com/gn/2017/01-19/8129173.shtml Accessed on February 15, 2023.

Yach, D. & Bettcher, D. (1998). The Globalization of Public Health: Threats and Opportunities. *American Journal of Public Health*, 88, 735.

Young, O. (1980). International Regimes and Concept Formation. *World Politics*, 32 (2), 1980.

Yu, K. (2003). *Die Globalisierung: Global Governance*. Beijing: Beijing Social Sciences Academic Press.

Yu, X. (2006). *Nicht-traditionelle Sicherheitstheorien*. Hangzhou: Zhejiang People's Publishing House.

Zhu, F. (2004). Analyse der „nicht-traditionellen Sicherheit": Chinese Social Sciences, Ausgabe 4, S. 142.

· 3 ·

DIE WELTHANDELSORGANISATION UND GLOBAL HEALTH GOVERNANCE

Am Ende des Zweiten Weltkriegs waren sich die Länder einig, dass „die Gesundheit aller Nationen die Grundlage für Frieden und Sicherheit ist und auf der Zusammenarbeit auf individueller und nationaler Ebene beruht" (WHO, 1946, S. 1). Um zu erreichen, dass „alle Völker das höchstmögliche Maß an Gesundheit erreichen" (WHO, 1946, S. 2), wurde die WHO gegründet, um auf den Fortschritten weiter aufzubauen, die das Internationale Sanitätsübereinkommen gebracht hatte. Als Sonderorganisation der Vereinten Nationen fungiert die WHO als leitende und koordinierende Behörde für die internationalen Gesundheitsaufgaben und hat eine wichtige Rolle bei der Formulierung und Umsetzung der globalen Gesundheitspolitik gespielt. Die Gründung der Organisation ist ein Meilenstein in der Geschichte des globalen Gesundheitswesens.

3.1 Hintergrund der Weltgesundheitsorganisation

Die Satzung der Weltgesundheitsorganisation, die 1946 auf der Internationalen Gesundheitskonferenz verabschiedet wurde, markiert die offizielle Gründung der WHO. Die Satzung ist das Ergebnis einer jahrhundertelangen Diplomatie im Bereich der öffentlichen Gesundheit. Ihre Gründung markierte offiziell die

Institutionalisierung der globalen Gesundheitszusammenarbeit. Die Ereignisse, die zur Gründung der WHO führten, lassen sich grob in die folgenden Phasen einteilen.

3.1.1 Frühe internationale Gesundheitskonferenzen (1851–1897)

Eine entscheidende Beobachtung, die die internationale Ausbreitung von Krankheiten charakterisiert, ist, dass sie „dem Weg des menschlichen Transports folgt" (Siegfried, 1965, S. 16). Mitte des 19. Jahrhunderts nahm der Seeverkehr rasch zu, wobei die Gesamttonnage des Seeverkehrs in der Welt von 700.000 Tonnen im Jahr 1850 auf 2,62 Millionen Tonnen im Jahr 1910 anstieg (Headrick, 1981, S. 167). Die Eröffnung des Suezkanals im Jahr 1869 steigerte die Menge der transportierten Güter erheblich, senkte die Kosten und eröffnete Möglichkeiten für westliche Reisende, muslimische Pilger und Migranten auf der Suche nach besseren Arbeits- und Lebensbedingungen. Zwischen 1815 und 1915 verließen 46 Millionen Menschen Europa und strömten verschiedenen Teilen der Welt zu, vor allem Nordamerika. Im 19. Jahrhundert verließen 50 Millionen Menschen China und Indien, um sich in Lateinamerika, Afrika und verschiedenen Inselterritorien niederzulassen (Headrick, 1988, S. 26). Mit dem Anstieg der Menschen- und Warenströme ging auch die Ansiedlung schwerer Krankheiten (wie Malaria und Cholera) in der neuen Heimat einher.

Die europäischen Länder dominierten zu dieser Zeit den internationalen Handel und trugen 70å % zum gesamten Welthandelsvolumen bei. Das Vereinigte Königreich, ein wichtiges Handelsland, nahm allein 20 % auf (Foreman-Peck, 1983, S. 3). Doch trotz des hohen Handelsvolumens zwischen Europäern und Nordamerikanern wuchsen die internationalen Handelsrouten zwischen Europa und Asien am schnellsten. Der Umfang des internationalen Reiseverkehrs nach und aus Asien mit seinem eigenen Anteil an einheimischen Infektionskrankheiten machte die internationale öffentliche Gesundheit zu einem wichtigen politischen Thema in Europa. Die Hauptinitiatoren der Zusammenarbeit im Bereich der öffentlichen Gesundheit in der Mitte des 19. Jahrhunderts waren nicht die „krankheitsimportierenden Länder" in Südeuropa und im Nahen Osten, sondern Industrieländer mit bedeutenden maritimen Interessen, die sich um die Verzögerung von Transporten aus „Quarantänen" sorgten.[1] Fidler (1999) vertritt die Auffassung, dass der Hauptzweck der Entwicklung der multilateralen Zusammenarbeit im Gesundheitsbereich im 19. Jahrhundert darin bestand, „zivilisierte" Länder, vor allem europäische, vor der Verunreinigung durch „unzivilisierte" – insbesondere östliche – Länder zu schützen (S. 28). Mit anderen Worten: Die anfängliche internationale Zusammenarbeit der europäischen Länder im Gesundheitsbereich diente nicht der Verbesserung des internationalen Gesundheitszustands, sondern dem Schutz ihrer eigenen wirtschaftlichen Interessen, und ihr Hauptziel war die Verhinderung der Ausbreitung von Krankheiten, die aus Asien, Afrika und Lateinamerika kamen.

Vor 1851 ergriffen die Nationalstaaten im Wesentlichen drei Maßnahmen zur Bekämpfung der Ausbreitung von Krankheiten. Die erste bestand aus Gebeten und Opfergaben. Aufgrund mangelnder wissenschaftlicher Kenntnisse der Epidemiologie betrachteten die Menschen eine Epidemie als eine Form der göttlichen Vergeltung, auf die keine andere Antwort als Gebete und Opfergaben ausreichten. Der zweite Ansatz bestand darin, gesunde Menschen von ungesunden durch die Praxis des *Cordon sanitaire* zu isolieren, um Ein- oder Ausdringen von Krankheiten zu verhindern. Drittens wurden Quarantänemaßnahmen eingeführt, bei denen Waren und Personen, die aus Gebieten kamen, in denen ein Seuchenausbruch bezweifelt wurde, isoliert wurden, um das Ansteckungsrisiko zu verringern. So forderte beispielsweise die italienische Hafenstadt Ragusa im Jahr 1377 alle Menschen aus pestverseuchten Gebieten auf, sich 40 Tage lang an einem bestimmten Ort außerhalb des Hafens aufzuhalten. Im 14. und 15. Jahrhundert hatten viele europäische Länder eine Art von obligatorischen Quarantänemaßnahmen ergriffen, die sich gegen Schiffe, Besatzungen, Passagiere und Fracht aus ausländischen Häfen richteten, von denen man annahm, dass sie für den Ausbruch von Epidemien, insbesondere von Pest, Gelbfieber und Cholera, anfällig waren. Die unterschiedlichen Regime hatten jedoch ungewollt den Personen- und Warenverkehr zum Erliegen gebracht. Ein Memorandum der italienischen Regierung beschrieb diesen Zustand der Segregation als „Anarchie durch und durch" (Goodman, 1971, S. 65). Diese unorganisierte Politik fand auch ihre Spuren in den zeitgenössischen Literaturen.[2]

In den folgenden Jahrhunderten wurde es immer üblicher, infizierte Menschen entlang der Mittelmeerküste in Quarantäne zu halten. Diese Praxis behinderte jedoch den Waren- und Personenverkehr zwischen den Ländern und führte zu internationalen Konflikten. Die Quarantänepolitik wurde dann von der Zusammenarbeit zwischen den Ländern abhängig, um wirksam zu sein. Nach einer Choleraepidemie im Jahr 1830, die Tausende von Todesopfern forderte und eine weitverbreitete Panik auslöste, beschlossen die europäischen Länder, ein internationales Gesundheitssystem einzurichten, um die

Ausbreitung von Infektionskrankheiten zu bekämpfen. Auf Initiative Frankreichs fand 1851 in Paris die erste internationale Gesundheitskonferenz statt, die die Geschichte der internationalen Zusammenarbeit im Bereich der öffentlichen Gesundheit eröffnete. Ziel der Konferenz war, die uneinheitliche und kostspielige Quarantänepolitik der verschiedenen europäischen Länder, insbesondere der Länder mit Häfen an der Mittelmeerküste, zu koordinieren und zu verbessern. Österreich, Frankreich, Großbritannien, Griechenland, Portugal, Russland, Spanien, die Türkei und vier souveräne Staaten, die sich später zu Italien zusammenschlossen (der Kirchenstaat, Sardinien und die beiden Sizilien), nahmen an dem Treffen teil. Die meisten Teilnehmer wollten eine Einigung über die Vereinheitlichung der Quarantänepolitik zur Verhinderung von Cholera, Pest und Gelbfieber erzielen. Da es jedoch zum einen an soliden wissenschaftlichen Erkenntnissen über die Ätiologie der Krankheit mangelte und zum anderen die großen Schifffahrtsländer ihre maritimen Handelsinteressen als vorrangig ansahen, hatten die Länder Schwierigkeiten, einen Konsens über bestimmte Paragraphen des Internationalen Sanitärübereinkommens zu erzielen. Insbesondere fiel es ihnen schwer, Maßnahmen zur Eindämmung der grenzüberschreitenden Ausbreitung der Seuche zu vereinheitlichen, die dem internationalen Handel und Verkehr abträglich waren.[3] Schließlich wurde der Antrag auf Koordinierung der Quarantänemaßnahmen aufgrund verschiedener inhärenter und unüberwindbarer Schwierigkeiten nicht angenommen. Die Mitglieder der Delegationen, von denen viele Mediziner und Diplomaten waren, waren ebenso ratlos, da sie keine Kenntnisse über die Krankheitserreger hatten und die Übertragungswege der Krankheitserreger nicht kannten. Ihre Unkenntnis über die Krankheit äußerte sich in einer erneuten Debatte darüber, ob die Krankheit durch „Miasma" oder durch „Kontamination" verursacht wurde. Die Miasmatiker glaubten, dass die Krankheit durch die schmutzige und verdorbene Luft vor Ort verursacht wurde, während die Kontagionisten davon ausgingen, dass sie direkt von infizierten auf gesunde Menschen übertragen wurde. Es stellte sich heraus, dass die Ansichten der einzelnen Länder eng mit ihren eigenen wirtschaftlichen Interessen verknüpft waren. Die „Miasma-Theorie" lag im Interesse Großbritanniens. Als damals führende Seemacht vertrat das Vereinigte Königreich die Auffassung, dass die Cholera keine ansteckende Krankheit sei und daher weder Quarantäne noch internationale Maßnahmen zur Eindämmung der Krankheit beitragen würden. Frankreich schloss sich dieser Ansicht an, da das Land von den Handelsschiffen profitierte, die unter französischer Rechtsprechung durch den Suez fuhren. Quarantänen, ob auf nationaler oder internationaler Ebene, würden den französischen

Schifffahrtsinteressen zwangsläufig schaden. Auf der Tagung sprach sich Großbritannien entschieden gegen die Bestimmung aus, die den Ländern das Recht
einräumt, Quarantänen durchzusetzen. Die Länder entlang die Mittelmeer-
und Schwarzmeerküste hingegen unterstützten das Recht der Hafenbehörden,
Quarantäne zu verhängen. Da es den teilnehmenden Ländern nicht gelang,
einen Kompromiss zwischen der öffentlichen Gesundheit und den maritimen
und kommerziellen Interessen zu finden, wurde der Entwurf des Internationalen Sanitätsübereinkommens schließlich von keinem einzigen Land ratifiziert.

1859 fand in Paris eine zweite Internationale Sanitärkonferenz statt, auf
der sich das Schicksal der vorherigen Konferenz wiederholte. Das Vereinigte
Königreich lehnte Quarantänemaßnahmen noch vehementer ab und bezeichnete sie als nutzlos. Das Osmanische Reich und Griechenland bestanden
jedoch auf ihrem Recht, Quarantänemaßnahmen für Schiffe und Personen,
die ihre Häfen anliefen, zu verhängen. Der daraus resultierende Vertragsent-
wurf, dessen Ausarbeitung fünf Monate dauerte, sah genauso aus wie der vorherige aus dem Jahr 1851. Es wurde sehr wenig erreicht.

Im Jahr 1864 brach in Indien eine vierte Choleraepidemie aus, die sich bald
auf andere Regionen ausbreitete und bis 1872 andauerte. Nachdem Pilger, die
sich in Hejaz (einer Provinz des heutigen Saudi-Arabien) mit Cholera infiziert
hatten, in das Osmanische Reich und nach Ägypten zurückgekehrt waren,
zogen sie dort verheerende Folgen nach sich. Als Reaktion darauf wurde auf
Initiative des Osmanischen Reiches hielten Großbritannien, Frankreich, Russland und andere Länder die dritte Internationale Gesundheitskonferenz ab.
Obwohl sich alle Teilnehmer einig waren, dass die Cholera ihren Ursprung in
Indien fand und durch infizierte Reisende in andere Länder übertragen wurde,
behauptete Großbritannien weiterhin, dass sich die Cholera nicht von Mensch
zu Mensch verbreiten würde. Von den 21 Ländern, die auf der Konferenz vertreten waren, sprachen sich Großbritannien, Russland, das Osmanische Reich
und Persien aus unterschiedlichen Gründen gegen Quarantänen aus. Großbritannien und Russland befürchteten, dass ihre Handelsschiffe, die durch das
Schwarze Meer fuhren, betroffen sein könnten, und wollten ihre Handelsinteressen nicht gefährden. Die beiden anderen Länder waren eher besorgt über
die hohen medizinischen Kosten, die sie zu tragen hätten, wenn Quarantänemaßnahmen in ihren eigenen Häfen eingeführt würden. Zusammenfassend
lässt sich sagen, dass Interessenkonflikte, insbesondere zwischen größeren Ländern, ein gemeinsames Vorgehen bei der internationalen Zusammenarbeit im
Bereich der öffentlichen Gesundheit praktisch unmöglich machten. Die fünfte
Internationale Sanitärkonferenz, die 1881 in Washington stattfand, spiegelte

ihrerseits den Interessenkonflikt zwischen den Vereinigten Staaten und den übrigen Ländern wider. Auf der Tagesordnung stand die Bekämpfung des Gelbfiebers, aber der zentrale Streitpunkt war nicht das Recht der Mitglieder, Quarantänebeschränkungen oder sanitäre Inspektionen auf durchfahrenden Schiffen zu verhängen, sondern die Forderung der Vereinigten Staaten, ihren eigenen Konsuln – im Gegensatz zu den örtlichen Behörden – zu gestatten, Schiffen, die für die Vereinigten Staaten bestimmt waren, ein Gesundheitszeugnis auszustellen. Diese Forderung nach Extraterritorialität stieß bei anderen Ländern, insbesondere in Lateinamerika, auf starken Widerstand. Auf der darauf folgenden sechsten Konferenz, die 1885 in Rom stattfand, und der siebten Konferenz, die 1892 in Venedig abgehalten wurde, zeigte sich erneut die anglo-französische Handelsrivalität. Frankreich, das behauptete, dass die Cholera von Britisch-Indien, insbesondere von Mumbai, nach Europa übertragen wurde, wollte strengere Hygienemaßnahmen für Schiffe durchsetzen, die den Suezkanal im Roten Meer auf dem Weg in den Westen passierten. Frankreich hatte von diesen Schiffen, von denen vier Fünftel britisch waren, reichlich profitiert. Allein im Jahr 1884 passierten 770 Schiffe den Kanal auf dem Weg von Indien zu britischen Häfen. Die Briten machten sich diese Tatsache zunutze und drohten, ihren Schiffsverkehr vom französisch betriebenen Suezkanal abzuziehen, um Frankreich zu Zugeständnissen zu zwingen. Javed Siddiqi (1995) stellte fest: „Persische und türkische Empfindlichkeiten wurden durch die Behauptung, die Cholera sei innerhalb ihrer Grenzen endemisch, verletzt und betrachteten jede Forderung nach strengeren Quarantänen für Schiffe, die persische und türkische Häfen verließen, als Verletzung ihrer Souveränität" (S. 17). Interessenkonflikte der Länder machten solche Konferenzen fruchtlos.

Bis zum Ende des 19. Jahrhunderts hielten die europäischen Länder mehrere weitere internationale Gesundheitskonferenzen ab. Im Laufe von fast einem halben Jahrhundert führten die Bemühungen Europas um die Koordinierung der öffentlichen Gesundheitspolitik zu häufigen Abschlüssen und Ersetzungen von Konventionen zur Bekämpfung von Infektionskrankheiten, ein Prozess, der als „eine Flut von internationalen Konventionen" bekannt ist (Carvalho & Zacher, 2001, S. 240). (siehe Tabelle 3.1). Die meisten dieser Kooperationen waren eher Misserfolge als Erfolge. Nur eine internationale Konvention (zur Bekämpfung der Cholera) trat 1892 in Kraft und zählte als das erste und einzige wesentliche Ergebnis von sieben internationalen Konferenzen, die in einem Zeitraum von 41 Jahren stattfanden. Alle diese internationalen Konferenzen befassten sich ausschließlich mit der Cholera, genauer gesagt mit der sanitären Kontrolle von Schiffen, die durch den Suezkanal nach

Westen fuhren und von denen die meisten Briten waren. „Kontinentaleuropa war zutiefst besorgt, dass der Suezkanal ein Weg für die Verbreitung der Cholera von Indien nach Europa werden könnte. Die Geschichte hat bewiesen, dass diese Bedenken unbegründet waren" (Howard-Jones, 1975, S. 65). Im Jahr 1874 verabschiedete die vierte Internationale Sanitärkonferenz eine Konvention zur Einrichtung eines internationalen ständigen Ausschusses für Infektionskrankheiten, die jedoch keine Folgemaßnahmen vorsah. Im Wesentlichen waren die meisten Internationalen Sanitärkonferenzen im 19. Jahrhundert reine Formalitäten und in keiner Weise institutionalisiert. Es stimmt, dass die Unkenntnis über Infektionskrankheiten die Länder davon abgehalten haben mag, einen

Tabelle 3.1 Internationale Gesundheitskonferenzen zwischen 1851 und 1897

Jahr	Veranstaltungsort	Initiator	Ergebnis
1851	Paris	Frankreich	Das Internationale Sanitärübereinkommen unterzeichnet
1859	Paris	Frankreich	Die Konvention zur Vereinfachung der Regelungen des Internationalen Sanitärübereinkommens angenommen
1865	Paris	Ottomanisches Reich	Diskussionen über die Maßnahmen zur Seequarantäne
1874	Wien	Russland	Die Konvention zur Einrichtung eines internationalen ständigen Ausschusses für Infektionskrankheiten angenommen
1881	Washington D.C.	Vereinigte Staaten	Eine Konvention zur Gründung einer internationalen Gesundheitsregelung angenommen
1885	Rom	Vereinigtes Königreich	Diskussionen über Quarantänemaßnahmen im Zusammenhang mit der Bekämpfung der Cholera
1887	Rio de Janeiro	Vereinigtes Königreich	Eine Konvention zur internationalen Quarantäne angenommen
1892	Venedig	Frankreich	Das Internationale Sanitärübereinkommen 1892 unterzeichnet
1897	Venedig	Österreich-Ungarn	Das Internationale Sanitärübereinkommen 1897 unterzeichnet

Konsens zu erzielen; der grundlegendere Grund war jedoch, dass sie sich in erster Linie mit wirtschaftlichen Interessen und nicht mit Belangen der öffentlichen Gesundheit beschäftigten. Die tief verwurzelten Interessenkonflikte zwischen den Ländern machten es schwierig, bei den Verhandlungen über ein globales Gesundheitsübereinkommen eine gemeinsame Basis zu finden. Ungeachtet dieser Abfolge von Ereignissen, was die praktischen Ergebnisse betrifft, so war die erste Internationale Sanitärkonferenz ein Fiasko. Jeder machte auf seine Weise weiter, was er schon vorher getan hatte. Jedoch hat diese Konferenz den Grundsatz begründet, dass der Gesundheitsschutz ein geeignetes Thema für internationale Konsultationen ist, auch wenn sich die internationale Zusammenarbeit im Gesundheitsbereich noch viele Jahre lang auf defensive Quarantänemaßnahmen beschränkten. Die damalige französische Regierung hatte einen Samen gepflanzt, der erst nach etwa vierzig Jahren keimen und dann, nach einem komplizierten Entwicklungszyklus, mehr als ein halbes Jahrhundert später zur WHO erblühen sollte. (Howard-Jones, 1975, S. 16)

3.1.2 Institutionalisierung der internationalen Zusammenarbeit im Gesundheitswesen

Gegen Ende des 19. Jahrhunderts erkannten die europäischen Länder allmählich, dass internationale Konventionen und Verträge allein weder die gegenseitige Anfälligkeit bekämpfen noch der Bedrohung durch Infektionskrankheiten „ein Ende setzen" konnten. Globales Gesundheitsregieren erforderte formale Regelungen, mit denen die internationalen Konventionen umgesetzt und durchgesetzt werden konnten. Die Institutionalisierung von Global Health Governance durchlief drei wichtige Phasen.

Erste Phase: Gründung des *Office International d'Hygiène Publique* (OIHP) (1903–1938). Zu Beginn des 20. Jahrhunderts nahm die internationale Zusammenarbeit im Bereich der öffentlichen Gesundheit ihre Fahrt auf. Obwohl einige Länder die im 19. Jahrhundert geschlossenen Konventionen ratifiziert hatten, blieben die Vorschriften und Regeln im Bereich der internationalen öffentlichen Gesundheit vage, und ihre Durchsetzung war umstritten. Die meisten Länder hielten sich nicht an die bestehenden Vorschriften. Auf der anderen Seite hatten Infektionskrankheiten immer größere Ausmaße angenommen. Im Jahr 1902 starben 100.000 Menschen an der Pest in Kenia und an der Cholera auf den Philippinen (Beck, 1970, S. 7); und in den letzten beiden Jahrzehnten des 19. Jahrhunderts waren in der epidemiologischen Forschung große Fortschritte erzielt worden. Zusammen öffneten diese beiden Faktoren die Tür für eine effektivere internationale Zusammenarbeit im Bereich der öffentlichen Gesundheit im 20. Jahrhundert. Aufbauend auf den Fortschritten der vorangegangenen Konferenzen veranstaltete die internationale Gemeinschaft 1903 ihre erste Internationale Sanitärkonferenz des 20. Jahrhunderts ab. Auf der Konferenz wurden Möglichkeiten zur Untersuchung von Krankheiten erörtert (vor allem in Bezug auf Melde- und Quarantänemaßnahmen für Cholera und Pest), und die daraus resultierende Internationale Sanitärkonvention verpflichtete die Mitgliedstaaten, Informationen über Malaria und Pest zu übermitteln.[4] Die teilnehmenden Länder entwarfen auch noch die Internationale Sanitärvorschriften (*International Sanitary Regulations*), die Sanitärstandards für Schiffe und Häfen, Schiffsinspektionen, Inspektionszertifikate, Trennung von infizierten Schiffen und Reisenden sowie Gesundheitschecklisten für Personen an Bord festlegten. Wie Fidler (1999) feststellte, richteten sich 71 % der Bestimmungen an Entwicklungsländer im Nahen Osten, in Asien und Afrika (S. 19). Die Hauptsorge der teilnehmenden Länder galt der Verhinderung der Ausbreitung von Krankheiten aus Entwicklungsländern in Industrieländer und der Koordinierung von Isolierungsmaßnahmen. Letztlich ging es darum, wirtschaftliche Verluste für die maritimen Interessen der westlichen Mächte zu verhindern (Goodman, 1971, S. 389).

Die Teilnehmer der Konferenz von 1903 baten Frankreich um Unterstützung für ein anschließendes Treffen, bei dem es um Einrichtung einer internationalen Organisation gehen sollte, die den Informationsaustausch über Krankheitsausbrüche erleichtern würde. Daraufhin verabschiedeten die Länder der Welt auf der Internationalen Sanitärkonferenz 1907 das Übereinkommen von Rom über die Errichtung von dem Office International d'Hygiène Publique und richteten dessen Sitz in Paris ein. Das Amt verfügte über ein ständiges Sekretariat und einen ständigen Ausschuss, der sich aus hochrangigen Beamten des Gesundheitswesens aus 12 Mitgliedstaaten zusammensetzte, von denen neun aus Europa stammten. Der Anlass für die Gründung dieser ständigen Institution war, dass die Regierungen Amerikas bereits im Jahr 1902 auf einer internationalen Konferenz in Washington unter der Leitung der Vereinigten Staaten das Internationale Sanitätsbüro (*International Sanitary Bureau*), eine regionale zwischenstaatliche Organisation gegründet hatten. Eines der wichtigsten Merkmale des OIHP war seine Zuständigkeit für Informationen über die in den Internationalen Gesundheitsvorschriften aufgeführten Krankheiten zu sammeln. In gewisser Weise „fungiert das Office International d'Hygiène Publique in erster Linie als internationale Clearingstelle" (Stern & Markel, 2004, S. 1476). Bis Ende 1908 hatte das ständige Komitee des OIHP insgesamt zwei Tagungen abgehalten und veranstaltete danach weiterhin alle zwei Jahre Tagungen, wenn auch mit einer fünfjährigen Unterbrechung aufgrund des Ersten Weltkriegs. Das OIHP bereitete auch die Internationale Sanitärkonferenz 1926 vor, die den Internationalen Sanitätsvorschriften Bestimmungen zur Bekämpfung von Pocken und Typhus hinzufügte und den Aufgabenbereich des OIHP hinsichtlich der Seuchenbekämpfung erweiterte. Kurz gesagt, die Gründung des OIHP markierte den Beginn der Institutionalisierung des internationalen Gesundheitswesens.

Zweite Phase: Gründung der Gesundheitsorganisation des Völkerbundes. Nach der Geißel des Ersten Weltkriegs waren die Länder auf der Welt bestrebt, eine formelle Organisation zur Friedenswahrung zu schaffen. Als Ergebnis dieser Bemühungen gründete die internationale Gemeinschaft im Jahr 1919 den Völkerbund. In Art. 23 seiner Charta heißt es, dass die Mitgliedstaaten „sich bemühen werden, in Angelegenheiten von internationalem Interesse Maßnahmen zur Verhütung und Bekämpfung von Krankheiten zu treffen".[5] Zur Umsetzung dieser Bestimmung gründete die internationale Gemeinschaft 1920 die Gesundheitsorganisation des Völkerbundes (*Health Organisation of the League of Nations*, HOLN). Die Gründer waren der Ansicht, dass das HOLN nach dem Ersten Weltkrieg eine größere Rolle bei der Bekämpfung von Typhus- und Grippewelle spielen sollte. Sie waren auch der Meinung, dass zu diesem Zeitpunkt alle internationalen Gesundheitssysteme, einschließlich des Internationalen Sanitätsbüros und des Office International d'Hygiène Publique, der Aufsicht des Völkerbundes unterstellt werden sollten. Da sich die USA als Mitglied des OIHP weigerten, dem von Großbritannien und Frankreich geführten Völkerbund beizutreten, lehnten sie natürlich jeden Vorschlag ab, das OIHP mit dem HOLN zu verschmelzen. In den Jahren zwischen den beiden Weltkriegen existierten daher in Europa zwei unabhängige internationale Gesundheitsorganisationen nebeneinander – OIHP und HOLN. 1923 wurde das Internationale Sanitärbüro in Panamerikanisches Sanitärbüro umbenannt, dem Vorgänger der Panamerikanischen Gesundheitsorganisation. Nachdem die USA Ende des 19. Jahrhunderts zur größten Macht in Amerika aufgestiegen waren, hatten sie stets versucht, die Monroe-Doktrin durchzusetzen und das amerikanische Hegemon zu werden. Sie wehrten sich gegen die Einmischung Europas in amerikanische Angelegenheiten und widersetzten sich stets jedem Versuch, das Panamerikanische Sanitätsbüro in globale Gesundheitsorganisationen einzubinden. Erst am Ende des Zweiten Weltkriegs wurde das Panamerikanische Sanitätsbüro zu einem der sechs Regionalbüros der WHO.

Während der beiden Weltkriege waren die internationalen Gesundheits-regime durch die Feindseligkeiten auf beiden Seiten des Krieges gelähmt. Drei autonome Organisationen, das HOLN in Genf, das Pan-American Sanitary Bureau in Washington und das Office International d'Hygiène Publique in Paris, existierten nebeneinander und waren nicht aneinandergebunden. Jedes Regime setzte Konventionen oder Verträge in seinem eigenen Einflussbereich um. Laut Javed Siddiqi hatte der Völkerbund zwischen 1920 und 1936 dem Office International d'Hygiène Publique viermal vorgeschlagen, seine internationalen Aktivi-täten zu reformieren, Funktionsüberschneidungen zu beseitigen und eine einzige internationale Gesundheitsorganisation zu gründen. Diese Empfehlungen wur-den vom Office International d'Hygiène Publique allesamt abgelehnt.[6] Mit dem Ausbruch des Zweiten Weltkriegs und der Auflösung des Völkerbunds löste sich das HOLN auch mit auf. Andere internationale Gesundheitsregime arbeiteten unabhängig weiter, bis das Office International d'Hygiène Publique 1948 mit der neu gegründeten Weltgesundheitsorganisation zusammengelegt wurde. Trotz der Rückschläge, die diese Gesundheitsregime hinnehmen mussten, und des lang-wierigen Prozesses, in dem internationale Gesundheitsübereinkommen zustande kamen, zeigen alle Bemühungen um eine internationale Zusammenarbeit im Gesundheitsbereich eine unwiderlegbare Tatsache: Die multilaterale Zusammen-arbeit ist ein wirksames Instrument, um gemeinsam gegen die Bedrohung durch Mikroorganismen vorzugehen.

Dritte Phase: Gründung der WHO. 1945, nach dem Ende des Zwei-ten Weltkriegs, einigten sich die führenden Politiker der Welt darauf, eine internationale Konferenz über internationale Organisationen in San Fran-cisco abzuhalten. Die Forderung nach einer neuen Internationalen Gesund-heitsorganisation erhielt immer mehr Unterstützung. Das Treffen bot eine hervorragende Gelegenheit, die Diskussion über die Schaffung einer wirksa-men Weltgesundheitsorganisation aufzunehmen und diese Organisation als Bestandteil des Systems der Vereinten Nationen zu formalisieren. Da die Ver-treter der Vereinigten Staaten und des Vereinigten Königreichs nicht damit einverstanden waren, Fragen der öffentlichen Gesundheit in die Tagesordnung zu bringen, wurde der Vorschlag, eine VN-Sonderorganisation für das Gesund-heitswesen einzurichten, ursprünglich nicht in die vereinbarten Satzungen der einschlägigen internationalen Organisationen der Vereinten Nationen auf der Tagung in San Francisco aufgenommen. Erst im Nachhinein und mit star-ker Unterstützung der Delegationen Brasiliens und Chinas, die die Auffassung vertraten, dass „die Medizin eine der Säulen des Friedens ist", wurde der Vor-schlag in die Charta der Vereinten Nationen aufgenommen. Auf der Tagung wurde schließlich eine Erklärung angenommen, in der die Gesundheit zu einem Bereich erklärt wurde, in dem sich die Vereinten Nationen engagieren sollen (Lee, 1998, S. 4). Die Ausarbeitung des Rahmens für die WHO-Charta war jedoch leichter gesagt als getan. Der Wirtschafts- und Sozialrat der Vereinten Nationen beschloss im Februar 1946, eine internationale Gesundheitskonferenz in New York einzuberufen, um „den Umfang der internationalen Maßnahmen im Bereich der öffentlichen Gesundheit, geeignete Ansätze und Empfehlungen für eine einzige Weltgesundheitsorganisation der Vereinten Nationen zu erörtern" (ebd., S. 4). Die Tagung wurde von einem technischen Vorbereitungsausschuss abgehalten, der sich aus 16 Experten auf dem Gebiet der internationalen Gesundheit zusammensetzte. Vom März bis April 1946 trat der Ausschuss in Paris zusammen, um einen Zeitplan und Empfehlungen für die Diskussion zu erstellen und Vorschläge für Leitungsstruktur, Management, Finanzen, Treuhänderschaft und sogar Namen der neuen Organisation auszuarbeiten. Die Internationale Gesundheitskonferenz fand schließlich zwischen dem 19. Juni und dem 22. Juli 1946 statt. Einundfünfzig Mitgliedsstaaten der Vereinten Nationen und 13 Nicht-Mitgliedsstaaten nahmen an der Konferenz teil. Darüber hinaus nahmen Beobachter aus Deutschland, Japan, den Verwaltungsbehörden der koreanischen Alliierten und den einschlägigen Organisationen der Vereinten Nationen an der Tagung teil. Die Delegationen erzielten einen Konsens über die Satzung der neuen Organisation, den Entwurf über die Aufhebung des Office International d'Hygiène Publique, die Einrichtung einer Interimskommission, die die zuvor vom HOLN geleistete Arbeit fortsetzen sollte, und die vorläufige *United Nations Relief and Rehabilitation Administration* (UNRRA) (ebd., S. 4–5). Am 7. April 1948 wurde die WHO offiziell gegründet und dieser Tag zum jährlichen „Weltgesundheitstag" erklärt. Die erste Gesundheitsversammlung wurde am 24. Juni 1948 in Genf eröffnet, mit Delegationen von 53 aus den 55 Mitgliedstaaten. Die Interimskommission hörte am 31. August 1948 auf zu existieren, nachdem sie ihren Auftrag erfüllt hatte. Danach übernahm die WHO ihren Aufgaben und wurde damit die erste Gesundheitsorganisation mit einer globalen Dimension in der Geschichte der internationalen Zusammenarbeit im Bereich der öffentlichen Gesundheit.

3.2 Führungsstruktur der Weltgesundheitsorganisation

Eine Struktur beschreibt den inneren Zusammenhang und die Organisation eines Systems. Im weiteren Sinne kann es sich um den Rahmen handeln, der die miteinander verbundenen Komponenten regelt. Eine Analyse der Struktur einer Organisation hilft uns, ihren Mechanismus besser zu verstehen. Der Behaviorismus geht davon aus, dass die Struktur das Ergebnis einer Organisation beeinflussen und sogar bestimmen kann (Hammond, 1986, S. 379–420). Eine kurze Analyse der Struktur der WHO ist daher notwendig, um ihre Governance-Agenda besser zu verstehen.

3.2.1 Struktur der Weltgesundheitsorganisation

Die wichtigsten Organe der WHO sind die Weltgesundheitsversammlung, der Exekutivrat und das Sekretariat. Obwohl sie dieselben Ziele im globalen Gesundheitsregieren verfolgen, haben sie unterschiedliche Entscheidungsfunktionen und folgen unterschiedlichen Verfahren.

3.2.1.1 Die Weltgesundheitsversammlung

Wie in der Satzung der Weltgesundheitsorganisation vorgesehen, ist die Weltgesundheitsversammlung das höchste leitende oder politikgestaltende Organ der WHO. Im Hinblick auf ihre Rolle bei der Verabschiedung globaler Gesundheitsvorschriften und -empfehlungen wird die WHO auch oft als gesetzgebendes Organ bezeichnet. In Art. 13 der Satzung ist festgelegt, dass die Weltgesundheitsversammlung regelmäßig zu jährlichen Tagungen zusammentritt. Falls erforderlich, werden auf Antrag des Verwaltungsrats der WHO oder auf Mehrheitsbeschluss der Mitglieder Sondersitzungen einberufen. Der Verwaltungsrat bestimmt nach Rücksprache mit dem Generalsekretär der Vereinten Nationen den Termin für jede Jahres- und Sondertagung. Die Weltgesundheitsversammlung wählt auf jeder Jahrestagung das Land oder die Region aus, wo die nächste Jahrestagung stattfinden soll, wobei der Verwaltungsrat anschließend den konkreten Ort festlegt. Der Verwaltungsrat bestimmt den Ort, an dem eine Sondertagung abgehalten werden soll. Was die Häufigkeit der Sitzungen der Gesundheitsversammlung betrifft, so legten die norwegische und die schwedische Delegation 1950 der Gesundheitsversammlung einen Bericht vor, in dem sie empfahlen, die Versammlung nicht mehr einmal jährlich, sondern alle zwei Jahre abzuhalten, um mit Mitteln und Zeit sparsamer umzugehen. Sie vertraten auch die Auffassung, dass ein Jahr nicht ausreiche, um eine neue Tagesordnung für die nächste Versammlung sorgfältig zu formulieren. Ihre Empfehlung wurde allerdings nicht angenommen. Seitdem ist die Zeitvorgabe unverändert geblieben, wobei die Dauer der einzelnen Versammlungen verkürzt worden ist. Im

Jahr 1996 wurde festgelegt, dass die Dauer jeder Versammlung sechs Tage nicht überschreiten darf.

Die Weltgesundheitsversammlung setzt sich aus Delegierten der Mitgliedsstaaten zusammen: Jedes Mitglied wird durch höchstens drei Delegierte vertreten und benennt einen davon als Hauptdelegierten. Diese Delegierten sollten aus einem Kreis von Personen ausgewählt werden, die aufgrund ihrer fachlichen Kompetenz im Bereich des öffentlichen Gesundheitswesens am besten qualifiziert sind und vorzugsweise die nationale Gesundheitsbehörde des Mitgliedstaats vertreten. (Satzung der Weltgesundheitsorganisation, S. 5) Die Delegierten können als Sprecher der Mitgliedsstaaten die Ansichten ihrer Regierungen zum Ausdruck bringen. Delegierte des Exekutivrats, der Vereinten Nationen, anderer Sonderorganisationen, zwischenstaatlicher Organisationen, die besondere Beziehungen zur WHO unterhalten, sowie Beobachter aus Nichtmitgliedstaaten und Nichtregierungsorganisationen können ohne Stimmrecht an der Weltgesundheitsversammlung teilnehmen. Art. 18 der WHO-Satzung legt die Aufgaben der Weltgesundheitsversammlung fest, zu denen unter anderem das Recht gehört, die Berichte des Generaldirektors und den Haushalt zu prüfen und zu genehmigen, sowie das Recht, an der Diskussion anderer wichtiger Fragen teilzunehmen.

3.2.1.2 Exekutivrat

Der Exekutivrat ist das ausführende Organ der Weltgesundheitsversammlung. Er setzt sich aus 34 Fachleuten aus dem Gesundheitsbereich zusammen, die jeweils von einem Mitgliedstaat benannt und von der Weltgesundheitsversammlung bestätigt werden. Die Mitglieder werden für eine Amtszeit von drei Jahren gewählt; ein Drittel der Mitglieder wird jedes Jahr ausgetauscht. Die fünf ständigen Mitglieder des VN-Sicherheitsrats sind auch permanente Mitglieder des Exekutivrats, wobei jedes von ihnen alle drei Jahre für ein Jahr ausscheidet. Art. 28 regelt die Aufgaben des Exekutivrats (Satzung der Weltgesundheitsorganisation, S. 8), dessen Hauptaufgabe darin besteht, die gesamte Politik und Aufgaben der WHO in Zusammenarbeit mit der Weltgesundheitsversammlung umzusetzen. Zu den Aufgaben des Exekutivrats gehören zum einen die Vorbereitung der Tagesordnung für die Sitzungen der Weltgesundheitsversammlung, die Beratung der Versammlung in Fragen und Angelegenheiten, die der WHO durch Übereinkommen, Vereinbarungen und Vorschriften zugewiesen sind, und die Vorlage eines allgemeinen Arbeitsprogramms für einen bestimmten Zeitraum zur Prüfung und Genehmigung durch die Versammlung. Andererseits übernimmt der Exekutivrat auch die Rolle eines Verwaltungsorgans der

Weltgesundheitsversammlung. Mit anderen Worten, er setzt die Beschlüsse und Strategien der Weltgesundheitsversammlung um und nimmt alle anderen Aufgaben wahr, die ihm von der Versammlung übertragen werden. Die Weltgesundheitsversammlung ist somit eng mit dem Exekutivrat verbunden.

3.2.1.3 Sekretariat

Das Sekretariat ist das dritte Organ, das die Arbeit der WHO gemäß der Satzung der Weltgesundheitsorganisation durchführt. Sein Ursprung geht auf den Übergangsausschuss zurück, bevor die WHO offiziell gegründet wurde. Das Sekretariat wird von einem Generaldirektor und sechs Regionaldirektoren geleitet und besteht sowohl aus technischem als auch aus Verwaltungspersonal. Da die Weltgesundheitsversammlung und der Exekutivrat einmal bzw. zweimal im Jahr zusammentreten, sind sie nicht in der Lage, in der kurzen Zeit, in der sie zusammentreten, die sämtlichen Aufgaben der WHO zu bewältigen. Daher war es notwendig, eine permanente Institution zu schaffen, die die laufenden Geschäfte der WHO führt, was dann an das Sekretariat fällt. Es verfügt über sechs Regionalbüros. Die regionale Gliederung war der umstrittenste Punkt der WHO-Organisationsstruktur, insbesondere bei der Frage, ob die Panamerikanische Gesundheitsorganisation mit der WHO zusammengelegt werden sollte. Die WHO löste die Kontroverse schließlich, indem sie das Prinzip der „schrittweisen und endgültigen Fusion" annahm: In der Satzung der WHO ist festgelegt, dass die Regionalkomitees als „integraler Bestandteil der Organisation" im Einklang mit der Satzung der Weltgesundheitsorganisation bezeichnet werden sollen. Mit anderen Worten: Die WHO hat weltweit die oberste Autorität bei der Regelung künftiger zwischenstaatlicher Fragen der öffentlichen Gesundheit. Nach mühsamen Verhandlungen erklärte sich die Panamerikanische Gesundheitsorganisation 1949 schließlich bereit, das Regionalbüro der WHO in der westlichen Hemisphäre zu werden[7], wodurch die WHO zur globalen zwischenstaatlichen maßgebenden Organisation im Bereich der öffentlichen Gesundheit wurde.

3.2.2 Zielsetzung der Weltgesundheitsorganisation

Im Allgemeinen hält ein internationales Regime seine eigene Satzung aufrecht. Diese Satzung hat eine ähnliche Funktion wie der entsprechende Rechtskorpus im chinesischen Rechtssystem. Sie legt nicht nur den Rechtsstatus, das Ziel, die Funktionsprinzipien, die Organisationsstruktur, die Verfahren sowie die Rechte und Pflichten der Mitgliedsstaaten fest, sondern dient auch als Grundlage für die Legitimation der Macht der übergeordneten Organisation (Rao, 1996, S. 254–255). Die Satzung der WHO beginnt mit einer ausdrücklichen Festlegung der Grundsätze, an die sich die WHO hält: Gesundheit wird nicht bloß als Abwesenheit von Krankheit oder Gebrechen definiert, sondern vielmehr als der Zustand des vollständigen körperlichen, geistigen und sozialen Wohlbefindens. Das Recht auf das erreichbare Höchstmaß an Gesundheit ist eines der Grundrechte jeden einzelnen Menschen, unabhängig von Rasse, Religion, politischer Überzeugung, wirtschaftlicher oder sozialer Lage. Die Gesundheit aller Völker ist von grundlegender Bedeutung für die Verwirklichung von Frieden und Sicherheit und hängt von der uneingeschränkten Zusammenarbeit von Einzelpersonen und Staaten ab. Das Ziel der WHO ist es, „dass alle Völker den höchstmöglichen Gesundheitszustand erreichen".

Angetrieben von diesem Ziel definiert die WHO Gesundheit als „einen Zustand vollständigen körperlichen, seelischen und sozialen Wohlbefindens und nicht nur das Freisein von Krankheit oder Gebrechen". Dies verleiht der WHO eine aktive Rolle in einem breiten Spektrum von Themen der öffentlichen Gesundheit, nicht nur in der Gesundheitsversorgung im engeren Sinne. Die Präambel der WHO-Satzung enthält nicht nur Überlegungen zum Handel, zur biologischen Sicherheit und zu den Menschenrechten, sondern verweist auch auf die Bedeutung anderer Bereiche der internationalen Regime für den Auftrag der WHO und auf die „implizite Befugnis" der WHO, sich an der Arbeit anderer internationaler Regime zu beteiligen.

3.2.3 Aufgaben der Weltgesundheitsorganisation

Art. 2 der Satzung der WHO definiert die Aufgaben der Organisation und nicht nur die umfassenden Aufgaben der WHO bei der Bekämpfung globaler Infektionskrankheiten fest, sondern deren quasi-legislativen Funktionen fest, einschließlich der Einführung von internationalen Konventionen, internationalen Abkommen, Regelungen zur Steuerung des öffentlichen Gesundheitswesens und der Festlegung von internationalen Begriffen und Standards. Darüber hinaus legt Art. 2 die Befugnis der WHO als leitende und koordinierende Behörde für die internationale Gesundheitsarbeit fest und weist darauf hin, dass die WHO befugt ist, widersprüchliche internationale Regeln für öffentliche Gesundheit, die von verschiedenen internationalen Organisationen angenommen wurden, zu koordinieren (Satzung der Weltgesundheitsorganisation, S. 2–3). Im Allgemeinen lassen sich die Aufgaben der WHO in die folgenden Kategorien einteilen:

Erstens ist die WHO befugt, eine Konvention oder ein Abkommen zu verabschieden. Ein internationales Übereinkommen ist, wie ein internationales
Gesetz, ein multilateraler Vertrag, der durch Treffen unter Beteiligung internationaler Organisationen oder unter dem Vorsitz einer internationalen Organisation zustande kommt. Eine Konvention kann dazu beitragen, das Verhalten
eines Mitgliedstaates in einem immer umfassenderen und engeren internationalen Austausch berechenbar zu machen. Daher regelt die WHO seit ihrer
Gründung, gestützt auf die Praktiken der Internationalen Arbeitsorganisation,
der Ernährungs- und Landwirtschaftsorganisation der Vereinten Nationen
(FAO) und anderer internationaler Organisationen, das internationale Handeln der Mitgliedstaaten im Bereich der öffentlichen Gesundheit durch den
Abschluss von Konventionen.[8] Die Weltgesundheitsversammlung ist befugt,
Konventionen oder Vereinbarungen im Bereich der öffentlichen Gesundheit zu
verabschieden. In Art. 19 der Satzung heißt es: „Die Weltgesundheitsversammlung ist befugt, in allen Angelegenheiten, die in den Zuständigkeitsbereich
der Organisation fallen, Konventionen oder Abkommen zu verabschieden"
(S. 7). Eine Konvention oder ein Abkommen wird angenommen, wenn es eine
Zweidrittelmehrheit in der Gesundheitsversammlung findet und die Mitgliedsstaaten rechtlich bindet, sobald es durch ein ordnungsgemäßes verfassungs-
rechtliches Verfahren innerhalb jeder Souveränität angenommen wurde.
    Zweitens kann die WHO internationale Regelungen zur öffentlichen
Gesundheit ratifizieren. Art. 21 der Satzung legt fest, dass die Gesundheitsversammlung befugt ist, Vorschriften zu erlassen über:

1) Gesundheits- und Quarantänevorschriften und andere Verfahren zur
   Verhütung der internationalen Ausbreitung von Krankheiten;
2) Nomenklaturen für Krankheiten, Todesursachen und Praktiken des
   öffentlichen Gesundheitswesens;
3) Normen für Diagnoseverfahren zur internationalen Verwendung;
4) Normen für die Sicherheit, Reinheit und Wirksamkeit biologischer,
   pharmazeutischer und ähnlicher Produkte im internationalen Handel
5) Werbung und Kennzeichnung biologischer, pharmazeutischer und ähnlicher Produkte im internationalen Handel.

Die gemäß Art. 21 angenommenen Verordnungen treten für alle Mitglieder in Kraft, nachdem sie von der Gesundheitsversammlung ordnungsgemäß
bekannt gegeben worden sind, mit Ausnahme der Mitglieder, die dem Generaldirektor innerhalb der in der Bekanntgabe genannten Frist Ablehnungen
oder Vorbehalte mitteilen. Infolgedessen hat die WHO das Verfahren zur

Änderung eines Vertrags zu ihrem Abschlussverfahren vorverlegt und formell ein „Contracting-out"-Verfahren eingeführt. Mit anderen Worten: Obwohl die gemäß Art. 21 der Satzung vorgeschlagenen Regelungen von den Mitgliedstaaten erörtert und ausgehandelt werden und nur mit einfacher Mehrheit angenommen werden, können die Mitgliedstaaten, die dagegen stimmen, immer noch beschließen, diese Regelungen aufgrund ihrer besonderen Gegebenheiten ganz oder teilweise nicht einzuhalten. Diese Flexibilität bei der Durchsetzung von Vorschriften verhindert, dass von der Gesundheitsversammlung angenommene Verträge aufgrund der Vorbehalte einer Minderheit von Ländern für nichtig erklärt werden.

Schließlich ist die WHO befugt, Empfehlungen an die Mitgliedsstaaten auszusprechen. In Art. 23 der Satzung heißt es: „Die Gesundheitsversammlung ist befugt, in allen Angelegenheiten, die in den Zuständigkeitsbereich der Organisation fallen, Empfehlungen an die Mitglieder zu richten" (S. 8). Solche Empfehlungen sind üblicherweise nicht als Einmischung in die inneren Angelegenheiten der Mitgliedsstaaten zu verstehen. Die Mitgliedstaaten sind dagegen nicht verpflichtet, ihren nationalen Funktionsbehörden solche Empfehlungen innerhalb bestimmter Zeitfrist zur Kenntnis zu bringen, um entsprechende legislative oder administrative Vorkehrungen zu treffen. Mit anderen Worten, solche Empfehlungen sind für die Mitgliedstaaten nicht rechtsverbindlich. Es ist doch bemerkenswert, dass mit der zunehmenden Interdependenz im Bereich der globalen Gesundheitssicherheit der Anwendungsbereich der WHO-Empfehlungen ausgeweitet wurde, und das „Recht auf Wissen" der WHO hat dazu geführt, dass solche Empfehlungen gewissen Einfluss auf das globale Gesundheitsregieren haben. Während der SARS-Epidemie im Jahr 2003 hatte die WHO beispielsweise Empfehlungen an einzelne Touristen statt an Mitgliedstaaten gerichtet und aufgefordert, nicht nach Toronto von Kanada, oder China zu reisen.

3.3 Macht des „Soft Law" von der Weltgesundheitsorganisation: Internationale Gesundheitsvorschriften (2005)

Die vorherige Version der IHR entstand als internationales Gesundheitsrechtsdokument, das ursprünglich von der WHO verabschiedet wurde, um internationale Streitigkeiten zu koordinieren, die sich aus dem Konflikt zwischen der Behandlung von Gesundheitsproblemen und dem Schutz von

Handelsinteressen ergaben. Sie ersetzten verschiedene vor 1951 umgesetzte Gesundheitsübereinkommen und waren in der Tat das einzige verbindliche Instrument, das von der Weltgesundheitsversammlung von 1948 bis 2000 ratifiziert wurde, mit dem Ziel, maximale Sicherheit gegen die internationale Ausbreitung von Krankheiten bei minimaler Beeinträchtigung des Weltverkehrs zu gewährleisten. Trotz der Fortschritte, die die IHR im globalen Gesundheitsregieren gemacht haben, überschatteten ihre Misserfolge ihre Erfolge. Auf der Grundlage der gewonnenen Erkenntnisse wurden in den aktuellen IHR (2005) einige der Mängel des ursprünglichen Dokuments behoben. So wurden beispielsweise der Geltungsbereich der Gesundheitskontrolle erweitert, Menschenrechtsprinzipien aufgenommen, Informationsmöglichkeiten für nichtstaatliche Akteure ausgebaut und Beteiligung am Kapazitätsausbau in den nationalen Gesundheitssystemen der Vertragsstaaten verstärkt. Diese zusätzlichen Merkmale ermöglichen es den IHR (2005), bei der Behandlung aktueller globaler Gesundheitsprobleme und bei der Förderung globalen Gesundheitsregierens reaktionsfähiger zu sein. Allerdings weisen die IHR (2005) immer noch Mängel auf. Es fehlt ein Mechanismus zur verbindlichen Streitbeilegung. Einige Bestimmungen sind mit anderen internationalen Verträgen nicht kompatibel. In den Bestimmungen ist auch nicht festgelegt, ob die WHO das Recht hat, biologische Waffen zu überwachen. Ein wesentlicher Grund für diese Unzulänglichkeiten liegt darin, dass die Mitgliedstaaten immer noch an Konzepten der nationalen Souveränität nach westfälischem Vorbild festhalten und daher nicht bereit sind, die Kontrolle über Angelegenheiten des öffentlichen Gesundheitswesens abzugeben, die ihrer individuellen Souveränität unterliegen. Dieses Festhalten lässt die Grenzen der IHR (2005) als wichtigstes Regime im globalen Gesundheitsregieren erahnen.

3.3.1 Hintergrund und Entstehung der IHR (2005)

Auf der ersten Weltgesundheitsversammlung 1948 haben die neu gegründete Internationale Kommission der Experten für Epidemiologie und Quarantäne frühere Versionen der Internationalen Sanitärkonvention (1903) zu den Internationalen Sanitätsvorschriften (1948) umgestaltet. Die vierte Weltgesundheitsversammlung 1951 nahm die Vorschriften (1948) an und erarbeitete erste internationale Regeln für den Umgang mit Infektionskrankheiten. Die Weltgesundheitsversammlung verabschiedete, überarbeitete und konsolidierte danach noch die Internationalen Sanitätsvorschriften (1969) und benannte sie in Internationale Gesundheitsvorschriften (1969) um. Die

26. Weltgesundheitsversammlung änderte die IHR (1973) in Bezug auf die Bestimmungen zur Cholera. Angesichts der weltweiten Ausrottung der Pocken änderte die 34. Weltgesundheitsversammlung die IHR (1981), um die Pocken aus der Liste der meldepflichtigen Krankheiten zu streichen.

Mit der Vertiefung der Globalisierung und dem Aufkommen neuer globaler Gesundheitskrisen wurden die IHR (1981) für das globale Gesundheitsregieren jedoch nicht mehr zeitgemäß. Der Ruf nach einer Überarbeitung wurde immer lauter. Bedenken, dass die Verordnung unwirksam sei, gab es schon lange vor 1995 (Dorelle, 1969; Roelsgaard, 1974; Velimirovic, 1976), u. a. wegen des unangemessen engen Anwendungsbereichs der meldepflichtigen Krankheiten (Cholera, Pest, Gelbfieber) und der Duldung von Verstößen und Nichteinhaltung durch die Mitgliedstaaten. Das Wiederaufleben von Infektionskrankheiten in den 1980er und 1990er-Jahren führte dazu, dass die IHR weiter hinter den Herausforderungen der Zeit zurückblieben. Die WHO kam auch zu der Einsicht, dass eine überarbeitete IHR im Zeitalter der beschleunigten Globalisierung die traditionellen Ansätze aufbrechen und neue Akteure, Prozesse und Normen einführen muss, um einen neuen Rahmen für die öffentliche Gesundheitssicherheit zu schaffen. Aus diesen Gründen empfahl die Weltgesundheitsversammlung dem Generaldirektor 1995 eine Änderung der IHR (Weltgesundheitsversammlung, 1995). Im Januar 1998 arbeitete die WHO einen Entwurf zur Änderung der IHR aus, der den Umfang der zu kontrollierenden Krankheiten erweiterte und die Verwendung von Daten nichtstaatlicher Akteure zuließ. Ein neuer, innovativerer Rahmen begann Gestalt anzunehmen (WHO, 1998a). Im Jahr 2002 schlugen einige WHO-Beamte vor, die WHO solle eine aktivere Rolle bei der Entsendung von Arbeitsgruppen in Länder spielen, die Ausbrüche melden, und den Mitgliedstaaten helfen, ihre Überwachungskapazitäten zu verbessern (Grein et al., 2000, S. 97–102). Die Milzbrandanschläge in den Vereinigten Staaten im Jahr 2001 und die SARS-Krise im Jahr 2003 beschleunigten den Prozess der Überarbeitung der neuen IHR. Die WHO betrachtete ihre Reaktionsmaßnahmen auf SARS als Manöver für die Erarbeitung der IHR (2005). 2004 gab die WHO einen vollständigen Text der Empfehlungen heraus, der die Grundlage für die Diskussionen im Frühjahr und Sommer desselben Jahres bildete. Nach regionalen Diskussionen veröffentlichte die WHO im September desselben Jahres eine vollständig überarbeitete Fassung. Nach zwei Runden zwischenstaatlicher Konsultationen wurden die überarbeiteten IHR (2005) im Mai 2005 von der Weltgesundheitsversammlung angenommen und traten am 15. Juni 2007 in Kraft.

3.3.2 Transformative Merkmale der IHR (2005)

Die IHR (2005) bestehen aus 66 Artikeln und 9 Anhängen und zielen darauf, „die internationale Ausbreitung von Krankheiten zu verhindern, sie zu kontrollieren und eine gesundheitspolitische Antwort zu geben, und zwar auf eine Art und Weise, die die Schäden der öffentlichen Gesundheit reduziert und zur gleichen Zeit unnötige Eingriffe in den internationalen Verkehr und Handel vermeidet". Die Vorschriften versuchen, das Recht einer Nation, die Gesundheit ihrer Bevölkerung zu schützen, und die „Verpflichtung, Gesundheitsmaßnahmen so zu ergreifen, dass sie den internationalen Reiseverkehr nicht beeinträchtigen", in ein Gleichgewicht zu bringen. Die neuen IHR besagen, dass „die Staaten in Übereinstimmung mit der Charta der Vereinten Nationen und den Grundsätzen des Völkerrechts das souveräne Recht haben, Gesetze zu erlassen und diese zur Verfolgung ihrer Gesundheitspolitik umzusetzen. Dabei sollten sie den Zweck der Verordnungen aufrechterhalten."[9]

Durch die Neuabwägung von Gesundheits- und Handelsinteressen wurden die IHR mit dem internationalen Handelsrecht der WTO in Einklang gebracht, das das Recht eines Staates anerkennt, den Handel zu Gesundheitszwecken einzuschränken, dieses Recht aber auf Fälle absoluter Notwendigkeit beschränkt (WHO &WTO, 2002, S. 59). Die Synergie zwischen den neuen IHR und dem internationalen Handelsrecht zeigt, dass die öffentliche Gesundheit de facto in ein internationales System eingebettet ist, das die Wirtschaftstätigkeit durch globalisierte Märkte erleichtert. Die Suche nach wirksamen Mitteln, um ein Gleichgewicht zwischen der öffentlichen Gesundheit und der internationalen Wirtschaftstätigkeit herzustellen, ist von entscheidender Bedeutung, wenn es darum geht, ein Gleichgewicht zwischen dem internationalen Handel und der globalen Gesundheitspolitik herzustellen.

Die IHR (2005) weichen in ihrem Ansatz revolutionär von den Traditionen ab, für die die früheren Versionen der IHR stehen. Sie verändern den internationalen rechtlichen Kontext, in dem die Staaten in Zukunft ihre Souveränität im Bereich der öffentlichen Gesundheit ausüben werden. Sie erweitern den Anwendungsbereich der bisherigen IHR, beziehen internationale Menschenrechtsprinzipien ein, enthalten anspruchsvollere Verpflichtungen für die Vertragsstaaten und schaffen wichtige neue Befugnisse für die WHO, was in engem Zusammenhang damit steht, dass das Bewusstsein für die Bedeutung des globalen Gesundheitsregierens im 21. Jahrhundert deutlich erwachsen wurde. In denjenigen zehn Jahren, in denen die IHR überarbeitet wurden, gewannen Probleme der öffentlichen Gesundheit zunehmend an Bedeutung für Global Governance, nationale und internationale Sicherheit, Handel und wirtschaftliche Entwicklung sowie den Umwelt- und Menschenrechtsschutz. Die IHR (2005) haben nicht nur das internationale Gesundheitsregieren ins globale Gesundheitsregieren umgewandelt, sondern auch den politischen Status und die Bedeutung der öffentlichen Gesundheit in der Global Governance aufgewertet. Im Allgemeinen haben sie die Global Health Governance in den folgenden Aspekten gefördert:

Erstens hat sich die Liste der von den IHR verfolgten Ziele erweitert. Das Ziel der IHR (1983) und früherer Versionen war es, die internationale Ausbreitung von Infektionskrankheiten zu begrenzen und dabei die internationale Wirtschaft möglichst wenig zu beeinträchtigen. In den IHR (2005) wurden die Mitgliedsstaaten zusätzlich zu diesen beiden Zielen aufgefordert, die Menschenrechte, den Umweltschutz und die Sicherheit zu fördern. Fidler (2005) bezeichnet die Ausweitung dieser politischen oder wertebezogenen Ziele als „integriertes Regieren" (*integrated governance*) (S. 344). Die Ausweitung der Ziele dieses Regimes ist wohl die größte Veränderung in der Global Health Governance. In den IHR (2005) spiegeln beispielsweise Bestimmungen über die Zusammenarbeit zwischen der WHO und den traditionellen internationalen Sicherheitsregimen die Versicherheitlichung der öffentlichen Gesundheit wider. In Art. 6 über die Meldung von Ereignissen im Bereich der öffentlichen Gesundheit heißt es: „Wenn die bei der WHO eingegangene Meldung die Zuständigkeit der Internationalen Atomenergie-Organisation (IAEO) berührt, benachrichtigt die WHO unverzüglich die IAEO". Zugleich heißt es im Art. 14 Abs. 2 der IHR (2005): „in Fällen, in denen die Benachrichtigung oder Überprüfung eines Ereignisses oder die Reaktion in erster Linie in die Zuständigkeit anderer zwischenstaatlicher Organisationen oder zwischenstaatlicher Gremien fällt, koordiniert die WHO ihre Aktivitäten mit diesen Organisationen oder Stellen, um die Anwendung angemessener Maßnahmen zum Schutz der öffentlichen Gesundheit zu gewährleisten". Dies bedeutet, dass die WHO den VN-Sicherheitsrat konsultieren und mit ihm zusammenarbeiten sollte, wenn biologische Waffen in böser Absicht eingesetzt werden und internationale Gesundheitskrisen verursachen, da sie eng mit dem BWÜ verbunden ist.

Zweitens wurde der Geltungsbereich der IHR (2005) durch die Annahme eines All-Risks-Ansatzes erweitert. Die früheren IHR galten nur für eine kurze Liste von Infektionskrankheiten (z. B. Cholera, Pest und Gelbfieber), deren Verbreitung historisch gesehen mit Reisen und Handel zusammenhing. In Art. 1 der neuen IHR wird „Krankheit" definiert als „eine Krankheit oder ein gesundheitlicher Zustand, die oder der ungeachtet des Ursprungs oder der Quelle Menschen erheblich schädigt oder schädigen kann". Darunter fallen

1) natürlich auftretende Infektionskrankheiten bekannten oder unbekannten Ursprungs,
2) die potenzielle internationale Ausbreitung nicht übertragbarer Krankheiten, die durch chemische oder radiologische Agenzien in Produkten im internationalen Handel verursacht werden, und
3) mutmaßliche absichtliche oder versehentliche Freisetzungen biologischer, chemischer oder radiologischer Stoffe.

Mit anderen Worten: Risiken für die öffentliche Gesundheit, die durch Bioterrorismus oder nukleare Strahlung verursacht werden, fallen ebenfalls unter die neuen IHR. Dieser „All-Risks"-Ansatz verdeutlicht eine wichtige Verlagerung des Ziels des globalen Gesundheitsregierens. Während die früheren IHR von vorrangigen Handelsinteressen bestimmt waren, konzentrieren sich die IHR (2005) auf die menschliche Gesundheit. Das Ergebnis ist ein flexibleres und anpassungsfähigeres Regelwerk mit mehr Legitimität für die öffentliche Gesundheit. Das Prinzip, den Bereich der öffentlichen Gesundheit zu erweitern, findet sich in den IHR (2005) wieder. Die Reaktion auf Krisen im Bereich der öffentlichen Gesundheit ist nun in folgende Phasen unterteilt: Meldung von Gesundheitsereignissen, Umgang mit epidemiologischen Daten, Abgabe von WHO-Empfehlungen und Begrenzung der nationalen Gesundheitsmaßnahmen für das gesamte Spektrum von Gesundheitsereignissen. Der erweiterte Anwendungsbereich schafft einen anspruchsvolleren Rahmen als alles, was jemals im traditionellen Ansatz vorkam.

Drittens sind in den IHR (2005) Menschenrechtsprinzipien verankert. Mit dem Aufkommen internationaler Menschenrechtsregelungen wurde den Menschen allmählich bewusst, wie sich Maßnahmen im Bereich der öffentlichen Gesundheit auf die bürgerlichen und politischen Rechte auswirken, einschließlich der grundlegenden Sicherheit und Freizügigkeit. Menschenrechte sind daher auch zu einem wichtigen Aspekt der IHR (2005) geworden.

Zunächst sind in den IHR (2005) allgemeine Menschenrechtsgrundsätze verankert. In Art. 3.1 der IHR (2005) heißt es: „Bei der Durchführung dieser Verordnungen werden die Würde, die Menschenrechte und die Grundfreiheiten der Personen in vollem Umfang geachtet". Die Menschenrechtsüberlegungen in den IHR (2005) lassen sich auf die Definition der Menschenrechte in der Präambel der 1948 ratifizierten Satzung der WHO zurückführen. „Das

Recht auf das erreichbare Höchstmaß an Gesundheit ist eines der Grundrechte eines jeden Menschen ohne Unterschied der Rasse, der Religion, der politischen Überzeugung, der wirtschaftlichen oder sozialen Stellung" (Satzung der WHO, 1946, S. 1). In diesem Artikel wird auch die Frage aufgeworfen, ob die IHR (2005) mit den bestehenden internationalen Menschenrechtsprinzipien übereinstimmen. Damit eine öffentliche Gesundheitspolitik rechtmäßig Einschränkungen der bürgerlichen und politischen Rechte auferlegen kann, muss sie einem dringenden öffentlichen oder sozialen Bedürfnis entsprechen, ein legitimes Ziel verfolgen, in einem angemessenen Verhältnis zu dem legitimen Ziel stehen und nicht restriktiver sein, als es zur Erreichung des angestrebten Ziels erforderlich ist. (VN-Wirtschafts- und Sozialrat, 1985). Solche rechtlich einschränkenden Maßnahmen müssen auch in nicht-diskriminierender Weise umgesetzt werden[10], und Personen, deren Rechte und Freiheit durch diese Maßnahmen beeinträchtigt werden, müssen mit humanitärem Geist, respektvoll und in würdiger Weise behandelt werden.[11] Die IHR (2005) als Ganzes spiegeln die Anforderungen der internationalen Menschenrechtskonventionen wider. In den Artikeln 23, 31 und 43 werden die Vertragsstaaten aufgefordert, „die Risiken für die öffentliche Gesundheit zu klären, um gesundheitspolitische Maßnahmen zu rechtfertigen, die dem Einzelnen auferlegt werden, und geeignete gesundheitspolitische Maßnahmen zu ergreifen, die nicht aufdringlicher und invasiver sein dürfen als andere Maßnahmen zur Erreichung eines angemessenen Gesundheitsschutzes". Diese Bestimmungen gelten auch für Empfehlungen, die die WHO im Rahmen der neuen IHR ausspricht. Art. 42 besagt, dass „alle Gesundheitsmaßnahmen in transparenter und nichtdiskriminierender Weise durchgeführt werden". Darüber hinaus legt Art. 32 fest, dass die Vertragsstaaten die Reisenden mit Achtung vor ihrer Würde, ihren Menschenrechten und Grundfreiheiten und minimieren die mit solchen Maßnahmen verbundenen Unannehmlichkeiten oder Ängste behandeln sollen, unter anderem: (a) alle Reisenden mit Höflichkeit und Respekt behandeln; (b) die geschlechtsspezifischen, soziokulturellen, ethnischen oder religiösen Belange der Reisenden berücksichtigen; und (c) angemessene Nahrung und Wasser, angemessene Unterbringung und Kleidung, Schutz für Gepäck und andere Besitztümer, angemessene medizinische Behandlung, Mittel zur notwendigen Kommunikation, wenn möglich in einer Sprache, die sie verstehen können, und andere angemessene Unterstützung für Reisende, die unter Quarantäne gestellt, isoliert oder medizinischen Untersuchungen oder anderen Verfahren für Zwecke der öffentlichen Gesundheit unterzogen werden, bereitstellen oder veranlassen.

Das Ausmaß, in dem die IHR (2005) Menschenrechtsprinzipien einbeziehen, hat erhebliche Auswirkungen auf ihre Auslegung und Umsetzung durch internationale Menschenrechtskonventionen. Wenn die Vertragsstaaten Menschenrechtserwägungen nicht in die Funktionsweise ihrer jeweiligen öffentlichen Gesundheitssysteme einbeziehen würden, wäre eine solche Einbindung der Menschenrechte in den IHR (2005) irrelevant. Genauso wie die Menschenrechtsprobleme im Zusammenhang mit dem Ausbruch von HIV/AIDS und anderen Problemen des öffentlichen Gesundheitswesens zeigen, hängt die Wirksamkeit der Menschenrechtskomponenten in den IHR (2005) vom politischen Engagement und Einhaltung durch die Mitgliedsstaaten ab.

Die IHR (2005) enthalten auch Bestimmungen zur informierten Einwilligung und zur Privatsphäre. In den Artikeln 23 und 31 heißt es: „Die Vertragsstaaten dürfen keine Gesundheitsmaßnahmen an Reisenden durchführen ohne deren vorherige ausdrückliche und informierte Einwilligung, außer in Situationen, die Zwangsmaßnahmen rechtfertigen." Art. 45 legt außerdem fest, dass Gesundheitsdaten, die ein Vertragsstaat von einem anderen Vertragsstaat oder von der WHO erhoben oder erhalten hat und die sich auf eine bestimmte oder bestimmbare Person beziehen, sind vertraulich zu behandeln. Die Vertragsstaaten können personenbezogene Daten offenlegen und verarbeiten, wenn dies für die Bewertung und Bewältigung eines Risikos für die öffentliche Gesundheit unerlässlich ist, müssen jedoch sicherstellen, dass die personenbezogenen Daten vertraulich behandelt werden. Auf Ersuchen kann die WHO dem Einzelnen, soweit dies möglich ist, seine persönlichen Daten zur Verfügung stellen.

Durch die Anerkennung der Bedeutung des Rechts auf informierte Einwilligung und des Rechts auf Schutz der Privatsphäre haben die neuen IHR die traditionellen Methoden des Gesundheitsregierens verbessert, während einige Probleme trotzdem bestehen bleiben. So sind beispielsweise Zwangsmaßnahmen, die ohne informierte Einwilligung durchgeführt werden, dem Schutz der Menschenrechte nicht förderlich. Außerdem sehen die IHR (2005) nicht vor, dass die Vertragsstaaten bei der Durchführung solcher Zwangsmaßnahmen notwendige und angemessene Maßnahmen zum Verfahrensgerechtigkeit ergreifen. In Bezug auf das Recht auf Privatsphäre überträgt Art. 45 den Vertragsstaaten die Verpflichtung, personenbezogene Gesundheitsdaten durch nationalstaatliches Recht zu schützen. Auch bei der Bewältigung von Krisensituationen im Bereich der öffentlichen Gesundheit sollten die Anforderungen an die Bestandteile zum Schutz der Privatsphäre den nationalen Vorschriften entsprechen. Diese Bestimmungen haben somit den Schutz der Privatsphäre einem unterschiedlichen Niveau des nationalstaatlichen Datenschutzes anstatt international anerkannten Datenschutzstandards unterworfen.

Viertens haben die IHR (2005) bis zu einem gewissen Grad die traditionellen Konzepte der nationalen Souveränität überwunden, nach denen das öffentliche Gesundheitssystem eines Landes eine interne Angelegenheit ist und nicht für ausländische Einmischung auf verschiedenen Wegen offensteht.

In den IHR (2005) wird die Bedeutung der nationalen Kapazitäten für die Aufrechterhaltung der Global Health Governance hervorgehoben. „Es ist klar, dass ein schwaches Gesundheitssystem gestärkt werden muss, damit nicht nur die Bevölkerung dieses Landes in den Genuss der besten Gesundheitsdienste kommt, sondern auch die globale Gesundheitssicherheit gewährleistet wird" (WHO, 2007, S. 63). In den Artikeln 5 und 13 der IHR (2005) werden die Vertragsstaaten aufgefordert, zentrale Überwachungs- und Reaktionskapazitäten zu entwickeln, zu stärken und aufrechtzuerhalten, was die Souveränität der Vertragsstaaten im Bereich der öffentlichen Gesundheit betrifft. Die früheren IHR beauftragten die Länder, die einschlägigen Kapazitäten der öffentlichen Gesundheit nur an der Ein- und Ausreisekontrolle zu stärken, wessen Gedanke noch auf dem alten Konzept aus dem 19. Jahrhundert beruht, dass die grenzüberschreitende Übertragung von Krankheiten durch konzentrierte Vorsichtsmaßnahmen in den Grenzgebieten verhindert werden konnte. Mit anderen Worten, die früheren IHR fokussierten sich darauf, wie man Krankheiten außerhalb des Landes eindämmen konnte, und nicht auf den Aufbau inländischer Krankheitsbewältigungs- und öffentlicher Gesundheitssysteme. Angesichts der häufigen Handelsströme und der Mobilität der Menschen kann eine solche Strategie keinesfalls geeignet sein, globale Epidemien zu bekämpfen. Der Schwerpunkt der IHR (2005) auf dem Aufbau interner Mechanismen im Bereich der öffentlichen Gesundheit ist eine proaktivere Strategie des globalen Gesundheitsregierens, die darauf abzielt, die Ausbreitung von Infektionskrankheiten an ihrem Ursprung zu kontrollieren und zu steuern. Mit der überarbeiteten Bestimmung wurde die Schwäche des globalen Gesundheitsregierens behoben, die sich aus der unzureichenden nationalen Überwachung und dem Fehlen von Notfallmechanismen ergibt. Da das interne öffentliche Gesundheitssystem eine Frage der nationalen Souveränität ist, geht die Bestimmung, die die internen Reaktionsmechanismen der öffentlichen Gesundheit regelt, über das traditionelle Konzept der nationalen Souveränität hinaus. Natürlich räumen die IHR (2005) den Mitgliedstaaten auch ein gewisses Maß an Flexibilität beim Aufbau von Kapazitäten im öffentlichen Gesundheitswesen ein. So heißt es beispielsweise in Art. 5, dass jeder Vertragsstaat so bald wie möglich – spätestens jedoch in fünf Jahren nach Inkrafttreten dieser Regelungen – die Fähigkeit entwickelt, stärkt und erhält, Ereignisse zu erkennen, auf sie zuzugreifen, sie zu melden und darüber Bericht zu erstatten; der Vertragsstaat darf der WHO auf der Grundlage eines begründeten Bedarfs und eines durchgeführten Plans Bericht erstatten und dabei eine Verlängerung um zwei Jahre erwirken; der Vertragsstaat kann den Generaldirektor um eine weitere Verlängerung von höchstens zwei Jahren ersuchen, der dann eine Entscheidung trifft.

Obwohl in den Bestimmungen der IHR (2005) über Überwachungs- und Reaktionskapazitäten die entscheidende Notwendigkeit des Aufbaus von Kapazitäten anerkannt wird, bleiben Fragen hinsichtlich der Verwirklichung dieses Ziels offen. Die drängendste Frage betrifft die Verfügbarkeit der finanziellen und technischen Ressourcen, die zur Verbesserung der nationalen Kernkapazitäten erforderlich sind. Dies gilt insbesondere für Entwicklungsländer, in denen unzureichende Investitionen, Lähmung der Gesundheitsinfrastruktur aufgrund des Mangels an ausgebildetem Personal und Beschädigung der Gesundheitsinfrastruktur durch bewaffnete Konflikte und Naturkatastrophen häufig zu einem akuten Mangel an den erforderlichen Ressourcen geführt haben. Für einige Entwicklungsländer ist es besonders schwierig, wirksam auf Krisen der öffentlichen Gesundheit zu reagieren. Erschwerend kommt hinzu, dass Ereignisse von internationalem Interesse im Bereich der öffentlichen Gesundheit eher in Entwicklungsländern stattfinden, die nicht über zureichende Infrastruktur der öffentlichen Gesundheit verfügen. Das Ziel der WHO, den Entwicklungsländern beim Aufbau von Kapazitäten der öffentlichen Gesundheit zu helfen, liegt außerhalb ihrer Reichweite. Auch die neuen IHR verpflichten die Vertragsstaaten nicht dazu, finanzielle und technische Ressourcen zur Unterstützung des Kapazitätsaufbaus in anderen Ländern bereitzustellen. In Art. 44 der IHR (2005) werden die Vertragsstaaten zwar aufgefordert, finanzielle und technische Ressourcen bereitzustellen, doch sind diese Bestimmungen nicht verbindlich. Angesichts des Finanzbedarfs für die Bewältigung globaler Gesundheitsprobleme, z. B. zur Verbesserung des Zugangs zur AIDS-Behandlung und zur Erreichung der gesundheitsbezogenen Millenniums-Entwicklungsziele der Vereinten Nationen, enthalten die IHR (2005) weder genaue Angaben dazu, wie die Kernkompetenzen erfüllt werden sollen, noch bieten sie eine klare Lösung und Strategie.

Die IHR (2005) verpflichten die Vertragsstaaten, gesundheitliche Notfälle von internationalem Belang zu melden. Gemäß Art. 6 ist jeder Vertragsstaat verpflichtet, der WHO alle Ereignisse in seinem Hoheitsgebiet zu melden, die eine gesundheitliche Notlage von internationalem Belang darstellen könnten.

Es bleibt jedoch eine ernste Frage, ob ein Vertragsstaat über ausreichende Überwachungskapazitäten verfügt oder diese entwickeln kann, um diese Verpflichtungen zu erfüllen. Es gibt noch ein weiteres Problem bei der Meldepflicht. Einige Vertragsstaaten könnten sich dafür entscheiden, Krankheiten, die unter die IHR fallen, nicht zu melden, weil sie befürchten, dass andere Länder übermäßige Handels- und Reisebeschränkungen einführen werden. Wenn auch umfassendere und strengere Meldepflichten die Anreize der Vertragsstaaten zum Verstoß gegen diese Vorschrift schwächen könnten, sind sie immerhin kein sicherer Schutz vor den Folgen der Nichteinhaltung, denn die WHO selbst ist ein „zahnloser Gesundheitsaufseher" (Ho, 2006). Sie verfügt einfach nicht über einen Durchsetzungs- oder Bestrafungsmechanismus für den Fall eines Verstoßes gegen die Verpflichtungen.

In den IHR (2005) werden nichtstaatliche Akteure formell als eine ihrer Informationsquellen genannt. Einer der Hauptgründe, warum die früheren IHR nicht effektiv funktionierten, zeigt sich in der Tatsache, dass sie die Informationsquellen für die WHO auf die staatlichen Parteien beschränkten. Aus Angst vor massiven wirtschaftlichen Verlusten im Falle von Embargos und Quarantänen weigerten sich einige Regierungen, die WHO über Vorfälle zu informieren, benötigte Informationen zu liefern oder zu kooperieren. Einige waren aufgrund technischer Beschränkungen nicht in der Lage, relevante Informationen über Ausbrüche zu überwachen. Diese Einschränkung der Informationsquellen behinderte die Fähigkeit der WHO, auf Krankheitsausbrüche zu reagieren. In den IHR (2005) ist eindeutig festgelegt, dass inoffizielle Informationen u. U. Vorrang vor offiziellen Informationen haben können, wodurch die Informationskanäle der WHO erweitert werden. „Hinsichtlich der Kontrolle der Infektionskrankheiten war ein wesentliches Merkmal der in den 1990er-Jahren entstandenen Global Health Governance die direkte Beteiligung nichtstaatlicher Akteure an der Überwachung von Krankheitsausbrüchen und -ereignissen" (Fidler, 2004, S. 132–133). Diese Praxis ist nun formell in die IHR (2005) aufgenommen worden. Die Art. 9 und 10 erlauben es der WHO, Berichte aus anderen Quellen als Notifikationen oder Konsultationen zu berücksichtigen und die betroffenen Vertragsstaaten, in deren Hoheitsgebiet sich die Ereignisse angeblich ereignen sollten, zur Untersuchung und Verifizierung zu veranlassen. Die letzteren sind dazu verpflichtet.

Tatsächlich hat die WHO seit Beginn des Revisionsprozesses der IHR erkannt, dass der Zugang zu nichtstaatlichen Informationsquellen für den Aufbau eines wirksamen globalen Überwachungssystems von entscheidender Bedeutung ist. Der Einsatz von Telekommunikation bei der Verifizierung und

Inspektion von Krankheiten ist zunehmend zu einem neuen Phänomen im globalen Gesundheitsregieren geworden. Das *Global Outbreak Alert and Response Network* (GOARN) der WHO hat sich neue Informationstechnologien, einschließlich des World Wide Web, zunutze gemacht, um ein kollaboratives Netzwerk von Institutionen und Experten zu bilden, das personelle und technische Ressourcen bündelt. GOARN ist in der Lage, Krankheitsausbrüche von internationaler Bedeutung zu erkennen, zu bestätigen und darauf zu reagieren; außerdem kann es innerhalb von 24 Stunden Reaktionsteams in die ganze Welt entsenden, um den zuständigen Stellen des betroffenen Landes direkte Unterstützung zu leisten. Dieses Netz kann große Lücken aufgrund unzureichender nationalstaatlicher Kapazitäten überbrücken und die globale Gesundheit schützen, wenn ein Land aus politischen Erwägungen oder anderen Gründen die Meldung eines Ausbruchs verzögert. Es spielt eine wichtige Rolle bei der wirksamen Umsetzung der Funktionen der neuen IHR. Während des SARS-Ausbruchs hat die WHO ihre Fähigkeit unter Beweis gestellt, Informationen aus nichtstaatlichen Quellen zu erhalten. Nichtregierungsorganisationen, die der WHO unterstehen, verfügen über Informationskanäle, die der WHO das Recht geben, von den Mitgliedstaaten zu verlangen, dass sie die Informationen aus diesen Kanälen überprüfen sollen. Diese Bestimmungen bieten den Mitgliedstaaten einen Anreiz, die Meldepflicht zu erfüllen. Ein Mitgliedstaat, der mit einer Bedrohung der öffentlichen Gesundheit konfrontiert ist und die negativen wirtschaftlichen Auswirkungen minimieren möchte, tut daher gut daran, seine Zusammenarbeit mit der WHO und anderen Ländern aufrechtzuerhalten. „Diese Quelle von Informationen und Überprüfungsregeln stellt das globale Gesundheitsregieren über die nationalstaatliche Souveränität" (Fidler & Gostin, 2006, S. 90).

Die IHR (2005) räumen der WHO zusätzlich noch zwei wichtige und bisher nicht gekannte Befugnisse ein. Erstens wird die WHO ermächtigt, zu entscheiden, ob ein Krankheitsausbruch eine gesundheitliche Notlage von internationaler Tragweite darstellt. Art. 12 besagt, dass

> der Generaldirektor auf der Grundlage der Informationen bestimmt, die er insbesondere von dem Vertragsstaat erhält, in dessen Hoheitsgebiet ein Ereignis auftritt, ob es sich um eine gesundheitliche Notlage von internationaler Tragweite handelt. Obwohl der Generaldirektor den Vertragsstaat, in dem die Krankheit aufgetreten ist, konsultieren muss, ist er nicht an die Ansichten der Vertragsstaaten gebunden.

Mit anderen Worten: Das Recht der WHO, Maßnahmen zu ergreifen, hat Vorrang vor der Verweigerung der Zusammenarbeit durch einen Vertragsstaat.

In den Artikeln 2, 15 und 16 ist festgelegt, dass der Generaldirektor, wenn er feststellt, dass eine gesundheitliche Notlage von internationalem Belang vorliegt, unverbindliche, zeitlich befristete Empfehlungen an die Vertragsstaaten über die am besten geeigneten Reaktionsmöglichkeiten ausspricht. Der Generaldirektor kann auch unverbindliche, ständige Empfehlungen zur routinemäßigen, regelmäßigen Anwendung von Gesundheitsmaßnahmen für spezifische, andauernde Risiken für die öffentliche Gesundheit herausgeben. Die neuen IHR enthalten Kriterien für den Erlass vorübergehender oder ständiger Empfehlungen und Beispiele für die Art der von der WHO empfohlenen Maßnahmen. Diese Befugnisse ermöglichen der WHO, eine Vorreiterrolle bei der Verabschiedung wissenschaftlicher Maßnahmen zu übernehmen, um ein angemessenes Gleichgewicht zwischen dem Gesundheitsschutz, der Achtung der Menschenrechte und der Berücksichtigung von Handelsbelangen herzustellen.

Obwohl die Vertragsstaaten rechtlich nicht verpflichtet sind, die vorübergehenden oder langfristigen Empfehlungen der WHO zu befolgen, enthalten die IHR (2005) verbindliche Beschränkungen für die Arten von Gesundheitsmaßnahmen, die die Vertragsstaaten ergreifen können, um Gefahren für die öffentliche Gesundheit zu begegnen. Ziel dieser Beschränkungen ist es, das Höchstmaß an gesundheitlicher Sicherheit bei minimaler Beeinträchtigung der Verkehrs- und Menschenrechte zu gewährleisten. Art. 31 legt fest, dass „invasive medizinische Untersuchungen, Impfungen oder andere Prophylaxen nicht als Bedingung für die Einreise von Reisenden in das Hoheitsgebiet eines Vertragsstaates verlangt werden dürfen". In Art. 35 heißt es weiter: „Im internationalen Verkehr dürfen keine anderen Gesundheitspapiere als die in diesen Vorschriften oder in den Empfehlungen der WHO vorgesehenen verlangt werden". In den Artikeln 37 bis 39 der neuen IHR wurden auch die gesundheitspolitischen Maßnahmen angepasst, die die Vertragsstaaten auf Schiffen, Flugzeugen, Fracht und Containern ergreifen können, und die Arten der für Schiffe und Flugzeuge erforderlichen Gesundheitspapiere vereinheitlicht. Sie erlauben es den Vertragsstaaten, im Einklang mit ihrem nationalen Recht und ihren internationalen Verpflichtungen Gesundheitsmaßnahmen zu ergreifen, um auf spezifische Gefahren für die öffentliche Gesundheit oder auf Notfälle im Bereich der öffentlichen Gesundheit von internationalem Interesse zu reagieren. Art. 43 legt aber auch fest, dass

diese Maßnahmen auf wissenschaftlichen Grundsätzen, verfügbaren wissenschaftlichen Erkenntnissen und verfügbaren Informationen der WHO und anderer einschlägiger zwischenstaatlicher Organisationen und internationaler Gremien

beruhen müssen. Diese Maßnahmen dürfen den internationalen Verkehr nicht stärker einschränken und nicht stärker in die Privatsphäre von Personen eingreifen als
vernünftigerweise verfügbare Alternativen, mit denen ein angemessenes Gesund-
heitsschutzniveau erreicht werden kann.

Diese Bestimmungen weisen einen ähnlichen Weg wie das WTO-
Übereinkommen über die Anwendung gesundheitspolitischer und pflanzenschutzrechtlicher Maßnahmen, das sich mit Gesundheitsschutzmaßnahmen
befasst. Die IHR (2005) weichen jedoch insofern von dem Übereinkommen
ab, indem sie keinen starken Durchsetzungsmechanismus für den Fall vorsehen, dass der Vertragsstaat seinen Gesundheitsverpflichtungen nicht gemäß
den Mandaten nachkommt. Die Umsetzung des Übereinkommens wird durch
die obligatorischen Streitbeilegungsverfahren der WTO erleichtert, während
der Streitbeilegungsmechanismus in den IHR (2005) freiwilliger Natur ist. Das
Fehlen von Durchsetzungsmechanismen in den IHR (2005) deutet an, dass es
fraglich wird, ob die Vertragsparteien die Bestimmungen überhaupt einhalten.

3.3.3 Politische Streitigkeit in den IHR (2005)

Bei der Überarbeitung der IHR (2005) traten drei politische Konflikte in den
Vordergrund, die sich auf die künftige Effizienz der IHR auswirken. Da es den
Vertragsparteien nicht gelang, einen Konsens zu erzielen, entschied sich die
WHO schließlich dafür, diese Punkte absichtlich vage zu formulieren, was die
Unzulänglichkeit der WHO in Bezug auf die von ihr angestrebten künftigen
Aufgaben untermauert.

3.3.3.1 Konflikte zwischen den IHR (2005) und anderen
internationalen Regimen

Die erweiterte Liste der Krankheiten bringt die IHR (2005) in einen Kompe-
tenzkonflikt mit anderen internationalen Mechanismen, die ebenfalls mit der
Bewältigung transnationaler Gesundheitsrisiken betraut sind. Zu diesen Organisationen gehören die Internationale Atomenergie-Organisation (die für nukleare
Unfälle zuständig ist), die WTO (die Gesundheitsmaßnahmen zur Beschränkung
des internationalen Handels erlässt) und die Codex-Alimentarius-Kommission,
die Lebensmittelstandards und -richtlinien zum Schutz der Gesundheit von
Verbrauchern und zur Förderung der Handelssicherheit festlegt. Trotz Bemühungen der WHO, sich mit verschiedenen anderen internationalen Organisationen abzustimmen, machen es Diskrepanzen in Bezug auf Ziel und Funktion
schwer, die IHR (2005) mit konkurrierenden Politiken dieser Organisationen in

Einklang zu bringen. Da sich so viele internationale Organisationen die Gesetz-gebungsbefugnis in Gesundheitsfragen teilen, werden die Bemühungen, Richt-linien zu erlassen und Verpflichtungen aufzuerlegen, leicht zerstreut und werden unwirksam (Genebra, 2002, S. 1). Die Konflikte zwischen den IHR (2005) und anderen internationalen Regimen haben zu einer „institutionellen Überlas-tung" des globalen Gesundheitsregierens geführt.

3.3.3.2 Konflikte in den Beziehungen zwischen WHO und BWÜ

Was die Beziehung zwischen der WHO und dem BWÜ betrifft, so besteht ein Konflikt darin, ob der in den IHR (2005) festgelegte Umfang der Notifizierung auch Risiken für die öffentliche Gesundheit im Zusammenhang mit biologi-schen, chemischen und radioaktiven Waffen umfassen würde. Es ist höchst umstritten, Bestimmungen zu erlassen, die für die absichtliche Freisetzung solcher Stoffe gelten. Die IHR (2005) verlangen von den Vertragsstaaten nur dann, dass sie Informationen an die WHO weitergeben, wenn sie Beweise für eine beabsichtige Freisetzung dieser Stoffe in ihrem Hoheitsgebiet haben. Der Sinn dieser Bestimmung besteht darin, dass die Reaktionen in der Gesundheits-politik der Schwere der Gesundheitskrise angemessen sein sollten, unabhängig davon, ob es sich um einen natürlich auftretenden oder einen absichtlich ein-geführten Erreger handelt. Die Bestimmung ist jedoch politisch umstritten, da sie sich auf nationale und internationale Sicherheitsfragen im Zusammenhang mit Massenvernichtungswaffen bezieht. Es gibt bereits Vorläufer und Leitli-nien für die Reaktion der WHO auf Zwischenfälle mit Massenvernichtungs-waffen. So veröffentlichte die WHO beispielsweise 1970 die erste Ausgabe von „Gesundheitsaspekte der biologischen und chemischen Waffen" (*Health aspects of biological and chemical weapons*). Nach den Milzbrandanschlägen in den Ver-einigten Staaten erstellte das WHO-Sekretariat im Frühjahr 2002 in Vorbe-reitung auf die 55. Weltgesundheitsversammlung einen Bericht mit dem Titel „*The deliberate use of biological and chemical agents to cause harm: public health response*". In diesem Bericht wird vorgeschlagen, dass „die grundlegende Aktivi-tät der Organisation in diesem Bereich darin besteht, die Warn- und Reaktions-systeme für Krankheiten auf allen Ebenen zu stärken, da ein solches System Krankheiten, die möglicherweise absichtlich herbeigeführt werden, aufspüren und auf sie reagieren kann" (WHO, 2002, S. 2). Als Reaktion auf mögliche biologische Angriffe hat die WHO 2004 eine neue Veröffentlichung mit dem Titel „*Public health response to biological and chemical weapons: WHO guidance*". Die absichtliche Freisetzung von Infektionskrankheiten in den Geltungsbereich der IHR (2005) einzubeziehen, bedeutet jedoch, dass die WHO möglicherweise in hochsensible politische Bereiche verwickelt würde, einschließlich der Tatsache, dass sie feststellen muss, ob ein Vertragsstaat gegen das BWÜ verstoßen hat. Einige behaupten, dass die Verwicklung der WHO in nationale und internationale Sicherheitspolitik ihren Kernaufgaben im Bereich der öffentlichen Gesundheit abträglich ist. Die WHO schlittert in eine „gefährliche Position", in der ihre „politische Neutralität" untergraben werden würde (Pearson, 2005, S. 16). Die Vereinigten Staaten und ihre Verbündeten unterstützen nachdrücklich die Rolle der WHO bei der Untersuchung verdächtiger Vorfälle des biologischen Terrorismus, während einige Entwicklungsländer, darunter Pakistan und der Iran, diese Praxis ablehnen, zum einen, weil sie befürchten, von der WHO aufgefordert zu werden, hochsensible Sicherheitsinformationen abzugeben, zum anderen, weil sie glauben, dass die WHO Gefahr läuft, politisiert zu werden, was zum Zusammenbruch des Überwachungssystems dieser Organisation führen könnte (Check, 2005, S. 686).

Ein weiterer Konflikt besteht in der Frage, ob die WHO zur Einhaltung des BWÜ beitragen sollte. Das 1975 verabschiedete BWÜ ist der erste multilaterale Abrüstungsvertrag, der eine ganze Kategorie von Massenvernichtungswaffen verbietet. Es wurde von insgesamt 151 Ländern ratifiziert und ist ein wesentlicher Bestandteil des internationalen Abrüstungssystems und bildet einen VN-zentraslisierten, internationalen Rahmen für kollektive Sicherheit. Die Einhaltung des BWÜ ist von entscheidender Bedeutung für die Verhinderung von Bioterrorismus, da Terroristen am ehesten in der Lage sind, biologische Waffen aus einem der Mitgliedsstaaten zu erwerben. Glücklicherweise gibt es bis heute keine Anzeichen dafür, dass Terroristen in der Lage sind, solche Waffen eigenständig zu entwickeln, oder dies bald vermögen werden. Kein Staat würde seine eigene Sicherheit riskieren, indem er Terroristen direkt mit biologischen Waffen versorgt. Terroristen würden eher ein nationales biologisches Projekt kaufen, stehlen oder in ein solches eindringen als den kostspieligen und zeitaufwendigen Entwicklungsprozess biologischer Waffen nachzuvollziehen (Rosenberg, 2007, S. 7). Einige behaupten, dass die bei den Milzbrandanschlägen verwendeten Virensporen mit ziemlicher Sicherheit aus einem Verteidigungslabor in den Vereinigten Staaten stammten (Rissanen, 2002, S. 710). Eine Folge dieser Vermutung ist, dass die Wirksamkeit des BWÜ in hohem Maße die Chancen für eine erfolgreiche Bekämpfung des biologischen Terrorismus bestimmen kann. Sollte die WHO auch eine Rolle dabei spielen, die Länder zur Einhaltung des BWÜ zu zwingen, das eng mit der Bekämpfung des biologischen Terrorismus verbunden ist, wenn sie schon bei der Prävention des biologischen Terrorismus funktionieren soll?

Seit 2002 haben acht Überprüfungskonferenzen des BWÜ stattgefunden. Auf den Konferenzen wurde über die Überwachung und Kontrolle des Einsatzes biologischer Waffen und über vermutete Ausbrüche von Infektionskrankheiten diskutiert. Die WHO hat an jeder Überprüfungskonferenz teilgenommen. Wenn die WHO „jeden Ausbruch einer Infektionskrankheit" verifizieren und untersuchen würde, wie es in den IHR (2005) heißt, würde sie die Einhaltung des BWÜ durchsetzen. Die Stärkung der globalen Krankheitsüberwachungskapazitäten der WHO wird dazu beitragen, die Wirksamkeit des BWÜ zu verbessern. Wenn die WHO die Inspektionsfunktion wahrnimmt, wird sie dazu beitragen, die Einhaltung des BWÜ durch die Mitgliedsstaaten zu überwachen. Allerdings gibt es unter den WHO-Mitgliedsländern erhebliche Meinungsverschiedenheiten über die Beziehung zwischen der WHO und dem BWÜ. Die Vereinigten Staaten sind der Ansicht, dass die WHO eine wichtige Rolle bei der Einhaltung des BWÜ spielen sollte, aber Brasilien und einige andere Länder lehnen die Beteiligung der WHO entschieden ab. Ihre Ansicht deckt sich mit der, die einige Wissenschaftler an anderer Stelle vertreten haben:

> Wenn die Länder die WHO-Mitarbeiter oder -Berater als Geheimdienstagenten wahrnehmen, die sowohl für die Untersuchung von Vertragsverletzungen als auch von Gesundheitsfragen zuständig sind, sind sie möglicherweise nicht bereit, Ausbrüche sofort zu melden und zögern, die WHO um Hilfe zu bitten oder ihr die Einreise zu gestatten.
>
> (Woodall, 2005, S. 651)

Es gibt auch Bedenken, dass der Auftrag der WHO im Bereich der öffentlichen Gesundheit an Schwung verlieren könnte, wenn sie verpflichtet wird, zu untersuchen, ob ein Vertragsstaat gegen das BWÜ oder eine Resolution des VN-Sicherheitsrats verstoßen hat (Pearson, 2005). Auf jeden Fall hat die WHO auch versucht, sich nicht an Überwachungsaktivitäten zu beteiligen, die über ihr Gesundheitsmandat hinausgehen. In ihrem Arbeitsprogramm für den Zweijahreszeitraum 2004–2005 erklärte die WHO mit der folgenden Erklärung ihren Versuch, sich vom BWÜ zu distanzieren:

> Die Abrüstungs- und Nichtverbreitungsdimensionen des BWÜ liegen eindeutig außerhalb des Mandats der WHO im Bereich der öffentlichen Gesundheit. Dies erklärt, warum der Schwerpunkt der Arbeit der WHO im Bereich der absichtlich verursachten Krankheiten auf der Bereitstellung der öffentlichen Gesundheitseinrichtungen und der Reaktion auf den absichtlichen Einsatz von Gesundheit beeinträchtigenden biologischen Agenzien liegt.
>
> (WHO, 2004)

Angesichts der unterschiedlichen Auffassungen der Mitgliedstaaten über das Verhältnis zwischen den Meldepflichten der WHO im Bereich der öffentlichen Gesundheit und dem BWÜ behandelt die WHO diese Frage mit einem gewissen Maß an Unklarheit. In den neuen IHR wird der Grad der WTO-Beteiligung an der Untersuchung von Bioterrorismus nicht klar umrissen. Sie gehen weder ausdrücklich darauf ein, wie Informationen über verdächtige vorsätzliche Freisetzungen von nuklearen, biologischen oder chemischen Substanzen weitergegeben werden sollen, noch legen sie fest, wie die WHO ihre Rolle bei der Einhaltung des BWÜ wahrnehmen soll. Es gibt nur zwei obskure Bestimmungen in den IHR, die diese Frage berühren. Die eine findet sich in Art. 7: „Hat ein Vertragsstaat Anhaltspunkte für ein unerwartetes oder ungewöhnliches Ereignis im Bereich der öffentlichen Gesundheit in seinem Hoheitsgebiet, ungeachtet des Ursprungs oder der Quelle, das eine gesundheitliche Notlage von internationalem Belang darstellen kann, so übermittelt er der WHO alle einschlägigen Informationen über die öffentliche Gesundheit". Zum anderen heißt es in Art. 14: „Die WHO arbeitet bei der Durchführung dieser Verordnungen gegebenenfalls mit anderen zuständigen zwischenstaatlichen Organisationen oder internationalen Gremien zusammen und koordiniert ihre Tätigkeiten unter anderem durch den Abschluss von Vereinbarungen und anderen ähnlichen Regelungen" (WHO, 2005). Auch Fidler (2005) hat in seiner Untersuchung zum internationalen Gesundheitsrecht auf diese „Unklarheit" (S. 335) hingewiesen. Obwohl die von der WHO gesammelten und analysierten Informationen zur Verhinderung von Bioterrorismus und zur Beurteilung der Frage, ob ein Land gegen einen Waffenkontrollvertrag oder eine Resolution des Sicherheitsrates verstoßen hat, verwendet werden können, wird der WHO in den IHR (2005) weder die Aufgabe übertragen, solche Informationen zu bewerten, noch wird ihr dies ausdrücklich untersagt. Indem die IHR (2005) der WHO ein gewisses Maß an Flexibilität zugestehen, säen sie auch die Saat für Konflikte zwischen den Mitgliedstaaten in diesen Fragen.

Trotz der zuvor analysierten Schwächen und Kontroversen sind die IHR (2005) immer noch ein beispielloses Regime für das globale Gesundheitsregieren, der die Beziehung zwischen internationalen Mechanismen und der öffentlichen Gesundheit definiert. Sie verkörpern den Trend, globale Gesundheitsfragen zu sichern, und könnten durchaus zum zentralen Regime für das globale Gesundheitsregieren im 21. Jahrhundert werden. Der Beitrag, den sie zum globalen Gesundheitsregieren leisten, ist von epochaler Bedeutung. Sie haben den Ländern einen Rahmen für den Aufbau einer engeren internationalen Zusammenarbeit im Gesundheitsbereich und besserer nationaler

Gesundheitskapazitäten geboten. Sie haben der grenzüberschreitenden Zusammenarbeit für horizontale Public Health Governance sowie Bestrebungen innerhalb einer Landesgrenze für vertikale Public Health Governance neue Impulse gegeben. Natürlich sind die IHR weder Wundermittel noch Allheilmittel. Jahrzehntelang war es immer eine Herausforderung, die Einhaltung der IHR durch die Mitgliedstaaten zu gewährleisten. Die Kontroversen um das aggressive Vorgehen der WHO während der SARS-Epidemie könnten die Organisation davon abhalten, ähnliche Maßnahmen zu ergreifen, wie sie in den IHR (2005) vorgesehen sind. Darüber hinaus deuten die schwächer werdenden globalen und lokalen Kapazitäten im Bereich der öffentlichen Gesundheit darauf hin, dass die Bemühungen der WHO zur Verbesserung der Gesundheitsbedingungen in den Entwicklungsländern im Laufe der Zeit nicht sehr effektiv waren. Die Umsetzung der neuen IHR wird die Situation nicht so bald ändern, vor allem, weil sie die Industrieländer nicht dazu verpflichten, einem anderen Land, das von einer gesundheitlichen Notlage betroffen ist, Soforthilfe zu leisten. Ohne die finanzielle Unterstützung der Industrieländer stehen die eigenen Hilfsprogramme der WHO auf wackligen Beinen. In der Vergangenheit wurden die Mitgliedstaaten zur Vermeidung von Gesundheitsmaßnahmen, die den Handel einschränken oder die Menschenrechte verletzen könnten, gezwungen, die einschlägigen internationalen Beschränkungen einzuhalten; dennoch kam es selbst unter diesen Umständen häufig zu Verstößen. Die Einhaltung der IHR (2005) wird trotz ihrer Vorteile gegenüber der alten Fassung nicht unbedingt besser sein. Es gibt immer noch Lücken in der Abdeckung dringender globaler Gesundheitsprobleme, wie z. B. die Verschlechterung des Zugangs zur AIDS-Behandlung in den Entwicklungsländern und die Abwanderung von Gesundheitspersonal aus den Entwicklungsländern in die Industrieländer.

3.4 Die Grenzen der WHO im globalen Gesundheitsregieren

Die WHO spielt heute eine unverzichtbare Rolle im globalen Gesundheitsregieren. Einige Wissenschaftler vertraten sogar die Ansicht, dass „die WHO auf dem Weg ist, ein Gesundheitsministerium für die Welt zu werden" (Cooper et al., 2007, S. 19). Als zwischenstaatliche Organisation ist sie jedoch in Sackgassen getreten, die sich aus kollektiven Maßnahmen und politischen Faktoren der wichtigsten Länder ergeben. Die Effizienz der WHO-Governance, insbesondere im Hinblick auf die Einhaltung der IHR (2005) durch die Mitgliedstaaten, ist unterschiedlich. Insgesamt hängt die Effizienz der WHO-Governance-Bemühungen im Bereich der globalen Gesundheit von den folgenden Faktoren ab.

3.4.1 Politisierung der WHO

Politisierung bezieht sich auf die Praxis der Einführung politischer Agenden in eine nicht-politische Institution durch ihre Mitgliedstaaten, was zu Funktionsstörungen führt, wenn die eingeführte Agenda den Aufgabenbereich der Institution überschreitet. Internationale Organisationen sind so konzipiert, dass sie einen Kommunikationskanal für politische Einheiten (Mitgliedstaaten) sowohl bei der Zusammenarbeit als auch bei Streitigkeiten bieten, wodurch die Organisationen politischen Rivalitäten zwischen den Parteienstaaten ausgesetzt sind. Sie sind dem Machtkampf der Nationalstaaten unterworfen (Verbeek, 1998, S. 17). Die WHO ist keine Ausnahme von diesem Trend. Sie ist vor Politisierung nicht sicher, trotz ihrer konsequenten Bemühungen, ihre funktionale Neutralität zu wahren, indem sie sich von internationalen Regimen distanziert, die in traditionelle politische Angelegenheiten verwickelt sind, politische Themen blockiert, die außerhalb ihres Mandats liegen, und sich auf grenzüberschreitende, medizinische und gesundheitstechnische Zusammenarbeit konzentriert, um „das höchstmögliche Maß an Gesundheit für alle Menschen zu erreichen". Auf der Weltgesundheitsversammlung 1983 sprach sich Dr. Halfdan Mahler, der damalige Generaldirektor der WHO, nachdrücklich gegen die Behandlung politischer Fragen in der Weltgesundheitsversammlung aus: „Wenn wir uns in Bereiche begeben, die außerhalb des Mandats der Satzung liegen, begeben wir uns in ein Minenfeld, das wir die ganze Zeit zu vermeiden versucht haben" (Williams, 1987, S. 63). In der Tat ist die Politisierung in der WHO im Laufe ihrer Geschichte immer wieder aufgetreten und reicht bis ins Jahr 1850 zurück, als die internationale Zusammenarbeit im Gesundheitsbereich ihren Anfang nahm. Dr. Henry Kissinger kritisierte diesen Trend Mitte der 1970er Jahre, als er feststellte, dass die Fachorganisationen dazu neigen, sich mit politischen Erwägungen zu befassen (Nerfin, 1976, S. 86). In den 1980er-Jahren äußerten auch einige Wissenschaftler ihre Besorgnis über den Trend zur Politisierung der Sonderorganisationen der Vereinten Nationen (Cox, 1994, S. 99–113). „Die Politisierung der WHO ist nichts Neues" (Siddiqi, 1995, S. 30). Sie kommt in den folgenden Aspekten voll zum Ausdruck.

Erstens sind die institutionelle Struktur und das Arrangement der WHO politisiert. Die wichtigsten Organe der WHO sind die Weltgesundheitsversammlung, der Exekutivrat und das Sekretariat. Die Weltgesundheitsversammlung setzt sich aus Delegierten der Mitgliedsstaaten zusammen. Jedes Mitglied kann nicht mehr als drei Delegierte entsenden. Obwohl die Delegierten aufgrund ihrer Fach- oder Führungskompetenz im Gesundheitsbereich ausgewählt werden, vertreten sie auch die Interessen ihrer jeweiligen Regierung. Daher übernehmen diese Fachleute im Interessenkonflikt für ihr Land zusätzlich eine diplomatische Rolle. Einige Mitglieder haben die von der WHO gebotene Plattform genutzt, um ihre politische Position zu vertreten. Während des Kalten Krieges wurde die Weltgesundheitsversammlung zu einer politischen Arena zwischen Israel, das von den Vereinigten Staaten unterstützt wurde, und den arabischen Ländern, die von der Sowjetunion unterstützt wurden. Darüber hinaus ist der Exekutivrat ebenso anfällig für politische Einflussnahme. Vom Vorstand wird erwartet, dass er alle Mitgliedsstaaten der Organisation vertritt und nicht nur die Länder, aus denen die Vorstandsmitglieder ausgewählt werden. Die Vorstandsmitglieder werden in der Satzung als „Einzelpersonen" bezeichnet, d. h. sie werden aufgrund ihrer fachlichen Kompetenz und nicht aufgrund ihrer politischen Zugehörigkeit ausgewählt. Daher sollen sie ihre Standpunkte unabhängig von den Positionen ihrer jeweiligen Regierungen vertreten. Diese Bestimmung beruht auf dem Grundsatz, dass das Gesundheitswesen von Natur aus unpolitisch ist. Ob der Ausschuss jedoch in der Praxis die Politik ausblenden kann, ist eine ganz andere Frage. Bei der Erörterung technischer Fragen mag er dazu in der Lage sein, aber sicher nicht, wenn internationale Politik, die Wahl des Generaldirektors und ein Haushaltsvorschlag auf der Tagesordnung stehen. Daher ist „die Unabhängigkeit des Exekutivrates ein Mythos" (Beigbeder, 1997, S. 32).

Zweitens sind die normativen Funktionen der WHO politisiert. Als internationale Sonderorganisation ist die WHO in der Tat „selten in politische Fragen wie internationale und regionale Sicherheit involviert" (Slaughter, 2004, S. 22). Aber es stimmt auch, dass sie sich in den letzten Jahren für sicherheitspolitische Themen außerhalb ihres traditionellen Umfelds interessiert und damit normative Veränderungen ausgelöst hat. So ist die Haltung der WHO zu Atomwaffen eindeutig das Ergebnis des politischen Tauziehens zwischen nuklearen und nicht-nuklearen Staaten. Im Jahr 1993 ersuchte der damalige Generaldirektor der WHO auf der Grundlage der im Mai 1993 verabschiedeten Resolution WHA46.40 den Internationalen Gerichtshof (IGH) um ein Gutachten zu der Frage, ob der Einsatz von Atomwaffen durch ein Land gegen seine völkerrechtlichen Verpflichtungen einschließlich der Satzung der WHO verstoßen würde, da er negative Auswirkungen auf die Gesundheit hätte.[12] Der IGH lehnte es 1996 ab, in dieser Angelegenheit zu entscheiden, und verwies darauf, dass es viele Gründe für eine Verschlechterung der menschlichen Gesundheit gebe; ob die Gründe nun legal seien oder nicht, „ist keine Entschuldigung für die WHO, Maßnahmen zur Verhinderung dieser Folgen zu ergreifen". „Der Einsatz von Atomwaffen hat immer gesundheitliche und ökologische Folgen. Dies bedeutet jedoch nicht, dass die Diskussion über die Rechtmäßigkeit des Einsatzes in den Zuständigkeitsbereich der WHO fällt" (Shao, 2006, S. 518–537). Die Stellungnahme des IGH deutet darauf hin, dass er den von der WHO eingereichten politisierten Antrag nicht unterstützt, aber die Angelegenheit selbst ist ein Beweis für die politisierte Ausrichtung der WHO. Darüber hinaus sind die Teilnahme der WHO an jeder Überprüfungskonferenz des BWÜ und ihre Verbindung zu traditionellen internationalen Sicherheitsregimen wie dem VN-Sicherheitsrat weitere Beispiele dafür.

Diese Politisierung hat zu Kontroversen zwischen den Mitgliedstaaten geführt, die die Mitgliedstaaten abhält, einen Konsens zu erzielen, und zugleich die Ressourcen der WHO erschöpft, was die WHO hindert, die ihr zustehende Rolle in der globalen Gesundheitspolitik zu übernehmen. Die Natur der WHO als zwischenstaatliche Organisation prädestiniert sie für interne Politisierung. Wie der US-Wissenschaftler Christopher Osakwe betonte,

Ein Blick auf die Diskussionen über die Sonderorganisationen der Vereinten Nationen bringt uns zu einer realistischeren Schlussfolgerung: Im Vergleich zu den Bemühungen um die Aufrechterhaltung des Weltfriedens und der internationalen Sicherheit sind Fragen der internationalen Bildung, der kulturellen oder wissenschaftlichen Zusammenarbeit und sogar des internationalen Post- und Telekommunikationsaustauschs nicht weniger politisch, ganz zu schweigen von den sensibleren Fragen des internationalen Arbeits- oder Gesundheitsrechts.

(Ameri, 1982, S. 106)

Auch wenn wir die Politisierung der WHO für unvermeidlich halten, müssen die Folgen der Politisierung nicht unbedingt schädlich sein. Wenn politisch motivierte Initiativen den Erfordernissen der Ära entsprechen und einen Konsens in der internationalen Gemeinschaft finden, können sie den Mitgliedstaaten die Möglichkeit bieten, sich stärker für das globale Gesundheitsregieren zu engagieren. Das Engagement der WHO bei der Verifizierung des Einsatzes von Bioterrorismus und der Einhaltung des BWÜ durch die Mitgliedstaaten wird beispielsweise des globalen Gesundheitsregierens zugutekommen.

3.4.2 Fehlen des obligatorischen Streitbeilegungsmechanismus der WHO

Trotz der Errungenschaften der WHO im Bereich des globalen Gesundheitsregierens lässt das Fehlen eines wirksamen obligatorischen Streitbeilegungsmechanismus in den IHR (2005) viel zu wünschen übrig. Dieses Fehlen zeigt sich in zwei Aspekten: Erstens: Obwohl die IHR (2005) durch die Einführung eines Schiedsverfahrens zur Beilegung von Streitigkeiten zwischen den Mitgliedern eine deutliche Verbesserung gegenüber den vorherigen Versionen darstellen, fehlt in Art. 56, der diesen Bereich abdeckt, immer noch eine wirksame Sanktionsklausel. Zweitens legt Art. 9 bezüglich der Überprüfung von Berichten über Ausbruch einer Epidemie fest, die die WHO aus anderen Quellen als Notifizierungen oder Konsultationen erhalten hat, dass die WHO solche Berichte nach den anerkannten epidemiologischen Grundsätzen bewerten kann; anschließend übermittelt sie dem Vertragsstaat, in dessen Hoheitsgebiet sich das Ausbruchsereignis ereignet haben soll, diesen gemeldeten Ausbruch zu verifizieren. Es bleibt jedoch die Frage, ob die WHO gar die Befugnis hat, ihr Personal zur Durchsuchung eines Ausbruchs zu entsenden, ohne dass ein Land dies ausdrücklich verlangt, wenn seine Regierung ihren Verifizierungspflichten nicht nachkommt. Insbesondere ist Art. 9 vage, was die Verfahren in solchem Fall angeht, dass sich ein Mitgliedstaat gegen eine Untersuchung vor Ort durch die WHO wehrt. Diese Unklarheit untergräbt zwangsläufig die Effizienz der WHO-Überwachung. In gewisser Weise werden diese beiden Unzulänglichkeiten die Rolle der IHR im globalen Gesundheitsregieren beeinträchtigen. Angesichts dieses Problems hat die Hochrangige Gruppe für Bedrohungen, Herausforderungen und Wandel des Generalsekretärs der Vereinten Nationen im Jahr 2004 einen Bericht veröffentlicht, in dem sie empfiehlt, dass

der Generaldirektor der WHO dem Sicherheitsrat jederzeit Fälle von verdächtigen oder massenhaften Ausbrüchen von Infektionskrankheiten melden kann. Wenn Staaten, die in der Lage sind, ihren Verpflichtungen nachzukommen, dies jedoch wiederholt versäumen, sollte der Sicherheitsrat bereit sein, die Ermittler der WHO zu unterstützen oder direkt Experten zu entsenden, die dem Sicherheitsrat Bericht erstatten können. Wenn die Internationalen Gesundheitsvorschriften die Ermittlungen und die Koordinierung der Maßnahmen nicht unterstützen können, muss der Sicherheitsrat möglicherweise zusätzliche Maßnahmen ergreifen, um die Einhaltung der Vorschriften sicherzustellen.

(2004, p. 47)

Diese Empfehlungen sind jedoch nie umgesetzt worden. Zusammengefasst gibt es drei Gründe für das Fehlen eines obligatorischen Lösungsmechanismus in den IHR (2005).

3.4.2.1 Die funktionale Ausrichtung der WHO

Der Funktionalismus, der allen Sonderorganisationen der Vereinten Nationen zugrunde liegt, geht davon aus, dass die menschlichen Angelegenheiten in politische und nicht-politische, d. h. technische Kategorien unterteilt werden. Die Ersteren sind ein Bereich voller Kontroversen und Konflikte, während in Letzteren ein internationaler Konsens leichter zu erreichen ist. Funktionalisten wollen nicht-politische internationale Organisationen als Plattformen nutzen, um die internationale Zusammenarbeit zu stärken, und engagieren sich für die Lösung gesundheitlicher, kultureller, wissenschaftlicher, technologischer und wirtschaftlicher Probleme mit dem Ziel, den Weltfrieden zu erhalten und internationale Konflikte zu verringern. Als „funktionale" Organisationen stehen die Aktivitäten internationaler Organisationen in direktem Zusammenhang mit „wirtschaftlichen, sozialen, technischen und humanitären Angelegenheiten, und diese Aktivitäten stehen in direktem Zusammenhang mit Werten wie Wohlstand, Wohlfahrt und sozialer Gerechtigkeit, aber nicht mit der Kriegsverhütung oder der Beseitigung nationaler Unsicherheit" (Claude, 1971, S. 378). In den Worten von Mitrany haben „funktionale Arrangements den Vorzug der technischen Selbstbestimmung" (1975, S. 68). Diese „technische Selbstbestimmung" schließt eine politische Beteiligung aus. In der Realität ist es jedoch äußerst schwierig, einen obligatorischen Streitbeilegungsmechanismus in einer internationalen Organisation ohne politisches Engagement und Mitwirkung der Mitgliedstaaten einzurichten. Die heutigen globalen Gesundheitsfragen sind selten rein technischer Natur; sie berühren oft die internationale soziale Entwicklung und die globale Sicherheit. Eine Beschränkung der WHO auf den Bereich der medizinisch-technischen Zusammenarbeit wird nur zu einem Funktionsverlust ihrer globalen Gesundheitsfunktion führen. Kurz gesagt, im Fall der WHO ist die technische Selbstbestimmung eine falsche Behauptung. Die Politisierung der WHO-Aktivitäten hat gezeigt, dass „Realismus den Funktionalismus übertrumpft" (Hazelzet, 1998, S. 29).

3.4.2.2 Die Sensibilität der WHO für Souveränität

Als neutrale Organisation, die sich mit technischen Gesundheitsfragen befasst, war die WHO stets darauf bedacht, bei ihrer Arbeit Souveränitätsfragen zu vermeiden. Während der SARS-Epidemie warnte sie internationale Reisende davor, Toronto oder Peking zu besuchen. Dies führte zu heftiger Kritik seitens der kanadischen Regierung, die meinte, es handele sich um eine Frage der nationalen Souveränität und die WHO sei nicht befugt, solche Reisewarnungen zu veröffentlichen. Die WHO zog diese Warnungen vor Reisen nach Toronto bald wieder zurück. Dies ist das einzige Mal, dass die WHO in eine Souveränitätskontroverse verwickelt war. Anders als die Internationale Atomenergie-Organisation verfügt die WHO nicht über einen Überprüfungsmechanismus. Wenn eine Mitgliedsregierung beschließt, einen Ausbruch im eigenen Land nicht zu melden oder ein Eingreifen der WHO nicht zuzulassen, hat die WHO keine Befugnis, einen solchen Verstoß zu sanktionieren. Ein tieferer Grund für die fehlende Verbindlichkeit und den fehlenden Überprüfungsmechanismus der neuen IHR ist, dass die WHO in Fragen der Souveränität übermäßig vorsichtig ist. So enthalten die IHR (2005) einen Artikel, der die WHO zur Durchführung von „Felduntersuchungen" ermächtigt. Viele Länder finden diese Praxis umstritten; sie sehen in diesem Artikel einen Eingriff in ihre Souveränität (Trucker, 2005, S. 338–347). Ein weiterer Grund für die besondere Sensibilität der WHO gegenüber der Souveränität ist, dass „Gesundheitsfragen mit vielen komplexen und schwierigen politischen Maßnahmen unter dem Begriff der Souveränität in Einklang gebracht werden müssen" (Jackson, 2006, S. 248).

3.4.2.3 Die Vernachlässigung des Völkerrechts durch die WHO

Der Status des Völkerrechts hat ihm eine einzigartige Funktion in der heutigen zwischenstaatlichen Gesellschaft verliehen.

> Die Stellung des Völkerrechts in unserer heutigen internationalen Gesellschaft verleiht ihm ein besonderes Gepräge. Da die zentralen Regeln dieser Gesellschaft als Recht und nicht nur als Moral angesehen werden, ist das Gefühl ihrer Verbindlichkeit besonders stark.
>
> (Bull, 2012, S. 137)

Im Bereich der globalen öffentlichen Gesundheit hat die WHO jedoch die Funktionen des Völkerrechts nicht voll ausgeschöpft. Die internationalen Gesundheitsjuristen L'hirondel und Yach (1998) argumentieren, dass unter den Zuständigkeiten der WHO globale Gesundheitsfragen – wie die internationale Kontrolle von Infektionskrankheiten, der Tabakkonsum, der Missbrauch von Antibiotika, der internationale Handel mit Blut und menschlichen Organen, die Festlegung von Normen für biologische und chemische Produkte und allogene Organtransplantationen – alle das Eingreifen des Völkerrechts erfordern (S. 79). „Die globale Gesundheit sollte ein wichtiger Bereich für das Völkerrecht sein, aber die Realität ist genau das Gegenteil" (Gostin, 2007, S. 993). Im Bereich der globalen Gesundheitspolitik zögern die Mitgliedstaaten, internationale Rechtsmechanismen zu entwickeln, um für sie verbindliche Verpflichtungen und Anreize zu schaffen. Diese Zurückhaltung ist im Fall der WHO besonders deutlich. Als zentrales internationales Regime für das globale Gesundheitsregieren hat die WHO seit ihrer Gründung 1948 das Völkerrecht als No-Go-Area betrachtet. Im Vergleich zu anderen Sonderorganisationen der Vereinten Nationen, wie der WTO und der Internationalen Atomenergiebehörde, scheint die WHO weit weniger versiert darin zu sein, internationale Rechtsregime oder Verträge zur Steuerung der globalen öffentlichen Gesundheit zu nutzen. Obwohl die Satzung der WHO der Organisation gesetzgeberische Befugnisse und der Weltgesundheitsversammlung die Befugnis erteilt hat, in ihrem Zuständigkeitsbereich Konventionen oder Abkommen zu verabschieden, müssen die verabschiedeten Konventionen oder Abkommen immer noch eine Zweidrittelmehrheit in der Weltgesundheitsversammlung erreichen und durch die Verfassungsprozesse der einzelnen Mitglieder genehmigt werden, bevor sie in Kraft treten.[13] Kurz gesagt, die WHO hat die umfassenden normativen Befugnisse, die ihr in ihrer Satzung zugestanden werden, nie vollständig ausgeübt. Wie Tomasevski (1995), Experte für Völkerrecht, feststellte, „hat die WHO so wenige internationale Gesetze erlassen, dass die Menschen zu der Annahme verleitet werden, dass der Gesundheitsschutz nicht vom internationalen Recht betroffen ist" (S. 859). Diese Vernachlässigung hat die IHR (2005) zu einem zahnlosen Schlafvertrag (a toothless sleeping treaty) gemacht. Die Mehrheit der Völkerrechtler ist sich auch darin einig, dass die Geschichte des globalen Gesundheitsregierens seit 1948 zeigt, dass internationale Rechtsregime im Gesundheitsbereich systematisch an den Rand gedrängt worden sind.[14]

Es gibt viele Gründe, die die WHO dazu veranlassen, einen „nicht-juristischen Ansatz" für das globale Gesundheitsregieren zu wählen. Einer davon hat mit der personellen Zusammensetzung der Organisation zu tun, die in erster Linie aus Fachleuten des öffentlichen Gesundheitswesens und nicht aus Experten für Völkerrecht besteht, wodurch die Organisation stark funktionalistisch geprägt ist. Die WHO entzieht sich der „höheren Politik" des Völkerrechts, weil sie sich im Wesentlichen als Wissenschafts- und Technologieorganisation versteht. Wilson Jameson (1948), Präsident der ersten Weltgesundheitsversammlung, bemerkte einmal: „Sehen wir die Tatsachen ins Auge und verzichten wir auf eine Diskussion über juristische Formalitäten, für die wir als Versammlung von

Gesundheitsexperten vielleicht kaum kompetent sind" (S. 77). Wie Fidler und Gostin (2008) treffend beschrieben haben,

> Das gängige Argument, mit dem die Abneigung der WHO gegen Völkerrecht erklärt wird, ist, dass die WHO fast ausschließlich von Personen dominiert wird, die im Bereich der öffentlichen Gesundheit und der Medizin ausgebildet sind, wodurch ein Ethos eingeführt wird, das dazu neigt, globale Gesundheitsprobleme auf medizinisch-technische Fragen zu reduzieren. Der medizinisch-technische Ansatz braucht kein Völkerrecht, weil er die Anwendung medizinischer oder technischer Mittel oder Antworten direkt auf nationaler oder lokaler Ebene vorsieht.
>
> (S. 1099)

Auch Taylor (1992) ist der Ansicht:

> Die Zurückhaltung der WHO bei der Nutzung von Gesetzen und rechtlichen Mechanismen zur Förderung ihrer Gesundheitsstrategie ist weitgehend auf die interne Dynamik der Organisation zurückzuführen und politische Aktivitäten. Diese Zurückhaltung ist vor allem auf die von der konservativen Ärzteschaft etablierte Organisationskultur zurückzuführen, die dieses Regime beherrscht.
>
> (S. 303)

3.4.3 Schwachstellen der IHR (2005)

Die IHR (2005) sind der erste internationale Vertrag, den die WHO im Rahmen des Völkerrechts verabschiedet hat. Die Art und Weise, wie sie gestaltet sind, wird in hohem Maße die Effizienz der WHO im globalen Gesundheitsregieren bestimmen. Obwohl die IHR (2005) im Vergleich zu ihren Vorgängerversionen erheblich verbessert wurden, z. B. durch die Ausweitung des Geltungsbereichs der meldepflichtigen Krankheiten und durch die Erweiterung der Informationskanäle zur Verbesserung der globalen Gesundheitsüberwachung, gibt es nach wie vor Probleme mit der strikten Einhaltung der IHR. Die Einhaltung eines internationalen Vertrags hängt zum einen vom „Compliance Pull" des Vertrags und zum anderen von der Compliance-Kapazität der Mitgliedstaaten ab. Leider haben die IHR (2005) keine institutionellen Maßnahmen ergriffen, um diese Schwachstellen zu beheben. Daher „ist es eine frustrierende Aufgabe, die IHR in ein globales Gesundheitsüberwachungssystem zu übersetzen" (Baker & Fidler, 2006, S. 1064).

3.4.3.1 Unzureichender „Compliance Pull" der IHR (2005)

Theoretisch gesehen beinhaltet die internationale Zusammenarbeit mit dem Ziel, globale öffentliche Güter bereitzustellen, einerseits das obligatorische

Eingreifen eines internationalen Regimes, um das freie Handeln der Mitgliedstaaten zu regulieren und einzuschränken, und andererseits die kontinuierliche Gestaltung und Innovation solcher Regime, um selektive Anreize zu schaffen, die die Mitgliedstaaten zu Handlungen veranlassen, die das öffentliche Interesse wahren oder zumindest nicht schädigen. Yaqing Qin (1999) argumentierte, dass sich der Einfluss eines internationalen Regimes als Prozessdeterminante aus seiner Autorität und Relevanz, seinen Belohnungs- und Bestrafungsmechanismen und seinem Service ergibt. Ein internationales Regime ist eine Reihe von Regeln, die von den staatlichen Mitgliedern der internationalen Gemeinschaft allgemein anerkannt oder vereinbart wurden. Rationale Mitglieder werden das Regime nutzen, um ihre eigenen Interessen durchzusetzen. Das Regime wiederum belohnt Mitglieder, die sich an die Regeln halten, und bestraft diejenigen, die dies nicht tun. Die Mitglieder müssen daher lernen, ihre nationalen Interessen im Einklang mit dem Regime zu definieren oder neu zu definieren (S. 279–280). Mit anderen Worten: Der „Compliance-Pull" eines internationalen Regimes hängt davon ab, ob es über eine eingebaute Bestrafungs- und Belohnungsfunktion verfügt. Bedauerlicherweise verfügen die IHR (2005) nicht über diese beiden Funktionen, sodass für die Mitgliedstaaten kein ausreichender Anreiz zur Normeinhaltung besteht. Mitgliedstaaten, die sich dafür entscheiden, die IHR (2005) bei der Meldung von Ausbrüchen zu befolgen, könnten durch überzogene Reaktionen anderer Länder schwere Verluste erleiden. So brach beispielsweise 1994 in Indien eine Seuche aus. Der Ausbruch löste Maßnahmen aus, die weit über das akzeptable Maß hinausgingen, darunter Einfuhrverbote für Lebensmittel, Flugstreichungen und Reisewarnungen. Einige Länder begannen sogar, indische Arbeitnehmer zu repatriieren, obwohl viele von ihnen Indien bereits Jahre vor dem Ausbruch der Seuche verlassen hatten. Die WHO war machtlos, auf diese Reaktionen zu reagieren. Es gibt auch Mitgliedsstaaten, die die Organisation nicht über die Ausbrüche informieren, weil sie Überreaktion der anderen Länder befürchten. Diese Länder kommen mit solchen Entscheidungen davon, da die IHR (2005) weder Sanktionen noch Belohnungen für diejenigen vorsehen, die sich an die einschlägigen Klauseln halten.

Das hat zur Folge, dass die Mitglieder kaum Anreize haben, die Vorschriften einzuhalten. Die WHO muss angemessene Anreizstrukturen zur besseren Normeinhaltung schaffen. Es ist von entscheidender Bedeutung, die negativen Anreize, wie Handels-, Reise- und Wirtschaftsbeschränkungen, in positive Anreize umzuwandeln, z. B. in Form von personeller, finanzieller und technischer Unterstützung für Länder, denen es an Kapazitäten im Bereich der öffentlichen Gesundheit mangelt, um mit einem Ausbruch fertig zu werden. Diese Anreize werden, sobald sie vorhanden sind, den „Compliance Pull" der IHR deutlich erhöhen (2005). Darüber hinaus muss die WHO während eines Ausbruchs die Lage vor Ort genau beobachten, um sicherzustellen, dass die von den Mitgliedsländern verhängten Handelsembargos und Reisebeschränkungen die von der Organisation festgelegten Grenzen nicht überschreiten. Es ist bedauerlich, dass die WHO solche Praktiken oder proaktiven Strategien nur schleppend in Angriff genommen hat. Die Anfechtung des von der Europäischen Union verhängten Einfuhrverbots für frischen Fisch aus den von der Cholera betroffenen ostafrikanischen Ländern ist eine seltene Ausnahme von dem allgemeinen Vorgehen der WHO in dieser Hinsicht.[15]

3.4.3.2 Versäumnis der IHR (2005) hinsichtlich Unfähigkeit zur Normeinhaltung von den Entwicklungsländern

Wie Lawrence Gostin feststellt, „muss der Aufbau von Kapazitäten im Mittelpunkt eines wirksamen globalen Gesundheitsregierens stehen" (Gostin, 2008, S. 384). Die IHR (2005) gehen jedoch nicht auf die Unfähigkeit der Entwicklungsländer ein, die Vorschriften einzuhalten. Da die IHR die wichtigste Norm in der globalen Gesundheitspolitik sind, liegt ihre Einhaltung im Interesse aller Länder. Einige Länder, insbesondere Entwicklungsländer, halten die IHR nicht absichtlich nicht ein, sondern weil sie dazu nicht in der Lage sind – oder es ihnen an Fähigkeiten mangelt. Viele Industrieländer befinden sich in Gebieten mit geringem Risiko für Notfälle im Bereich der öffentlichen Gesundheit (z. B. Vogelgrippe). Es liegt im Interesse dieser Länder, dass die Mitgliedstaaten mit hohem Risiko die Vorschriften einhalten, damit sie durch eine frühzeitige Warnung in die Lage versetzt werden, geeignete Maßnahmen zum Schutz ihrer eigenen Bürger zu ergreifen. Für die Entwicklungsländer, die den Ausbruch von Infektionskrankheiten nicht kontrollieren können, kann die frühzeitige Erkennung und Meldung von Notfällen im Bereich der öffentlichen Gesundheit sogar völlig kontraproduktiv sein. Frühzeitige Meldungen können zu einer Überreaktion anderer Länder führen, was wiederum erhebliche wirtschaftliche Verluste zur Folge hat. Darüber hinaus kann die Aufforderung an ressourcenarme Entwicklungsländer, in die Infrastruktur zur Überwachung von Infektionskrankheiten zu investieren, dazu führen, dass Investitionsmittel in dringendere Fragen der öffentlichen Gesundheit wie die Behandlung und Bekämpfung von Tuberkulose, Malaria und HIV/AIDS abgezogen werden.

Infolgedessen ist es für diese Länder oft schwierig, die Vorschriften einzuhalten, da sie nur begrenzt in der Lage sind, Krisen im Bereich der öffentlichen Gesundheit zu bewältigen, was zu der Feststellung führt, dass „die Länder, die am höchsten unwahrscheinlich sind, die Vorschriften einzuhalten, auch am wenigsten dazu in der Lage sind" (Dry, 2008, S. 17). Wenn Entwicklungsländer aufgrund ihrer unzureichenden Kapazitäten im Bereich der öffentlichen Gesundheit die Vorschriften nicht einhalten, ist es weniger wahrscheinlich, dass sie wirksam auf globale Gesundheitskrisen reagieren können. Darüber hinaus verlangen die IHR (2005) von allen Mitgliedstaaten, dass sie ihre Kernkompetenzen zwei Jahre nach Inkrafttreten des Dokuments bewerten, um Notfälle im Bereich der öffentlichen Gesundheit besser erkennen und darauf reagieren zu können, und sie verlangen von den Mitgliedstaaten zusätzlich, dass sie die Kernkompetenzen innerhalb der darauf folgenden drei Jahre zu erreichen. Für viele unterentwickelte Länder ist diese Erwartung unrealistisch. Gleichzeitig legen die IHR (2005) nicht fest, welche Verpflichtungen die WHO und die Industrieländer bei der Unterstützung der Entwicklungsländer beim Aufbau ihrer Kapazitäten im Bereich der öffentlichen Gesundheit eingehen sollten, was sich letztlich auf die Wirksamkeit des globalen Gesundheitsregierens der WHO auswirken wird.

3.5 Reformen der Weltgesundheitsorganisation

Auch die WHO, eine wichtige Sonderorganisation der Vereinten Nationen, steht unter Reformdruck, da ihr eine schlechte Verwaltung vorgeworfen wird. Seit den 1990er-Jahren geriet die Organisation zunehmend in die Kritik von vielen Seiten, weil sie es versäumt hatte, die ihr zustehende Führungsrolle in der globalen Gesundheitspolitik zu übernehmen.[16] Die WHO „leidet sowohl intern als auch international unter einer Vertrauenskrise" (Godlee, 1994a, S. 1427). Tatsächlich wurden bereits 1993 Rufe nach Reformen laut (WHO, 1993). Im Jahr 1998 versprach die damalige WHO-Generaldirektorin Gro Harlem Brundtland, die Organisation grundlegend zu verändern, um ihre Rolle in globalen Gesundheitsfragen neu zu beleben. „Dr. Brundtlands (Reform) ist der erste ernsthafte Versuch, eine komplexe Organisation innerhalb des VN-Systems zu überdenken und sie in einer Welt funktionieren zu lassen, die sich von der Welt von 1948, dem Jahr der Gründung der VN, stark unterscheidet" (Robbins, 1999, S. 32). Sie deutete ihre Entschlossenheit mit den Worten an: „Wir können nicht auf die *Satzung der* WHO verweisen und sagen, dass wir die Macht haben, ein

Leitungsorgan zu sein; wir müssen uns die Führung verdienen" (WHO, 1998b, S. 4). Indem sie die Initiative „Roll Back Malaria" ins Leben rief und anschließend die Verhandlungen über den Abschluss des Rahmenübereinkommens zur Eindämmung des Tabakkonsums leitete, rückte die WHO wieder in den Mittelpunkt der internationalen politischen Wirtschaft. Doch Brundtlands interne Strukturreform hat nicht viel gebracht. Wie Gavin Yamey (2002a) feststellte „ist Dr. Brundtland bei der Förderung des internationalen Status der WHO weitaus erfolgreicher als bei ihrer internen Reform" (S. 1173). Margaret Chan, die seit 2007 die Leitung der Agentur übernommen hat, wollte die Reform durchsetzen. Am 5. Mai 2011 veröffentlichte sie den Bericht *WTO Reforms for a Healthy Future (WTO-Reformen für eine gesunde Zukunft)*, der bei der Weltgesundheitsversammlung breite Unterstützung fand. Auf der Sondersitzung des Exekutivrats am 1. November 2011 sprach Chan erneut die Notwendigkeit einer WHO-Reform an (WHO Director-General Address Need for WHO Reform, n.d.). Die Weltgesundheitsversammlung nahm ihre Reformagenda am 26. Mai 2012 offiziell an und leitete damit „die umfassendste Verwaltungs-, Führungs- und Steuerreform aller Zeiten" ein (Chan, 2011a). Angesichts der großen Herausforderungen, die sich aus den institutionellen Schwierigkeiten, dem Demokratiedefizit und der finanziellen Notlage der WTO ergeben, sind die Aussichten auf Reformen jedoch nach wie vor gering.

3.5.1 Hintergrund der Reformen

Es wird angenommen, dass sich die WHO bereits Anfang der 1990er-Jahre in einer Krise befand (Smith, 1995). Ganz oben auf der Tagesordnung stand die Frage, wie die WHO die sich abzeichnenden globalen Gesundheitsherausforderungen durch Reformen wirksam angehen könnte. Wie Barry Bloom (2011) es ausdrückte, „braucht die WHO eine große Veränderung" (S. 143). Für diese Notwendigkeit gibt es viele Gründe.

3.5.1.1 Nachlassende Fähigkeit der WHO zur Führung und Koordinierung

Die WHO ist in den letzten Jahren im globalen Gesundheitsregieren zunehmend an den Rand gedrängt worden, während gleichzeitig die Zahl und der Einfluss anderer Akteure in diesem Bereich gestiegen ist (siehe Tabelle 3.2). Erstens haben internationale Organisationen wie die WTO und die Weltbank ihre Präsenz im globalen Gesundheitsregieren verstärkt. „Die Welthandelsorganisation wird zum wichtigsten internationalen Regime im globalen

Gesundheitsregieren" (Williams, 2005, S. 73). Auch die Weltbank hat ihre Investitionen in die globale Gesundheit erhöht und ist zum größten Geldgeber für gesundheitspolitische Aktivitäten in Ländern mit niedrigem Einkommen geworden. Sie hat die Bekämpfung von Infektionskrankheiten als eines der fünf globalen öffentlichen Güter aufgeführt, auf die sie sich konzentriert (World Bank Development Committee, n.d., S. 6). Einige globale Gesundheitsexperten sind sogar der Meinung, dass die Weltbank anstelle der WHO de facto die Führungsrolle im globalen Gesundheitsregieren übernommen hat (Godlee, 1994b). Zweitens widmen sich jetzt viel mehr globale öffentlich-private Partnerschaften und private Stiftungen dieser Sache. Bemerkenswerte Beispiele sind die *Stop TB Partnership*, der *Global Fund to Fight AIDS, Tuberculosis and Malaria* und die *Bill & Melinda Gates Foundation*. Diese nichtstaatlichen Akteure haben zwar dazu beigetragen, das von der WHO hinterlassene Governance-Vakuum zu füllen, aber sie haben auch zwei Arten von Risiken für die Global Health Governance mit sich gebracht: Zum einen konzentrieren sich solche Partnerschaften oft mehr auf spezifische Krankheitsprojekte als auf Projekte zum Aufbau von Kapazitäten, die viele Entwicklungsländer in ihren grundlegenden Gesundheitssystemen dringend benötigen; zum anderen ist die Global Health Governance mit so vielen nicht-kommunizierenden Akteuren in der Szene „fragmentierter" denn je geworden. Die Vereinigten Staaten beispielsweise sind durch den *President's Emergency Plan for AIDS Relief (PEPFAR)* und die Global Health Initiative (GHI) zum größten staatlichen Akteur im globalen Gesundheitsregieren aufgestiegen. Im Jahr 2009 gaben sie 10,2 Milliarden US-Dollar für die globale Gesundheit aus, weit mehr als das Gesamtbudget der WHO in diesem Jahr (3,5 Milliarden US-Dollar). Vor diesem Hintergrund ist die WHO durch die enormen Investitionen der Mitgliedstaaten schlichtweg in den Schatten gestellt worden. Um ihren schwindenden Einfluss wiederherzustellen, beauftragte Brundtland die WHO-Kommission für Makroökonomie und Gesundheit mit der Veröffentlichung von *Makroökonomie und Gesundheit: Investing in Health for Economic Development* (Commission on Macroeconomics and Health, 2001), einen Bericht, der Gesundheitsfragen in die globale Entwicklungsagenda einbezog und versuchte, die Führungs- und Koordinierungsrolle der WHO zu verbessern. Brundtland initiierte auch die Verhandlungen über das Rahmenübereinkommen zur Eindämmung des Tabakkonsums. Durch die Einbeziehung von Außen-, Finanz- und Gesundheitsministern sowie politischen Entscheidungsträgern verschiedener Länder in die Verhandlungen verbesserte sich das Image der Organisation als führende Kraft im globalen Gesundheitsregieren, aber ihre schwindenden Fähigkeiten in Bezug auf Organisation und Führung wurden nicht umgekehrt.

Tabelle 3.2 Akteure der Global Health Governance

Kategorie	Beispiele
Staatliche Akteure	OECD-Länder (z. B. The President's Emergency Plan for AIDS Relief and Global Health Initiative in den Vereinigten Staaten), aufstrebende Mächte (z. B. Chinas Gesundheitshilfe für Afrika)
Multilaterale Kreditgeber	Weltbank, WTO, VN-Entwicklungsprogramm
NRO	Internationale NROs (z. B. Oxfam, Internationales Rotes Kreuz), NROs in Geberländern
NRO (z. B. das Rote Kreuz) für Gesundheit oder globale Maßnahmen	Unterstützung oder Förderung besonderer globaler öffentlicher Güter
Private Wohltätigkeitsorganisationen	Bloomberg Family Foundation, Bill & Melinda Gates Stiftung, Rockefeller-Stiftung
Globale Fonds und Allianzen	Globaler Fonds zur Bekämpfung von AIDS, Tuberkulose und Malaria; Globale Allianz für Impfstoffe und Immunisierung; Roll Back Malaria

Quelle: Eigene Darstellung

3.5.1.2 Die tiefgreifende Finanzkrise der WHO

Mit der zunehmenden Globalisierung hat die globale Gesundheitsagenda international immer mehr Aufmerksamkeit erregt und viele Akteure auf den Plan gerufen. Die Investitionen in den globalen Gesundheitssektor stiegen exponentiell von 5,7 Milliarden US-Dollar im Jahr 1990 auf 26,7 Milliarden US-Dollar im Jahr 2010 (Butler, 2011). Dieser Aufwärtstrend steht in krassem Gegensatz zur finanziellen Situation der WHO, die über eine beklagenswerte Unterausstattung verfügte und sich manchmal in Haushaltskrisen befand, obwohl sie standardmäßig eine führende Rolle im globalen Gesundheitsregieren einnimmt. Der für das Haushaltsjahr 2012–2013 vorgeschlagene Haushalt belief sich auf 4,8 Milliarden US-Dollar, von denen 3,96 Milliarden US-Dollar genehmigt wurden (ebd.), was bedeutet, dass das Defizit in den nächsten zwei Jahren um fast 90 Millionen US-Dollar steigen wurde. Ein Grund für diesen Trend ist, dass viele Geberländer ihre Beiträge in der aktuellen Weltwirtschaftskrise einfach gekürzt haben. Zu dieser Schwierigkeit kommt hinzu, dass die WHO ihre Ausgaben in Schweizer Franken, ihre Einnahmen aber in US-Dollar abrechnet. Die neulich dauerhafte Abwertung des US-Dollars gegenüber dem Schweizer Franken hat zu einem Rückgang der Kaufkraft der Organisation geführt. Ohne Kürzungen bei den weltweiten Operationen und Programmen ist eine Finanzkrise fast unvermeidlich geworden. Das 1999 in den USA verabschiedete *Helms-Biden Reauthorization Act* (das s.g. Gesetz zur Reform der Vereinten Nationen) war bereits ein Vorbote der finanziellen Notlage der WHO. Mit dem Gesetz wurden mehrere Bedingungen für die Reform des VN-Systems festgelegt, darunter eine Obergrenze für die Beiträge der Mitglieder. Seitdem diese „Nullwachstumspolitik" in Kraft getreten ist, wurden die Mitgliedsbeiträge um keinen einzigen Cent erhöht. Nachdem Brundtland ihr Amt angetreten hatte, schlug sie einmal vor, die Mitgliedsbeiträge zu erhöhen, um den Druck auf den Haushalt zu verringern, aber sie stieß auf den starken Widerstand der großen Geberländer. Die Vereinigten Staaten, Japan und Deutschland zum Beispiel argumentierten, dass keine einzelne VN-Organisation gegen die allgemeine Nullwachstumspolitik der VN verstoßen dürfe; Würden die Länder der WHO mehr als den ihnen zustehenden Betrag zur Verfügung stellen, würde dies einen Präzedenzfall auch für andere VN-Organisationen schaffen. Infolgedessen erwies sich Brundtlands Drängen auf mehr Mittel als vergeblich.

3.5.1.3 Die übermäßige Abhängigkeit der WHO von außerbudgetären Mitteln

Zentralisierung und Unabhängigkeit sind wichtig für die Effizienz internationaler Organisationen (Abbott & Snidal, 1998). Die WHO ist keine Ausnahme von dieser Regel. In Ermangelung einer zentralisierten Struktur hat die WHO versucht, ihre Rolle zu stärken, um durch die Wahrung ihrer Unabhängigkeit einen besseren Beitrag zum globalen Gesundheitsregieren zu leisten. Unglücklicherweise und dennoch unwiderlegbar „ist diese Unabhängigkeit auch bedroht" (Hoffman, 2010, S. 514). Die Organisation wird im Wesentlichen aus zwei Quellen finanziert. Zum einen verpflichten sich die Mitgliedsstaaten, einen bestimmten Betrag zu zahlen, der sich nach ihrem Wohlstand und ihrer Bevölkerungszahl richtet. Die zweite Quelle sind freiwillige Beiträge, die hauptsächlich von den Industrieländern, multinationalen pharmazeutischen Unternehmen und privaten Stiftungen herkommen, oft mit vorher festgelegten Bedingungen. Da die Beiträge der Mitgliedstaaten in einem krassen Missverhältnis zu den freiwilligen Beiträgen stehen, ist die organisatorische Unabhängigkeit der WHO bei der Entscheidungsfindung infrage gestellt. Durch die Nullwachstumspolitik bei den Mitgliedsbeiträgen ist die WHO immer stärker auf freiwillige Beiträge angewiesen (siehe Abbildung 3.1), was ihre Unabhängigkeit gefährdet. Während der Schweinegrippe-Epidemie im Jahr 2010 wurde der WHO vorgeworfen, bei der Übertreibung der Auswirkungen des H1N1-Virus zu eng mit multinationalen Pharmaherstellern verbunden zu sein (Stein, 2010; Cohen & Carter, 2010). Dies könnte als Zeichen dafür gewertet werden, dass der Entscheidungsfindungsprozess dieser Organisation in unangemessener Weise durch private Interessen beeinflusst wurde. Tatsächlich hatte die WHO unter Brundtlands Leitung bereits versucht, das Problem durch folgende Maßnahmen zu beheben.

Daten über die freiwilligen Beiträge der WHO, abrufbar unter https://www. who.int/about/funding/flexible-funding

Die erste Maßnahme, die Brundtland während ihrer Amtszeit ergriff, war die Einführung der Verpflichtung zur finanzwirtschaftlichen Offenlegung, die alle leitenden WHO-Beamten aufforderte, ihre wirtschaftlichen Interessen, Patente und Positionen im Privatsektor offenzulegen (Dove, 1998). Doch die Reform bewirkte wenig. Da sie nicht in der Lage war, die Mitgliedsbeiträge zu erhöhen, setzte Brundtland auf freiwillige Beiträge, um mehr Mittel zu

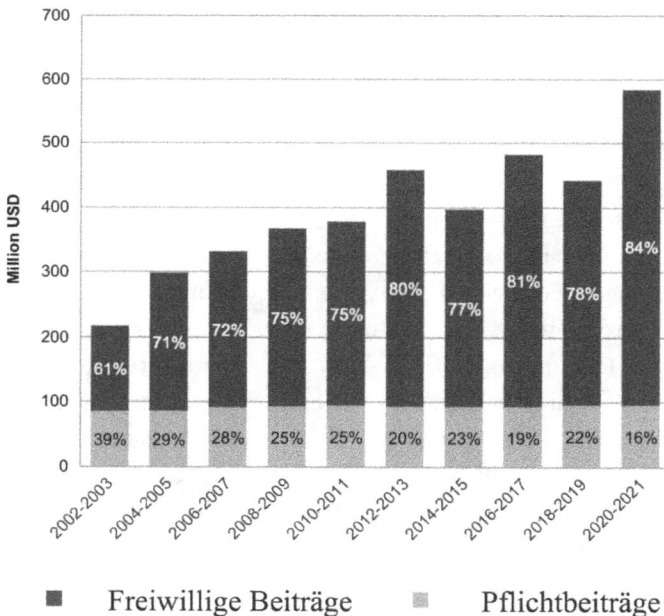

Abbildung 3.1 Anteil der festgesetzten Beiträge und freiwilligen Beiträge am WHO-Haushalt
Quellen: Daten über die geschätzten Beiträge der WHO, abrufbar unter www.who.int/about/ finances-accountability/funding/assessed-contributions/en/

erhalten. Im ersten Jahreshaushalt (2000–2001) ihrer ersten Amtszeit waren die freiwilligen Beiträge gegenüber dem Vorjahr um 19 % gestiegen (Andresen, 2002, S. 35). Infolgedessen wurde die WHO noch stärker von den freiwilligen Beiträgen mit Voraussetzungen abhängig. Dies macht nicht nur die Finanzierung weniger nachhaltig und vorhersehbar, sondern gefährdet auch beträchtlich ihre Unabhängigkeit und Unparteilichkeit bei der Entscheidungsfindung.

3.5.1.4 Der inhärente Strukturfehler der WHO

Die WHO hat eine dezentralisierte „byzantinische" Struktur. Ihre sechs Regionalbüros sind innerhalb des VN-Systems weitgehend autonom und unabhängig voneinander. Die WHO hat keine Personalbefugnis auf regionaler Ebene. Die Mitarbeiter der Regionalbüros werden einzeln gewählt. Obwohl die Vertreter der einzelnen Mitgliedstaaten das WHO-Sekretariat auf staatlicher Ebene vertreten, werden sie von ihren jeweiligen regionalen Generaldirektoren ernannt und sind nur diesen gegenüber rechenschaftspflichtig. Dies hat zu einer schlechten Kommunikation zwischen den Regionalbüros und dem WHO-Hauptbüro geführt. Darüber hinaus hat der Hauptsitz keine Kontrolle über die Entscheidungen und das Budget der Regionalbüros. Jedes Regionalbüro hat somit ein Monopol auf seine eigene Gesundheitsfürsorge-Agenda, was die Bemühungen der WHO um eine globale Gesundheitskoordinierung untergräbt. Wie einige WHO-Experten bemerkten, „gibt es nicht nur eine WHO, sondern sieben" (Butler, 2011, S. 430). Brundtland versuchte, dieses Problem zu lösen, indem sie die Kommunikation zwischen den Abteilungen am Hauptsitz sowie zwischen den Büros am Hauptsitz und den regionalen Büros verbesserte. Sie schaffte zunächst die Position des stellvertretenden Generaldirektors am Hauptsitz ab und reduzierte, fusionierte und transformierte die früheren 50 Programme in 35 Abteilungen, die in acht Clustern gruppiert waren, wobei jede Abteilung einen technischen Haushaltsexperten als Exekutivdirektor hatte. Die Reform führte zu einer ausgewogeneren internen Verwaltungsstruktur und trug zur Wiederherstellung der fachlichen und technischen Autorität der WHO bei. Zweitens führte Brundtland ein Kabinettssystem in das Entscheidungsverfahren der Zentrale ein. Sie hielt regelmäßige wöchentliche Konsultationen mit ihren Kabinettsministern ab, um wichtige Fragen der WHO zu erörtern und Entscheidungen zu treffen. Dies hat in gewisser Weise das unentschlossene Image der WHO verändert. Durch die Entwicklung eines ganzheitlicheren Ansatzes bei der Entscheidungsfindung verringerte Brundtland den Grad der Abschottung der WHO, bei der „die rechte Hand nie weiß, was die linke Hand tut" (Godlee, 1994a, S. 1426). Um schließlich die Kontrolle der WHO über die Regionalbüros zu verstärken, bat Brundtland die Regionalbüros, ihr bei der Suche nach freien Stellen in den Regionen oder Ländern zu helfen, die mit Fachleuten besetzt werden sollten, die zuvor in der Zentrale in Genf gearbeitet hatten. Dies war das erste Mal, dass die Zentrale darum gebeten hatte, an regionalen Personalentscheidungen beteiligt zu werden. Leider stießen diese Bemühungen bei den Regionalbüros nur auf laue Reaktionen. Brundtlands Reform, mit der die WHO zu einer besser koordinierten Organisation gemacht werden sollte, fand letztlich keinen großen Anklang.

3.5.2 Die Agenda der WHO-Reform

Am 15. Dezember 2010 veröffentlichte Dr. Margaret Chan einen Bericht mit dem Titel *Die Zukunft der Finanzierung der WHO*, in dem sie argumentierte: „Damit die WHO eine effektivere Führungsrolle in der globalen Gesundheitspolitik spielen kann, sind grundlegende Veränderungen in der Arbeitsweise der Organisation erforderlich" (WHO, 2010, S. 1). In einem weiteren Bericht *WTO-Reformen für eine gesunde Zukunft* der im Mai 2011 veröffentlicht wurde, nennt Chan (2011a) die Ziele und erwarteten Ergebnisse der Reform (WHO, 2011). Zusammenfassend lassen sich die Reformvorschläge in drei Bereiche unterteilen:

3.5.2.1 Stärkere Führungs- und Koordinierungskompetenzen

Erstens ist es dringend erforderlich, die internen Verwaltungskapazitäten der WHO auszubauen. Die mangelnde politische Koordinierung zwischen der Zentrale, der regionalen und der Länderebene führt zu überlappenden Zuständigkeiten und Ressourcenverschwendung, was es der WHO erschwert, gemeinsame globale Gesundheitsmaßnahmen wirksam umzusetzen. Es ist von entscheidender Bedeutung, Funktionen und Einheiten auf den drei Ebenen der Organisation zu vereinheitlichen, um eine besser koordinierte Task Force zu haben. Wie Chan (2011b) argumentierte, „muss die WHO eine stärker integrierte und besser vernetzte Organisation werden ... Durch Reformen sollen die Arbeit der Zentrale und die Aktivitäten der sechs Regionalbüros koordiniert werden, um die Effizienz zu steigern und die Leistung zu verbessern". Dies ist jedoch das am schwierigsten zu erreichende Ziel, da es direkt auf die strukturellen Schwächen der Organisation abzielt. „Solange die tief sitzenden strukturellen Probleme nicht gelöst sind, werden die Reformen nur an der Oberfläche kratzen" (Butler, 2011, S. 431). Die WHO muss die Aufgabenteilung auf den drei Ebenen klären und mehr Aufsicht und Kontrolle über die Regional- und Länderbüros ausüben, um die Kohärenz ihrer Politik zu gewährleisten. Zweitens sollte die WHO ihre Organisation integrativer gestalten und ihre Interaktionsmechanismen mit anderen Akteuren des globalen Gesundheitsregierens verbessern. Die WHO ist nicht mehr der einzige Akteur im globalen Gesundheitsregieren. In *The Future of Financing for WHO* wies Chan (2010) darauf hin, dass

> die globale Gesundheitspolitik von einem breiten Spektrum von Akteuren aus dem öffentlichen, privaten und ehrenamtlichen Sektor gestaltet wird. Es ist immer wichtiger geworden, dass diese Stimmen auch in der WHO gehört werden. Eine bessere Einbeziehung führt zu mehr öffentlicher Unterstützung, was wiederum zu einer stärkeren Führungsrolle der WHO beiträgt.

Die WHO muss mit anderen Akteuren des globalen Gesundheitsregierens zusammenarbeiten, um globale Gesundheitsfragen anzugehen. Dies setzt voraus, dass die WHO inklusiver wird und den Interessengruppen mehr Mitspracherecht und Vertretung bei der Gestaltung von Normen und Standards für das globale Gesundheitsregieren einräumt. Als gesetzgebendes Organ der WHO kann die Weltgesundheitsversammlung mehr Akteure in die Diskussion über globale Gesundheitsfragen einbeziehen. Diese Änderungen werden dazu beitragen, die Versammlung demokratischer und wissenschaftsorientierter zu machen und so das „Demokratiedefizit" des Prozesses zu verringern.

3.5.2.2 Besser vorhersehbare, nachhaltige Finanzierung

Der finanzielle Druck ist zu einem Engpass geworden, der die Arbeit der WHO einschränkt. Haushaltsreformen sind daher ein zentraler Punkt zur Stärkung der Effizienz der WHO. Einige Experten haben festgestellt, dass „es nie zu viel ist, die Verbindung zwischen dem WHO-Haushalt und ihrer Reformagenda zu betonen" (Daulaire, 2011). Auch wenn es fast unmöglich ist, die Beiträge der Mitglieder zu erhöhen, kann die WHO neben der Vereinfachung und effizienteren Gestaltung ihrer institutionellen Struktur die folgenden beiden Ansätze verfolgen, um ihre finanziellen Engpässe zu überwinden.

Erstens muss die WHO strategische Prioritäten im globalen Gesundheitsregieren festlegen. „In einer von globalen Gesundheitsinitiativen und -partnerschaften überfüllten Landschaft muss die Führungsrolle durch strategisches und selektives Engagement erreicht werden; die WHO ist nicht in der Lage, alle Aktivitäten und Maßnahmen in den vielen Sektoren, die die öffentliche Gesundheit heute beeinflussen, zu lenken und zu koordinieren" (WHO,

2010, S. 6). Daher muss die WHO vermeiden, sich selbst zu sehr auszudehnen; stattdessen sollte sie strategische Prioritäten setzen, ihre Ressourceneffizienz maximieren und bei der Auswahl vorrangiger Programme selektiver vorgehen. Dieses strategische *Descaling* wird die herausragende Rolle der Organisation im globalen Gesundheitsregieren nicht untergraben, sondern ihren traditionellen komparativen Vorteil stärken. Es ist jedoch nicht einfach, bei so vielen globalen Gesundheitsthemen strategische Prioritäten zu setzen. Wie Chan einräumte, „ist die Verbesserung der Art und Weise, wie diese Organisation ihre Prioritäten setzt, der schwierigste Teil des Reformprozesses und wahrscheinlich auch der kritischste" (2012).

Zweitens muss die WHO ihren Finanzierungsmechanismus reformieren. Laut Chan „bleibt die flexible Finanzierung ein wichtiger Teil der Reform, die es der WHO ermöglichen wird, sich schneller an veränderte Herausforderungen anzupassen" (WHO, 2011, S. 3). In den letzten Jahren haben die Investitionen staatlicher und nichtstaatlicher Akteure sowie verschiedener öffentlich-privater Partnerschaften in die globale Gesundheit explosionsartig zugenommen. Im Vergleich dazu ist die Finanzierung der WHO nach wie vor unzureichend. „Daher wird sich die WHO bemühen, neue Geber zu gewinnen und ihre Ressourcenbasis zu verbreitern, indem sie beispielsweise Mitgliedstaaten mit aufstrebenden Volkswirtschaften, Stiftungen und den privaten und kommerziellen Sektor heranzieht, ohne ihre Unabhängigkeit zu gefährden oder die organisatorische Fragmentierung zu verstärken" (Chan, 2010). Wenn die Finanzmittel anderer Akteure unter gemeinsamer Allokation für Projekte der Global Health Governance der WHO aufgenommen würden, werden die Finanzierungsressourcen der Organisation erheblich gestärkt. Voraussetzung dafür ist die Bereitschaft der WHO, mit privaten Stiftungen, NROs, bestehenden Partnerschaften und dem Privatsektor im Allgemeinen zusammenzuarbeiten. Darüber hinaus muss eine solche Zusammenarbeit unter der Bedingung erfolgen, dass die WHO bei der Entscheidungsfindung nicht durch Eigeninteressen übermäßig beeinflusst wird.

3.5.2.3 Mehr Flexibilität bei Bewältigung globaler Gesundheitskrisen

Ein wichtiges Ziel der Reformen ist es, sicherzustellen, dass die WHO mit dem Wandel der Zeit Schritt halten und wirksam auf neue Herausforderungen globaler Gesundheit reagieren kann. Chan erklärte, dass die WHO „eine exzellente, flexible und effiziente Organisation aufbauen will" (WHO, 2011, S. 3). Derzeit hat es den Anschein, dass die WHO in ihrer Reaktion auf Notfälle im

Bereich der öffentlichen Gesundheit langsam und starr ist. So wurde Haiti im Oktober 2010 von einer massiven Cholera-Epidemie heimgesucht, an der über tausend Menschen starben. Drei Tage nach Ausrufung der Epidemie brach in dem am stärksten betroffenen Gebiet ein Aufstand aus; die Bevölkerung behauptete, die Krankheit sei von VN-Friedenstruppen aus Nepal verbreitet worden. Trotz umfangreicher Berichterstattung in den Medien schwieg die WHO konsequent zu diesem Thema (McNeil, 2010). Die Untätigkeit in der Krise ist ein Zeichen dafür, dass der Organisation an Flexibilität im Umgang mit gesundheitlichen Notfällen mangelt. Darüber hinaus wurde die schleppende Reaktion der WHO auf die Ebola-Krise in Westafrika im Jahr 2014 von vielen Seiten noch stärker kritisiert. Die während der Krise aufgedeckten Probleme unterstreichen die Dringlichkeit der Reform. In einem von der WHO in Auftrag gegebenen Evaluierungsbericht heißt es: „Die WHO hat weder die Kapazitäten noch die Kultur, um auf Notfälle im Bereich der öffentlichen Gesundheit zu reagieren". Die WHO muss ihre Notfallkapazitäten durch sofortige Reformen verbessern. Chan erklärte: „Bei der WHO haben wir gelernt, wie starr und reaktionsunfähig unsere Managementsysteme geworden sind. Das muss sich ändern. Diese Organisation muss segeln, auf den richtigen Kurs gebracht werden, und sie muss schnell reagieren können, wenn neue Gesundheitsbedrohungen auftauchen" (2011b). Um die wachsende Krise der öffentlichen Gesundheit bewältigen zu können, muss die WHO ihre Krisenmanagementmechanismen verbessern. Die Erhöhung der Flexibilität bei der Krisenbewältigung sollte auf ihrer Reformagenda ganz oben stehen.

3.5.3 Hürden der WHO-Reformen

Internationale Organisationen streben Reformen an, wenn sie dysfunktional werden. Theorien über internationale Organisationen führen die Ursachen für Dysfunktionalität in der Regel auf die eigene Führungsstruktur, externen Druck sowie materielle (finanzielle) Zwänge zurück (Barnett & Finnemore, 1999, S. 716). Auch im Fall der WHO liegen die Gründe in der eigenen internen Führungsstruktur, der politischen Einmischung von außen und der Haushaltskrise. Um die Reform voranzutreiben, entwickelte die WHO im Mai 2012 einen hochrangigen Umsetzungs- und Überwachungsrahmen, in dem die Reformziele, die vorrangigen Aktivitäten und ein Fahrplan für die nächsten ein bis drei Jahre festgelegt wurden (WHO, 2012). Auf dem Weg zur Überwindung der Dysfunktionalität der WHO sind jedoch noch viele Hürden zu überwinden.

Erstens steckt die WHO in einem institutionellen Dilemma fest. Ihre Satzung legt fest, dass „sich der Regionalausschuss aus Vertretern der Mitgliedstaaten und assoziierten Mitglieder der betreffenden Region zusammensetzt. Die Regionalausschüsse geben sich eine Geschäftsordnung; die Aufgaben des Regionalausschusses bestehen in der Gestaltung der Politik für Angelegenheiten mit ausschließlich regionalem Charakter".[17] Dadurch ist die Führungsstruktur der WHO stark dezentralisiert. Jedes der sechs Regionalbüros hat seine eigenen personellen, administrativen und finanziellen Strukturen. Die Leitung der Regionalbüros wird von den Mitgliedsstaaten der Region gewählt. Diese Struktur ist ein zweischneidiges Schwert: Wenn die Leiter der Regionalbüros der Region auf transparente und rechenschaftspflichtige Weise dienen könnten, würde eine solche dezentralisierte Struktur die Effizienz der WHO steigern. In der Wirklichkeit sind die Regionalbüros nicht den Menschen, die sie vertreten, rechenschaftspflichtig, sondern den Gesundheitsministerien in dieser Region. Es besteht daher die Gefahr, dass die Regionalbüros dem geopolitischen Druck regionaler Mächte nachgeben, was es der WHO erschwert, die Kommunikation zwischen dem Hauptsitz und den Regionalbüros wirksam zu koordinieren. Letztendlich leidet die WHO unter sich überschneidenden Funktionen und mangelnder Klarheit bei der Aufteilung der Zuständigkeiten. Um eine bessere Kommunikation zwischen dem Hauptsitz und den Regionalbüros zu erreichen, die Trennung und Entflechtung der Zuständigkeiten zu überwinden und die Effizienz ihrer internen Verwaltung wirksam zu verbessern, muss die WHO ihr „dezentrales" System, wie es in der Satzung festgelegt ist, in ein „zentrales" System mit einer stärkeren Kontrolle über die verschiedenen Regionalbüros umwandeln. Die Überwindung dieser institutionellen Hürde ist jedoch nicht einfach. Tatsächlich war Brundtlands Frustration über ihre Strukturreform auch ein wichtiger Grund für ihre Entscheidung, nicht für eine zweite Amtszeit zu kandidieren (Yamey, 2002b).

Zweitens leidet die WHO an einem Demokratiedefizit. Was die WHO leistet, ist ein globales öffentliches Gut. Nach der von den Experten des VN-Entwicklungsprogramms Inge Kaul et al. vorgeschlagenen Theorie des Dreiecks der Öffentlichkeit hängt die effektive Bereitstellung globaler öffentlicher Güter davon ab, dass sowohl bei der Entscheidungsfindung als auch bei der Verteilung des Nutzens Öffentlichkeit hergestellt wird (1999). Barnett und Finnemore (2004) sind ebenfalls der Ansicht, dass die Autorität internationaler Organisationen auf ihrer unvoreingenommenen Haltung, der Verfolgung und dem Schutz der Interessen eines breiten Spektrums internationaler Gemeinschaften und ihrem eigenen Fachwissen beruht. All diese Ansichten zeigen, dass eine demokratische Entscheidungsfindung und ausgewogene Nutzenverteilung von entscheidender Bedeutung für die Wiederherstellung der Autorität einer internationalen Organisation und für ihre Effizienz bei der Bereitstellung globaler öffentlicher Güter sind. Ob die WHO ihre Autorität durch Reformen wiederherstellen kann und ob sie globale öffentliche Güter für die Gesundheit wirksamer bereitstellen kann, hängt in hohem Maße von ihrer Fähigkeit ab, eine demokratische Entscheidungsfindung und eine öffentlichkeitswirksame Nutzenverteilung zu erreichen. Angesichts des tief verwurzelten Demokratiedefizits in der WHO kann es jedoch schwierig sein, solche Ziele zu erreichen. Zwei Faktoren tragen zu diesem Defizit bei.

Einer davon ist, dass die Machtpolitik der WHO schon immer Probleme bereitet hat. „Jede überzeugende Auffassung von Global Governance kann die Machtungleichheiten zwischen den Nationen nicht ignorieren" (Held, 2002, S. 12). Internationale Regime vertreten die Interessen und die Politik der Großmächte (Krasner, 1999). Als funktionale internationale Organisation ist die WHO nicht in der Lage, die Machtpolitik abzuschütteln, die die internationalen Beziehungen oft belastet, und kann daher zu einer Arena der Machtkämpfe zwischen großen Nationen verkommen, was zu einem Demokratiedefizit in ihrer Entscheidungsfindung führt. Einige Experten sind sogar der Meinung, dass die politischen Interessen der Großmächte mehr Einfluss auf die Stellung der WHO im Prozess des globalen Gesundheitsregierens ausüben als die internen Reformen von der WHO selbst (Huang, 2012). Die in der WHO getroffenen Entscheidungen – von den politischen Beschlüssen ihres Leitungsgremiums bis hin zu den von ihren Regionalbüros verabschiedeten Aktionsresolutionen – sind praktisch all das Ergebnis von Kompromissen zwischen den Mitgliedsstaaten. Solche Kompromisse stehen stellvertretend für ein breiteres Muster im globalen Machtgefüge. Wie einige Wissenschaftler anmerken, „hängt die Arbeit internationaler Mechanismen wie der WHO sehr stark von der Machtverteilung in der Welt ab" (Navarro, 2008, S. 152). So sind beispielsweise die fünf ständigen Mitglieder des VN-Sicherheitsrats implizit auch Mitglieder des Exekutivrats der WHO. Die WHO wird von den Mitgliedstaaten gesteuert, aber diese Mitglieder können ihren eigenen Interessen Vorrang einräumen. Das Streben der Mitgliedstaaten nach Eigeninteressen erschwert es der WHO, sich auf globale Gesundheitsfragen zu konzentrieren, da es zu Interessenkonflikten zwischen einzelnen Mitgliedstaaten und dem globalen Wohlstand kommt. Infolgedessen missbrauchen Großmächte oft die von internationalen Organisationen gebotenen Plattformen, um ihre eigenen Interessen im Namen des globalen Gemeinwohls zu verfolgen. So hat die WHO unter der

Führung der Industrieländer, darunter die Vereinigten Staaten, der globalen Überwachung von Infektionskrankheiten Vorrang vor dem Aufbau grundlegender Gesundheitskapazitäten in den Entwicklungsländern eingeräumt. Wenn in einem Entwicklungsland eine Infektionskrankheit ausbricht, würde ein ausgelöster Alarm den Industrieländern helfen, rechtzeitig eine „Machino Line of Defence" (Jin & Karackattu, 2011, S. 185) zu errichten. Kurzum ist das machtpolitisch bedingte Demokratiedefizit das größte Hindernis für die Reformen der WHO.

Der zweite Faktor hat mit der Geldpolitik zu tun. Die WHO muss eine integrative Struktur für das globale Gesundheitsregieren haben, damit viele Akteure des globalen Gesundheitsregierens effektiv arbeiten können. Wenn die WHO nichtstaatliche Akteure in ihren Governance-Prozess einbeziehen könnte, würde sie mehr Repräsentanz und Motivation schaffen (Tang, 2011). Doch diese Einbindung ist schwierig. Als die WHO ihre Finanzierungsbasis aus freiwilligen Beiträgen und „öffentlich-privaten Partnerschaften" mit dem Privatsektor verbreiterte, verlieh sie implizit nichtstaatlichen Akteuren die Legitimität, ihren Anteil an der Entscheidungsfindung zu fordern, und nahm damit Einfluss auf die Unparteilichkeit, Fairness und Rechenschaftspflicht der WHO. Als Reaktion darauf schlug Chan die Einrichtung eines Weltgesundheitsforums vor, eines informellen Gremiums, das sich aus Regierungsvertretern, Organisationen der Zivilgesellschaft, dem Privatsektor und anderen relevanten Akteuren zusammensetzt, um die Inklusivität der WHO zu erhöhen (WHO, 2011, S. 14–15). Der Vorschlag wurde jedoch von vielen Ländern abgelehnt, die der Meinung waren, dass dies den zwischenstaatlichen Charakter der WHO verändern und zu einem noch größeren Demokratiedefizit führen würde. Schließlich, so argumentieren sie, funktioniert die Weltgesundheitsversammlung immer noch nach dem Prinzip „ein Land – eine Stimme". Außerdem befürchten einige NROs, dass die Einrichtung eines solchen Forums dem Privatsektor, insbesondere multinationalen Pharmaunternehmen, die Möglichkeit geben würde, die Entscheidungen der WHO zu beeinflussen und damit die Legitimität der WHO als neutrale und demokratische Institution zu untergraben (NGOs Call on Member States to Stop the World Health Forum, 2011).

Zum Schluss die finanzielle Notlage. Die aktuelle Reformrunde wurde durch die Finanzkrise der WHO ausgelöst, die sich schon lange anbahnte. Schon in den Anfangsphasen der WHO gab es zwischen Entwicklungs- und Schwellenländern Meinungsverschiedenheiten über die Höhe der „bemessenen Pflichtbeiträge" (Chisholm, 2008). Die derzeitige Weltwirtschaftsrezession hat die finanzielle Notlage der WHO noch verschlimmert. Ein vom *Institute for Health Metrics and Evaluation* der Universität Washington veröffentlichter Forschungsbericht zeigt, dass die westlichen Industrieländer seit dem Ausbruch der europäischen Schuldenkrise die Finanzierung der WHO bereits gekürzt oder verlangsamt haben, um ihr eigenes Defizit einzudämmen (Institute for Health Metrics and Evaluation, 2011). In ihrem Bericht an den Exekutivrat im Mai 2011 erklärte Chan, dass die Mitgliedstaaten eine Erhöhung der „Beitragsbemessung" in Erwägung ziehen und ihre nationale Politik zur Begrenzung des Beitragswachstums überprüfen sollten, um die Vorhersehbarkeit und Flexibilität der WHO-Finanzierung zu erhöhen und wirksam auf neue gesundheitliche Herausforderungen zu reagieren (WHO, 2011, S. 13). Die meisten Mitgliedstaaten waren jedoch von einem solchen Vorschlag nicht begeistert. Außerdem hatten die Länder mit niedrigem und mittlerem Einkommen nicht die Absicht, die Industrieländer zur Erhöhung der Pflichtbeiträge unter Druck zu setzen.

Da sich die Hoffnung auf mehr Pflichtbeiträge zerschlug, sah sich der Genfer WHO-Hauptsitz 2011 gezwungen, mehr als 300 Mitarbeiter zu entlassen.[18] Doch das heilt den Schmerz nicht wesentlich. Gleichzeitig erlaubte sich die WHO zunehmend auf freiwillige Beiträge des Privatsektors oder der Entwicklungsländer angewiesen. In ihrem Bericht sprach sich Chan dafür aus, dass die WHO die Finanzierung ausweiten sollte, indem sie verschiedene Stiftungen und private Unternehmen einbezieht (WHO, 2010). Das eigentliche Problem ist jedoch, dass es immer einen unüberbrückbaren Interessenkonflikt zwischen der Unabhängigkeit der WHO und ihrer Abhängigkeit vom Privatsektor gibt. Die Tendenz, sich auf freiwillige, zweckgebundene Spenden zu verlassen, würde die Transparenz und Rechenschaftspflicht der Organisation weiterhin verschlechtern. Thailand gehört zu den Ländern, die der Meinung sind, dass die WHO zu einer gebergesteuerten Organisation und nicht zu einer Organisation im öffentlichen Interesse geworden ist und dass die derzeitigen Diskussionen keine substanziellen Ergebnisse bringen werden (Faid & Gleicher, 2011, S. 8). Einige Wissenschaftler behaupten sogar, dass die Gewinnung von mehr Mitteln von gewinnorientierten oder neoliberalen ideologiegetriebenen Akteuren letztlich dazu führen könnte, dass die „Seele" (Richter, 2012, S. 141) der Organisation, nämlich die Entscheidungsprozesse der WHO, die auf das öffentliche Interesse fokussiert, in den Hintergrund treten werden.

Zusammenfassung

Als zentrales internationales Regime im Bereich der globalen Gesundheitspolitik hat die WHO eine entscheidende Rolle bei der Bereitstellung globaler öffentlicher Güter für die Gesundheit gespielt, indem sie gesundheitspolitische Maßnahmen auf globaler Ebene formulierte und umsetzte. Die breite Vertretung ihrer Mitgliedstaaten hat ihre Legitimität gestärkt. Wie bei anderen zwischenstaatlichen Mechanismen haben jedoch die Politisierung und die ungleiche Vorteilsverteilung ihre Funktion als globale Gesundheitsorganisation beeinträchtigt. So waren die überarbeiteten IHR ursprünglich nicht dazu gedacht, die öffentliche Gesundheitssicherheit in den Entwicklungsländern zu verbessern, sondern die Ausbreitung von Krankheiten aus den Entwicklungsländern in die entwickelten Länder zu verhindern. Entwicklungsländer mit schwachen Kapazitäten im Bereich der öffentlichen Gesundheit werden weder die Kraft noch die Motivation aufbringen, die neuen IHR einzuhalten. Da die öffentliche Gesundheit und die Sicherheit in der heutigen Welt immer mehr voneinander abhängen, entsteht ein globales „schwarzes Loch in der Epidemieprävention". Darüber hinaus hat das Fehlen eines Streitbeilegungsmechanismus in der WHO die vollständige Einhaltung der IHR in weite Ferne gerückt. Nur durch die Stärkung der Kapazitäten im Bereich der öffentlichen Gesundheit und die Verbesserung der Fähigkeit der Entwicklungsländer zur Einhaltung der IHR sowie durch die Stärkung der Verbindlichkeit der einschlägigen Normen kann die WHO die Probleme des kollektiven Handelns bei ihren Bemühungen, mehr globale öffentliche Güter für die Gesundheit bereitzustellen, überwinden und ihrerseits wirklich als „die lenkende und koordinierende Behörde für die internationale Gesundheitsarbeit" dienen.

Die WHO wurde einst für ihre Führungsrolle in der globalen Gesundheitspolitik gelobt. Mit dem Aufkommen anderer Akteure in der Szene und ihren eigenen internen Governance-Problemen „wird die WHO jedoch irrelevant" (Chow, 2010). Unter der Leitung von Brundtland führte die Organisation eine Reihe von Reformen durch, die letztendlich nicht besonders effektiv waren. Die derzeitige Reformrunde, die Chan vorschlägt, bietet eine weitere Chance, denn sie wird der WHO nicht nur helfen, mit der Zeit zu gehen und sich an die sich verändernde globale Gesundheitslandschaft anzupassen, sondern auch „das globale Gesundheitssystem voranzubringen" (Gostin & Mok, 2009, S. 10) und gleichzeitig ihre Führungsposition stärken. Angesichts der wachsenden Herausforderungen, die sich aus der institutionellen Struktur, den demokratischen Defiziten und den finanziellen Schwierigkeiten ergeben, sind die Reformaussichten jedoch alles andere als rosig. „Die Legitimität eines Governance-Systems hängt nicht nur von seiner Wirksamkeit ab, sondern auch davon, wie die Akteure, die seiner Autorität unterworfen sind, seine Unparteilichkeit und seinen legitimen sozialen Zweck wahrnehmen"

(Stevenson & Cooper, 2009, S. 1381). Diese Regel gilt auch für die WHO. Ob die Organisation ihre Autorität im Bereich des globalen Gesundheitsregierens durch Reformen wiederherstellen kann, ist daher nicht nur damit gebunden, ob sie die Effizienz der Steuerung verbessern kann, sondern auch damit, ob sie sich wirklich für die Verbesserung der Gesundheit und des Wohlbefindens aller Menschen einsetzen kann, insbesondere für den Ausbau der grundlegenden Gesundheitskapazitäten in den am wenigsten entwickelten Ländern. Wie der chinesische Botschafter He Yafei (2011) bei der Kurzeinweisung zur Verwaltungsreform der WHO sagte, sollte sich die Reform an den gesundheitlichen Bedürfnissen der Entwicklungsländer, insbesondere der am wenigsten entwickelten Länder, orientieren, um die schwachen Glieder des globalen Gesundheitssystems zu stärken. Kurz gesagt, die Reform soll nicht nur die Effizienz der Verwaltung fördern, sondern auch Fragen der globalen Gesundheitsgerechtigkeit angehen, um „für alle Völker das höchstmögliche Maß an Gesundheit zu erreichen".[19] Auf der 69. Weltgesundheitsversammlung im Mai 2017 wurde Dr. Tedros Adhanom Ghebreyesus aus Äthiopien zum neuen Generaldirektor der WHO gewählt. Er ist der erste Afrikaner an der Spitze der Organisation seit ihrer Gründung im Jahr 1948. Nach seinem Amtsantritt hat Ghebreyesus die Reform der WHO zu einer seiner fünf Hauptprioritäten gemacht.[20] Es bleibt abzuwarten, ob er die verschiedenen Mitgliedsstaaten und andere Interessengruppen koordinieren kann und mutig genug ist, die strukturellen und institutionellen Herausforderungen der WHO anzugehen und die Organisation schließlich wieder in den Mittelpunkt der Autorität zu rücken, um das globale Gesundheitsregieren zu fördern.

Anmerkungen

1 Goodman glaubt, dass „Quarantäne" sich von „quaranta" ableitet, das in Venedig im Jahr 1403 eingeführt wurde und sich auf einen Zeitraum bezieht, der der Zeit entspricht, die Jesus und Moses in der Bibel in der Wüste verbrachten. Siehe Goodman (1971). Für Einzelheiten zur Geschichte der „Quarantäne" siehe Mafart und Perret (1998), Sehdev (2002).

2 In Shakespeares (2013) berühmter Tragödie *Romeo und Julia* wurde Vater John beispielsweise auf dem Weg nach Mantua von einer Pestepidemie erfasst und isoliert, sodass er Romeo den Brief von Vater Lawrence (der Romeo mitteilt, dass seine Geliebte Julia nicht tot ist) nicht geben konnte. Wäre Pater John nicht isoliert gewesen, hätte der tragische Tod von Romeo und Julia verhindert werden können.

3 Bei diesem Treffen erklärten Österreich, Großbritannien, Frankreich und das Königreich Sardinien die Isolierungsmaßnahmen für ungültig und sprachen sich gegen die Isolierung von Schiffen aus; die anderen drei italienischen Stadtstaaten, das Russische Reich,

Spanien, Griechenland und Italien unterstützen die Isolierungspolitik; Portugal wollte keine Verpflichtungen eingehen.

4 Angesichts der begrenzten Erfassung der Krankheit und des Ausbruchs anderer Epidemien wurde Gelbfieber 1912 in die Internationale Sanitärkonferenz aufgenommen; Typhus, Rückfallfieber und Pocken wurden 1926 einbezogen.

5 Siehe Art. 23 (6) des Völkerbundsvertrags. Abrufbar unter www.camlawblog.com/articles/caribbean/league-of-nations-charter/.

6 Laut Siddiqi (1995, S. 20) war selbst Howard-Jones, ein Experte auf diesem Gebiet, verblüfft über die Weigerung des OIHP, irgendwelche Zugeständnisse zu machen. Nach Howard-Jones (1978, S. 73), sind viele Länder sowohl Mitglied der OIHP als auch des HOLN. Es war unglaublich, dass die Empfehlungen der Mitgliedstaaten in Genf von denselben Mitgliedstaaten in Paris abgelehnt wurden.

7 Weitere Regionalbüros sind das Regionalbüro für Afrika (AFRO), das Regionalbüro für Südostasien (SEARO), das Regionalbüro für Europa (EURO), das Regionalbüro für den östlichen Mittelmeerraum (EMRO) und das Regionalbüro für den westlichen Pazifik (WPRO).

8 In der Charta der Internationalen Arbeitsorganisation von 1946 ist festgelegt, dass Arbeitsübereinkommen, die mit einer Zweidrittelmehrheit der Mitgliedstaaten angenommen und vom Präsidenten des Kongresses oder vom Generaldirektor der Internationalen Arbeitsorganisation unterzeichnet wurden, nach Bekanntgabe des Beschlusses an alle Mitgliedstaaten genehmigt werden sollten. Ähnliche Konventionen werden auch von der FAO verabschiedet. Siehe Li (1987).

9 Die in diesem Abschnitt zitierten Artikel oder Anhänge stammen alle aus den überarbeiteten Artikeln oder Anhängen der IHR der WHO vom 23. Mai 2005. Einzelheiten finden Sie unter *International Health Regulations (2005)*, abgerufen von www.who.int/ihr/publications/9789241580496/en/.

10 Siehe Art. 21 und 26 des Internationalen Pakts über bürgerliche und politische Rechte. Abrufbar unter www.ohchr.org/en/professionalinterest/pages/ccpr.aspx.

11 Ibid., Art. 10 (1).

12 In Art. 76 der Satzung der Weltgesundheitsorganisation heißt es: „Auf Ermächtigung durch die Generalversammlung der Vereinten Nationen oder auf Ermächtigung in Übereinstimmung mit einem Abkommen zwischen der Organisation und den Vereinten Nationen kann die Organisation den Internationalen Gerichtshof um ein Gutachten zu jeder Rechtsfrage ersuchen, die sich im Zuständigkeitsbereich der Organisation stellt."

13 Siehe Art. 2 und 19 der Satzung der Weltgesundheitsorganisation.

14 So ist Taylor der Ansicht, dass „der Erfolg der WHO bei der Förderung der Umsetzung universeller Gesundheitsdienste in den Mitgliedstaaten äußerst begrenzt ist, was zum Teil darauf zurückzuführen ist, dass sich die WHO in ihrer Strategie ‚Gesundheit für alle' nicht auf die Rolle der Gesetzgebung konzentriert". Siehe Taylor (1992). Fidler ist der Ansicht, dass „die WHO mit einem ‚Tsunami' von internationalem Recht konfrontiert ist. Die WHO muss ihre Einstellung zum internationalen Recht ändern. Obwohl der WHO vorgeworfen wird, dem internationalen Recht zu wenig Aufmerksamkeit zu schenken, wurden die internationalen Beziehungen vor dem Zweiten Weltkrieg mit zu viel internationalem Gesundheitsrecht überschwemmt", siehe Bezuhly et al. (1997), Fidler (1998), Plotkin (1996), Sturtevant et al. (2007) und Taylor (1997).

15 Als die Europäische Union die Einfuhr von frischem Fisch aus drei ostafrikanischen Ländern aufgrund von Choleraausbrüchen verbot, nahm die WHO ihre Steuerungsfunktion wahr, indem sie eine Erklärung abgab, in der sie die Sanktionen verurteilte und behauptete, dass solche Sanktionen nicht auf verlässlichen Grundsätzen der Epidemiologie beruhten. Die Erklärung der WHO zwang die Europäische Union, diese Beschränkung aufzuheben, und löste die Angelegenheit durch das Dispute Resolution Panel der WHO. Siehe Fidler, D. P. (2005). From international sanitary conventions to global health security: the new International Health Regulations. *Chinese Journal of International Law*, 4(2), 325-392.

16 Für weitere Kritik an der WHO siehe Chow (2010), Gostin und Mok (2009), Horton (2002), Huang (2016), McColl (2008) und Sridhar (2009).

17 Siehe Art. 50 der Satzung der Weltgesundheitsorganisation.

18 Um einige der Funktionen, die am Hauptsitz durch Entlassungen verloren gegangen sind, wiederherzustellen, hat die WHO 43 Stellen im Zentrum für Verwaltung und Informationstechnologie der Weltgesundheitsorganisation in Kuala Lumpur, Malaysia, eingerichtet, um den langfristigen finanziellen Druck auf die WHO zu verringern.

19 Siehe Art. 1 der Satzung der Weltgesundheitsorganisation.

20 Zu den anderen vier Prioritäten gehören die allgemeine Gesundheitsversorgung, gesundheitliche Notlagen, die Gesundheit von Frauen, Kindern und Jugendlichen und die Auswirkungen von Klima- und Umweltveränderungen auf die Gesundheit. Siehe https://blogs. worldbank.org/health/4-priorities-achieve-universal-health-coverage.

Literatur

Abbott, K. W. & Snidal, D. (1998). Why States Act through Formal International Organizations. *Journal of Conflict Resolution*, 42(3), 9.

Ameri, H. (1982). *Politics and Process in the Specialized Agencies of the UN*. Hants: Gower House.

Andresen, S. (2002, August). *Leadership Change in the World Health Organization: Potential for Increased Effectiveness?* Abgerufen von https://www.files.ethz.ch/isn/100212/FNI-R0802. pdf Accessed on January 10, 2024.

Baker, M. G. & Fidler, D. P. (2006). Global Health Surveillance under New International Health Regulations. *Emerging Infectious Diseases*, 12(7), 1064.

Barnett, M. & Finnemore, M. (1999). The Politics, Power, and Pathologies of International Organizations. *International Organization*, 53(4), 716.

Barnett, M. & Finnemore, M. (2004). *Rules for the World: International Organizations in Global Politics*. Ithaca, NY: Cornell University Press.

Beck, A. (1970). *A History of the British Medical Administration of East Africa, 1900–1950*. Cambridge, MA: Harvard University Press.

Beigbeder, Y. (1997). *L'Organisation Mondial de la Santé*. Paris: Presses Universitaires de France.

Bezuhly, M., Wojick, M. E. & Fidler, D. P. (1997). International Health Law. *The International Lawyer* (31), 645.

Bloom, B. (2011, May 12). WHO Needs Change. *Nature*, 473, 143.

Bull, H. (2012). *The Anarchical Society: A Study of Order in World Politics*. New York: Columbia University Press.

Butler, D. (2011, May 26). Revamp for WHO. *Nature*, 473(7348), 430–431.

Carvalho, S. & Zacher, M. (2001). The International Health Regulations in Historical Perspective. In A. T. Price-Smith (Ed.), *Plagues and Politics: Infectious Disease and International Policy*. Basingstoke, Hampshire: Palgrave Macmillan.

Chan, M. (2010, December 15). *The Future of Financing for WHO*. Abgerufen von https://apps. who.int/gb/ebwha/pdf_files/EB128/B128_21-en.pdf Accessed on January 10, 2024.

Chan, M. (2011a, May 16). WHO Director-General Reminds Health Officials: Never Forget the People. Abgerufen von https://www.who.int/director-general/speeches/detail/who-direc tor-general-reminds-health-officials-never-forget-the-people Accessed on January 10, 2024.

Chan, M. (2011b, November 1). WHO Director-General Addresses Need for WHO Reform. Opening Address at the Executive Board Special Session on WHO Reform. Geneva, Switzerland. Abgerufen von https://www.who.int/director-general/speeches/detail/who- director-general-addresses-need-for-who-reform Accessed on January 10, 2024.

Chan, M. (2012). Reform of Priority Setting at WHO. Geneva, Switzerland. Abgerufen von https://www.who.int/director-general/speeches/detail/reform-of-priority-setting-at-who Accessed on January 10, 2024.

Check, E. (2005). Global Health Agency Split over Potential Anti-Terrorism Duties. *Nature*, 434, 686.

Chisholm, B. (2008). *WHO and the Cold War*. Vancouver: University of British Columbia Press.

Chow, J. (2010, December 8). Is the WHO Becoming Irrelevant? *Foreign Policy*.

Claude Jr., I. L. (1971). *Swords Into Plowshares* (4th ed.). New York: Random House.

Cohen, D. & Carter, P. (2010, June 12). WHO and the Pandemic Flu Conspiracies. *British Medical Journal*, 340.

Commission on Macroeconomics and Health. (2001). *Macroeconomics and Health: Investing in Health for Economic Development*. Geneva: WHO.

Constitution of WHO. (1946). Abgerufen von https://apps.who.int/gb/bd/pdf_files/BD_49then. pdf#page=7 Accessed on March 10, 2023.

Cooper, A. F., Kirton, J. & Schrecker, T. (2007). *Governing Global Health: Challenge, Response, Innovation*. Hampshire: Ashgate Publishing Ltd.

Cox, R. W. (1994). The Crisis of World Order and the Problem of International Organization in the 1980s. *Cooperation and Conflict*, 29(2), 99–113.

Daulaire, N. (2011, May 17). World Health Organization Reform Agenda Must Address Budget Issue While Not Reducing WHO's Impact. *Statement by U.S Representative on the Executive Board of the World Health Organization*. Abgerufen von http://geneva.usmission. gov/2011/05/18/who-reform/ Accessed on March 10, 2023.

De Genebra, C. (2002). *Informativo sobre a OMC e a Rodada de Doha*. Ministério das Relações Exteriores: Genebra, diversos números.

Dorelle, P. (1969). Old Plagues in the Jet Age: International Aspects of Present and Future Control of Communicable Disease. *Chronicle of the World Health Organization* (23), 103–111.

Dove, A. (1998). Brundtland Takes Charge and Restructures the WHO. *Nature Medicine*, 4(9), 992.

Dry, S. (2008). *Epidemic for All? Governing Health in a Global Age*. STEPS Working Paper 9. Brighton: STEPS Centre, p. 17.

Faid, M. & Gleicher, D. (2011). World Health Assembly Discusses Reforms of the WHO. *Health Diplomacy Monitor*, 2(3), 8.

Fidler, D. P. (1998). The Future of the WHO: What Role for International Law. *Vanderbilt Journal of International Law* (31), 1079–1998.

Fidler, D. P. (1999). *International Law and Infectious Diseases*. Oxford: Clarendon Press, pp. 19–28.

Fidler, D. P. (2004). *SARS, Governance and the Globalization of Disease*. London: Palgrave Macmillan.

Fidler, D. P. (2005). From International Sanitary Conventions to Global Health Security: The New International Health Regulations. *Chinese Journal of International Law*, 4(2), 335–344.

Fidler, D. P. & Gostin, L. O. (2006). The New International Health Regulations: An Historic Development for International Law and Public Health. *Journal of Law, Medicine & Ethics*, 34(1), 90.

Fidler, D. P. & Gostin, L. O. (2008). *Biosecurity in the Global Age: Biological Weapons, Public Health, and the Rule of Law*. Redwood City, CA: Stanford University Press.

Foreman-Peck, J. (1983). *A History of the World Economy: International Economic Relations since 1850*. London: FT Prentice Hall.

Godlee, F. (1994a). WHO in Crisis. *British Medical Journal*, 309(6966), 1426–1427.

Godlee, F. (1994b). WHO in Retreat: Is It Losing Its Influence? *British Medical Journal*, 309(6967), 1494.

Goodman, N. M. (1971). *International Health Organizations and Their Work*. Edinburgh: Churchill Livingstone.

Gostin, L. O. (2007). A Proposal for a Framework Convention on Global Health. *Journal of International Economic Law*, 10(4), 4.

Gostin, L. O. (2008). Meeting Basic Survival Needs of the World's Least Healthy People: Towards a Framework Convention on Global Health. *The Georgetown Law Journal*, 96, 378.

Gostin, L. O. & Mok, E. (2009). Grand Challenges in Global Health Governance. *British Medical Bulletin* (90), 7–18.

Grein, T. W., Kamara, K. B. & Rodier, G. et al. (2000). Rumours of Diseases in the Global Village: Outbreak Verification. *Emerging Infectious Disease*, 6(2), 97–102.

Hammond, T. H. (1986). Agenda Control, Organization Structure and Bureaucratic Politics. *American Journal of Political Science*, 30(379), 379–420.

Hazelzet, H. (1998). The Decision-Making Approach to International Organizations. In B. Reinalda & B. Verbeek (Eds.), *Autonomous Policy Making by International Organizations*. New York: Routledge.

Beck, A. (1970). *A History of the British Medical Administration of East Africa, 1900–1950*. Cambridge, MA: Harvard University Press.

He, Y. (2011, April 11). He Yafei, Botschafter Chinas im Büro der Vereinten Nationen in Genf, nimmt an einem Briefing der Weltgesundheitsorganisation über ihre Governance-Reformen teil. *Chinesisches Ministerium für Auswärtige Angelegenheiten*. Abgerufen von www.china-un.ch/chn/hyyfy/t816973.htm Accessed on March 10, 2023.

Headrick, D. R. (1981). *The Tools of Empire: Technology and European Imperialism in the Nineteenth Century*. Oxford: Oxford University Press.

Headrick, D. R. (1988). *The Tentacles of Progress: Technology Transfer in the Age of Imperialism, 1850–1940*. Oxford: Oxford University Press.

Held, D. & McGrew, A. (2002). *Governing Globalization*. Cambridge: Polity Press.

Ho, A. (2006). WHO: A Health Watchdog without Legal Teeth, in Anlehnung an X. Gong (2006) *Infectious Disease Control from the Perspective of International Law* (unveröffentlichte Dissertation). Wuhan Universität, Wuhan.

Hoffman, S. J. (2010). The Evolution, Etiology and Eventualities of the Global Health Security Regime. *Health Policy and Planning*, 25(6), 514.

Horton, R. (2002). WHO: The Causalities and Compromises of Renewal. *The Lancet*, 359(9317), 1605–1611.

Howard-Jones, N. (1975). *The Scientific Background of the International Sanitary Conferences, 1851–1938*. Geneva: WHO.

Howard-Jones, N. (1978). *International Public Health Between the Two World Wars: The Organizational Problems*. Geneva: WHO.

Huang, Y. (2012). *World Health Organization Reform*. New York: Council on Foreign Relations.

Huang, Y. (2016). *How to Reform the Ailing World Health Organization?* New York: Council on Foreign Relations.

Institute for Health Metrics and Evaluation. (2011). *Financing Global Health 2011: Continued Growth as MDG Deadline Approaches*. Seattle: University of Washington.

International Baby Food Action Network. NGOs Call on Member States to Stop the World Health Forum. (2011, May 17). Abgerufen von https://ibfan.org/upload/files/NGOs%20call%20on%20Member%20States%20to%20STOP.pdf Accessed on January 10, 2024.

Jackson, J. H. (2006). *Sovereignty, the WTO, and Changing Fundamentals of International Law*. Cambridge: Cambridge University Press.

Jameson, W. (n.d.). Official Records of the World Health Organization, No. 13, First World Health Assembly, Geneva, 24 June to 24 July 1948. Geneva: WHO, p. 77. Retrieve from http://whqlibdoc.who.int/hist/official_records/13e.pdf Accessed on March 16, 2023.

Jin, J. & Karackattu, J. T. (2011). Infectious Diseases and Securitization: WHO's Dilemma. *Biosecurity and Bioterrorism: Biodefense Strategy, Practice and Science*, 9(2), 185.

Kaul, I., Grunberg, I. & Stern, M. A. (1999). *Global Public Goods: International Cooperation in the 21st Century*. Oxford: Oxford University Press.

Krasner, S. (1999). *Sovereignty: Organized Hypocrisy*. Princeton: Princeton University Press.

Lee, K. (1998). *Historical Dictionary of the World Health Organization*. Lanham, MD and London: The Scarecrow Press, Inc.

L'hirondel, A. & Yach, D. (1998). Develop and Strengthen Public Health Law. *World Health Statistics Quarterly*, 51(1), 79.

Li, H. (1987). *Introduction to the Law of Treaties*. Beijing: Law Press-China, p. 119.

Mafart, B. & Perret, J. L. (1998). History of the Concept of Quarantine. *Med Trop* (58), 14–20.

McColl, K. (2008). Europe Told to Deliver More Aid for Health. *The Lancet*, 371(9630), 2072–2073.

McNeil Jr., D. G. (2010, November 21). Cholera's Second Fever: An Urge to Blame. *New York Times*. Abgerufen von https://www.nytimes.com/2010/11/21/weekinreview/21mcneil.html Accessed on January 10, 2023.

Mitrany, D. (1975). The Prospect of Integration: Federal or Functional? In A. J. R Groom & Taylor (Eds.), *Functionalism*. London: University of London Press.

Navarro, V. (2008). Neoliberalism and Its Consequences: The World Health Situation since Alma Ata. *Global Social Policy* (8), 152.

Nerfin, M. (1976). Is a Democratic United Nations Possible? *Development Dialogue*, 2, 86.

Pearson, G. S. (2005, May). *The UN Secretary-General's High-Level Panel: Biological Weapons Related Issues*. Strengthening the Biological Weapons Convention Review Conference Paper No. 14. Bradford: Department of Peace Securities, University of Bradford.

Plotkin, B. J. (1996). Mission Possible: The Future of the International Health Regulations. *Temple International and Comparative Law Journal* (10), 503.

Qin, Y. (1999). *Hegemoniales System und internationaler Konflikt: Die unterstützenden Verhaltensweisen der USA in internationalen bewaffneten Konflikten (1945–1988)*. Shanghai: Shanghai People's Publishing House, S. 279–280.

Rao, G. (1996). *Das Recht der internationalen Organisationen*. Beijing: Beijing University Press.

Richter, J. (2012). WHO Reform and Public Interest Safeguards: An Historical Perspective. *Social Medicine*, 6(3), 141.

Rissanen, J. (2002). Left in Limbo: Review Conference Suspended on Edge of Collapse. *Disarmament and Diplomacy*, 62, 710.

Robbins, A. (1999). Brundtland's World Health. *Public Health Reports*, 114, 32.

Roelsgaard, E. (1974). Health Regulations and International Travel. *Chronicle of the World Health Organization* (28), 265–268.

Rosenberg, B. H. (2007). A Counter-Bioterrorism Strategy for the New UN Secretary-General. *Disarmament and Diplomacy*, 84, 7.

Secretary-General's High-Level Panel on Threats, Challenges and Change. (2004). *A Safer World: Our Shared Responsibility*. New York: United Nations.

Sehdev, P. S. (2002). The Origin of Quarantine. *Clinical Infectious Diseases* (35), 1071–1072.

Shakespeare, W. (2013). *Romeo and Juliet*. Act 5 Scene 2. (S. Zhu, Trans.). Beijing: World Book Publishing Company.

Siddiqi, J. (1995). *World Health and World Politics*. Columbus: University of South Carolina Press.

Siegfried, A. (1965). *Routes of Contagion*. New York: Harcourt Press.

Shao, S. (2006). *Neueste Fälle des Internationalen Gerichtshofs*. Peking: The Commercial Press.

Slaughter, A. (2004). *Eine neue Weltordnung*. Princeton: Princeton University Press.

Smith, R. (1995). Die WHO: Change or die. *British Medical Journal*, 310, 543.

Sridhar, D. (2009). *Global Health: Who Can Lead?* London: Chatham House Publishing.

Stein, R. (2010, June 4). Reports Accuse WHO of Exaggerating H1N1 Threat, Possible Ties to Drug Makers. *Washington Post*.

Stern, A. M. & Markel, H. (2004). International Efforts to Control Infectious Diseases, 1851 to the Present. *Journal of the American Medical Association*, 292(12), 1476.

Stevenson, M. A. & Cooper, A. F. (2009). Overcoming Constraints of State Sovereignty: Global Health Governance in Asia. *Third World Quarterly*, 30(7), 1381.

Sturtevant, J. L., Anema, A. & Brownstein, J. S. (2007). The New International Health Regulations: Considerations for Global Health Surveillance. *Disaster Medicine Public Health Preparedness* (1), 117–121.

Tang, B. (2011). Partnerschaft und die Ausweitung der Autonomie internationaler Organisationen: WHOs Erfahrungen in globaler Malariakontrolle als ein Beispiel. *Foreign Affairs Review*, 2, 132.

Taylor, A. L. (1997). Controlling the Global Spread of Infectious Diseases: Toward a Reinforced Role for the International Health Regulations. *Houston Law Review* (33), 1327.

Trucker, J. B. (2005). Updating the International Health Regulations. *Biosecurity and Bioterrorism: Biodefense Strategy, Practice, and Science*, 3, 338–347.

Tomasevski, K. (1995). Health. In O. Schachter & C. Joyner (Eds.), *United Nations Legal Order*. Cambridge: American Society of International Law and Cambridge University Press.

Taylor, A. L. (1992). Making WHO Work. *American Journal of Law & Medicine*, 18(4), 303.

UN Economic and Social Council, UN Sub-Commission on Prevention of Discrimination and Protection of Minorities. (1985). *Siracusa Principles on the Limitation and Derogation of Provisions in the International Covenant on Civil and Political Rights*. UN Doc.E/CN.4/1985/4, Annex. New York: United Nations Plaza.

Velimirovic, B. (1976). Do We still Need International Health Regulations? *Journal of Infectious Diseases* (133), 478–482.

Verbeek, B. (1998). International Organizations: The Ugly Duckling of International Relations Theory. In B. Reinalda & B. Verbeek (Eds.), *Autonomous Policy Making by International Organizations*. New York: Routledge.

VN-Wirtschafts- und Sozialrat. (1985). *Siracusa Principles on the Limitation and Derogation of Provisions in the International Covenant on Civil and Political Rights. UN Doc.E/CN.4/1985/4, Annex*. New York: United Nations Plaza

WHO. (1946). *The Constitution of World Health Organization*. Geneva: WHO.

WHO. (1970). *Health Aspects of Chemical and Biological Weapons: Report of a WHO Group of Consultants*. Geneva: WHO.

WHO. (1993). *Report of the Executive Board Working Group on the WHO Response to Global Change: Executive Board 92nd Session*. Geneva: WHO.

WHO. (1998a, January). *Provisional Draft of the International Health Regulations*. Geneva: WHO.

WHO. (1998b, May 16). *Dr Gro Harlem Brundtland Speech to the Fifty-First World Health Assembly*. Geneva, p. 4. Abgerufen von http://apps.who.int/gb/archive/pdf_files/WHA51/eadiv6.pdf Accessed on May 22, 2023.

WHO. (2002). *Deliberate use of biological and chemical agents to cause harm: Public health response*. Abgerufen von https://apps.who.int/gb/ebwha/pdf_files/WHA55/ea5520.pdf Accessed on January 9, 2024.

WHO. (2004). Preparedness for Deliberate Epidemics: Programme of Work for the Biennium 2004–2005. WHO/CDS/CSR/LYO/2004.8, p. 4. Abgerufen von https://go.gale.com/ps/i.do?id=GALE%7CA137968991&sid=sitemap&v=2.1&it=r&p=AONE&sw=w&userGroupName=anon%7E33c50cf0&aty=open-web-entry Accessed on January 9, 2024.

WHO. (2005). *The International Health Regulations (2005)*. Geneva: WHO.

WHO. (2007). *World Health Report 2007: A Safer Future: Global Health Security in the 21ˢᵗ Century*. Geneva: WHO.

WHO. (2010, December 15). *The Future of Financing for WHO*. Geneva: WHO.

WHO. (2011, May 5). *World Health Organization: Reform for a Healthy Future*. Geneva: WHO.

WHO. (2012, May 16). *WHO Reform: High-Level Implementation and Monitoring Framework*. A65/INF.DOC./6. Geneva: WHO.

WHO Director-General Address Need for WHO Reform. (n.d.). Abgerufen von https://www.who.int/director-general/speeches/detail/who-director-general-addresses-need-for-who-reform Accessed on January 9, 2024.

WHO & WTO. (2002). *WTO Agreements & Public Health: A Joint Study by the WHO and the WTO Secretary*. Geneva: WHO.

Williams, D. (1987). *The Specialized Agencies and the United Nations*. London: C. Hurst Company.

Williams, O. (2005). The WTO, Trade Rules and Global Health Security. In A. Ingram (Ed.), *Health, Foreign Policy & Security*. London: The Nuffield Trust.

Woodall, J. P. (2005). WHO and Biological Weapons Investigations. *The Lancet*, 365, 651.

World Bank Development Committee. (n.d.). *Poverty Reduction and Global Public Goods: Issues for the World Bank in Supporting Global* https://documents1.worldbank.org/curated/en/290411468780341185/pdf/306550v-10DC2001000070E00GPG.pdf Accessed on January 9, 2024.

World Health Assembly. (1995, May 12). *Revision and Updating of the International Health Regulations*. WHA48.7. Geneva: WHO.

Yamey, G. (2002a). Have the Latest Reforms Reversed WHO's Decline. *British Medical Journal*, 325, 1107–1112.

Yamey, G. (2002b). WHO's Management: Struggling to Transform a Fossilised Bureaucracy. *British Medical Journal*, 325, 1173.

· 4 ·

DIE WELTHANDELSORGANISATION UND
GLOBAL HEALTH GOVERNANCE

Das Wohlergehen der Menschen hängt sowohl vom freien Handel als auch von der Sicherheit der öffentlichen Gesundheit ab. Die Bemühungen um ein ausgewogenes Verhältnis zwischen Handel und öffentlicher Gesundheit haben sich durch die gesamte Geschichte des Welthandels hindurch gehalten. In diesem Kapitel werden vor allem die Auswirkungen des Welthandels auf die öffentliche Gesundheit durch die Linse des internationalen Regimes analysiert und die Beziehung zwischen Welthandel und öffentlicher Gesundheit aus der Perspektive der globalen Gesundheitssicherheit untersucht. Die WTO ist ein wichtiges internationales Regime, das globale Handelsnormen formuliert, und ihre verschiedenen Abkommen üben unweigerlich einen erheblichen Einfluss auf die globale Gesundheitspolitik aus. D. T. Jamison, amerikanischer Experte für öffentliche Gesundheit, hält die WTO für das einflussreichste internationale Regime im Bereich der öffentlichen Gesundheit (Jamison et al., 1998, S. 514). Abgesehen von der Übertreibung seines Standpunkts spiegelt seine Ansicht die nicht unbedeutende Rolle wider, die die WTO für die globale Gesundheitssicherheit spielt. Da die verschiedenen WTO-Abkommen, die sich auf Handel und Produktion beziehen, politische Maßnahmen vorschreiben, die sich auf die Gesundheit der Menschen in den Mitgliedsländern auswirken, haben sie die Autonomie dieser Länder bei der Verwaltung ihrer öffentlichen

Gesundheit eingeschränkt. Kurz gesagt: „Diese Abkommen haben das Potenzial, die globale Gesundheitsarchitektur erheblich zu verändern, und haben direkte Auswirkungen auf verschiedene öffentliche Gesundheitsgemeinschaften und nationale Gesundheitssysteme" (Williams, 2005, S. 73). Daher „verdienen die Verbindungen zwischen dem globalen Handel, internationalen Handelsabkommen und der öffentlichen Gesundheit mehr Aufmerksamkeit" (Shaffer, 2005, S. 23).

4.1 Verbindungen zwischen der WTO und der globalen öffentlichen Gesundheit

Der Handel hat die menschliche Gesellschaft im Laufe der Geschichte begleitet, und der sich ständig ausweitende Handel ist zu einem Katalysator für die zunehmende globale Interdependenz geworden. Diese zunehmende globale Verflechtung hat sich allmählich auch auf den Bereich der öffentlichen Gesundheit ausgeweitet. Die frühe Zusammenarbeit im Bereich der internationalen öffentlichen Gesundheit war in erster Linie von kommerziellen Interessen geleitet. „Wenn in den alten Kolonialtagen galt, dass ‚der Handel der Flagge folgt', dann galt auch, dass die ersten zaghaften Schritte zur internationalen Zusammenarbeit im Gesundheitswesen dem Handel folgten" (Howard-Jones, 1975, S. 12). Mit anderen Worten: Fragen der internationalen Gesundheit und des internationalen Handels sind seit der Kolonialzeit miteinander verbunden und stehen in Wechselwirkung zueinander. Der sich ständig ausweitende internationale Handel hat zur Globalisierung geführt, „die die Landschaft der globalen öffentlichen Gesundheit verändert" (Drager & Beaglehole, 2001, S. 803). Die Globalisierung manifestiert sich vor allem in wirtschaftlichen Aspekten. „Obwohl die wirtschaftliche Globalisierung große Aufmerksamkeit auf sich gezogen hat, sind ihre Auswirkungen auf die öffentliche Gesundheit nach wie vor kaum bekannt" (Shaffer, 2005, S. 23). Daher ist es notwendig zu diskutieren, inwiefern die WTO als eine Wirtschafts- und Handelsnormen formulierende wichtige Organisation Einfluss auf das globale Gesundheitsregieren übt.

4.1.1 Hintergrund, Ziele und Grundsätze der WTO

Die Idee zur Gründung der WTO wurde auf der Konferenz von Bretton Woods im Juli 1944 vorgeschlagen. Damals war die Vision, dass eine internationale

Handelsorganisation zusammen mit der Weltbank und dem Internationalen Währungsfonds gegründet werden sollte, damit diese drei eine „Währung-Finanzierung-Handel"-Trinität bilden könnten, die die Weltwirtschaft nach dem Zweiten Weltkrieg gestalten würde. Eine Vereinbarung zur Gründung der WTO wurde in der Charta von Havanna getroffen, die 1947 auf der Internationalen Konferenz der VN über Handel und Beschäftigung von der VN unterzeichnet wurde. Das Abkommen wurde jedoch bald wegen des Widerstands der Vereinigten Staaten auf Eis gelegt. Im selben Jahr schlugen die Vereinigten Staaten vor, das Allgemeine Zoll- und Handelsabkommen (GATT) als einen befristeten Vertrag zur Förderung der Handelsliberalisierung zu gründen. Im Rahmen des GATT fanden von 1947 bis 1993 insgesamt acht multilaterale Verhandlungsrunden über Zölle und Handel statt. Nach der 1986 eingeleiteten Uruguay-Runde schlugen die Europäische Gemeinschaft und Kanada 1990 formell die Gründung der WTO vor. Die GATT-Ministerkonferenz, die im April 1994 in Marrakesch (Marokko) stattfand, beschloss formell die Gründung der WTO als Ersatz für das GATT von 1947. Die WTO, der IWF und die Weltbank gelten seitdem als drei Säulen der weltweiten wirtschaftlichen Entwicklung.

Alle internationalen Organisationen haben ihre Ziele; die WTO ist jedoch einzigartig, da neben den in der Präambel des Übereinkommens zur Errichtung der Welthandelsorganisation festgelegten Grundsätzen auch die Präambeln des GATT, der Havanna-Charta und des Allgemeinen Abkommens über den Handel mit Dienstleistungen wesentliche Teile der WTO-Grundsätze darstellen. Die Hauptziele der WTO lauten zusammengefasst wie folgt: 1) Verbesserung des Lebensstandards der Menschen. In der Präambel des *WTO-Übereinkommens* heißt es eindeutig, dass die WTO-Mitgliedsländer „anerkennen, dass sie bei der Gestaltung der verschiedenen Beziehungen in den Bereichen Handel und Wirtschaft den Lebensstandard der Menschen verbessern wollen". 2) Das kontinuierliche Wachstum der Beschäftigung, des Realeinkommens und der effektiven Nachfrage in vollem Umfang zu gewährleisten. Der Zweck der Formulierung von Regeln, Vorschriften und Systemen für die WTO besteht darin, ein lockeres, aber geordnetes internationales Handelsumfeld zu schaffen, um die Beschäftigungsmöglichkeiten in der ganzen Welt zu erhöhen, das allgemeine Einkommen zu steigern und den internationalen Markt für Produkte und Dienstleistungen zu erweitern. 3) Ausweitung von Produktion, Warenhandel und Dienstleistungshandel. Da die Mitglieder „die wachsende Bedeutung des Dienstleistungshandels für die Entwicklung der Weltwirtschaft erkannt haben", heißt es somit in der Präambel der WTO-Charta eindeutig, dass die „Ausweitung des Dienstleistungshandels eines der Hauptziele der WTO ist". Um dieses Ziel zu erreichen, wurden im Rahmen der Uruguay-Runde ein allgemeines Abkommen über Handel mit Dienstleistungen und andere Dokumente geschlossen. 4) Angemessene Nutzung der weltweiten Ressourcen. Das WTO-Abkommen sieht vor, dass „Anstrengungen unternommen werden sollten, um die Weltressourcen zweckmäßig zur nachhaltigen Entwicklung rationell zu nutzen". 5) Sicherstellung des Anteils der Entwicklungsländer am Wachstum des internationalen Handels und ihre wirtschaftliche Entwicklung. In der Präambel der WTO-Charta heißt es: „Es bedarf positiver Bemühungen, um sicherzustellen, dass die Entwicklungsländer, insbesondere die am wenigsten entwickelten unter ihnen, einen Anteil am Wachstum des internationalen Handels erhalten, der den Erfordernissen ihrer wirtschaftlichen Entwicklung entspricht"; 6) Schaffung eines integrierten multilateralen Handelssystems, d. h. „Entwicklung eines integrierten, tragfähigeren und dauerhaften multilateralen Handelssystems".[1]

Die WTO ist ein wichtiges internationales Handelsregime, das nach bestimmten Grundsätzen funktioniert. Sie hat eine Reihe von Handelsgrundsätzen und -regeln formuliert, um einen gleichberechtigten, fairen und für beide Seiten vorteilhaften Handel zwischen den Mitgliedern zu gewährleisten und zu fördern, Handelsdiskriminierung und Handelskonflikte zu vermeiden und weltweit einen liberalen Handel zu erreichen. Im Allgemeinen hat die WTO die folgenden Grundprinzipien: 1) Das Prinzip der Meistbegünstigung (MFN). In den Präambeln des Allgemeinen Zoll- und Handelsabkommens von 1994 und des Übereinkommens zur Errichtung der WTO ist eindeutig festgelegt, dass alle Parteien „die diskriminierende Behandlung in den internationalen Handelsbeziehungen beseitigen" und alle Mitglieder einander die Meistbegünstigung gewähren sollten. Es wird verlangt, dass die Mitglieder einander nicht diskriminieren dürfen, wenn sie Handel zusammentreiben; alle Mitglieder sind unabhängig von ihrer Größe gleichberechtigt. Alle Vorteile, Präferenzen, Vorrechte oder Immunitäten, die ein Mitglied einem anderen gewährt, müssen sofort und bedingungslos auch für alle anderen Mitglieder gelten. 2) Der Grundsatz der Inländerbehandlung. Wenn Waren oder Dienstleistungen eines Mitglieds in das Hoheitsgebiet eines anderen Mitglieds gelangen, sollten sie die gleiche Behandlung erfahren wie die einheimischen Waren oder Dienstleistungen des Einfuhrlandes. Im Bereich des

Dienstleistungsverkehrs kann eine besondere Inländerbehandlung ausgehandelt werden, d. h. die Mitglieder können auf gleicher Grundlage Vereinbarungen aushandeln, und die Inländerbehandlung kann je nach Vereinbarung in verschiedenen Branchen in unterschiedlichem Umfang gewährt werden. 3) Der Grundsatz des Marktzugangs. Die Mitglieder sind verpflichtet, ihre Märkte schrittweise zu öffnen, Zölle zu senken und Einfuhrbeschränkungen aufzuheben, damit ausländische Waren auf ihre Märkte gelangen und mit ihren einheimischen Produkten konkurrieren können. Diese Verpflichtungen zur schrittweisen Öffnung ihrer Märkte sind verbindlich und werden im Rahmen des Grundsatzes des nichtdiskriminierenden Handels umgesetzt. 4) Der Grundsatz der Förderung des fairen Wettbewerbs und Handels. Die Mitglieder dürfen keinen unlauteren Wettbewerb im Handel betreiben; insbesondere dürfen sie ihre Ausfuhrerzeugnisse nicht unter Preis verkaufen oder übermäßig subventionieren. Wenn ein Mitglied die Ausfuhren seiner eigenen Produkte durch Dumping oder Subventionierung steigert, was dem Einfuhrland erheblichen Schaden zufügen würde, kann das Einfuhrland bestimmte Verfahren anwenden, um Antidumping- und Ausgleichszölle zu erheben. Diese Maßnahmen dürfen jedoch nicht zu protektionistischen Zwecken missbraucht werden. 5) Grundsatz der Transparenz. Die WTO-Mitglieder veröffentlichen die von ihnen formulierten und umgesetzten handelsbezogenen Gesetze, Verordnungen, Politiken und Praktiken sowie die damit verbundenen Änderungen einschließlich Überarbeitung, Ergänzungen oder Aufhebungen. Unveröffentlichte Gesetze sollten nicht in Kraft treten. In der Zwischenzeit sollen sie auch die WTO über diese Gesetze, Verordnungen, Politiken und Praktiken sowie deren Änderungen unterrichten. Ziel dieses Grundsatzes ist es, die Stabilität und Vorhersehbarkeit des internationalen Handelsumfelds wirksam zu gewährleisten.

Aus dieser Analyse geht hervor, dass das Hauptziel der WTO in der Koordinierung und Förderung des weltweiten Freihandels besteht. Im Regime der WTO hat der globale Handel Vorrang vor allem anderen. Im Rahmen der Freihandelsdoktrin ist die WTO gezwungen, Fragen der öffentlichen Gesundheit zu übersehen. In gewisser Weise ist die WTO sogar der Grund für die Krisen im Bereich der öffentlichen Gesundheit in einer Vielzahl von Entwicklungsländern. Angesichts der engen Beziehung zwischen Handel und öffentlicher Gesundheit ist die Frage, wie die Interessen beider Bereiche im Rahmen der WTO in Einklang gebracht werden können, zu einer Dringlichkeit des globalen Gesundheitsregierens geworden.

4.1.2 Zusammenhang zwischen WTO und Problemen der Public Health

4.1.2.1 Handel und Public Health: ein altes aber auch aktuelles Thema

Handel gibt es seit Anfängen der Menschheit, ursprünglich in Form von Tauschhandel. In den Tausenden von Jahren menschlicher Zivilisation haben Probleme der öffentlichen Gesundheit wie z. B. Infektionskrankheiten die Geschichte der Menschheit tiefgreifend beeinflusst. Sowohl der Handel als auch die öffentliche Gesundheit stellen uralte Herausforderungen dar. Dennoch wurde erst in den letzten Jahren eine Verbindung zwischen diesen beiden Themen hergestellt. So gilt die Beziehung zwischen Handel und öffentlicher Gesundheit als ein altes, aber auch aktuelles Thema. Seit Tausenden von Jahren haben Händler, Eindringlinge und Naturgewalten Krankheiten verbreitet und die Geschichte verändert. Die Quarantänepraxis zur Bekämpfung von Infektionskrankheiten hat sich direkt aus den Handelsaktivitäten entwickelt. Bereits 1377 wurde in Ragusa (Dubrovnik, Teil des heutigen Kroatiens), einer Hafenstadt an der dalmatinischen Küste, die erste Quarantäne der Menschheitsgeschichte verhängt. Vom ersten Tag der Quarantäne an isolierte die Stadt Reisende aus den von der Epidemie betroffenen Gebieten für 30 Tage (*trentini giorni*) oder 40 Tage (*quaranti giorni*). Daraus entwickelten sich das moderne Konzept der „Quarantäne" und das heute weitverbreitete System der Einreise- und Ausreisekontrollen und Quarantänen. Während der Zeit der italienischen Stadtstaaten im 15. Jahrhundert mussten Handelsschiffe aus Gebieten, die vom Schwarzen Tod betroffen waren, 40 Tage lang in einem abgelegenen Hafen anlegen, bevor sie den geschäftigen Hafen von Venedig erreichten, um die Ausbreitung der Infektionskrankheit zu verhindern. Zu Beginn des 19. Jahrhunderts verfolgten die europäischen Länder eine unterschiedliche und manchmal kontraproduktive Quarantänepolitik, die den Handel behinderte. Um ihre Geschäftsinteressen zu schützen, begannen die großen europäischen Länder im Bereich der internationalen öffentlichen Gesundheit zusammenzuarbeiten. Die internationale Ausbreitung von Infektionskrankheiten wurde als Bedrohung der wirtschaftlichen Interessen der Länder dargestellt. Dieser Ansatz dominierte die internationale Zusammenarbeit im Gesundheitswesen im 19. Jahrhundert In der Folgezeit wurden zahlreiche internationale Konferenzen zum Thema öffentliche Gesundheit abgehalten, auf deren Grundlage die IHR entstanden, die die enge Verbindung zwischen Handel und öffentlicher Gesundheit umfassend widerspiegeln. Ihr Ziel ist es, „die internationale

Ausbreitung von Infektionskrankheiten zu begrenzen, um die globale Sicherheit zu maximieren und die internationale Wirtschaft möglichst wenig zu beeinträchtigen". Dieser Zweck zeigt, wie wichtig die Koordinierung zwischen globalen Handels- und Gesundheitsinteressen ist.

4.1.2.2 WTO und Fragen der öffentlichen Gesundheit

Die WTO hat einen breiteren Zuständigkeitsbereich und mehr Macht als ihr Vorgänger GATT. Seit der Gründung der WTO hat ihr Einfluss auf den Welthandel immer mehr zugenommen und ihre Bedenken haben sich auch auf alle Aspekte der Gesellschaft ausgeweitet. Der von ihr befürwortete Freihandel hat eine breite Palette von Waren zu den Menschen gebracht und den grenzüberschreitenden Personenverkehr gefördert, aber auch potenzielle Infektionserreger mit diesen Waren verbreitet. Die WTO-Abkommen wie bspw. das Übereinkommen über handelsbezogene Aspekte der Rechte des geistigen Eigentums (TRIPS) und die Liberalisierung des Dienstleistungsverkehrs haben erhebliche Auswirkungen auf die öffentliche Gesundheit in den Ländern, insbesondere in den Entwicklungsländern. „Diejenigen, die sich weltweit mit Gesundheit und Sicherheit befassen, können es sich nicht leisten, die tiefgreifenden Veränderungen zu ignorieren, die der globale Handel mit sich bringt" (Shaffer, 2005, S. 33). Am 22. August 2002 veröffentlichten die WHO und das Sekretariat der WTO eine gemeinsame Studie über die Beziehung zwischen Handelsregeln und öffentlicher Gesundheit. Diese 171-seitige Studie zeigt, dass WTO-Abkommen und öffentliche Gesundheit in vielerlei Hinsicht eng miteinander verbunden sind. Im Vorwort weisen Gro Harlem Brundtland, ehemalige Generaldirektorin der WHO, und Mike Moore, ehemaliger Generaldirektor der WTO, darauf hin, dass „es viele Gemeinsamkeiten zwischen Handel und Gesundheit gibt. Eine weitere wichtige Botschaft ist, dass Gesundheits- und Handelspolitiker von einer engeren Zusammenarbeit profitieren können, um die Kohärenz zwischen ihren verschiedenen Aufgabenbereichen zu gewährleisten" (WHO & WTO, 2002, S. 1).

Von der anfänglichen Bekämpfung von Infektionskrankheiten bis hin zur Schaffung und Verbesserung des multilateralen Handelsregimes unter der Führung des GATT und der WTO im 20. Jahrhundert hat die Handelsliberalisierung die öffentliche Gesundheit in vielerlei Hinsicht beeinflusst. Grenzüberschreitende Krankheitsausbrüche haben den Handel und Transport direkt gestört. Die internationale Handelspolitik kann auch einen indirekten Einfluss auf die öffentliche Gesundheit haben. So kann der Abbau von Handelshemmnissen die Preise für medizinische Ausrüstung und gesundheitsbezogene

Produkte wie Arzneimittel und Blutprodukte senken; Änderungen der internationalen Patentschutzregeln können den Zugang zu wichtigen Arzneimitteln und den Transfer von Diagnosegeräten und Technologie beeinflussen; im Bereich der Gesundheitsdienste wirkt sich die Handelspolitik auf den Aufbau des öffentlichen Gesundheitssystems eines Landes aus. Umgekehrt können auch nationale und internationale Gesundheitsstandards und -vorschriften wie der *Codex Alimentarius*, Richtlinien und Empfehlungen für den Lebensmittelhandel, die IHR und das Rahmenübereinkommen zur Eindämmung des Tabakkonsums den Handel erheblich beeinflussen. Der freie Verkehr von Waren und Bevölkerung, der durch die wirtschaftliche Globalisierung im Rahmen der WTO vorangetrieben wird, und die Umweltschutzfragen machen es für souveräne Staaten immer schwieriger, die Ausbreitung von Infektionskrankheiten mit eigener Kraft zu verhindern und zu kontrollieren (Feng, 2005, S. 61). Insbesondere durch die zunehmende wirtschaftliche Globalisierung in der zweiten Hälfte des 20. Jahrhunderts haben sich Infektionskrankheiten in einem noch nie da gewesenen Tempo in der ganzen Welt ausgebreitet und zu Problemen der öffentlichen Gesundheit geführt, die sich von rein internen Angelegenheiten zu globalen Gesundheitskrisen entwickeln. Zugegebenermaßen gibt es viele Gründe, die zu Krisen im Bereich der öffentlichen Gesundheit führen, darunter die Ausbreitung von Infektionskrankheiten, Fragen der Lebensmittelsicherheit, die Unzugänglichkeit von Medikamenten und der Transfer von Gesundheitstechnologien. Die vier wichtigsten WTO-Abkommen haben sich erheblich auf bestimmte Aspekte der öffentlichen Gesundheit ausgewirkt. Dazu gehören das Übereinkommen über handelsbezogene Aspekte der Rechte des geistigen Eigentums (TRIPS), das Allgemeine Übereinkommen über den Handel mit Dienstleistungen (GATS), das Übereinkommen über die Anwendung gesundheitspolizeilicher und pflanzenschutzrechtlicher Maßnahmen (SPS) und das Übereinkommen über technische Handelshemmnisse (TBT) (siehe Tabelle 4.1).

Zweifellos spielen bei einigen WTO-Regelungen Überlegungen zur öffentlichen Gesundheit eine Rolle. So heißt es beispielsweise in der Präambel des Marrakesch-Abkommens zur Gründung der WTO, dass die Vertragsparteien dieses Abkommens in der Erkenntnis, dass ihre Beziehungen im Bereich des Handels und der Wirtschaft darauf gerichtet sein sollten, den Lebensstandard zu erhöhen, Vollbeschäftigung und ein großes und ständig wachsendes Volumen des Realeinkommens und der effektiven Nachfrage zu gewährleisten sowie die Produktion bzw. den Handel von Waren und Dienstleistungen auszuweiten und dabei die optimale Nutzung der Weltressourcen im Einklang mit dem Ziel der nachhaltigen Entwicklung zu ermöglichen, und in dem Bestreben sind,

Tabelle 4.1 Spezifische Gesundheitsthemen und die wichtigsten WTO-Übereinkommen

WTO-Übereinkommen Gesundheitsthemen	Das Abkommen über die Anwendung von Sanitär- und Phytosanitären Maßnahmen (SPS)	Das Abkommen über technische Hemmnisse für Handel (TBT)	Das Abkommen über Handelsbezogene Aspekte des geistigen Eigentums (TRIPS)	Das Generalabkommen über den Handel mit Dienstleistungen (GATS)
Kontrolle infektiöser Krankheit	X	X		
Lebensmittelsicherheit	X			
Kontrolle des Tabakkonsums		X	X	X
Umwelt	X	X		
Zugänglichkeit zu Arzneimitteln			X	
Gesundheitsdienst	X			X
Aufkommende Neuprobleme				
Biotechnologie	X	X	X	
Informationstechnologie			X	
Traditionales Wissen			X	

Quelle: WHO & WTO, WTO Agreement & Public Health: A Joint Study by the WHO and WTO Secretary, 2002, S. 59.

sowohl die Umwelt zu schützen und zu erhalten als auch die Mittel dafür in einer Weise zu verbessern, die mit ihren jeweiligen Bedürfnissen und Anliegen in verschiedenen Phasen der Wirtschaftsentwicklung einig ist.

Die Formulierungen „Erhöhung des Lebensstandards" und „im Einklang mit dem Ziel der nachhaltigen Entwicklung" in der Präambel beziehen sich eindeutig sowohl auf die Gesundheit des Individuums als auch auf die nationale öffentliche Gesundheit. Art. 20 des GATS legt fest, dass – solange Maßnahmen nicht in einer Weise angewandt werden, die ein Mittel zur willkürlichen oder nicht zu rechtfertigenden Diskriminierung zwischen Ländern, in denen die gleichen Bedingungen herrschen, oder eine verschleierte Beschränkung des internationalen Handels darstellt – dieses Abkommen nicht so auszulegen ist, als hindere es eine Vertragspartei an der Annahme oder Durchsetzung von Maßnahmen, die zum Schutz des Lebens oder der Gesundheit von Menschen, Tieren oder Pflanzen erforderlich sind. Angesichts der Ausrichtung der

WTO auf den Freihandel können die oben genannten Bestimmungen zwar zur globalen Gesundheitssicherheit beitragen, doch ist dies nicht das Hauptziel der WTO.

4.1.3 Negative Auswirkungen der WTO-Normen auf die globale Gesundheitspolitik

Wirtschaftswissenschaftler sind der Meinung, dass „es eine positive Korrelation zwischen der menschlichen Gesundheit und dem Pro-Kopf-Einkommen und dem Bildungsniveau gibt. Umweltschäden wie schlechte sanitäre Einrichtungen und unsauberes Trinkwasser sind in den ärmsten Ländern am schlimmsten" (Samuelson & Nordhaus, 2003, S. 296). Mit anderen Worten: Die Gesundheit steht in direktem Zusammenhang mit der wirtschaftlichen Entwicklung. Daher glauben viele Befürworter der WTO, dass der von der WTO geförderte Freihandel für alle Beteiligten eine Win-Win-Situation darstellt. Auch wenn die WTO kein wohlfahrtsorientiertes internationales Regime ist, so hat sie doch einen Bezug zum globalen Wohlstand, da die Idee hinter ihrer Gründung darin besteht, dass sich eine Ausweitung des Handels positiv auf den globalen Wohlstand auswirken kann. Die Präambel des Übereinkommens zur Gründung der WTO enthält Ziele zur Förderung der Entwicklung und zur Erhöhung des Lebensstandards und diese Ziele sollten der globalen Gesundheit zugutekommen. So kann beispielsweise der wachsende Wohlstand, der durch den internationalen Freihandel entsteht, für den Kauf und Bau von öffentlichen Gesundheitseinrichtungen verwendet werden, was das allgemeine Gesundheitsniveau verbessern kann. Durch den zwischenstaatlichen Handel werden die besten Gesundheitsprodukte (z. B. Arzneimittel und medizinische Dienstleistungen) international verfügbar gemacht.

Obwohl die WTO die Entwicklung der Weltwirtschaft gefördert hat, führt diese Entwicklung nicht automatisch zu einer Verbesserung der Gesundheitssicherheit in den Ländern, insbesondere in den Entwicklungsländern. „Ein großer Teil dieser Gesundheitskrise spiegelt die wirtschaftliche Realität der Globalisierung wider. Die größten Gewinne aus der Handelsliberalisierung sind den reichsten Nationen zugutegekommen" (Hilary, 2001, S. 7). Mit anderen Worten: Die Sicherheit der öffentlichen Gesundheit in den meisten Entwicklungsländern hat sich im Zuge des von der WTO geförderten Wirtschaftswachstums nicht verbessert. Im Gegenteil hat sie sich sogar noch verschlechtert. Folglich hat sich die Kluft zwischen Industrie- und Entwicklungsländern im Bereich der öffentlichen Gesundheit weiter vergrößert. Wenn

DIE WELTHANDELSORGANISATION

die Probleme der Armut und Krankheiten in den Entwicklungsländern ungelöst bleiben, kann dies schwerwiegende Folgen für alle Mitglieder der internationalen Gemeinschaft zu sich ziehen. Angesichts der globalen Interdependenz im Bereich der Gesundheitssicherheit ist es notwendig, die negativen Auswirkungen der verschiedenen WTO-Abkommen auf die globale Gesundheitssicherheit zu untersuchen. Die WTO hat vier wichtige Abkommen, die sich negativ auf die öffentliche Gesundheitssicherheit in den Entwicklungsländern auswirken könnten. Zunächst wirkt sich das TRIPS-Abkommen auf den Preis und die Zugänglichkeit von unentbehrlichen Arzneimitteln aus. Das GATS-Abkommen behindert direkt die grenzüberschreitende Mobilität von Patienten und Angehörigen der Gesundheitsberufe sowie das ausländische Eigentum an medizinischen Geräten.

Die SPS verhindert die Lebensmittelsicherheit und die länderübergreifende Ausbreitung von Infektionen. Das TBT-Abkommen kontrolliert auch die einschlägigen Gesundheitsnormen und -standards. Alle diese Abkommen beziehen sich auf die öffentliche Gesundheit und bringen entsprechende Verpflichtungen für die Mitglieder mit sich. Aufgrund der unterschiedlichen Verpflichtungen, die die Mitglieder im Rahmen der einzelnen Abkommen zu erfüllen haben, stellen diese Abkommen in zweierlei Hinsicht eine Herausforderung für die globale Gesundheitssicherheit dar:

Erstens verlangen viele Abkommen von den Mitgliedern eine Deregulierung derjenigen Bereiche der öffentlichen Gesundheit, die den Handel einschränken, oder dass sie ihre nationalen Gesundheitsbestimmungen einheitlich an internationale Normen anpassen. Infolgedessen verlieren die Mitglieder ihre Freiheit und Vielfältigkeit bei der Entscheidung, wie sie die Ziele der öffentlichen Gesundheit erreichen wollen. So schreibt das TRIPS-Abkommen beispielsweise vor, dass alle Länder, ob reich oder arm, einen Patentschutz für neue Medikamente für mindestens 20 Jahre gewähren müssen. Infolgedessen haben die Entwicklungsländer ihre Freiheit beim Patentschutz im eigenen Land verloren, was die Produktion preiswerter Generika verzögert, auf die die öffentlichen Gesundheitseinrichtungen in den Entwicklungsländern und die arme Bevölkerung in diesen Ländern zum Überleben angewiesen sind. Die sehr undifferenzierten Bestimmungen des TRIPS-Übereinkommens schützen die hohen Preise patentierter Arzneimittel, und viele arme Menschen, die mit ansonsten heilbaren Krankheiten infiziert sind, verloren ihr Leben, weil sie sich die teuren Arzneimittel oder Impfstoffe nicht leisten konnten. Die Ausbreitung von HIV/AIDS ist nur ein einzelnes Beispiel von vielen. Damit soll nicht besagt werden, dass das Schutzsystem des geistigen Eigentums überhaupt keinen Nutzen hätte, sondern dass bei der Umsetzung dieses Systems eine gewisse Flexibilität zugelassen werden sollte. Wie der amerikanische Wirtschaftswissenschaftler Lester C. Thurow (1997) argumentierte,

> In einer globalen Wirtschaft ist ein globales System der geistigen Eigentumsrechte erforderlich. Dieses System muss sowohl den Bedürfnissen der Entwicklungsländer als auch denen der Industrieländer Rechnung tragen. Das Problem ist ähnlich gelagert wie die Frage, welche Arten von Wissen in der entwickelten Welt öffentlich zugänglich sein sollten. Bedarf an preiswerten Arzneimitteln von der Dritten Welt ist keinesfalls gleichbedeutend mit ihrem Bedarf an preiswerten CDs. Ein System, das solche Bedürfnisse undifferenziert behandelt, wie es unser derzeitiges System tut, ist weder ein gutes noch ein lebensfähiges System.
>
> (S. 103)

Ein weiteres Beispiel ist der *Codex Alimentarius* der Ernährungs- und Landwirtschaftsorganisation, der von Ländern auf der ganzen Welt freiwillig angenommen wurde und wissenschaftliche und nicht verbindliche Standards für die Lebensmittelsicherheit enthält. Dieser Kodex wird auch vom Übereinkommen über die Anwendung gesundheitspolizeilicher und pflanzenschutzrechtlicher Maßnahmen herangezogen, um die Rechtmäßigkeit von Lebensmittelstandards und Gesundheitsmaßnahmen der Mitgliedsländer zu beurteilen. Das TBT- und TRIPS-Abkommen haben ebenfalls ähnliche Standards und Regulierungsnormen angenommen. Die vorgenannten WTO-Abkommen haben die Freiheit der Mitglieder bei der Gestaltung des Gesundheitswesens stark eingeschränkt und es den Mitgliedern unmöglich gemacht, entsprechende gesundheitspolitische Maßnahmen in Übereinstimmung mit ihrer spezifischen nationalen Gesundheitssituation durchzusetzen. Im Jahr 2001 verabschiedete der Wirtschafts- und Sozialrat der Vereinten Nationen eine Resolution, in der er den negativen Einfluss von Abkommen wie dem TRIPS-Abkommen auf das Recht auf Gesundheit, Nahrung und Selbstbestimmung anerkannte. Der Rat forderte die Mitgliedsländer auf, zur Kenntnis zu nehmen, dass sie ihren internationalen Verpflichtungen zum Schutz der Menschenrechte, die sich aus dem Völkerrecht ergeben, Vorrang vor der Durchsetzung ihrer eigenen Wirtschafts- und Handelspolitik und internationaler Handelsabkommen einräumen sollten (VN-Ausschuss für wirtschaftliche, soziale und kulturelle Rechte, 2000). Wie dem auch sei, die Resolution ist im Vergleich zur Kraft der WTO-Abkommen im Wesentlichen nicht bindend.

Zweitens bilden die in den WTO-Abkommen verankerten Verpflichtungen der Mitglieder eine treibende Kraft nicht nur für die Privatisierung von Wissen oder Produkten, die für die Förderung der menschlichen Gesundheit notwendig sind, sondern auch für die Privatisierung des nationalen Gesundheitswesens, das eigentlich öffentlich bleiben sollte. Nehmen wir das TRIPS-Abkommen als Beispiel: Medizinisches Wissen, biologische Ressourcen und Arzneimittel sind Gegenstand eines völlig neuen Interessenausgleichs zwischen Patentinhabern und der unzähligen Öffentlichkeit. Die Förderung des privaten Eigentums an solchen Produkten, die als unentbehrliche Arzneimittel gelten, hat die öffentliche Gesundheitssicherheit tiefgreifend beeinflusst. Im Jahr 1968 prägte der britische Biologe Garrett Hardin in seiner Veröffentlichung den Begriff der „Tragödie der Allmende", um eine Situation zu beschreiben, in der öffentliche Ressourcen mangels entsprechender Regeln oft unangemessen genutzt werden (1968, S. 1243–1248). Die weltweite Förderung von Rechten an geistigem Eigentum, insbesondere in Bereichen wie der biomedizinischen Forschung, impliziert nun „eine ‚Anti-Gemeinschaft', in der die Menschen knappe Ressourcen nicht ausreichend nutzen, weil zu viele Eigentümer sich gegenseitig blockieren können ... Mehr Rechte an geistigem Eigentum können paradoxerweise zu weniger nützlichen Produkten zur Verbesserung der menschlichen Gesundheit führen" (Heller & Eisenberg, 1998, S. 698). In ähnlicher Weise hat das GATS die WTO fast von einem anti-protektionistischen Gremium zu einer globalen Institution gemacht, die die Privatisierung fördert. Sie betrachtet wesentliche Dienstleistungen, wie z. B. die öffentliche Gesundheit, als Bereiche, die durch marktorientierte Politiken reguliert werden können, und nicht als öffentliche Güter. „Die gesundheitsbezogenen WTO-Regeln sind zwar detailliert und hochkomplex, aber in ihrer Gesamtheit deuten sie auf eine neue und entstehende globale politische Ökonomie der Gesundheit hin, die privatwirtschaftlich ausgerichtet ist" (Williams, 2004 S. 77). Die Privatisierungstendenz der WTO-Abkommen hat das Marktversagen im globalen Gesundheitswesen noch verschärft. Insbesondere in zahlreichen Entwicklungsländern hat die Privatisierung des öffentlichen Gesundheitswesens das ohnehin schon unzureichende öffentliche Gesundheitssystem noch anfälliger gemacht. Eine solche Privatisierung widerspricht dem Wesen globaler öffentlicher Güter im Gesundheitsbereich. Ein uneingeschränkter und vollständig anpassungsfähiger privater Markt ist die stärkste Triebkraft der Globalisierung, die zu Ungleichheit im Gesundheitsbereich führt. Kurz gesagt, die WTO als Vertreterin der Globalisierungskräfte hat durch ihre verschiedenen Abkommen die Handelsliberalisierung und Privatisierung auf nationaler und sogar globaler Ebene gefördert, aber sie führt auch zu einem ernsthaften Mangel an globalen öffentlichen Gesundheitsgütern und wirkt sich somit negativ auf das globale Gesundheitsregieren aus.

4.2 WTO-Abkommen und Global Health Governance:

Eine Fallstudie über den Konflikt zwischen TRIPS und Zugänglichkeit der Arzneimittel

Obwohl die WTO in erster Linie als Organisation zur Erleichterung des Freihandels angesehen wird, deuten die komplexen Wechselwirkungen vieler Grundsätze in den verschiedenen WTO-Abkommen darauf hin, dass die WTO selbst auch ein Entwicklungsregime ist. Da der Gesundheitsschutz ein Entwicklungsthema ist, wird die WTO damit zu einem wichtigen Akteur in der globalen Gesundheitsordnung, deren Funktion sich in den vier Abkommen in ihrem Rahmen manifestiert. Wie Gong (2006) feststellte,

> ist in gewisser Weise die WTO seit ihrer Gründung im Jahr 1995 zum zentralen horizontalen Regelwerk für das internationale Recht im Bereich der Infektionskrankheiten geworden. Das Übereinkommen über handelsbezogene Aspekte der Rechte des geistigen Eigentums, das Übereinkommen über die Anwendung gesundheitspolizeilicher und pflanzenschutzrechtlicher Maßnahmen und der mächtige Streitbeilegungsmechanismus der WTO haben die WTO für die Politik zur Bekämpfung von Infektionskrankheiten wichtiger gemacht als die diskreditierten IHR. Vergleicht man die durch die WTO-Abkommen ausgelöste Kontroverse mit der Unbekanntheit der IHR im globalen Gesundheitsdiskurs, so zeigt sich die Vormachtstellung des Handelsregimes gegenüber dem klassischen Regime.

(S. 65)

Mit anderen Worten: Die WTO spielt eine andersartige Rolle als sonstige internationale Regime im globalen Gesundheitsregieren. In diesem Abschnitt wird diese Rolle der WTO-Abkommen im globalen Gesundheitsregieren anhand des Konflikts zwischen dem TRIPS-Abkommen und der Zugänglichkeit zu Arzneimitteln untersucht.

Das TRIPS-Übereinkommen ist eines der Endergebnisse der Uruguay-Runde des GATT (*General Agreement on Tariffs and Trade*). Es wurde am 15. April 1994 unterzeichnet und trat am 1. Januar 1995 in Kraft. Es ist bis heute das umfassendste multilaterale Abkommen über geistiges Eigentum und hat den größten Einfluss auf das geistige Eigentum und die Rechtssysteme von Ländern und Regionen auf der ganzen Welt. Zusammen mit dem Übereinkommen über den Warenhandel und dem Allgemeinen Übereinkommen über den Handel mit Dienstleistungen bildet es eine der drei Säulen der WTO. Ziel des TRIPS-Übereinkommens ist es, einen angemesseneren und wirksameren Schutz der Rechte an geistigem Eigentum im internationalen Handel zu fördern, damit die Inhaber von Rechten an geistigem Eigentum von ihren technischen Erfindungen profitieren können. Auf diese Weise können die Inhaber von Rechten des geistigen Eigentums motiviert werden, an weiteren Erfindungen und Schöpfungen zu arbeiten und so die materiellen und geistigen Ergebnisse von Technik und Kunst der Öffentlichkeit so weit wie möglich zugänglich zu machen. Das TRIPS-Übereinkommen zielt auch darauf ab, die Verzerrung und Behinderung des internationalen Handels durch den Schutz des geistigen Eigentums zu verringern und versichern, dass die Umsetzung und die Verfahren des TRIPS-Übereinkommens den legalen Handel nicht behindern. Seit 2001 hat die internationale Gemeinschaft angesichts der gravierenden Bedrohung der menschlichen Gesundheit durch HIV/AIDS, Tuberkulose und Malaria den Problemen der öffentlichen Gesundheit in den Entwicklungsländern zunehmende Aufmerksamkeit geschenkt. Allein im Jahr 2002 starben Berichten zufolge weltweit 15 Millionen Menschen an Infektionskrankheiten, und zig Millionen kämpften mit dem Tod, nachdem sie sich mit HIV/AIDS infiziert hatten. In Afrika und Lateinamerika breiteten sich tödliche Infektionskrankheiten wie Malaria, Tuberkulose und HIV/AIDS rasch aus und gefährdeten die menschliche Gesundheit und die Wirtschaft ernsthaft. Die Gründe für die Gesundheitskrisen in diesen Gebieten sind vielfältig, aber der entscheidende ist der fehlende Zugang zu wirksamen und erschwinglichen Medikamenten. Oxfam, eine internationale Wohltätigkeitsorganisation, veröffentlichte 2001 einen Bericht mit dem Titel „*Patent Injustice: How World Trade Rules Threaten the Health of Poor People*" (Ungerechtigkeit durch Patente: Wie die Welthandelsregeln die Gesundheit der Armen bedrohen), in dem die durch das Patentsystem der WTO aufgeblähten Arzneimittelpreise und ihre katastrophalen Auswirkungen auf die armen Länder untersucht wurden (Oxfam, 2001). In dem Bericht wurden Efavirenz und Nelfinavir, zwei westliche patentierte Arzneimittel gegen AIDS, unter die Lupe genommen. Statistiken vom Oktober 2001 zufolge konnte Stonathan unter Patentschutz für bis zu 4.730 US$ verkauft werden, während vergleichbare Generika nur 485 US$ kosteten; Nelfinavir unter Patentschutz verkaufte sich zu 3.508 US$, während Generika gleicher Art nur 201 US$ kosteten. Die Entwicklungsländer schätzten, dass sie 80–90 % ihrer Ausgaben einsparen könnten, wenn sie Generika herstellen dürften (Cheng, 2001). Das TRIPS-Abkommen hindert sie jedoch daran, diese patentgeschützten Medikamente zu produzieren, wobei sie sich teure

Patentarzneimittel nicht leisten können, was zu schweren Gesundheitskrisen in den Entwicklungsländern beiträgt.

4.2.1 Artikel des TRIPS-Übereinkommens, die sich auf die öffentliche Gesundheit beziehen

Die enge Verbindung zwischen Handel und öffentlicher Gesundheit bedeutet, dass das TRIPS-Abkommen auch Fragen der öffentlichen Gesundheit betrifft. Insbesondere versucht das TRIPS-Abkommen, ein Gleichgewicht zwischen Patentrechten (privatem Interesse) und dem Zugang zu Arzneimitteln (öffentlichem Interesse) herzustellen. Die Konflikte zwischen diesen beiden Bereichen bestanden schon lange vor der Unterzeichnung des TRIPS-Abkommens und waren der Hauptstreitpunkt der Uruguay-Runde. Das TRIPS-Übereinkommen versucht, diesen Konflikt durch die folgenden Artikel auszugleichen:

1 In der Präambel des TRIPS-Übereinkommens heißt es, dass jedes Mitglied Mindeststandards für Schutz und Durchsetzung von geistigen Eigentumsrechten festlegen soll, um technologische Innovation, Technologietransfer und soziale Entwicklung zu fördern. Es besteht kein Zweifel, dass die öffentliche Gesundheit ein wichtiger Aspekt der sozialen Entwicklung ist. Der Schutz des geistigen Eigentums an Arzneimitteln sollte nicht der Erzielung von Monopolgewinnen dienen, sondern vielmehr den Technologietransfer und die Verbesserung der öffentlichen Gesundheit erleichtern und zur öffentlichen Gesundheitssicherheit beitragen.

2 In Art. 7 des TRIPS-Übereinkommens sind die Ziele zum Schutz des geistigen Eigentums festgelegt. Der Schutz und die Durchsetzung von Rechten des geistigen Eigentums sollen zur Förderung der technologischen Innovation und zum Transfer und zur Verbreitung von Technologie beitragen, und zwar zum beiderseitigen Vorteil der Erzeuger und Nutzer von technologischem Wissen und in einer Weise, die dem sozialen und wirtschaftlichen Wohlergehen und einem Gleichgewicht von Rechten und Pflichten dient. Mit anderen Worten: Das TRIPS-Übereinkommen muss die Rechte am geistigen Eigentum derjenigen, die solche Technologien schaffen, wirksam schützen und gleichzeitig sicherstellen, dass potenzielle Nutzer dieser Technologien in den Genuss ihrer Vorteile kommen. Der Mechanismus zum Schutz des geistigen Eigentums muss nicht nur auf das Eigeninteresse, sondern auch auf das gesellschaftliche Wohl ausgerichtet sein.

3 Art. 8 Abs. 1 des TRIPS-Übereinkommens bezieht sich auf seinen Grundsatz und besagt, dass die Mitglieder bei der Ausarbeitung oder Änderung ihrer Gesetze und sonstigen Vorschriften erforderliche Maßnahmen ergreifen können, um die öffentliche Gesundheit und Ernährung zu schützen sowie das öffentliche Interesse in Sektoren, die für soziökonomische und technologische Entwicklung von entscheidender Bedeutung sind, zu fördern, sofern diese Maßnahmen mit den Bestimmungen dieses Übereinkommens kompatibel sind. Mit anderen Worten: Die Mitglieder können Maßnahmen zur Verbesserung der öffentlichen Gesundheitssicherheit ergreifen, sofern diese nicht gegen das TRIPS-Übereinkommen verstoßen.

4 Art. 27 Abs. 2 des TRIPS-Übereinkommens sieht vor, dass die Mitglieder bestimmte Erfindungen von der Patentierbarkeit ausschließen dürfen, wenn deren gewerbliche Verwertung in ihrem Hoheitsgebiet zum Schutz der öffentlichen Ordnung und sozialen Normen, inklusive zum Schutz des Lebens und der Gesundheit von Menschen, Tieren und Pflanzen sowie zur Verhütung schwerwiegender Umweltschäden, notwendigerweise abzulehnen ist, sofern der Ausschluss von der Patentierbarkeit nicht lediglich deshalb erfolgt, weil solche gewerbliche Verwertung nach ihrem Recht zu verbieten ist. Mit anderen Worten: Die Mitglieder können sich in Rücksicht auf öffentliche Gesundheitssicherheit weigern, Patente für bestimmte Erfindungen zu erteilen.

5 Art. 27 Abs. 3 des TRIPS-Übereinkommens sieht vor, dass die Mitglieder diagnostische, therapeutische und chirurgische Verfahren zur Behandlung von Menschen oder Tieren von der Patentierbarkeit ausschließen können. Mit anderen Worten: Die Mitglieder können die Anerkennung eines Patentschutzes verweigern, der die Behandlung von Krankheiten beeinträchtigen kann.

6 Art. 31 des TRIPS-Übereinkommens sieht vor, dass jedes Mitglied im Falle eines nationalen Notstands oder unter anderen Umständen von äußerster Dringlichkeit oder im Falle einer öffentlichen, nicht kommerziellen Nutzung eine Zwangslizenz für das Patentrecht erteilen kann. D. h., die Nutzung eines bestimmten Patentgegenstandes kann durch Verwaltungsverfahren beantragt werden und die nationale Behörde darf eine Zwangslizenz für das Patent erteilen und dem Antragsteller direkt erlauben, den Gegenstand des Patents ohne Genehmigung des Patentinhabers zu nutzen. Die Bestimmung besagt, dass das Land im Falle einer Krise der öffentlichen Gesundheit eine Zwangslizenz für die

Verwendung des patentierten Arzneimittels durchsetzen kann. Diese Bestimmung ist eine der wichtigsten Maßnahmen, mit denen das TRIPS-Übereinkommen versucht, ein Gleichgewicht zwischen der Verbesserung des Zugangs zu Arzneimitteln und Förderung der Entwicklung neuer Arzneimittel herzustellen.

7 Art. 65 des TRIPS-Übereinkommens über Übergangsregelungen besagt Folgendes: Handelt es sich bei einem Mitgliedstaat um ein Entwicklungsland, das sich entweder im Übergang von einer zentralen Planwirtschaft zu einer freien Marktwirtschaft befindet oder das sein Rechtssystem des geistigen Eigentums umgestaltet und bei der Umsetzung der einschlägigen Vorschriften auf Schwierigkeiten stößt, so ist dieser Mitgliedstaat berechtigt, den Umsetzungstermin um fünf Jahre zu verschieben. Das heißt, der Mitgliedstaat hatte bis zum Jahr 2000 Zeit, das TRIPS-Übereinkommen umzusetzen.

8 In Art. 66 des Übereinkommens heißt es, dass die am wenigsten entwickelten Länder in Anbetracht ihrer besonderen Bedürfnisse und Anforderungen, ihrer wirtschaftlichen, finanziellen und administrativen Zwänge und ihres Bedarfs an Flexibilität zur Schaffung einer tragfähigen technologischen Basis die Bestimmungen dieses Übereinkommens während eines Zeitraums von zehn Jahren ab dem Inkrafttreten nicht anwenden müssen. Mit anderen Worten, diese am wenigsten entwickelten Länder können eine zehnjährige Übergangszeit für die Umsetzung von Patentrechten auf Arzneimittel in Anspruch nehmen.

Diese Artikel zeigen das Bestreben der WTO, ein Gleichgewicht zwischen Patentrechten für Arzneimittel und dem Zugang zu unentbehrlichen Arzneimitteln herzustellen. Für die Entwicklungsländer und insbesondere die am wenigsten entwickelten Länder wird eine Übergangsfrist von fünf bis zehn Jahren den Druck auf die Umsetzung der Patentrechte für unentbehrliche Arzneimittel vorübergehend verringern. Insgesamt ist das TRIPS-Abkommen jedoch ein Sieg der Industrieländer, weil es die internationale Gemeinschaft zwingt, das von ihnen seit Langem geforderte internationale System zum Schutz geistigen Eigentums zu akzeptieren. Die Bemühungen der WTO um ein Gleichgewicht zwischen Patentrechten für Arzneimittel und dem Zugang zu unentbehrlichen Medikamenten sind nur ein Bruchteil dessen, was zur Lösung von Krisen im Bereich der öffentlichen Gesundheit erforderlich ist. Für Länder mit rückständiger pharmazeutischer Technologie ist die im TRIPS-Abkommen vorgesehene Zwangslizenzierung für pharmazeutische Patentrechte eine reine Show. Für Entwicklungsländer, die über Technologien zur Herstellung von

Arzneimitteln verfügen, ist die Umsetzung der Zwangslizenzen aufgrund der Unklarheit darüber, wie sie umgesetzt werden sollen, ebenfalls umstritten.

4.2.2 Erklärung zum TRIPS-Abkommen und zu Fragen der öffentlichen Gesundheit

Angesichts des Versagens des TRIPS-Übereinkommens bei der Lösung globaler Gesundheitsprobleme, insbesondere bei der Verbesserung der Zugänglichkeit zu wichtigen Arzneimitteln in Entwicklungsländern, hielten die WTO-Mitglieder am 14. November 2001 in Doha, Katar, die vierte Ministerkonferenz ab. Die Entwicklungsländer drängten darauf, die öffentliche Gesundheit und die Rechte an geistigem Eigentum zu einem Schwerpunktthema der Konferenz zu machen. Nach dreitägigen Verhandlungen über Patentrechte und öffentliche Gesundheit verabschiedeten die Delegierten schließlich die Erklärung von Doha über das TRIPS-Übereinkommen und die öffentliche Gesundheit (die sogenannte Doha-Erklärung), eine in der Geschichte der WTO noch nie da gewesene Vereinbarung. Bei der Eröffnungszeremonie der Konferenz erkannte der damalige Generaldirektor der WTO, Mike Moore, die Bedeutung des Augenblicks an und stellte fest, dass jeder Konsens, der zwischen der öffentlichen Gesundheit und dem TRIPS-Abkommen erzielt wird, zu einem „Deal-Breaker" dieser neuen Verhandlungsrunde werden könnte (WTO, 2001).

Zu den Auswirkungen der Erklärung von Doha auf globale Gesundheitsfragen gehört erstens, dass die Erklärung von Doha die Schwere der Probleme im Bereich der öffentlichen Gesundheit anerkennt, die viele Entwicklungsländer plagen, insbesondere die Probleme, die durch HIV/AIDS, Tuberkulose, Malaria und andere Epidemien entstehen. Alle Parteien waren sich einig, dass das TRIPS-Übereinkommen die Mitglieder nicht daran hindern sollte, Maßnahmen zum Schutz der öffentlichen Gesundheit zu ergreifen. Dementsprechend bekräftigten sie ihr Bekenntnis zum TRIPS-Abkommen, dass das Abkommen in einer Weise ausgelegt und umgesetzt werden sollte, die das Recht der WTO-Mitglieder auf den Schutz der öffentlichen Gesundheit unterstützt.

„Wir stimmen zu, dass das TRIPS-Übereinkommen die Mitglieder nicht daran hindert, Maßnahmen zum Schutz der öffentlichen Gesundheit zu ergreifen, und dies auch nicht tun sollte. Dementsprechend bekräftigen wir unser Bekenntnis zum TRIPS-Übereinkommen, dass das Übereinkommen in einer Weise ausgelegt und umgesetzt werden kann und sollte, die das Recht der WTO-Mitglieder auf den Schutz der öffentlichen Gesundheit und insbesondere auf die Förderung der Zugänglichkeit zu Arzneimitteln für alle unterstützt."

(WTO, n. d. a)

Die Mitglieder haben das uneingeschränkte Recht, von den Flexibilitätsartikeln des TRIPS-Übereinkommens Gebrauch zu machen. Die Flexibilitätsartikel legen fest, dass die Auslegung bestimmter Artikel des TRIPS-Übereinkommens im Einklang mit dessen Zielen und Zwecken stehen sollte; jedes Mitglied hat das Recht, Zwangslizenzen zu erteilen und kann selbstständig über die Gründe für die Erteilung solcher Lizenzen entscheiden; jedes Mitglied hat das Recht zu entscheiden, was eine Krise im Bereich der öffentlichen Gesundheit darstellt, einschließlich aber nicht beschränkt auf nationale Notfälle oder andere Umstände von äußerster Dringlichkeit, wie z. B. im Zusammenhang mit HIV/AIDS, Tuberkulose, Malaria und anderen Infektionskrankheiten; die Mitglieder sind in der Frage der Erschöpfung der Rechte des geistigen Eigentums frei, solange die Bestimmungen des Meistbegünstigungsgrundsatzes und des Grundsatzes der Inländerbehandlung eingehalten werden. In gewissem Maße hilft dies den Entwicklungsländern, die konfrontierten Krisen im Bereich der öffentlichen Gesundheit zu lösen.

Zweitens wird in der Doha-Erklärung die im TRIPS-Übereinkommen vorgesehene Flexibilität bei Arzneimittelpatenten weiterhin verdeutlicht. In Art. 31 heißt es, dass die Mitglieder zwar Zwangslizenzen für Patentrechte an Arzneimitteln erteilen können, die flexiblen Maßnahmen jedoch an verschiedene Voraussetzungen geknüpft sind. Diese Voraussetzungen werden von den Industrieländern häufig genutzt, um die Bemühungen der Entwicklungsländer um die Erteilung von Zwangslizenzen für patentierte Arzneimittel zu vereiteln. Infolgedessen müssen die Entwicklungsländer mit verschiedenen Einschränkungen kämpfen, wenn sie versuchen, dies zu tun. Aus diesem Grund wird ein Mitgliedstaat in der Praxis nur selten von einer „Zwangslizenz" Gebrauch machen, es sei denn, es herrscht eine absolute Dringlichkeit. Südafrika und Brasilien, die mit sehr hohen HIV/AIDS-Infektionsraten zu kämpfen hatten, waren die ersten beiden Länder, die Zwangslizenzen für Patente auf HIV/AIDS-Medikamente erteilten. Beide Länder haben seitdem Klagen, Verurteilungen und Anschuldigungen von westlichen Industrieländern, insbesondere den Vereinigten Staaten, auf sich gezogen. In der Erklärung von Doha wird dies später aufgegriffen, indem es festgelegt wird, dass „jedes Mitglied das Recht hat, Zwangslizenzen zu erteilen, und auch das Recht hat, die Gründe für die Erteilung solcher Zwangslizenzen unabhängig zu ermitteln".[2] Das TRIPS-Übereinkommen enthält noch eine weitere Voraussetzung: Zwangslizenzen müssen in erster Linie für die Versorgung des Inlandsmarkts des lizenzerteilenden Mitglieds erteilt werden. Diese Bestimmung mag für Entwicklungsländer mit starken Kompetenzen zur Herstellung von Generika wie Indien, Brasilien und China kein Hindernis darstellen. Sie führt jedoch dazu, dass Länder, die nicht in der Lage sind, Generika selbst zu produzieren, praktisch gar keine Zwangslizenzen erteilen können. Zudem dürfen diese Länder bei schweren Gesundheitskrisen auch keine Arzneimittel zu niedrigen Preisen aus den Zwangslizenzen erteilenden Ländern zu importieren. In der Doha-Erklärung wird eingeräumt, dass WTO-Mitglieder mit unzureichenden oder gar keinen Produktionskompetenzen im Arzneimittelsektor Schwierigkeiten haben könnten, die Zwangslizenzen im Rahmen des TRIPS-Übereinkommens wirksam zu nutzen. In Art. 6 der Doha-Erklärung heißt es, dass

> wir zugestehen, dass WTO-Mitglieder mit unzureichenden oder fehlenden Herstellungskompetenzen im Arzneimittelsektor Schwierigkeiten haben könnten, die Zwangslizenzen im Rahmen des TRIPS-Übereinkommens wirksam zu nutzen. Wir beauftragen den Rat für das TRIPS-Übereinkommen, eine zügige Lösung für dieses Problem zu finden und dem Allgemeinen Rat der WTO vor Ende 2002 Bericht zu erstatten.
>
> (WTO, n. d. b)

Diese Bestimmung wurde zu dem berühmten „Absatz 6" der Erklärung. Darüber hinaus werden in der Erklärung von Doha zwei spezifische Aufgaben festgelegt. Erstens wird der Rat für das TRIPS-Übereinkommen beauftragt, eine baldige Lösung für die Länder mit unzureichenden oder unangemessenen pharmazeutischen Produktionskompetenzen zur wirksamen Anwendung der Zwangslizenzbestimmungen des TRIPS-Übereinkommens zu finden, und dem Allgemeinen Rat bis Ende 2002 Bericht zu erstatten. Zweitens verlängerte er die Frist für die am wenigsten entwickelten Länder zur Anwendung der Bestimmungen über Arzneimittelpatente bis zum 1. Januar 2016. Der TRIPS-Rat wurde von der Ministerkonferenz beauftragt, die zur Erfüllung dieser Aufgaben erforderlichen Maßnahmen zu ergreifen.

Kurz gesagt, die Legitimität der pharmazeutischen Patentrechte der WTO wird durch die Krisen im Bereich der öffentlichen Gesundheit, die jedes Jahr durch Infektionskrankheiten in den Entwicklungsländern entstehen, ständig infrage gestellt. Es geht um die Frage, ob die Organisation ihren Schutz von Pharmapatenten auf Kosten des Rechts auf Leben beibehalten oder stattdessen das TRIPS-Abkommen ändern und die öffentliche Gesundheit schützen und die Menschenrechte wahren soll. Glücklicherweise entschied sich die WTO für die zweite Option (He, 2004, S. 107). Die Erklärung von Doha hat positive Auswirkungen auf die Steuerung der öffentlichen Gesundheit. Sie bekräftigt den Vorrang der öffentlichen Gesundheit vor privaten Eigentumsrechten. Sie bekräftigt das Recht der Mitgliedsstaaten, die Flexibilitätsartikel des TRIPS-Abkommens in vollem Umfang zu nutzen und ihr souveränes Recht, Maßnahmen zum Schutz der öffentlichen Gesundheit zu ergreifen. Er stärkt die Rolle der WTO im globalen Gesundheitsregieren. Trotz der Klarstellung der einschlägigen Bestimmungen des TRIPS-Übereinkommens, der Verlängerung der Übergangsfrist für die am wenigsten entwickelten Länder zur Umsetzung des TRIPS-Übereinkommens und der den Mitgliedstaaten eingeräumten Freiheit, eigenständig Notfälle im Bereich der öffentlichen Gesundheit zu bestimmen und Zwangslizenzen zu erteilen, hat die Erklärung von Doha den grundlegenden Konflikt zwischen dem TRIPS-Übereinkommen und der Gesundheitsförderung nicht gänzlich gelöst.

4.2.3 Das Protokoll zur Änderung des TRIPS-Übereinkommens

Obwohl die Erklärung von Doha die Flexibilitätsartikel zu den pharmazeutischen Patentrechten im TRIPS-Übereinkommens einen Schritt weiter bestätigt und präzisiert und die durch „Absatz 6" ungelösten Fragen aufgeworfen hat, hat sie den Entwicklungsländern keine neuen Rechte eingeräumt. Fragen dieser Art können nur durch Konsultationen zwischen den Mitgliedern gelöst werden. Am 30. August 2003, nach einem Jahr und acht Monaten mühsamer Verhandlungen, verabschiedete der Allgemeine Rat der WTO schließlich das Protokoll über die Umsetzung von Absatz 6 der Ministererklärung von Doha zum TRIPS-Übereinkommen und zur öffentlichen Gesundheit. Im Dezember 2005 nahm der Allgemeine Rat der WTO dann die Änderungen der Doha-Erklärung und des Protokolls in das TRIPS-Übereinkommen auf. Dies zeigt, dass es den WTO-Mitgliedern gelungen ist, einen Konsens über Lösungen für Probleme der öffentlichen Gesundheit zu finden. Wie Dr. Supachai Panitchpakdi, ehemaliger Generaldirektor der WTO, beschrieb:

> Dies ist ein historisches Abkommen für die WTO. Es ermöglicht den ärmeren Ländern, die Flexibilität der WTO-Regeln für geistiges Eigentum in vollem Umfang zu nutzen, um die Krankheiten zu bekämpfen, die ihre Bevölkerung heimsuchen. Es beweist ein für alle Mal, dass die Organisation sowohl humanitäre als auch handelspolitische Anliegen behandeln kann. Diese spezielle Frage war besonders schwierig. Die Tatsache, dass es den WTO-Mitgliedern gelungen ist, in einer so komplexen Frage einen Kompromiss zu finden, zeugt von ihrem guten Willen und bietet den armen Ländern die Möglichkeit, „Zugang zu unentbehrlichen Arzneimitteln" zu erhalten, ohne dabei gegen die Gesetze zum Schutz des geistigen Eigentums zu verstoßen.
>
> (Supachai Panitchpakdi, 2003)

Die Änderungen des TRIPS-Übereinkommens im Protokoll betreffen vor allem die folgenden Aspekte:

1 Dem Protokoll zufolge ermöglicht das überarbeitete TRIPS-Abkommen den WTO-Mitgliedern, ihren inländischen Unternehmen Zwangslizenzen für die Herstellung und sogar den Export bestimmter patentgeschützter Arzneimittel zu erteilen, sofern sie bestimmte Bedingungen erfüllen. Dies ist ein Durchbruch im TRIPS-Übereinkommen, da die patentierten Arzneimittel, für die eine Zwangslizenz erteilt wird, nicht mehr auf den heimischen Markt beschränkt sind. Diese Änderung ermöglicht es unterentwickelten Ländern, die aufgrund ihrer weniger entwickelten pharmazeutischen Produktionskapazitäten keine Zwangslizenzen erteilen können, preisgünstige Arzneimittel aus anderen Entwicklungsländern zu importieren, die Zwangslizenzen erteilen können. Zum Beispiel stammen derzeit zwei Drittel der 40 Millionen HIV/AIDS-Infizierten aus Afrika. Um den Menschen, die sich teure patentierte Medikamente nicht leisten können, eine Behandlung zu ermöglichen, können afrikanische Länder, die nicht in der Lage sind, Zwangslizenzen für die Patentrechte an verwandten Medikamenten zu erteilen, nun generische HIV/AIDS-Medikamente aus Indien oder Brasilien zu weitaus niedrigeren Preisen einführen.

2 Das TRIPS-Übereinkommen sieht grundsätzlich vor, dass WTO-Mitglieder den Patentinhabern, für deren Patente die Zwangslizenzen erteilt werden, eine angemessene Vergütung zahlen müssen. Das Protokoll bestätigt ferner, dass in dem Fall, in dem sowohl ein exportierendes Mitglied als auch ein importierendes gleichermaßen Zwangslizenzen für dasselbe Produkt erteilt, die Patentlizenzgebühr nur von dem exportierenden Mitglied zu tragen ist. Dadurch werden die Kosten für die Erteilung von Zwangslizenzen in Entwicklungsländern gesenkt.

Kurz gesagt erlaubt das Protokoll den WTO-Mitgliedern, Zwangslizenzen für die Ausfuhr von Arzneimitteln an „qualifizierte Importmitglieder" zu erteilen, ein Durchbruch der ursprünglichen Vorschrift im TRIPS-Übereinkommen, dass Zwangslizenzen „nur für Produkte erteilt werden können, die hauptsächlich für den Inlandsmarkt bestimmt sind". Das Protokoll ermächtigt die Entwicklungsländer und die am wenigsten entwickelten Länder, die sich aufgrund von HIV/AIDS, Malaria, Tuberkulose und anderen epidemischen Krankheiten mit einer Krise in der öffentlichen Gesundheit konfrontiert sehen, Zwangslizenzen für Patente ohne Genehmigung der Patentinhaber zu erteilen. Diese Länder können patentierte Arzneimittel für die genannten Krankheiten herstellen, verwenden und verkaufen oder auch diese Arzneimittel aus anderen Mitgliedern importieren, die Zwangslizenzen durchsetzen können. Auf diese Weise kann der Marktpreis für patentierte Arzneimittel erheblich gesenkt werden, was dazu beitragen wird, öffentliche Gesundheitskrisen schneller und wirksamer zu bekämpfen und zu lindern.

Obwohl die WTO-Mitglieder viele Anstrengungen unternommen haben, um ein Gleichgewicht zwischen Patentrechten und dem Zugang zu Arzneimitteln in Entwicklungsländern sowie zwischen Patentrechten und dem Recht auf menschliche Gesundheit herzustellen, haben die Industrieländer ihre Haltung in Bezug auf die Nutzung von Rechten des geistigen Eigentums zur Monopolisierung von Gewinnen nicht geändert. Tatsächlich halten einige westliche Industrieländer immer noch an ihrem Unilateralismus und ihrer Doppelmoral bei der Vergabe von Zwangslizenzen für die Herstellung patentierter Arzneimittel fest. Nach dem Milzbrandanschlag beispielsweise, der nach dem 11. September 2001 stattfand, beschlossen die Vereinigten Staaten, Cipro auf Vorrat zu kaufen. Da das Cipro-Patent von Bayer jedoch erst im Jahr 2003 auslief, drohten die Vereinigten Staaten damit, das Bayer-Patent mithilfe von „Notfall"-Bestimmungen außer Kraft zu setzen, falls Bayer den Preis des Medikaments nicht senken würde. Bayer willigte schließlich ein, Cipro zu einem Fünftel des Marktpreises an die USA zu verkaufen. Über diese Cipro-Geschichte berichtete die *Financial Times*, die ironischerweise am selben Tag auch darüber berichtete, wie die von den USA geführte Ländergruppe, einschließlich Kanada, den Vorschlag Brasiliens und Indiens blockiert hatte, eine Ministererklärung im Rahmen der Doha-Runde abzugeben, die der Welt erklären wollte, dass nichts in dem Abkommen die Mitgliedsstaaten daran hindern soll, Maßnahmen zum Schutz ihrer öffentlichen Gesundheit zu ergreifen. In der Zwischenzeit haben die Vereinigten Staaten Entwicklungsländer, z. B. Südafrika und Brasilien, beschuldigt, Zwangslizenzen für HIV/AIDS-Medikamente zu erteilen, und diese Länder wegen Verletzung des TRIPS-Abkommens verklagt. Den Vereinigten Staaten wird daher oft vorgeworfen, bei der Beurteilung von Arzneimittelpatenten mit zweierlei Maß zu messen. Es stimmt zwar, dass Regelungen zum Schutz des geistigen Eigentums die technologische Innovation bis zu einem gewissen Grad fördern können, aber die Beiträge von Erfindungen sind nur dann sinnvoll, wenn es uns gelingt, sie für die Armen erschwinglich und zugänglich zu machen. In der Tat

sind die Privilegien, die den Erfindern durch die Patentgesetze gewährt werden, Verbote für andere Menschen. Die Geschichte der Erfindungen wimmelt dementsprechend von Berichten über immer mehr patentierte aber unwichtigen Verbesserungen, die andere ähnliche und viel größere Verbesserungen für einen langen Zeitraum verhindert haben ... Die Privilegien der Patente haben mehr Erfindungen unterdrückt als gefördert ... Jedes Patent ist ein Verbot gegen Verbesserungen in einer bestimmten Richtung, außer durch den Patentinhaber, für eine bestimmte Anzahl von Jahren; und wie vorteilhaft das auch für denjenigen sein mag, der das Privileg erhält, die Gemeinschaft kann davon auch nicht profitieren ... Für alle Erfinder ist es vor allem eine Einschränkung, ihre Fähigkeiten auszuüben; insbesondere aufgrund der großen Anzahl solcher Erfinder hat es dem allgemeinen Fortschritt einen Stein in den Weg gelegt ...

(Machlup & Penrose, 1950, S. 24)

In ähnlicher Weise behindern die Patentrechte auf Arzneimittel auch die Entwicklung der globalen Gemeinschaft, sodass „geistige Eigentumsrechte als Nahrung für die reichen Länder und als Gift für die armen Länder angesehen werden" (Commission on Intellectual Property Rights, n.d.). Wie Indira Gandhi einmal behauptete: „Die Idee einer besser geordneten Welt ist eine, in der medizinische Entdeckungen frei von Patenten sind und in der es keine Profitmacherei aus Leben und Tod gibt" (Zhuang & Du, 2003).

Das TRIPS-Abkommen ist nur ein Beispiel für den Einfluss der WTO auf die globale Gesundheitspolitik, das die Einschränkung des Zugangs zu Arzneimitteln in Entwicklungsländern begründet. Ein anderer Grund liegt in der „10/90-Lücke", die besagt, dass sich nur 10 % der weltweiten Arzneimittelforschungen auf 90 % der globalen Gesundheitsprobleme konzentrieren. Angesichts der geringen Kaufkraft der Entwicklungsländer neigen westliche Pharmaunternehmen ab, in die Entwicklung von Arzneimitteln für weitverbreitete Tropenkrankheiten wie Malaria und Dengue-Fieber zu investieren, die die Entwicklungsländer heimsuchen. Stattdessen konzentrieren sie sich auf Medikamente für Probleme der öffentlichen Gesundheit in den Industrieländern, was zu einer enormen Kluft bei den Investitionen in die öffentliche Gesundheit zwischen Entwicklungsländern und Industrieländern führt. So gaben die Industrieländer im Jahr 2001 schätzungsweise 101,6 Milliarden US-Dollar für die nationale Gesundheitsforschung aus, was 96 % der weltweiten Gesamtausgaben entspricht, während die Entwicklungsländer schätzungsweise nur 4,3 Mrd. USD ausgaben, was nur 4 % der weltweiten Gesamtausgaben entspricht (Global Forum for Health Research, 2004, S. 15). Diese enorme Investitionslücke ist auch ein wichtiger Grund für Krisen im Bereich der öffentlichen Gesundheit in Entwicklungsländern. Neben dem TRIPS-Abkommen haben auch die anderen WTO-Abkommen Auswirkungen auf die weltweite öffentliche Gesundheit. So zum Beispiel das GATS, das sich für die Liberalisierung und Privatisierung des weltweiten Handels mit Dienstleistungen einsetzt.[3] Es hat sich zwangsläufig auf die Gesundheitsdienste als Bestandteil des weltweiten Handels mit Dienstleistungen mit ausgewirkt. Das GATS führte zu einer erheblichen Abwanderung von Fachkräften des Gesundheitswesens aus den Entwicklungsländern in die Industrieländer, wodurch die ohnehin unzureichenden öffentlichen Gesundheitssysteme dieser Entwicklungsländer noch mehr geschwächt wurden. Viele Kritiker des GATS sehen darin eine wichtige Ursache für die katastrophalen Folgen für die öffentliche Gesundheit. So warnte der WTO-Experte Owain Williams: „Das *Allgemeine Abkommen über den Handel mit Dienstleistungen* spielt eine Rolle bei dem, was als ‚Zusammenbruch' der globalen öffentlichen Gesundheit beschrieben wurde" (Williams, 2004, S. 78). Das SPS-Übereinkommen und das TBT-Übereinkommen haben die öffentliche Gesundheitssicherheit auf nationaler und globaler Ebene in ähnlicher Weise beeinflusst. So erlaubt das SPS-Abkommen den Mitgliedsregierungen, Maßnahmen zum Schutz der öffentlichen Gesundheit zu ergreifen, diese Maßnahmen aber gleichzeitig strengen gesundheitspolizeilichen Standards und Risikobewertungsverfahren zu unterwerfen (WHO & WTO, 2002). Beides unter einen Hut zu bringen erweist sich als schwierig. Darüber hinaus haben einige Industrieländer die Gelegenheit ergriffen, Handelsschutzmaßnahmen zu ergreifen, indem sie behaupteten, dass Agrarprodukte in Entwicklungsländern nicht den Gesundheitsstandards entsprechen. Wenn die Mitglieder solche Streitigkeiten nicht beilegen können und den „Allgemeinen Rat", das Streitbeilegungsgremium der WTO, anrufen, wird die endgültige Entscheidung von hochrangigen Handelsbeamten und nicht von Experten für öffentliche Gesundheit getroffen. Tatsächlich ist die WTO weder in der Lage noch befugt, Gesundheitsstandards für Lebensmittel und Produkte festzulegen, da sie weder wissenschaftlich glaubwürdig ist noch über medizinische und gesundheitspolitische Technologien verfügt (Koivusalo, 2002, S. 175). Daher können sich die Gesundheits- und Quarantänemaßnahmen der SPS höchstwahrscheinlich als „grüne Barrieren" tarnen.

4.3 Defekte Funktionalität der WTO im globalen Gesundheitsregieren

„Die WTO entwickelt sich zur wichtigsten internationalen Institution in der Architektur des globalen Gesundheitsregierens" (Williams, 2004, S. 73). Als Hauptsymbol der gegenwärtigen Globalisierung übt die WTO mit ihrer beispiellosen Regelungsbefugnis großen Einfluss auf das globale Gesundheitsregieren aus. „Die WTO ist bei der Formulierung von Maßnahmen gegen

Infektionskrankheiten wichtiger geworden als die WHO" (Fidler, 2003, S. 285). Besonders das TRIPS-Abkommen spielt eine unersetzliche Rolle bei der Verbesserung der Zugänglichkeit zu unentbehrlichen Arzneimitteln in den Entwicklungsländern. Da die WTO jedoch kein Regime ist, das auf die Sicherheit der öffentlichen Gesundheit ausgerichtet ist, ist der Schutz der globalen Gesundheitssicherheit nicht das primäre Ziel ihrer Tätigkeit. Einige Wissenschaftler stellen fest: „Es wäre daher eine Illusion zu erwarten, dass die WTO-Politik und -Rechtsprechung perfekt mit dem Ziel der Gesundheitsförderung übereinstimmen würde" (Bloche & Jungman, 2007, S. 253). In mancher Hinsicht hat sich die WTO sogar zum Nachteil der globalen Gesundheitssicherheit ausgewirkt. Insbesondere gibt es mehrere Faktoren, die die Rolle der WTO in der globalen Gesundheitspolitik einschränken.

4.3.1 Die Freihandelsdoktrin der WTO

Der philosophische Grundgedanke der WTO ist, dass ein offener, diskriminierungsfreier und wettbewerbsfähiger Markt für den internationalen Handel das Wohlergehen aller Länder fördern kann. Freier Handel kurbelt das Wirtschaftswachstum an, was zur Verringerung der Armut und zur Verbesserung der öffentlichen Gesundheitssicherheit beitragen kann. Dieser Gedanke ist in den Grundsätzen und Zielen der WTO voll zum Ausdruck gekommen und spiegelt sich in vielen neueren Analysen der Beziehung zwischen Globalisierung und öffentlicher Gesundheit wider (z. B. Dollar, 2001; Feachem, 2001). Aus diesen Gründen besteht das Hauptziel der WTO in der Förderung des Freihandels und der handelsbezogenen Interessen der Mitgliedstaaten und nicht in der Gewährleistung der öffentlichen Gesundheitssicherheit. Obwohl die WTO eindeutig festlegt, dass Handelsmaßnahmen die Bemühungen der Mitglieder um den Schutz der öffentlichen Gesundheit nicht behindern dürfen, neigt die WTO bei einem Konflikt zwischen dem Schutz handelsbezogener Interessen und der Aufrechterhaltung der öffentlichen Gesundheit stark zu Ersterem. So verlangt die WTO von ihren Mitgliedern, dass sie die wissenschaftliche Wirksamkeit von gesundheitspolitischen Maßnahmen nachweisen, die mit Kosten für den Handel verbunden sind, während Geschäftspraktiken, die die öffentliche Gesundheitspolitik behindern, eine Freikarte erhalten. „Diese unfaire Anwendung wissenschaftlicher Erkenntnisse untergräbt die Behauptung der WTO, sie würde stets die Interessen der Allgemeinheit vertreten" (Gong, 2006, S. 77). „Dies bringt die WTO in die unhaltbare Situation, dass sie sich weigert, eine irrationale Regierungspolitik in Fragen der öffentlichen Gesundheit zu tolerieren, während sie weiterhin eine irrationale staatliche Handelspolitik wie Zölle und Quoten toleriert" (Charno-vitz, 2000, S. 13). Mit anderen Worten: Die WTO hält an einer strikten Auf-fassung von „Marktfundamentalismus" fest,[4] was zu „Marktversagen" im globalen Gesundheitsregieren geführt hat. Wie Orbinski und Burciul (2006) betonen, ist der Mangel an Medikamenten für „vernachlässigte Krankheiten" nicht auf einen Mangel an Wissen oder Fähigkeiten der Wissenschaftler zurückzuführen, sondern auf „Marktversagen" (S. 117). Mit anderen Worten: Unter dem derzeitigen System gelangt den großen Pharmaunternehmen kein Interesse daran, Medikamente zu entwickeln, die die Menschen am dringendsten benötigen.

Am Beispiel des TRIPS-Abkommens zeigt sich, dass die WTO der Mei-nung ist, dass das Abkommen zur Förderung der technologischen Innovation und des freien Handels beitrage. Viele Studien haben jedoch gezeigt, dass der Patentschutz nicht unbedingt Forschung und Entwicklung fördert.[5] Tat-sächlich steht das TRIPS-Abkommen nicht vollständig im Einklang mit dem Ziel der WTO, den freien Handel zu fördern. Der Schutz von Patentrechten behindert den freien Wettbewerb. In diesem Sinne ist der Schutz der geis-tigen Eigentumsrechte durch die WTO eine Steuer, die von den Entwick-lungsländern erhoben wird, die die patentierten Produkte der Industrieländer verwenden. Der amerikanische Wissenschaftler Panagariya wies darauf hin, dass die geografische Ausdehnung von Patenten zu einer Zunahme von Monopolrechten führen, sich nachteilig auf den Vertrieb von Produkten und Transaktionen auswirken und das Wachstum von Forschung und Entwick-lung in den Entwicklungsländern behindern wird. Seiner Ansicht nach

> wird die Ausdehnung des Patentrechts vom Norden auf den Süden sowohl zu Effi-zienzverlusten als auch zur Übertragung von Vorteilen der Konsumenten des Südens auf die Innovatoren führen. Da die Innovatoren hauptsächlich im Norden ansässig sind, wird der Süden in beiderlei Hinsicht verlieren: durch die Monopolverzerrung und den Transfer von Vorteilen seiner Verbraucher zu den Innovatoren im Norden. Auch der globale Wohlstand wird sinken.
>
> (Zitat aus Kaul et al., 2003, S. 414)

Stephen Lewis, der Sonderbeauftragte der Vereinten Nationen für HIV/AIDS in Afrika, bezeichnete die Praxis, dem geistigen Eigentum und dem Freihandel Vorrang vor dem Recht auf menschliche Gesundheit einzuräumen, als „Massenmord durch Selbstgefälligkeit" (Lewis, 2003). Der amerikanische Wirtschaftswissenschaftler John Jewkes kritisiert sogar noch schärfer: „Es ist fast unmöglich, sich irgendeine bestehende soziale Einrichtung vorzustellen, die in so vielerlei Hinsicht fehlerhaft ist. Sie überlebt nur, weil es nichts Besse-res zu geben scheint" (Jewkes et al., 1971, S. 255).

Zusammenfassend lässt sich sagen, dass der Freihandelsrahmen der WTO das Spannungsverhältnis zwischen den durch die wirtschaftliche Globalisierung bedingten Rechten an geistigem Eigentum und der Sicherheit der öffentlichen Gesundheit als globales öffentliches Gut deutlicher macht. Die Lösung dieses Spannungsverhältnisses liegt nicht in der Abschaffung der globalen Handelsregeln, sondern in der Herstellung eines angemessenen Gleichgewichts zwischen der Sicherheit der öffentlichen Gesundheit und dem globalen Handel. Darüber hinaus sollten die menschliche Entwicklung und die öffentliche Gesundheit eine Priorität sein, die dieses Gleichgewicht kennzeichnet. Wie Georg Merck, Gründer des multinationalen Pharmaunternehmens Merck & Company (MSD) (2003), sagte: „Wir versuchen, nie zu vergessen, dass die Medizin für die Menschen da ist; sie ist nicht für den Profit da" (S. 42).

4.3.2 Vergrößerte Kluft zwischen Industrie- und Entwicklungsländern im Bereich der öffentlichen Gesundheit durch WTO-Regelungen

Die Globalisierung bietet zwar große Chancen, doch ihre Vorteile sind sehr ungleich verteilt und die allseitig zu zahlenden Preise auch ungleich verteilt. Die Kluft, die sich aus dieser ungleichen Verteilung ergibt, ist im Bereich der öffentlichen Gesundheit besonders ausgeprägt. Unter den vielen Phänomenen, die das wichtige Gleichgewicht der Welt bedrohen, ist das „Nord-Süd-Gefälle" in der öffentlichen Gesundheit vielleicht eines der besorgniserregendsten.

(Vereinte Nationen, n.d. S. 1–2)

Weit davon entfernt, diese Lücke zu schließen, haben die WTO-Regeln die Ungleichheit noch verschärft. Bei der Formulierung globaler gesundheitspolitischer Maßnahmen könnte uns die breite Vertretung der Mitgliedsländer in der WTO zu der Annahme verleiten, dass Ungleichheit für die WTO kein Thema sei. Das ist weit von der Wahrheit entfernt. Viele arme Länder sind einfach nicht berechtigt, an WTO-Treffen teilzunehmen. Besonders die informellen Sitzungen, die vom Vorsitzenden eines Ausschusses oder dem Generaldirektor der WTO einberufen werden und an denen einige wenige Delegationen von Interessengruppen teilnehmen, sowie die sogenannten „Green Room"-Sitzungen werden von den Industrieländern dominiert. Das TRIPS-Abkommen der WTO hat die Kluft zwischen Industrie- und Entwicklungsländern im Bereich der öffentlichen Gesundheit noch vergrößert. Die Entwicklungsländer sind in der Regel Nettoimporteure von Technologien, von denen die meisten von den Industrieländern bereitgestellt werden, die die meisten Patente der Welt besitzen. Daher haben die Industrieländer keine Mühen gescheut, eine Politik zu entwickeln, die ihre Rechte an geistigem Eigentum im Rahmen des TRIPS-Übereinkommens schützen kann. Für die Entwicklungsländer kann die Einführung des Patentsystems die Probleme der öffentlichen Gesundheit nicht lösen (Wilson, 2005). Die Industrieländer bleiben bei der Festlegung der WTO-Agenda gegenüber den Gesundheitsproblemen der Entwicklungsländer kaltschnäuzig gleichgültig. Vor allem spielt die Gruppe der Acht (G8) eine wichtige Rolle im Entscheidungsprozess der WTO. In Hinsicht auf der Agenda der WTO über die Auswirkungen der Globalisierung auf die menschliche Gesundheit und Entwicklungskatastrophen lässt sich die Reaktion der G8 als grausam gleichgültig bezeichnen (Labonte & Schrecker, 2004, S. 1661–1676). Würden die Vereinigten Staaten eine mit Afrika vergleichbare Prävalenz von AIDS-Infektionen erleiden, wäre es schwer vorstellbar, dass dieser Staat sich weiterhin so vehement für den Schutz des geistigen Eigentums an Arzneimitteln einsetzen würde. Die WTO scheint ein auf Regeln basierendes System zu sein, aber es ist offensichtlich, dass es immer eine Reihe von Regeln für reiche Länder und eine andere Reihe von Regeln für arme Länder gibt (Chen, 2003). Es ist diese Doppelmoral der Regeln, die das Nord-Süd-Gefälle im Bereich der öffentlichen Gesundheit geschaffen oder vergrößert hat.

4.3.3 Privatisierung von Global Public Goods for Health

Die Gesundheitssicherheit ist ein typisches globales öffentliches Gut. Ein wichtiger Grund für die Unterversorgung mit öffentlichen Gütern hat mit „Marktversagen" zu tun. Da es in der internationalen Gemeinschaft keine „Weltregierung" gibt, ist das „Marktversagen" bei der Versorgung mit globalen öffentlichen Gütern im Gesundheitsbereich noch gravierender. Nur durch eine angemessene internationale Zusammenarbeit können die negativen Auswirkungen des „Marktversagens" gemildert und die Versorgung mit globalen öffentlichen Gütern für die Gesundheit verbessert werden. Der private Markt hat weder Anreize noch die Möglichkeit, die Probleme bei der Versorgung mit öffentlichen Gütern für die globale Gesundheit zu lösen. Die WTO-Vereinbarungen sind jedoch in die entgegengesetzte Richtung gegangen, indem sie die Privatisierung in Bereichen der Gesundheitssicherheit befürworten. Die von den Industrieländern dominierte WTO versucht, die Bereitstellung globaler öffentlicher Güter für die Gesundheit durch „Privatisierung des Marktes" zu erleichtern. Was die Bereitstellung globaler öffentlicher Güter für die Gesundheit betrifft, so hat sich diese Privatisierung der WTO insbesondere im System der geistigen Eigentumsrechte für Arzneimittel niedergeschlagen. Das TRIPS-Abkommen erklärt geistige Eigentumsrechte ausdrücklich zu privaten Rechten. Das bedeutet, dass auch die Rechte an geistigem Eigentum an pharmazeutischen Produkten private Rechte sind. Gegenwärtig befinden sich die meisten Rechte an geistigem Eigentum an Arzneimitteln im Besitz multinationaler Konzerne in den Industrieländern. Diese gewinnorientierten Unternehmen orientieren sich bei ihren Forschungsplänen eher an den Marktbedürfnissen der Industrieländer als an den Bedürfnissen der verarmten Menschen in den Entwicklungsländern. Dementsprechend liegt der Schwerpunkt ihrer Forschung hauptsächlich auf nicht übertragbaren Krankheiten und eher nicht auf Infektionskrankheiten wie Malaria, Cholera, AIDS, Dengue-Fieber und anderen, die in Entwicklungsländern weit verbreitet sind. Schätzungen zufolge werden weniger als 5 % der weltweit für die pharmazeutische Forschung und Entwicklung bereitgestellten Mittel für Krankheiten ausgegeben, die in erster Linie die Entwicklungsländer betreffen (Commission on Macroeconomics and Health, 2001, S. 79). Dadurch hat sich auch die Kluft zwischen Industrie- und Entwicklungsländern beim Zugang zu Gesundheitsprodukten vergrößert. Infolgedessen variieren die Anteile am weltweiten Arzneimittelmarkt von einer Region zur anderen enorm (siehe Tabelle 4.2). Von den 1.393 Medikamenten, die zwischen 1975 und 1999 zur Entwicklung zugelassen wurden, waren nur 13 für die Behandlung von Tropenkrankheiten bestimmt (Trouiller & Olliaro, 2002, S. 2189). Andererseits lassen sich Infektionskrankheiten im Zuge der Globalisierung und der zunehmenden Bevölkerungsbewegungen in der Welt nicht mehr geografisch eingrenzen. Transnationale Bevölkerungsbewegungen und wirtschaftliche Trends haben die Welt, sowohl die Industrie- als auch die Entwicklungsländer, anfälliger für Infektionskrankheiten wie SARS, Tuberkulose und Vogelgrippe gemacht. Wenn die Probleme der öffentlichen Gesundheit in den Entwicklungsländern nicht angegangen werden, hat dies potenziell schwerwiegende Folgen für alle Mitglieder der internationalen Gemeinschaft. Daher muss die Entwicklung von Medikamenten als ein globales Problem betrachtet werden, das durch globale Zusammenarbeit angegangen werden muss, und nicht als ein Problem, das den multinationalen Pharmaunternehmen vorbehalten ist. Die von multinationalen Konzernen geförderte und von der WTO befürwortete Globalisierung ist nicht der Weg in die Zukunft. Ebenso ist die von multinationalen Pharmaunternehmen geführte Arzneimittelforschung und -entwicklung nicht der richtige Weg zu einem globalen Gesundheitsregieren. Eine solche Privatisierung wird das Marktversagen

Tabelle 4.2 Weltpharmamarkt nach Region oder Land (Einheit: 1 Mrd. US$)

Region/Land	2004	2005	Weltweite Verkäufe Anteil im Jahr 2005 (%)
Nord-Amerika	249	268.8	44.4
Europa	169.2	180.4	29.8
Japan	66.1	69.3	11.4
Ozeanien	7.1	7.7	1.3
CIS	4.2	5.0	0.8
Südostasien	25.3	28.8	4.6
Lateinamerika	24.4	26.6	4.4
Indischer Subkontinent	6.6	7.2	1.2
Afrika	6.3	6.7	1.1
Der Nahe Osten	4.7	4.9	0.8
Weltweiter Gesamtumsatz	562.9	605.4	100.0

Quelle: WHO, Öffentliche Gesundheit, Innovation und geistige Eigentumsrechte, *Bericht der Kommission für geistige Eigentumsrechte, Innovation und öffentliche Gesundheit*, Genf, WHO, 2006, S. 28.

bei der Bereitstellung globaler öffentlicher Güter für die Gesundheit nur noch verschärfen.

4.2.1 Machtpolitik und Doppelmoral in der WTO

Obwohl die WTO eine funktionale Organisation ist, wird sie immer noch von der Machtpolitik beherrscht. Diese Machtpolitik manifestiert sich in ihrer „Entscheidungsmacht und in der Macht der „Themenverknüpfung". „In der gegenwärtigen WTO-Praxis werden schwache Regierungen bei der Entscheidungsfindung in der WTO oft an den Rand gedrängt" (Charnovitz, 2005, S. 950). Im Rahmen der WTO nutzen die Industrieländer unter der Führung der Vereinigten Staaten zunächst ihre starke Entscheidungsgewalt, um ihre Rechte an geistigem Eigentum für pharmazeutische Produkte festzulegen, und wenden dann die Macht der Emissionsverknüpfung an, um jedes Land zu bedrohen, das auf Flexibilitäten wie Zwangslizenzen oder Parallelimporte zurückgreifen könnte, um die Zugänglichkeit und Erschwinglichkeit von Medikamenten zu fördern. Es wird darauf hingewiesen, dass „die Zwangslizenzierung im Rahmen des TRIPS-Übereinkommens als Rettungsanker gedacht war. Aber in der Praxis wurden jedem Land, das nach diesem Rettungsanker griff, von den amerikanischen Handelsunterhändlern Handschellen angelegt"

(Vick, 1999, S. A1). Robert Keohane vertrat die Ansicht, dass internationale Regelungen nur dann von Bedeutung sind, wenn die Bedürfnisse der Länder, die bereit und in der Lage sind, für die Einhaltung internationaler Vorschriften und Entscheidungsprozesse zu sorgen (Keohane, 1982). Wenn diese Vorschriften nicht mit ihren Interessen übereinstimmen, werden Fragen der Einhaltung schnell zur Seite geschoben. Als internationales System ist die WTO darauf ausgerichtet, vor allem die Interessen und Bedürfnisse der wichtigsten Akteure zu schützen, die die an erster Stelle Normen für die WTO formuliert haben. Es besteht kein Zweifel, dass die westlichen Industrieländer einen dominanten Einfluss auf die WTO haben. Es ist üblich, dass sie bei der Einhaltung der WTO-Normen mit zweierlei Maß messen. Nirgendwo wird diese Doppelmoral deutlicher als bei der Praxis der Zwangslizenzen für pharmazeutische Patente im Rahmen des TRIPS-Abkommens. Eine solche Praxis wird jedoch in keiner Weise dazu beitragen, dass Schlupflöcher zur Verbesserung der Zugänglichkeit von Arzneimitteln genutzt werden, was sich negativ auf das globale Gesundheitsregieren auswirkt.

In Anbetracht der strukturellen Mängel und Widersprüche der WTO in der globalen Gesundheitsförderung „wäre es daher eine Illusion zu erwarten, dass die WTO-Politik und -Rechtsprechung perfekt auf das Ziel der Gesundheitsförderung abgestimmt ist" (Bloche & Jungman, 2007, S. 253). Dies hat auch wichtige Auswirkungen auf Chinas Gesundheitspolitik. China hat die weltweit größte Zahl von Hepatitis-B-Patienten. Auch Infektionskrankheiten wie Tuberkulose und HIV/AIDS sind auf dem Vormarsch. Als ein großes Land, in dem ein Fünftel der Weltbevölkerung lebt, leistet China mit einem effektiven Gesundheitsregieren einen wichtigen Beitrag zum globalen Gesundheitsregieren.

Erstens sollte China die einschlägige Gesetzgebung beschleunigen, um eine solidere Rechtsgrundlage für die Durchsetzung von „Zwangslizenzen" zu schaffen. Art. 50 des neuen Patentgesetzes der Volksrepublik China, das am 1. Oktober 2009 offiziell in Kraft getreten ist, sieht vor, dass die Patentverwaltungsabteilung des Staatsrats zur Förderung der öffentlichen Gesundheit Zwangslizenzen für Patentrechte an ausländischen patentierten Arzneimitteln durchsetzen kann. In diesem Gesetz ist jedoch nicht festgelegt, unter welchen Umständen Zwangslizenzen erteilt werden sollten. China sollte durch eine geeignete Gesetzgebung ein quantifizierbares Durchführungsverfahren für die Nutzung von Zwangslizenzen festlegen und patentierte Arzneimittel mit den größten Auswirkungen auf China als Maßstab verwenden. Im Falle einer Epidemie sollte China nicht zögern, Zwangslizenzen für ausländische patentierte

Arzneimittel zu erteilen, um das Arzneimittelmonopol ausländischer Pharmakonzerne zu brechen und so den Preis dieser Arzneimittel zu senken und ihre Zugänglichkeit zu fördern. Nehmen wir das Beispiel Hepatitis B: In China leben 120 Millionen Menschen mit Hepatitis B, was diese Krankheit sowohl zu einem medizinischen als auch zu einem sozialen Problem macht. Ein wichtiges Medikament zur Behandlung von Hepatitis B ist Lamivudin, das von dem Pharmariesen Glaxo Smith Kline hergestellt wird. Obwohl China der größte Exporteur der pharmazeutischen Wirkstoffe für Lamivudin ist, müssen chinesische Hepatitis-B-Patienten aufgrund des Patentschutzes, der die Herstellung von Lamivudin-Fertigarzneimitteln durch chinesische Unternehmen beschränkt, nach wie vor hohe Behandlungskosten tragen. Die Erteilung einer Zwangslizenz für Lamivudin in China würde den Zugang zu diesem Medikament erheblich verbessern.

Zweitens sollte China die Möglichkeit der Emissionsverknüpfung nutzen und Flexibilitätsmaßnahmen wie Zwangslizenzen und Parallelimporte proaktiver einsetzen. Trotz der schwerwiegenden Belastung der öffentlichen Gesundheit durch Infektionskrankheiten wie Hepatitis B und Tuberkulose hat China bisher noch nie eine Zwangslizenz für verwandte Arzneimittel erteilt, wahrscheinlich aus Furcht vor möglichen Vergeltungsmaßnahmen im Handel und den daraus resultierenden Auswirkungen auf die internationalen Beziehungen. In Anbetracht der wirtschaftlichen Verflechtung zwischen China und den Industrieländern und seiner eigenen starken Wirtschaftskraft sollte China den Mut aufbringen, sein Recht im Bereich der Emissionsverknüpfung zu nutzen und gegebenenfalls Zwangslizenzen zu vergeben.

Schließlich ist die öffentliche Gesundheit im Kern ein öffentliches Gut, für das der Staat der Hauptlieferant sein sollte. Der von der WTO befürwortete Privatisierungsansatz wird zwangsläufig zu einem Marktversagen im Gesundheitswesen führen, indem er die im Gesundheitswesen tätigen Organisationen und Akteure eher gewinnorientiert als dienstleistungsorientiert macht und zu einer erheblichen Unterversorgung mit öffentlichen Gütern führt. Daher sollte jede Reform des chinesischen Gesundheitswesens den Privatisierungsansatz meiden. Was die Versorgung mit notwendigen Medikamenten angeht, könnte China die Einrichtung eines nationalen Fonds in Erwägung ziehen, um Anreize für die Erforschung von Medikamenten für Krankheiten zu schaffen, die einen großen Einfluss haben könnten. Im Gegenzug sollten die Pharmaunternehmen die Dauer des Patentschutzes verkürzen oder den Markt mit preisgünstigeren patentierten Arzneimitteln versorgen.

Zusammenfassung

Welthandelsfragen und globale Gesundheit sind seit Jahrzehnten eng miteinander verbunden. Als wichtigstes internationales Handelsregime hat die WTO zwangsläufig einen erheblichen Einfluss auf die globale Gesundheitspolitik. Unter dem Einfluss ihrer Freihandelsdoktrin hat die WTO die Lösung globaler Gesundheitsfragen nicht an die Spitze ihrer Agenda gesetzt. Darüber hinaus haben die WTO-Abkommen die globale Gesundheitssituation in gewissem Maße verschlimmert. Die WTO wird von den Industrieländern dominiert und ist in erster Linie auf die Befriedigung der wirtschaftlichen Interessen der Industrieländer ausgerichtet, anstatt dem globalen öffentlichen Interesse zu dienen. Die effektive Bereitstellung öffentlicher Güter wird durch die Öffentlichkeit der Entscheidungsfindung und der Verteilung der Vorteile bestimmt. Was die Entscheidungsfindung der WTO im Bereich der öffentlichen Gesundheit betrifft, so sind die meisten Entwicklungsländer benachteiligt und können daher ihrer Forderung nach Leistungen im Bereich der öffentlichen Gesundheit kein Gehör verschaffen. Mit anderen Worten: Die WTO ist nicht in der Lage, bei der Entscheidungsfindung und Verteilung von Vorteilen die Öffentlichkeit zu berücksichtigen. Aufgrund des Mangels an Öffentlichkeit kann die WTO nur Klubgüter für die Industrieländer bereitstellen, nicht aber öffentliche Güter für die ganze Welt. Angeführt von den Vereinigten Staaten wollen die Industrieländer ihre wirtschaftlichen Interessen in Form von internationalem Recht im Rahmen der WTO festigen und gleichzeitig die Interessen der Entwicklungsländer im Bereich der öffentlichen Gesundheit an den Rand drängen. In Anbetracht der gegenseitigen Abhängigkeit bei der globalen Gesundheitssicherheit sind sowohl die Industrie- als auch die Entwicklungsländer Akteure der globalen Gesundheitssicherheit, und Krisen im Bereich der öffentlichen Gesundheit in den Entwicklungsländern werden unweigerlich zu negativen externen Effekten in der globalen Dimension führen. Daher kann die WTO nur dann die ihr gebührende Rolle im globalen Gesundheitsregieren spielen, wenn sie bei der Festlegung der einschlägigen Normen die Interessen der Entwicklungsländer im Bereich der öffentlichen Gesundheit berücksichtigt und es schafft, globale öffentliche Güter für die Gesundheit bereitzustellen und nicht nur die Klubgüter der Industrieländer. Jede Rechtsvorschrift ist ein Instrument zur Verwirklichung des öffentlichen Interesses. Daher sollte China die Flexibilitätsbestimmungen der WTO aktiver nutzen, um den Zugang zu Arzneimitteln zu fördern. Dies ist an sich schon ein Beitrag zum globalen Gesundheitsregieren.

Anmerkungen

1 Siehe die Website der Welthandelsorganisation. Abrufbar unter www.wto.org/.

2 Welthandelsorganisation, *Declaration on the TRIPS Agreement and Public Health*, 9. bis 14. November 2001. Abrufbar unter www.who.int/medicines/areas/policy/tripshealth.pdf.

3 Der Welthandel mit Dienstleistungen wird in 12 Kategorien mit mehr als 160 Einträgen unterteilt. Zu diesen Dienstleistungskategorien gehören 1) Handelsdienstleistungen, 2) Kommunikationsdienstleistungen, 3) Baudienstleistungen, 4) Verkaufsdienstleistungen, 5) Bildungsdienstleistungen, 6) Umweltdienstleistungen, 7) Finanzdienstleistungen, 8) Gesundheits- und Sozialdienstleistungen, 9) Tourismus und damit verbundene Dienstleistungen, 10) Kultur-, Unterhaltungs- und Sportdienstleistungen, 11) Transportdienstleistungen und 12) andere Dienstleistungen. Siehe das *General Agreement on Trade in Services*. Abrufbar unter www.wto.org/english/docs_e/legal_e/26-gats.pdf.

4 Der Begriff „Marktfundamentalismus" tauchte ursprünglich in dem Buch *The Crisis of Global Capitalism* des amerikanischen Finanzmagnaten George Soros auf und bezeichnet den Glauben an freie Märkte und freien Handel.

5 So stellten die amerikanischen Wirtschaftswissenschaftler Levin und Nelson in einer klassischen Studie fest, dass Unternehmen aus 130 Branchen in einem Bericht alle darauf hinwiesen, dass Patentrechte als das unwichtigste Mittel zum Schutz des Wettbewerbsvorteils neuer Produkte gelten. Siehe auch Levin et al. (1987), Levin (1986).

Literatur

Bloche, M. G. & Jungman, E. R. (2007). Health Policy and the World Trade Organization. In I. Kawachi & S. Wamala (Eds.), *Globalization and Health*. Oxford: Oxford University Press.

Charnovitz, S. (2000). The Supervision of Health and Bio-Safety Regulation by World Trade Rules. *Tulane Environmental Law Journal* (271), 13.

Charnovitz, S. (2005). Transparency and Participation in the World Trade Organization. *Rutgers Law Review*, 56(4), 950.

Chen, J. (2003). *The Role of International Institutional Institutions in Globalization*. Northampton: Edward Elgar Publishing, Inc.

Cheng, D. (2001, November 22). Arzneimittelstreitigkeiten zwischen Brasilien und den Vereinigten Staaten: Besorgnis über geistige Eigentumsrechte und öffentliche Gesundheit. *Economic Daily*. http://economics.efnchina.com/show-1545-40262-1.html Accessed on January 9, 2024.

Commission on Intellectual Property Rights. (n.d.). *Integrating Intellectual Property Rights and Development Policy*, p. v. Abgerufen von www.iprcommission.org/papers/pdfs/final_report/CIPRfullfinal.pdf Accessed on May 22, 2023.

Commission on Macroeconomics and Health. (2001). *Macroeconomics and Health: Investing in Health for Economic Development*. Geneva: WHO.

Drager, N. & Beaglehole, R. (2001). Globalization: Changing the Public Health Landscape. *Bulletin of the World Health Organization*, 79(9), 803.

Dollar, D. (2001). Is Globalization Good for Your Health? *Bulletin of the World Health Organization*, 79(9), 827–833.

Feachem, R. (2001). Globalization Is Good for Your Health, Mostly. *British Medical Journal* (323), 504–506.

Feng, J. (2005). *Krisen der öffentlichen Gesundheit und die Systemreform der WTO über Rechte des geistigen Eigentums – fokussiert auf das TRIPS-Abkommen*. Wuhan: Wuhan University Press.

Fidler, D. P. (2003). Emerging Trends in International Law Concerning Global Infectious Disease Control. *Emerging Infectious Diseases*, 9(3), 285.

Global Forum for Health Research. (2004). *Monitoring Financial Flows for Health Research*. Geneva: WHO.

Gong, X. (2006). *Bekämpfung von Infektionskrankheiten aus der Sicht des Völkerrechts* (unveröffentlichte Dissertation). Wuhan: Universität Wuhan.

Hardin, G. (1968). The Tragedy of the Commons. *Science* (162), 1243–1248.

He, X. (2004). Analyse des „Absatzes 6" der WTO-Erklärung von Doha. *Law Review* (6), S. 107.

Heller, M. A. & Eisenberg, R. S. (1998). Can Patents Deter Innovation? The Anticommons in Biomedical Research. *Science*, 280, 698.

Hilary, J. (2001). *The Wrong Model: GATS, Trade Liberalization and Children's Rights to Health*. London, England: Save the Children.

Howard-Jones, N. (1975). *The Scientific Background of the International Sanitary Conferences 1851–1938*. Geneva: WHO.

Jamison, D. T., Frenk, J. & Knaul, F. (1998). International Collective Action in Health: Functions, and Rationale. *The Lancet* (351), 514.

Jewkes, J., Sawyers, D. & Stillerman, R. (1971). *The Source of Invention*. New York: Norton & Company.

Kaul, I., et al. (Eds.). (2003). *Providing Global Public Goods: Managing Globalization*. Oxford: Oxford University Press.

Keohane, R. (1982). The Demand for International Regimes. *International Organization*, 36(2), 332–355.

Koivusalo, M. (2002). Assessing the Health Policy Implications of WTO Trade and Investment Agreements. In Kelley Lee (Ed.), *Health Impacts of Globalization: Towards Global Governance*, London: Palgrave Macmillan.

Labonte, R. & Schrecker, T. (2004). Committed to Health for All? How the G7/G8 Rate. *Social Science and Medicine*, 59(8), 1661–1676.

Levin, R. C. (1986). A New Look at the Patent System. *American Economic Review*, 199(76).

Levin, R. C., Klevorick, A. K., Nelson, R. & Winter, S. (1987). Appropriating the Returns from Industrial R&D. *Brookings Papers on Economic Activity*, 1987(3), 783.

Lewis, S. (2003). *Mass Murder by Complacency*. Abgerufen von https://cicd-volunteerin-africa.org/fighting-with-the-poor/mass-murder-by-complacency Accessed on June 6, 2023.

Machlup, F. & Penrose, E. (1950). The Patent Controversy in the Nineteenth Century. *The Journal of Economic History*, 10(1), 24.

Merck. (2003). Supporting China's AIDS Control. *China WTO Tribune*, 2003(2), 42.

Meri, K. (2002). Assessing the Health Policy Implications of WTO Trade and Investment Agreements. In K. Lee (Ed.), *Health Impacts of Globalization: Towards Global Governance*. New York: Palgrave Macmillan, p. 175.

Orbinski, J. & Burciul, B. (2006). Moving beyond Charity for R&D for Neglected Diseases. In J. Clare, P. Illingworth, U. Schuklenk & A. Arbor (Eds.), *The Power of Pills: Social, Ethical, and Legal Issues in Drug Development, Marketing & Pricing*. London: Pluto Press.

Oxfam. (2001, February). Patent Injustice: How World Trade Rules Threaten the Health of Poor People. Abgerufen von www.oxfam.org.uk/cutthecost/patent.pdf Accessed on June 6, 2023.

Panitchpakdi, S. (2003). *Speech on the Fifth Session Ministerial Conference*. Abgerufen von www.wto.org/english/news_e/pres03_e/pr350_e.htm Accessed on June 6, 2023.

Samuelson, P. & Nordhaus, W. (2003). *Economics* (X. Chen, Trans.). Beijing: Posts & Telecom Press.

Sexton, S. (n.d.). *GATS, Privatization and Health*. Abgerufen von www.thecornerhouse.org.uk/itemshtml?x=52188 Accessed on June 6, 2023.

Shaffer, E. R. (2005). Global Trade and Public Health. *American Journal of Public Health*, 95(1), 23–33.

Thurow, L. C. (1997, September–October). Needed: A New System of Intellectual Property Rights. *Harvard Business Review*, 75(5), 103.

Trouiller, P. & Olliaro, P. (2002). Drug Development for Neglected Diseases: A Deficient Market and a Public Health Policy Failure. *The Lancet*, 359, 2189.

VN-Ausschuss für wirtschaftliche, soziale und kulturelle Rechte. (2000, August 11). CESCR General Comment 14, the Right to the Highest Attainable Standard of Health. Abgerufen von www.refworld.org/docid/4538838d0.html Accessed on June 18, 2023.

United Nations. (n.d.). *United Nations Millennium Declaration*. Abgerufen von https://www.un.org/en/ga/president/55/pdf/priorities/millenniumsummit.pdf Accessed on June 18, 2023.

Vick, K. (1999, December 4). African AIDS Victims Losers of a Drug War: US Policy Keeps Prices Prohibitive. *Washington Post*, p. A1.

WHO. (2006). *Public Health, Innovation and Intellectual Property Rights, Report of the Commission on Intellectual Property Rights, Innovation and Public Health*. Geneva: WHO.

WHO & WTO. (2002). *WTO Agreement & Public Health: A Joint Study by the WHO and WTO Secretary*. Geneva: WHO.

Williams, O. (2004). The WTO, Trade Rules and Global Health Security. In A. Ingram (Ed.), *Health, Foreign Policy & Security*. London: The Nuffield Trust.

Wilson, C. A. D. (2005). The TRIPS Agreement: Is It Beneficial to the Developing World, or Simply a Tool Used to Protect Pharmaceutical Profits for Developed World Manufactures? *Journal of Technology Law & Policy*, 10, 248.

WTO. (2001, November 14). Declaration on the TRIPS Agreement and Public Health. *WT/MIN(01)DEC/2*. Abgerufen von www.who.int/medicines/areas/policy/tripshealth.pdf Accessed on June 22, 2023.

WTO. (n. d. a). Declaration on the TRIPS Agreement and Public Health. Abgerufen von www.who.int/medicines/areas/policy/tripshealth.pdf Accessed on June 27, 2023.

WTO. (n. d. b). Para. 6 of Declaration on the TRIPS Agreement and Public Health. Abgerufen von www.who.int/medicines/areas/policy/tripshealth.pdf Accessed on June 29, 2023.

WTO and WHO, *WTO Agreements & Public Health: A Joint Study by the WHO and the WTO Secretary*, Geneva: WHO, 2002.

Zhuang, Z. & Du, J. (2003). *Theoretische und empirische Analyse über Schutz des geistigen Eigentums in Entwicklungsländern.* Wuhan: Wuhan University (Social Science Edition), No. 4.

· 5 ·

INTERNATIONALE MENSCHENRECHTSREGIME UND GLOBAL HEALTH GOVERNANCE

Ich wünsche mir, dass Gesundheit endlich nicht mehr als ein Segen betrachtet wird, den man sich wünscht, sondern als ein Menschenrecht, für das man kämpfen muss.

– Kofi Annan[1]

Wie Louis Henkin es ausdrückte: „Wir leben im Zeitalter der Rechte; die Menschenrechte sind die Idee unserer Zeit, die einzige politisch-moralische Idee, die universelle Akzeptanz gefunden hat" (Henkin, 1990, S. v). Trotz der Übertreibung zeigt dieses Zitat, wie tief die Menschenrechte in unseren Köpfen verankert sind. Die universelle Anerkennung der Menschenrechte bedeutet, dass sie von allen Gesellschaften und Regierungen nicht nur prinzipiell und in der Rhetorik akzeptiert, sondern auch in die nationalen Verfassungen und Gesetze aufgenommen worden sind. Die Menschenrechte sollten jedoch nicht nur in den nationalen, politischen und rechtlichen Systemen verankert werden. Auch die internationale Gemeinschaft sollte die Verpflichtung übernehmen, die Menschenrechte zu internationalisieren und zu institutionalisieren. Seit dem Ende des Zweiten Weltkriegs hat die internationale Gemeinschaft eine Reihe von internationalen Instrumenten angenommen, wie die Allgemeine Erklärung der Menschenrechte und den Internationalen Pakt über bürgerliche und politische Rechte. Zusammen bilden sie internationale Menschenrechtsregime. Diese Menschenrechtssysteme spielen eine immer wichtigere Rolle im Bereich der internationalen Beziehungen und haben ihrerseits mehr Aufmerksamkeit von der internationalen Gemeinschaft erhalten. Die Umstrukturierung der VN-Menschenrechtskommission in den Menschenrechtsrat auf der 60. Tagung der Generalversammlung im Jahr 2006 war nur ein Beispiel für ihre wachsende Bedeutung.[2]

Die Menschenrechte bieten eine Grundlage für die Bewältigung gesellschaftlicher und globaler Probleme durch aktive Beteiligung, erhöhte Transparenz und Rechenschaftspflicht. Daher ist es nicht nur möglich, sondern auch notwendig, globale Gesundheitsprobleme aus der Perspektive der Menschenrechte zu lösen. Viele der aktuellen internationalen Menschenrechtsregelungen, darunter die Allgemeine Erklärung der Menschenrechte, der Internationale Pakt über wirtschaftliche, soziale und kulturelle Rechte und die VN-Konvention über die Rechte des Kindes, haben sich alle direkt oder indirekt mit Themen der öffentlichen Gesundheit befasst. Darüber hinaus hat die Aufnahme des Rechts auf Gesundheit in die internationalen Menschenrechtsregelungen die Regierungen nicht nur dazu verpflichtet, Gesundheitsdienste bereitzustellen und die Gesundheit ihrer Bürger zu schützen, sondern auch ihre Verantwortung für die Gesundheit ihrer Bürger zu fördern. Die Betrachtung globaler Gesundheitsprobleme aus der Perspektive der Menschenrechte markiert die Rückkehr zu einem auf den Menschen ausgerichteten Denken. Der auf den Menschenrechten basierende Ansatz für Global Health Governance verdeutlicht auch eine auf den Menschen bezogene Weltsicht. Kurz gesagt: Menschenrechtsschutz und Gesundheitsförderung ergänzen und verstärken sich gegenseitig.

5.1 Entwicklung internationaler Menschenrechtsregime und ihre Verbindung zur öffentlichen Gesundheit

Trotz langer historischer Präsenz wurde der Begriff „Menschenrechte" erst am Ende des Zweiten Weltkriegs in die Studien der internationalen Beziehungen aufgenommen. Außerdem begann die internationale Gemeinschaft erst mit der Gründung der Vereinten Nationen, den Menschenrechten Aufmerksamkeit zu schenken. Obwohl die Menschenrechte die Welt nicht „vereinen" oder die politische Richtung in den heutigen internationalen Beziehungen verändern können, haben sie dennoch Auswirkungen auf die Außenpolitik eines Landes und die internationalen Beziehungen. Als ein im Entstehen begriffenes Gebiet der internationalen Beziehungen unterliegt auch das globale Gesundheitsregieren diesem Einfluss. Wie J. M. Mann, Experte für öffentliche Gesundheit von der Harvard University, es einmal formulierte, „sind wir dabei, einen außergewöhnlichen Moment in der Sozialgeschichte zu schaffen, an ihm teilzuhaben und ihn mitzuerleben – die Entstehung einer Gesundheits- und Menschenrechtsbewegung – an der Schnittstelle und zum Zeitpunkt von zwei enormen Paradigmenwechseln" (1997, S. 113).

5.1.1 Historischer Hintergrund der Entwicklung internationaler Menschenrechtsregime

Im 17. Jahrhundert verstand man unter den „Rechten des Menschen" das Recht des Einzelnen, sich gegeneinander oder gegen den Staat, wo er lebte, zur Wehr zu setzen. Im Jahr 1776 verabschiedeten 13 nordamerikanischen Kolonien gemeinsam die Unabhängigkeitserklärung der Vereinigten Staaten, ein Dokument, das Karl Marx als die erste Erklärung der Menschenrechte bezeichnete. In der Erklärung heißt es ausdrücklich, dass „alle Menschen gleich geschaffen" sind und „von ihrem Schöpfer mit bestimmten unveräußerlichen Rechten ausgestattet wurden, zu denen Leben, Freiheit und das Streben nach Glück gehören". Doch erst mit der französischen Erklärung der Menschen- und Bürgerrechte von 1789 wurden die „Menschenrechte" in der modernen Geschichte ausdrücklich in einer institutionellen Anweisung vorgeschlagen. Dennoch wurden Menschenrechtsfragen damals als innerstaatliche Angelegenheiten behandelt und fanden international kaum Beachtung.

Vor dem Zweiten Weltkrieg wurden „die Menschenrechte in der internationalen Politik nur selten diskutiert" (Donnelly, 1997, S. 3). Wie Davidson (1993) feststellte:

> Die internationale Beschäftigung mit den Menschenrechten ist ein vergleichsweise junges Phänomen. Zwar gibt es bereits vor dem Zweiten Weltkrieg eine Reihe von Verträgen oder internationalen Abkommen, die humanitäre Fragen betreffen, aber erst mit dem Inkrafttreten der Charta der Vereinten Nationen im Jahr 1945 kann man von einem systematischen Schutz der Menschenrechte im internationalen System sprechen.

Ungeachtet der Richtigkeit dieser Feststellung hatten einige Menschenrechtsthemen bereits zu Beginn des 20. Jahrhunderts Eingang in internationale Abkommen und Regelungen gefunden. So befasste sich beispielsweise das Übereinkommen zur Unterdrückung des Sklavenhandels und der Sklaverei von 1926 mit dem Sklavenhandel, die Internationale Arbeitsorganisation begann sich nach dem Ersten Weltkrieg mit den Rechten der Arbeitnehmer zu befassen, und der Schutz ethnischer Minderheiten in bestimmten Regionen wurde zu einem Schwerpunkt des Völkerbundes. Die Erklärung der Vereinten Nationen, die am 1. Januar 1942 in Washington, DC, unterzeichnet wurde, ist das erste internationale Instrument, das Menschenrechtsfragen in den Vordergrund stellte. Darin heißt es: „In der Überzeugung, dass ein vollständiger Sieg über ihre Feinde unerlässlich ist, um in ihrem eigenen Land und in anderen Ländern Leben, Freiheit, Unabhängigkeit und Religionsfreiheit zu verteidigen und die Menschenrechte und die Gerechtigkeit zu wahren" (Li & Wan, 1992, S. 177). Nach dem Zweiten Weltkrieg hatten die nationalen Regierungen zwar unterschiedliche politische Haltungen zu den Menschenrechten, aber das Engagement für die Menschenrechte in der internationalen Gemeinschaft war so populär, dass die Errichtung internationaler Menschenrechtsregime zu einem unwiderstehlichen historischen Trend wurde. Durch die Verrechtlichung und Institutionalisierung von Menschenrechtsfragen auf globaler Ebene spielten die Vereinten Nationen eine unverzichtbare Rolle beim Aufbau internationaler Menschenrechtssysteme. Die UNO war von Anfang an für eine Menschenrechtsinstitution bestimmt. In der am 26. Juni 1945 unterzeichneten UN-Charta heißt es in der Präambel: „Wir, die Völker der Vereinten Nationen, sind entschlossen, den Glauben an die grundlegenden Menschenrechte, an die Würde und den Wert der menschlichen Person, an die Gleichberechtigung von Mann und Frau und von großen und kleinen Nationen zu bekräftigen". Zwei der Ziele der UNO stehen in direktem Zusammenhang mit den Menschenrechten: Das eine ist die „Entwicklung freundschaftlicher Beziehungen zwischen den Nationen auf der Grundlage der Achtung des Grundsatzes der Gleichberechtigung und Selbstbestimmung der Völker". Der andere besteht darin, „die Achtung vor den Menschenrechten und Grundfreiheiten für alle zu fördern und zu unterstützen".

5.1.2 Entwicklungsphasen der internationalen Menschenrechtsregime

Was die historische Entwicklung der Menschenrechte betrifft, so ist die sehr umstrittene Theorie der „drei Generationen der Menschenrechte" bekannt, die von Karel Vasak, ehemaligem Rechtsberater der VN-Organisation für Erziehung, Wissenschaft und Kultur (UNESCO), aufgestellt wurde. Sie besteht aus folgenden Ansichten: 1) Die erste Generation der Menschenrechte entstand während des amerikanischen Unabhängigkeitskrieges und der Französischen Revolution. Diese Sichtweise zielte darauf ab, die Freiheiten der Menschen aufrechtzuerhalten und sie vor Eingriffen durch ihre Staaten zu schützen. Sie spiegelte im Wesentlichen die bürgerlichen und politischen Rechte der Bürger wider, wie sie in der internationalen „Bill of Rights" (Gesetzesvorlage der Rechte) verankert sind. Diese Rechte werden als negative Rechte bezeichnet, weil sie nur auf Einschränkung der staatlichen Macht zielten. 2) Die Auffassung der zweiten Generation nahm während der Russischen Revolution Gestalt an und lehnte sich eng an das Konzept der Wohlfahrt in den westlichen Ländern an. Sie werden als positive Rechte bezeichnet, weil sie grundlegend wirtschaftlicher, sozialer und kultureller Natur sind und die Regierungen auffordern, diese Rechte zu achten, zu fördern und zu erfüllen. 3) Die dritte Generation der Menschenrechte, so Vasak, ist eine Antwort auf die globale Interdependenz. Die Staaten können ihre internationalen Verpflichtungen in Bezug auf die Menschenrechte nicht mehr im Alleingang erfüllen; stattdessen müssen sie zusammenarbeiten, um ein Spektrum gemeinsamer Probleme anzugehen, darunter Friedenssicherung, Umweltschutz und Entwicklung. Der Schweizer Jurist Harro von Senger (1993) konzentriert sich dagegen auf die „menschliche" Komponente der Menschenrechte und stellt fest, dass die von Vasak vertretene Theorie der „drei Generationen von Menschenrechten" ein Beispiel für den westlichen Ansatz ist, bei dem die Entwicklung der „Rechts"-Komponente überbetont wird. Er ist der Ansicht, dass es in der Geschichte der Menschenrechte „zwei Perioden von Rechten" gibt, wobei die am 10. Dezember 1948 verabschiedete Allgemeine Erklärung der Menschenrechte den Wendepunkt der beiden darstellt. Die erste Periode (vor 1948) ist bekannt als die Periode der nicht-universellen Menschenrechte oder eine Periode, die durch die Bestialisierung der nicht-europäischen Menschen gekennzeichnet ist. In dieser Zeit wurden die Menschenrechte und Freiheiten unabhängig von der Rasse und der Hautfarbe zuerkannt. So wurden beispielsweise Frauen, indigene Völker, Farbige und Sklaven aus dem Geltungsbereich des Adjektivs „menschlich" ausgeschlossen. Die zweite Periode (seit 1948) ist die Periode der universellen Menschenrechte, in der sich das Wort „Mensch" vom Abstrakten und Allgemeinen zum Konkreten und schließlich zum Universellen entwickelte (S. 253). Auch die von Norberto Bobbio, italienischem politischem Philosophen, vorgeschlagene Einteilung der Menschenrechte ist für diese Diskussion von Bedeutung. Bobbio (1996) verfolgte die Entwicklung der Menschenrechte in drei wichtigen Phasen. Die erste Phase lässt sich bis zu den frühesten Überlegungen in philosophischen Theorien und Schriften zurückverfolgen. In der zweiten Phase erfolgte der Übergang von der Theorie zur Praxis, von der Anerkennung der Menschenrechte zu ihrer Umsetzung. Infolgedessen wich die Allgemeinheit der Menschenrechte der Konkretheit der Menschenrechte. Die Allgemeine Erklärung der Menschenrechte von 1948 läutete die dritte Phase ein, in der die Menschenrechte sowohl allgemein als auch konkret wurden (S. 15–16). Obwohl diese Wissenschaftler auf unterschiedliche Weise versucht haben, die Entwicklung der Menschenrechte aufzuzeigen, ist es ihnen nicht gelungen, die Entstehung der internationalen Menschenrechtsregime zu erklären. Angesichts der Universalität der Menschenrechte kann die Gründung der Vereinten Nationen im Jahr 1945 als Ausgangspunkt für die Herausbildung internationaler Menschenrechtsregime angesehen werden. Bis heute können wir die folgenden drei Phasen beobachten.

In der ersten Phase wurden internationale Menschenrechtsregime geschaffen und entwickelt, die durch die Verabschiedung der UN-Charta und der Allgemeinen Erklärung der Menschenrechte gekennzeichnet sind. Obwohl es sich bei der UN-Charta nicht um ein internationales Instrument handelt, das den Menschenrechten gewidmet ist, wird in der Präambel das Ziel des Schutzes der Menschenrechte klar formuliert. Dies gibt den Ton für die grundlegenden Zwecke und Ziele internationaler Menschenrechtsregime an. In Art. 1 Abs. 3 der Charta heißt es eindeutig, dass eines der Ziele der Vereinten Nationen darin besteht, „die Achtung vor den Menschenrechten und Grundfreiheiten für alle zu fördern und zu unterstützen". Die Allgemeine Erklärung der Menschenrechte, die im Oktober 1948 von der Generalversammlung der Vereinten Nationen angenommen wurde, hat die Entwicklung moderner internationaler Menschenrechtsregime weiter vorangetrieben. Sie ist kein rechtsverbindliches Abkommen zwischen den Ländern der Welt, aber nach Cassese (2001):

> Die *Erklärung* ist nach wie vor eine Richtschnur, an der sich die Staatengemeinschaft orientierte, als sie allmählich aus dem dunklen Zeitalter ausging, in dem der Besitz von Armeen, Kanonen und Kriegsschiffen das einzige Kriterium für die Beurteilung des staatlichen Verhaltens war und es keine allgemein anerkannten Grundsätze zur Unterscheidung zwischen Gut und Böse in der Weltgemeinschaft gab.
>
> (S. 358–359)

In Art. 28 der Erklärung heißt es: „Jeder hat Anspruch auf eine soziale und innerstaatliche Ordnung, in der die in dieser Erklärung verkündeten Rechte und Freiheiten voll verwirklicht werden können". Art. 30 besagt Folgendes:

Keine Bestimmung dieser *Erklärung* darf so ausgelegt werden, dass sie einem Staat, einer Gruppe oder einer Person das Recht einräumt, eine Tätigkeit auszuüben oder eine Handlung vorzunehmen, die auf die Beseitigung der in dieser Erklärung verankerten Rechte und Freiheiten abzielt.[3]

Als erstes internationales Instrument zum Schutz der Menschenrechte legte die Allgemeine Erklärung der Menschenrechte den Grundstein für die Praxis des Menschenrechtsschutzes in der internationalen Gemeinschaft. Ihre Grundsätze wurden auch bei verschiedenen internationalen Anlässen bekräftigt, so z. B. auf der Weltkonferenz über Menschenrechte 1968 in Teheran und auf der Konferenz 1993 in Wien, und bei beiden Gelegenheiten wurde die allgemeine Achtung der Erklärung gefordert.

In der zweiten Phase kam es zur Formalisierung der internationalen Menschenrechtsregime, die durch die Verabschiedung des Internationalen Pakts über bürgerliche und politische Rechte (ICCPR) und des Internationalen Pakts über wirtschaftliche, soziale und kulturelle Rechte (ICESCR) gekennzeichnet war. Nach einer langen Entwicklungsphase gewann die Idee der Institutionalisierung von Menschenrechten durch gemeinsame Anstrengungen der internationalen Gemeinschaft an Popularität. Die internationalen Normen zum Schutz der Menschenrechte sind nicht mehr von westlichen Vorurteilen geprägt, sondern haben eine größere Universalität erlangt und werden von der großen Mehrheit der Länder zunehmend anerkannt und akzeptiert. Einerseits verkörpert die Allgemeine Erklärung der Menschenrechte den Geist und die Werte des Internationalen Pakts über bürgerliche und politische Rechte (ICCPR) und des Internationalen Pakts über wirtschaftliche, soziale und kulturelle Rechte (ICESCR); andererseits konkretisieren, universalisieren und legalisieren die beiden letztgenannten Pakte die in der Allgemeinen Erklärung der Menschenrechte aufgeführten „Menschenrechte". In der zweiten Phase wurden mehrere Menschenrechtsthemen aus der Perspektive internationaler Regime behandelt, und „die internationalen Menschenrechte sind somit zu konstitutiven Elementen einer modernen und ‚zivilisierten' Staatlichkeit geworden" (Risse & Ropp, 1999, S. 234). Der ICCPR verkörpert die Menschenrechte der ersten Generation. Das westliche liberale Konzept der Menschenrechte spiegelt sich in den Verfassungen fast aller heutigen Länder sowie in den meisten internationalen Erklärungen und Pakten wider, die nach dem Zweiten Weltkrieg verabschiedet wurden. Der Internationale Pakt über bürgerliche und politische Rechte (ICESCR) deckt die in den Artikeln 22–27 der Allgemeinen Erklärung der Menschenrechte aufgeführten Menschenrechte ab, die alle zur zweiten Generation der Menschenrechte gehören.[4] Zu den Menschenrechten der zweiten Generation, die keine „Freiheit von etwas", sondern „Rechte auf etwas" bezeichnen, gehören das Recht auf soziale Sicherheit, das Recht auf Arbeit, das Recht auf Bildung, das Recht auf Gesundheit usw. Sie werden als Leistungen interpretiert, für die die Regierungen verantwortlich sind; mit anderen Worten, die Gesellschaft ist verpflichtet, öffentliche Güter wie Sozialleistungen, Gesundheitsversorgung und Bildung bereitzustellen. Kurz gesagt, in dieser Phase wurden internationale Menschenrechtsregime geschaffen, deren Kernstück der Internationale Pakt über bürgerliche und politische Rechte (ICCPR) und der Internationale Pakt über bürgerliche und politische Rechte (ICESCR) sind.

In der dritten Phase kam es zu einer Vertiefung der internationalen Menschenrechtsregime, die durch die VN-Erklärung über das Recht auf Entwicklung und die Gründung des VN-Menschenrechtsrats gekennzeichnet ist. Die westlichen Länder betonen die bürgerlichen und politischen Rechte gegenüber den wirtschaftlichen, sozialen und kulturellen Rechten. Der Schutz der Letzteren hängt vom allgemeinen Entwicklungsstand ab. Mit anderen Worten: Nur wenn die Entwicklungsländer ihr Entwicklungspotenzial voll ausgeschöpft haben, können sie den ICESCR besser umsetzen. Die internationale Wirtschaftsordnung vor den 1980er-Jahren schränkte jedoch das Wachstum der Entwicklungsländer stark ein. Um den Kampf für eine neue internationale Wirtschaftsordnung zu unterstützen, sprachen sich die Entwicklungsländer 1977 auf der 33. Sitzung der VN-Menschenrechtskommission erstmals dafür aus, das Recht auf Entwicklung als Menschenrecht zu verankern. Im März 1981 wurde auf der 37. Tagung eine Resolution zur Einsetzung der Arbeitsgruppe von Regierungsexperten für das Recht auf Entwicklung verabschiedet, deren Aufgabe war, Umfang und Inhalt des Rechts auf Entwicklung sowie die wirksamsten Mittel zu dessen Verwirklichung zu untersuchen. Ab 1981 begann die Arbeitsgruppe mit der Ausarbeitung eines Entwurfs für die Erklärung über das Recht auf Entwicklung. Nach einer langen Forschungs- und Diskussionsphase wurde die endgültige Erklärung von der Generalversammlung am 4. Dezember 1986 mit der Resolution 41/128 angenommen. In der Erklärung über das Recht auf Entwicklung wird das Recht auf Entwicklung als „unveräußerliches Menschenrecht" bezeichnet und erklärt, dass „jeder Mensch und alle Völker das Recht haben, an der wirtschaftlichen, sozialen, kulturellen und politischen Entwicklung teilzunehmen, dazu beizutragen und sie zu genießen". In dieser Erklärung heißt es ferner, dass das Recht auf Entwicklung „die volle Verwirklichung des Rechts der Völker auf Selbstbestimmung" sowie „die Ausübung ihres unveräußerlichen Rechts auf volle Souveränität über alle ihre natürlichen Reichtümer und Ressourcen" einschließt. Es wird betont, dass eine „wirksame internationale Zusammenarbeit" für die Förderung einer schnelleren Entwicklung der Entwicklungsländer von wesentlicher Bedeutung ist. Die in der Erklärung enthaltene Feststellung, dass Entwicklung ein Menschenrecht ist, stellt einen weiteren wichtigen konzeptionellen Durchbruch dar, der zusammen mit dem Selbstbestimmungsrecht die westliche Betonung der individuellen Rechte ergänzt. Diese Anerkennung ist auch eine Folgemaßnahme, die die Entwicklungsländer zur Umsetzung des ICESCR ergriffen haben. Die Erklärung spiegelt das neue Verständnis der Entwicklungsländer von den Menschenrechten und den Appell dieser Nationen zum Schutz der Menschenrechte in jedem Land wider. All dies bringt neue Ideen in den internationalen Menschenrechtsschutz ein und bildet den Kern der „dritten Generation der Menschenrechte" – der kollektiven Menschenrechte. Die Einrichtung des VN-Menschenrechtsrates im Jahr 2006 ist von epochaler Bedeutung für das internationale Menschenrechtsregime. Im März 2005 hat er in seinem Bericht über die Reformen *„In Larger Freedom: Towards Development, Security and Human Rights for All"* schlug der verstorbene VN-Generalsekretär Kofi Annan im März 2005 die Einrichtung eines Menschenrechtsrates vor. Nach einem Jahr mühsamer Beratungen nahm die Generalversammlung schließlich die Resolution 60/251 durch Abstimmung an, die den grundlegenden Rahmen für den VN-Menschenrechtsrat festlegte. Die Einrichtung des Rates zeigt, dass die internationale Gemeinschaft Menschenrechtsthemen aufmerksam verfolgt und ihnen eine größere Bedeutung beimisst als zuvor. Die Resolution 60/251 machte deutlich, dass „Frieden und Sicherheit und Menschenrechte miteinander verknüpft sind und sich gegenseitig verstärken". Sie signalisierte, dass die Menschenrechte zusammen mit Entwicklung und Sicherheit künftig als die „drei Säulen" des VN-Systems bezeichnet werden sollen. Es wurde bekräftigt, dass „alle Menschenrechte universell, unteilbar, miteinander verbunden, voneinander abhängig und sich gegenseitig verstärkend sind und dass alle Menschenrechte fair und gleichbehandelt werden müssen, auf derselben Grundlage und mit demselben Nachdruck". Angesichts der Bedeutung der Menschenrechte wurde der Menschenrechtsrat nicht mehr als Unterorgan des Wirtschafts- und Sozialrates, sondern als Nebenorgan der Generalversammlung eingesetzt. Darüber hinaus richtete der Menschenrechtsrat einen Mechanismus zur allgemeinen regelmäßigen Überprüfung ein, der auf der Grundlage der Gleichbehandlung aller Menschen in regelmäßigen Abständen die Erfüllung der Menschenrechtsverpflichtungen und -zusagen durch die einzelnen Mitgliedstaaten überprüft. Kurz gesagt, die Einrichtung des Menschenrechtsrates förderte die Entwicklung internationaler Menschenrechtsregime sowohl hinsichtlich des Status der Menschenrechte als auch der Maßnahmen zur Überprüfung der Umsetzung der Menschenrechte in den Mitgliedstaaten.

Die genannten Entwicklungsphasen der internationalen Menschenrechtsregime beruhen lediglich auf einer groben Einteilung. Es sei darauf hingewiesen, dass die Analyse der Menschenrechte auf der Grundlage von „Generationen" keine Hierarchie implizieren muss. Eine frühere Generation muss nicht wichtiger sein, und eine spätere Generation muss nicht überlegen sein. Nach Ansicht der Vereinten Nationen (2005) haben „anhaltende falsche Unterscheidungen zwischen bürgerlichen und politischen Rechten und wirtschaftlichen, sozialen und kulturellen Rechten sowie mangelndes Verständnis der Rechtsnatur und des Inhalts wirtschaftlicher, sozialer und kultureller Rechte wirksame Maßnahmen im Bereich der wirtschaftlichen, sozialen und kulturellen Rechte untergraben" (S. viii). Die drei Phasen sind progressiv, unteilbar, voneinander abhängig und ergänzen sich gegenseitig. Die beiden Gruppen von Rechten, nämlich „die bürgerlichen und politischen Rechte und die wirtschaftlichen, sozialen und kulturellen Rechte, sollten eher zusammen als getrennt betrachtet werden" (Scott, 1989, S. 851). Diese Rechte „bilden ein interdependentes und synergistisch interaktives System von Garantien und nicht ein Menü, aus dem man frei wählen kann" (Donnelly, 1986, S. 607). Die untrennbare Beziehung zwischen den Menschenrechten wurde auf der VN-Weltkonferenz über Menschenrechte in Wien[5] im Jahr 1993 klar formuliert und bekräftigt. Darüber hinaus hat die internationale Gemeinschaft im Zuge der Entwicklung internationaler Menschenrechtsregime mehrere Menschenrechtserklärungen und -pakte verabschiedet (siehe Tabelle 5.1). Zusammen bilden sie den derzeitigen institutionellen Rahmen für den Schutz und die Förderung der internationalen Menschenrechte.

5.1.3 Die Beziehung zwischen Menschenrechten und öffentlicher Gesundheit

Menschenrechte und öffentliche Gesundheit waren einst zwei getrennte Bereiche, wobei Erstere zum politischen und Letztere zum medizinischen Bereich gehörten. Mit den Fortschritten in der modernen Menschenrechtsbewegung und einer erweiterten Liste der Determinanten der öffentlichen Gesundheit sind die beiden scheinbar nicht miteinander verbundenen Bereiche jedoch zunehmend miteinander verflochten und beeinflussen sich gegenseitig (siehe Abbildung 5.1).

Tabelle 5.1 Aktuelle wichtige internationale Erklärungen und Pakte zu
Menschenrechten (in chronologischer Reihenfolge)

Nr.	Titel	Jahr
1	Übereinkommen über Zwangs- oder Pflichtarbeit	1930
2	UN-Charta	1945
3	Konvention über die Verhütung und Bestrafung des Völkermordes	1948
4	Allgemeine Erklärung der Menschenrechte der Vereinigten Staaten	1949
5	Übereinkommen zur Unterdrückung des Menschenhandels und der Ausbeutung der Prostitution anderer	1949
6	Genfer Konvention (I) zur Verbesserung des Loses der Verwundeten und Kranken der Streitkräfte im Felde	1949
7	Genfer Konvention (II) über die Verwundeten, Kranken und Schiffbrüchigen der Streitkräfte zur See	1949
8	Genfer Konvention (III) über Kriegsgefangene	1949
9	Genfer Konvention (IV) über Zivilpersonen	1949
10	Genfer Konvention (V) über die Rechtsstellung der Flüchtlinge	1950
11	Internationales Übereinkommen zur Beseitigung jeder Form von Rassendiskriminierung	1963
12	Internationaler Pakt über bürgerliche und politische Rechte	1966
13	Internationaler Pakt über wirtschaftliche, soziale und kulturelle Rechte	1966
14	Protokoll über die Rechtsstellung der Flüchtlinge	1967
15	Erklärung über die Nutzung des wissenschaftlichen und technologischen Fortschritts im Interesse des Friedens und zum Wohle der Menschheit	1975
16	VN-Behindertenrechtskonvention	1975
17	Konvention zur Beseitigung jeder Form von Diskriminierung der Frau	1979
18	Erklärung zum Schutz aller Menschen vor Folter und anderer grausamer, unmenschlicher oder erniedrigender Behandlung oder Strafe	1984
19	Erklärung über das Recht auf Entwicklung	1986
20	Übereinkommen über die Rechte des Kindes	1989
21	Übereinkommen über eingeborene und in Stämmen lebende Völker in souveränen Nationen	1989
22	Internationale Konvention zum Schutz der Rechte aller Wanderarbeitnehmer und ihrer Familienangehörigen	1990
23	Grundsätze für den Schutz psychisch kranker Menschen und die Verbesserung der psychiatrischen Versorgung	1991
24	VN-Prinzipien für ältere Menschen	1991
25	Erklärung über die Rechte der nationalen, ethnischen, religiösen oder sprachlichen Minderheiten	1992

(wird auf nächster Seite fortgeführt)

Tabelle 5.1 *Fortsetzung*

Nr.	Titel	Jahr
26	Standardregeln für die Chancengleichheit von Menschen mit Behinderungen	1993
27	Erklärung über die Beseitigung der Gewalt gegen Frauen	1993
28	Allgemeine Erklärung zum menschlichen Genom und zu den Menschenrechten	1997
29	Erklärung über das Recht und die Verpflichtung von Einzelpersonen, Gruppen und Organen der Gesellschaft, die allgemein anerkannten Menschenrechte und Grundfreiheiten zu fördern und zu schützen	1998
30	Leitprinzipien zur Binnenvertreibung	1998
31	Konvention zum Mutterschaftsschutz	2000

Quelle: Eigene Darstellung

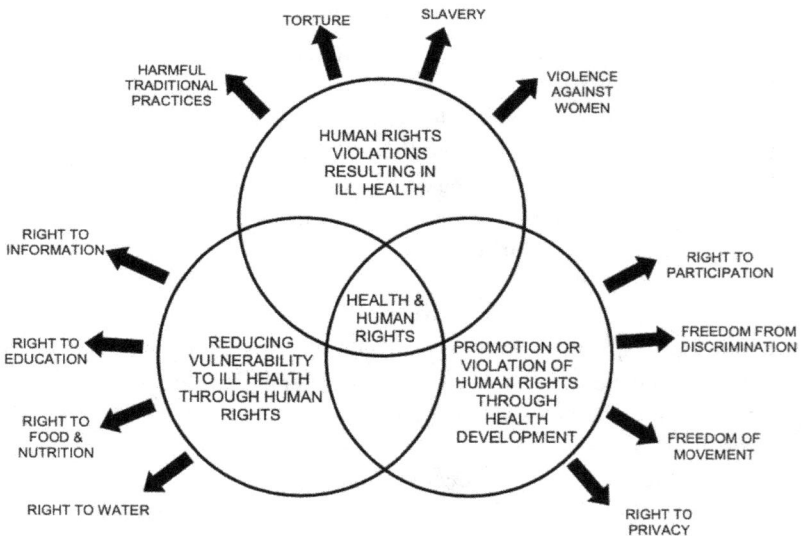

Abbildung 5.1 Zusammenhänge zwischen Menschenrechten und öffentlicher Gesundheit
Quelle: Eigene Darstellung

Die strukturellen Verbindungen zwischen Gesundheit und Menschenrechten werden in immer mehr Bereichen ersichtlich. Die Veränderungen im Diskurs über „Gesundheit und Menschenrechte" haben die eindeutige Beziehung zwischen den beiden Bereichen offenbart. Daher können die beiden unterschiedlichen Bereiche durch konzeptionelle, analytische, strategische und programmatische Arbeit miteinander verbunden werden und gemeinsam vorankommen. In den letzten Jahren sind die Menschenrechte allmählich zu einem der Schwerpunkte in Studien zu Gesundheits- und Entwicklungsfragen geworden. In der Tat war das ausdrückliche und institutionelle politische Engagement für Gesundheit und Menschenrechte noch nie so groß wie heute. Dieses Engagement zeigt sich nicht nur in den Vereinten Nationen, sondern vor allem auch auf Regierungs- und Nichtregierungsebenen im In- und Ausland. Die Förderung und der Schutz der Gesundheit sowie Achtung, Schutz und Verwirklichung der Menschenrechte sind untrennbar miteinander verbunden. Der Zusammenhang zwischen Menschenrechten und öffentlicher Gesundheit wird am besten in der Präambel der Satzung der Weltgesundheitsorganisation verdeutlicht, in der es heißt:

> Das Recht auf das erreichbare Höchstmaß an Gesundheit ist eines der Grundrechte jedes Menschen ungeachtet der Rasse, Religion, politischen Überzeugung, wirtschaftlichen oder sozialen Lage.
>
> (WHO, 2020, S. 1)

Die Verletzung der Bürgerrechte aufgrund von Rasse, Religion, politischer Überzeugung, Geschlecht usw. bedeutet folglich, dass das Recht auf den höchstmöglichen Gesundheitsstandard illusorisch wird. Die Förderung und der Schutz der Menschenrechte sind „eine Voraussetzung für Gesundheit und Wohlbefinden" (Gruskin et al., 2007, S. 452). Maßnahmen zur Steuerung der öffentlichen Gesundheit, die die Menschenrechte berücksichtigen, sind wirksamer als solche, die diese Rechte ignorieren oder verletzen (Menon-Johansson, 2005).

Die Auswirkungen der Menschenrechte auf die öffentliche Gesundheit können positiv und negativ ausgelegt werden. Erstens tragen die Achtung und der Schutz der Menschenrechte zur Förderung der öffentlichen Gesundheit bei. Der Schutz der Menschenrechte ist „der Weg, die Gesundheit der Bevölkerung zu schützen". Der Schutz einer ganzen Reihe von Menschenrechten ist der Schlüssel zum Schutz öffentlicher Gesundheit" (Jürgens & Cohen, 2007, S. 7). Die Regierungen haben die Aufgabe, zwei Gruppen von Menschenrechten zu schützen: Die erste Gruppe umfasst die bürgerlichen und politischen Rechte, darunter das Recht auf Leben, Informationsfreiheit, Freizügigkeit, Vereinigungsfreiheit, Gleichheit, Redefreiheit und das Recht auf Beteiligung. Die zweite Gruppe umfasst die wirtschaftlichen, sozialen und kulturellen Rechte, darunter das Recht auf Bildung, Entwicklung, das Recht, die Vorteile des wissenschaftlichen Fortschritts und seiner Anwendungen zu nutzen, das Recht auf gerechte und günstige Arbeitsbedingungen und das Recht, vor Hunger geschützt zu sein. Fast all diese Rechte sind eng mit der öffentlichen Gesundheit verbunden. So kann eine Krise im Bereich der öffentlichen Gesundheit nur dann wirksam bewältigt werden, wenn eine Regierung die Öffentlichkeit rechtzeitig informiert, um das Recht der Menschen auf Information zu gewährleisten, anstatt zu versuchen, die Wahrheit zu vertuschen. Wenn das Recht der Menschen auf Bildung gewährleistet ist und ihr allgemeines Bildungsniveau verbessert wird, werden sie auch besser mit Kenntnissen über die öffentliche Gesundheit ausgestattet sein und so die Bedingungen für die öffentliche Gesundheit kollektiv verbessern können. Die enge Verbindung zwischen Menschenrechten und öffentlicher Gesundheit zeigt sich auch im Kampf gegen HIV/AIDS. Auf dem Hochrangigen Treffen der Vereinten Nationen zu HIV/AIDS im Jahr 2006 bekräftigten die Staats- und Regierungschefs, dass „die volle Verwirklichung aller Menschenrechte und Grundfreiheiten für alle ein wesentliches Element der globalen Reaktion auf die HIV/AIDS-Pandemie ist" (Jürgens & Cohen, 2007, S. 1). Kurz gesagt haben der Schutz der Menschenrechte und die Steuerung der öffentlichen Gesundheit gemeinsame Ziele. Der Schutz der Menschenrechte führt zu einer wirksamen Steuerung des öffentlichen Gesundheitswesens, und die Steuerung des öffentlichen Gesundheitswesens beinhaltet den Schutz aller Arten von Menschenrechten. Menschenrechte „gehen über fast jedes andere Recht hinaus" (Gruskin et al., 2007, S. 450).

Zweitens sind Menschenrechtsverletzungen nicht förderlich für die Steuerung des öffentlichen Gesundheitswesens. Menschenrechtsverletzungen „haben immer negative Auswirkungen auf die Gesundheit" (Brundland G. H., 1998). Diskriminierung aufgrund der Rasse, Hautfarbe, Sprache, Religion, des Geschlechts usw. hat die Situation im Bereich der globalen Gesundheitspolitik noch verschärft. Am Beispiel der weltweiten AIDS-Epidemie zeigt sich, dass Diskriminierung und Menschenrechtsverletzungen nicht nur die Folge von AIDS, sondern auch die Ursache von AIDS sind (Mann & Gruskin, 1999, S. 445). Menschenrechtsverletzungen haben „die AIDS-Epidemie verschlimmert" (Csete, 2004, S. 83). Anfang der 90er Jahre stellte ein VN-Sonderberichterstatter für die Verhinderung der Diskriminierung von Menschen mit HIV/AIDS fest, dass

die Diskriminierung von Personen mit HIV-Infektion oder AIDS nach wie vor weit verbreitet ist und auf allen Ebenen der Gesellschaft, einschließlich der Regierung, öffentlicher und privater Einrichtungen sowie bei Einzelpersonen und Gemeinschaften, vorkommt.

(Gostin & Lazzarini, 1997, S. 75)

Trotz anderer sozialer Wurzeln der Menschenrechtsverletzungen gegenüber Menschen mit HIV/AIDS ist die Rassendiskriminierung der eigentliche
Grund für die Untätigkeit der internationalen Gemeinschaft gegenüber der
Geißel von AIDS in Afrika. Wie Peter Piot, der damalige Exekutivdirektor
von UNAIDS, es ausdrückte, als er gebeten wurde, die Untätigkeit der internationalen Gemeinschaft gegenüber der AIDS-Epidemie in Afrika zu kom-
mentieren: „Wenn dies auf dem Balkan oder in Osteuropa oder in Mexiko mit
weißen Menschen geschehen wäre, wäre die Reaktion anders gewesen" (Gellman, 2000, S. 5). In dem Glauben, dass die Gesundheitsprobleme in Afrika in
den frühen 1990er-Jahren durch Überbevölkerung verursacht wurden, bestand
die US-Regierung damals darauf, dass die durch AIDS verursachten Todesfälle in Afrika zu einem Bevölkerungsrückgang führen könnten, was letztlich
der wirtschaftlichen Entwicklung Afrikas zugutekäme (Gellman, 2000). Dass
diese Ansicht nun nicht mehr populär ist, ist zu wenig und zu spät: AIDS gras-
siert in Afrika und hat eine globale Gesundheitskrise ausgelöst. Ein weiteres
Beispiel ist das Recht, die Vorteile des wissenschaftlichen Fortschritts und seiner Anwendungen zu nutzen: Seit 2001 sind die hohen Medikamentenpreise,
die durch das TRIPS-Abkommen entstanden sind, eine der Hauptursachen
für öffentliche Gesundheitsprobleme in den Entwicklungsländern, darunter
AIDS, Tuberkulose und Malaria, und verhindern, dass diejenigen, die eine
Behandlung benötigen, erschwingliche und wirksame Medikamente erhalten.
Letztendlich wird das Recht der Menschen, in den Genuss der Vorteile des wissenschaftlichen Fortschritts und seiner Anwendungen zu kommen, zu einem
Wunschtraum und verschärft damit die globalen Gesundheitskrisen weiter.

Wenn die Demokratie unterdrückt und die Menschenrechte ignoriert werden, ist es für die Bürger in keinem Land möglich, Entwicklung und Gesundheit zu genießen. Die Achtung und der Schutz der Menschenrechte können
sich positiv auf die Förderung der öffentlichen Gesundheit auswirken. Die Art
und Weise, in der die internationalen Menschenrechtsnormen umgesetzt werden, hat zwangsläufig einen erheblichen Einfluss auf das globale Gesundheitsregieren (siehe Tabelle 5.2). Die Einbeziehung von Menschenrechtsstrategien
in die Global Health Governance zeigt, dass die Einrichtung internationaler Menschenrechtsregime zum einzig gangbaren Ansatz für Global Health
Governance geworden ist. Dieser Ansatz, der auch als menschenrechtsbasier-
ter Ansatz bezeichnet wird, wird zunehmend in der Global Health Governance
eingesetzt. Er wurde auch von institutionellen Akteuren in anderen internationalen Regimen übernommen. So hat beispielsweise die Weltbank Gesund-
heits- und Menschenrechtsaspekte in ihre Vorschriften und Regeln im Bereich

Tabelle 5.2 Mögliche Auswirkungen der wichtigsten internationalen
Menschenrechtsregime auf die öffentliche Gesundheit

Wichtige internationale Menschenrechtsregime	Jahr des Inkrafttretens	Eine unvollständige Liste der möglichen Auswirkungen auf die öffentliche Gesundheit
Allgemeine Erklärung der Menschenrechte	1948	Jeder hat das Recht auf Sicherheit bei Krankheit, Invalidität oder sonstigem Mangel des Lebensunterhalts; Patienten mit infektiösen Krankheiten haben das Recht auf Bildung.
Internationaler Pakt über wirtschaftliche, soziale und kulturelle Rechte	1976	Patienten von Infektionskrankheiten und Träger von Krankheitserregern haben das Recht auf Arbeit, Gesundheit, einen angemessenen Lebensstandard, Bildung und Vorteile des wissenschaftlichen Fortschritts.
Internationaler Pakt über bürgerliche und politische Rechte	1976	Patienten von Infektionskrankheiten und Träger von Krankheitserregern haben das Recht auf Freiheit, Sicherheit, Freizügigkeit, Privatsphäre, das Recht, sich mit anderen zusammenzuschließen, das Recht auf Heirat und Familiengründung.
Internationales Übereinkommen zur Beseitigung von allen Formen von Rassismus	1969	Alle, ungeachtet der Rasse, Hautfarbe oder nationaler oder ethnischer Herkunft, haben das Recht auf öffentliche Gesundheit und medizinische Versorgung, soziale Sicherheit und soziale Dienste.
Übereinkommen über die Beseitigung aller Formen der Diskriminierung gegen Frauen	1981	Zunehmende Diskriminierung gegen Frauen vergrößert das Infektionsrisiko von Krankheiten wie HIV/AIDS, weshalb der gleichberechtigte Zugang zur Gesundheitsversorgung für Frauen zu fördern ist.
Übereinkommen über die Rechte des Kindes	1990	Die Rechte der „AIDS-Waisen".
Übereinkommen gegen Folter und andere grausamen, unmenschlichen oder entwürdigenden Behandlungen oder Bestrafungen	1987	Patienten mit Infektionskrankheiten sollen nicht unmenschlicher oder erniedrigender Behandlung oder Bestrafung unterworfen werden. Unmenschliche Behandlung ist schädlich für die Bekämpfung von Infektionskrankheiten.

Tabelle 5.2 *Fortsetzung*

Wichtige internationale Menschenrechtsregime	Jahr des Inkrafttretens	Eine unvollständige Liste der möglichen Auswirkungen auf die öffentliche Gesundheit
Erklärung über das Recht auf Entwicklung	1986	Die große Mehrheit der Entwicklungsländer tragen den größten Teil der Belastung durch infektiöse Krankheiten, aber es fehlen die für die Behandlung der Infektionskrankheiten erforderlichen wirtschaftlichen und technischen Mittel. Das Problem der Zugänglichkeit zu unentbehrlichen Medikamenten ist dringlich zu lösen.
Erklärung von Alma-Ata	1978	Der Bürger hat das Recht, sich individuell oder kollektiv an ihrer Gesundheitsversorgung zu beteiligen. Gesundheit ist ein grundlegendes Menschenrecht.

Quelle: Eigene Darstellung

der öffentlichen Gesundheit aufgenommen (Weltbank, 1998). Im Jahr 2006 wurde die Frage der gesundheitsbezogenen Menschenrechte im 11. globalen Arbeitsprogramm der Weltgesundheitsorganisation erwähnt, was zeigt, welche Bedeutung die WHO der Beziehung zwischen Gesundheit und Menschenrechten beimisst (WHO, 2006). Die IHR (2005), die 2007 in Kraft getreten sind, enthalten ebenfalls Menschenrechtsprinzipien in den Normen und Standards, die im Gesundheitsregieren verwendet werden. So heißt es beispielsweise in Art. 32 der IHR: „Bei der Durchführung von Gesundheitsmaßnahmen im Rahmen dieser Regelungen behandeln die Vertragsstaaten die Reisenden unter Achtung ihrer Würde, ihrer Menschenrechte und ihrer Grundfreiheiten und minimieren die mit diesen Maßnahmen verbundenen Unannehmlichkeiten oder Belastungen". Abgesehen von der Einfachheit der Sprache verdeutlichen die Menschenrechtsbestimmungen in den IHR die Bedeutung von Menschenrechtsüberlegungen im globalen Gesundheitsregieren und stärken die Verbindung zwischen Gesundheit und Menschenrechten weiter. Die Klärung und Umsetzung des menschenrechtsbasierten Ansatzes ermöglicht die Anwendung des Konzepts der internationalen Menschenrechtsregime auf die Global Health Governance und spielt dort eine wichtige Rolle (siehe Tabelle 5.2). Die mangelnde Beachtung der Menschenrechte im globalen Gesundheitsregieren

„ist ein Versäumnis, das, wenn es ignoriert wird, ein zu hoher Preis sein kann"
(Gruskin et al., 2007, S. 18).

5.2 ICCPR und ICESCR und ihre Verbindungen zur Global Health Governance

Die internationale Gemeinschaft verabschiedete die Allgemeine Erklärung der
Menschenrechte nach dem Zweiten Weltkrieg im Jahr 1948. Gerade als sich die
Welt daran machte, die Artikel dieser Erklärung zu rechtsverbindlichen Instrumenten zu machen, zeichnete sich der Kalte Krieg ab und polarisierte die Vorstellungen von den Menschenrechten in zwei verschiedene Lager. Der westliche
Block vertrat die Auffassung, dass die bürgerlichen und politischen Rechte Vorrang haben sollten, während die wirtschaftlichen und sozialen Rechte nur ein
Wunschtraum seien, während der von der Sowjetunion angeführte Ostblock
das Recht auf Nahrung, Gesundheit und Bildung als vorrangig und die bürgerlichen und politischen Rechte als zweitrangig ansah. Tatsache ist jedoch, dass
„alle Menschenrechte universell, unteilbar, voneinander abhängig und miteinander verbunden sind. Die internationale Gemeinschaft muss die Menschenrechte weltweit in fairer und gleicher Weise auf derselben Grundlage und mit
demselben Nachdruck behandeln".[6] Es stimmt, dass es große Unterschiede zwischen den verschiedenen nationalen und regionalen Identitäten sowie zwischen
den verschiedenen historischen, kulturellen und religiösen Hintergründen gibt,
aber jedes Land, unabhängig von seinem politischen, wirtschaftlichen und kulturellen System, ist verpflichtet, alle Menschenrechte und Freiheiten zu fördern
und zu schützen. Aus diesem Grund schuf die internationale Gemeinschaft
1966 zwei verschiedene internationale Pakte – den Internationalen Pakt über
bürgerliche und politische Rechte (ICCPR) und den Internationalen Pakt über
wirtschaftliche, soziale und kulturelle Rechte (ICESCR). Zusammen haben sie
nicht nur der Allgemeinen Erklärung der Menschenrechte von 1948 Substanz
verliehen, sondern auch die Grundlage für andere internationale Menschen-
rechtsinstrumente gelegt. Als zwei sich gegenseitig verstärkende Triebkräfte in
internationalen Menschenrechtsregimen haben sie einen bedeutenden Einfluss
auf das globale Gesundheitsregieren ausgeübt.

5.2.1 Der ICCPR und das globale Gesundheitsregieren

Viele der im Internationalen Pakt über bürgerliche und politische Rechte gere-
gelten Rechte sind mit der öffentlichen Gesundheit verbunden, darunter das

Recht auf Informationsfreiheit, das Recht auf Freiheit und das Recht auf Privatsphäre. Die Wechselwirkung zwischen diesen Menschenrechten und der öffentlichen Gesundheit hat weitreichende Auswirkungen für die Länder im Hinblick auf Strategien zur Umsetzung der Menschenrechte mit dem Ziel, die globale Gesundheitspolitik besser zu fördern.

5.2.1.1 Das Recht auf Informationsfreiheit

Das Recht auf Informationsfreiheit oder das Recht, etwas zu wissen („right to know"), ist das Recht der Bürger, Informationen im Besitz der Regierung zu erhalten, zu suchen und zu beschaffen. Während der Legislativkampagne für die Offenlegung von Informationen in der Presse in den 1940er-Jahren prägte der amerikanische Wissenschaftler Kent Cooper den Begriff „the right to know" und verwendete ihn erstmals 1945 in einer Rede. Im Jahr 1946 nahm die Generalversammlung der Vereinten Nationen den Begriff „Informationsfreiheit" in ihre Resolution 59 auf, in der sie ihn zu einem grundlegenden Menschenrecht erklärte und betonte, dass er der Schlüssel zu allen Freiheiten ist, zu deren Wahrung sich die Vereinten Nationen verpflichtet haben. Art. 19 der Allgemeinen Erklärung der Menschenrechte bekräftigt darüber hinaus, dass „jedermann die Freiheit hat, über alle Medien Informationen und Gedankengut zu suchen, zu empfangen und zu verbreiten".[7] Art. 19 Abs. 2 des Internationalen Pakts über bürgerliche und politische Rechte besagt, dass jeder „die Freiheit hat, Informationen und Gedankengut jeder Art zu suchen, zu empfangen und zu verbreiten".[8] In einem Rechtsstaat ist das Recht auf Informationsfreiheit ein selbsterklärendes Recht, da die Bürger ein Recht darauf haben, zu erfahren, was ihre Vertreter tun und was sie getan haben. Dieses Recht kann nur gesichert werden, wenn die Bürger Zugang zu genauen und rechtzeitigen Regierungsinformationen haben. Das demokratische Defizit in der Regierungsführung wird nur dann abnehmen, wenn sich informierte Bürger an den Regierungsaktivitäten beteiligen. Als der verstorbene US-Präsident Lyndon Johnson am 4. Juli 1966 den *Freedom of Information Act* unterzeichnete, betonte er in der begleitenden Erklärung, dass „eine Demokratie am besten funktioniert, wenn das Volk über alle Informationen verfügt, die die Sicherheit der Nation erlaubt". Auch Amartya Sen (1999), Nobelpreisträger für Wirtschaftswissenschaften von 1998, wies darauf hin, dass genaue öffentliche Informationen den Beamten nicht nur Anstöße zur Lösung von Krisen geben können, sondern auch Aufschluss darüber geben, ob die von ihnen ergriffenen Maßnahmen ausreichend sind. Daher sollten die Regierungen im Bereich der öffentlichen Gesundheit das

Recht des Einzelnen, sich über Krisen der öffentlichen Gesundheit zu informieren, schützen, statt einzuschränken. Darüber hinaus haben sie die Pflicht, ihre Bürger über die Wahrheit in Ereignissen der öffentlichen Gesundheit zu informieren. Sie müssen die Öffentlichkeit über Ausbrüche von Infektionskrankheiten oder andere Krisen im Bereich der öffentlichen Gesundheit auf dem Laufenden halten. Das UNDP (2000) ist der Ansicht, dass „Informationen und Statistiken ein mächtiges Instrument zur Schaffung einer Kultur der Rechenschaftspflicht und zur Verwirklichung der Menschenrechte sind" (S. 10). Eine Regierung, die zögert, Informationen über öffentliche Gesundheitsprobleme weiterzugeben oder diese sogar absichtlich vor ihren Bürgern zurückhält, ist eine unverantwortliche Regierung. Ein solches unverantwortliches Verhalten führt nur zu Gerüchten, die die Herausfindung von wirksamen Lösungen für Probleme der öffentlichen Gesundheit erschweren. Die Geschehnisse während des SARS-Ausbruchs zeigen, dass die Verletzung des Rechts auf Informationsfreiheit unweigerlich zur Verletzung einer Reihe anderer Grundrechte führt. Die Gewährleistung des Zugangs zu angemessenen Informationen ist ein unverzichtbarer Bestandteil des globalen Gesundheitsregierens. Informationen über gesundheitspolitische Maßnahmen und Ressourcen sind für die Überwachung der öffentlichen Gesundheitspolitik und die Beteiligung der Bürger an der Politikgestaltung unerlässlich.

5.2.1.2 Das Recht auf Vereinigungsfreiheit

In *Democracy in America* schrieb Tocqueville (1996):

> Unter den Gesetzen, die die menschlichen Gesellschaften leiten, gibt es eines, das endgültiger und klarer als alle anderen zu sein scheint. Damit die Menschen zivilisiert bleiben oder werden, muss sich die Kunst des Miteinanders unter ihnen entwickeln und in dem Maße vervollkommnen, wie die Gleichheit der gesellschaftlichen Bedingungen wächst.
>
> (S. 640)

Der Zusammenschluss ist eine natürliche menschliche Tendenz. Die Menschen folgen in der Regel einer bestimmten Abfolge von Schritten, um ein Problem zu lösen, von der Arbeit an dem Problem auf eigene Faust über die Suche nach Hilfe in der Familie bis hin zur Bildung von oder Teilnahme an Gesellschaften und der Gründung formeller Organisationen. Zivilgesellschaften, die auf der Freiheit des Zusammenschlusses mit anderen beruhen, haben eine solidere moralische Grundlage als formelle öffentliche Organisationen. Art. 20 Abs. 1 der Allgemeinen Erklärung der Menschenrechte besagt, dass „jedermann das Recht hat, sich friedlich zu versammeln und zu vereinigen".[9] Art. 22 Abs. 1 des Internationalen Pakts über bürgerliche und politische Rechte besagt, dass „jedermann das Recht hat, sich mit anderen frei zu vereinigen, einschließlich des Rechts, Gewerkschaften zum Schutz von Arbeitnehmenden oder -gebenden zu bilden und ihnen beizutreten. Die Ausübung dieses Rechts darf nicht eingeschränkt werden".[10] In Bezug auf das Recht auf Vereinigungsfreiheit umfasst die Verpflichtung einer Regierung gegenüber ihren Bürgern zwei Arten: Einerseits hat dieser Staat eine negative Verpflichtung, d. h. er ist verpflichtet, die Vereinigungsaktivitäten seiner Bürger zuzulassen und deren Fähigkeit, selbstständig zu handeln und ihr Leben durch Vereinigungen zu gestalten, anzuerkennen. Andererseits hat der Staat auch eine positive Verpflichtung, d. h. er muss die Vereinigungsfreiheit seiner Bürger schützen und die Vereinigungsaktivitäten durch eine Reihe von institutionellen Vorkehrungen regeln. Positive Verpflichtungen können darüber hinaus verschiedene Formen annehmen. Die Regierung kann Gesetze erlassen, um die Vereinigungsfreiheit der Bürger zu schützen, sie kann eine entsprechende Steuer- und Abgabenpolitik formulieren, um die Entwicklung von gemeinnützigen Organisationen zu unterstützen, oder sie kann Verbänden und anderen Arten von Nichtregierungsorganisationen einen Beteiligungskanal zur Verfügung stellen, um einen Beitrag zu Politik und sozialer Steuerung zu leisten. Die Gründung einer Nichtregierungsorganisation im Gesundheitswesen ist ein typisches Beispiel für das Recht auf Vereinigungsfreiheit. Nichtregierungsorganisationen können eine unersetzliche Rolle im gegenwärtigen globalen Gesundheitsregieren spielen, insbesondere in Bereichen wie der Meldung von Krankheitsausbrüchen, Tests, medizinisch-technischer Unterstützung, Reaktionsplanung und Festlegung der Agenda für die öffentliche Gesundheit. Regierungen dürfen sich nicht in diese Rechte ihrer Bürger einmischen oder sie einschränken. Ebenso schränken obligatorische Quarantänen oder die obligatorische Überwachung von Patienten mit Infektionskrankheiten und Erregerträgern die persönliche Freiheit ein und hindern sie oft daran, das Recht auf Vereinigungsfreiheit zu genießen. Darüber hinaus benutzen einige Regierungen oft verschiedene Vorwände, um Organisationen zu verbieten oder zu unterdrücken, die von Menschen, die eine ähnliche Geschichte mit Infektionskrankheiten haben, sowie von ihren Anhängern und Sympathisanten gegründet werden, um ihre Ansichten auszudrücken und ihre Interessen zu wahren, wie beispielsweise AIDS-Organisationen. Auf dem Weltwirtschaftsforum 2007 in Dalian, China, betonte Peter Piot, ehemaliger Exekutivdirektor von UNAIDS, die

Bedeutung von NROs für die öffentliche Gesundheit und argumentierte, dass kein Land der Welt AIDS erfolgreich stoppen könne, ohne der Zivilgesellschaft die Möglichkeit zu geben, ihre Rolle zu spielen.

5.2.1.3 Das Recht auf Freizügigkeit

Art. 13 Abs. 1 der Allgemeinen Erklärung der Menschenrechte besagt, dass „jeder Mensch das Recht hat, sich innerhalb der Grenzen eines jeden Staates frei zu bewegen und aufzuhalten".[11] Art. 12 Abs. 1, 2 und 4 des Internationalen Pakts über bürgerliche und politische Rechte besagt ebenfalls, dass:

> Jede Person, die sich rechtmäßig im Hoheitsgebiet eines Staates aufhält, hat in diesem Gebiet das Recht auf Freizügigkeit und freie Wahl des Wohnsitzes; jede Person hat die Freiheit, jedes Land, einschließlich ihres eigenen, zu verlassen; niemandem darf willkürlich das Recht auf Einreise in sein eigenes Land entzogen werden.[12]

Mit anderen Worten: Eine Regierung darf die Freizügigkeit der Bürger nicht aufgrund ihres Gesundheitszustands einschränken. Einschränkungen der persönlichen Freiheit von Patienten mit Infektionskrankheiten sind jedoch äußerst häufig. In Deutschland zum Beispiel hat ein Bundesrichter einmal behauptet, dass es notwendig sei, HIV-Patienten in Isolation zu halten (Garrett, 1997). In den zehn Jahren nach dem ersten Auftreten von HIV/AIDS verabschiedeten 104 Länder verschiedene Arten von restriktiven Gesetzen im Zusammenhang mit dieser Krankheit. Als es durch HIV-Tests möglich wurde, Träger der Krankheit zu identifizieren, stieg die Anzahl solcher Gesetze sprunghaft an (Mann et al., 1992). Infolgedessen scheuen sich viele Patienten, die am dringendsten auf AIDS-Bezogene Dienste und Informationen angewiesen sind, ihren Gesundheitszustand offenzulegen, weil sie befürchten, isoliert zu werden oder in ihrer persönlichen Freiheit eingeschränkt zu werden, was letztlich die Möglichkeit einer weiteren Ausbreitung der Epidemie erhöht. Noch umstrittener ist, dass viele Länder der Welt ausländischen Patienten mit ansteckenden Krankheiten die Einreise in ihr Land verweigern. Wenn wir HIV/AIDS als Beispiel nehmen, haben viele Länder, darunter auch die Vereinigten Staaten, ähnliche Einreiseverbote für Menschen mit HIV-Infektionen erlassen, in der Hoffnung, AIDS von ihren Grenzen fernzuhalten. Diese Beschränkungen haben sich jedoch als nutzlos und kontraproduktiv erwiesen. Wie Gostin und Lazzarini (1997) einmal feststellten, behandeln solche Beschränkungen Menschen allein aufgrund ihres Gesundheitszustands unterschiedlich, „verletzen die Grundsätze der Nichtdiskriminierung", können „die internationale Zusammenarbeit" bei der Bekämpfung von Infektionskrankheiten „beeinträchtigen", „führen oft dazu, dass andere Länder auch mit Beschränkungen zurückschlagen" und „ein breites Spektrum menschlicher Bestrebungen erheblich beeinträchtigen", wie z. B. die „Einheit der Familie" (z. B. Ehemann und Ehefrau leben nicht im selben Land) und „Zugang zu spezialisierter Gesundheitsversorgung" (z. B. Patienten reisen zur Behandlung ins Ausland) (S. 87).

Dennoch sind nicht alle Beschränkungen der Freizügigkeit von Personen aufgrund von Bedenken hinsichtlich der öffentlichen Gesundheit gleichermaßen legitimiert. Quarantänen und Isolierungen zur Bekämpfung schwerer Infektionskrankheiten (z. B. Ebola, SARS) können zwar das Recht der Menschen auf Freizügigkeit beeinträchtigen, aber diese Maßnahmen werden auf der Grundlage internationaler Menschenrechtskonventionen als rechtmäßig angesehen, da sie im Wesentlichen zum Schutz des Gemeinwohls (*public good*) getroffen werden. Schränkt ein Land hingegen das Recht auf Freizügigkeit von HIV/AIDS-Patienten mit der Begründung ein, die nationale Sicherheit zu schützen oder die öffentliche Ordnung aufrechtzuerhalten, ist die Rechtmäßigkeit einer solchen Einschränkung fraglich.

5.2.1.4 Das Recht auf Freiheit der Person

Art. 3 der Allgemeinen Erklärung der Menschenrechte besagt, dass „jeder Mensch das Recht auf Leben, Freiheit und Sicherheit der Person" hat.[13] Art. 9 Abs. 1 des Internationalen Pakts über bürgerliche und politische Rechte besagt, dass „jeder Mensch das Recht auf Freiheit und Sicherheit der Person hat; niemand darf willkürlich festgenommen oder in Haft gehalten werden".[14] In diesen beiden Artikeln wird das Recht auf Freiheit jedoch nicht als absolutes Recht formuliert, was bedeutet, dass die persönliche Freiheit, wenn sie mit Notmaßnahmen im Rahmen einer Krise der öffentlichen Gesundheit kollidiert, gemäß den entsprechenden gesetzlichen Bestimmungen eingeschränkt werden kann. In der Rechtssache *Jacobson gegen Massachusetts* in den Vereinigten Staaten im Jahr 1905 machte Jacobson beispielsweise geltend, dass obligatorische staatliche Hygienemaßnahmen, insbesondere obligatorische Pockenimpfungen, gegen sein verfassungsmäßiges Recht auf Freiheit und Sicherheit verstoßen hätten. Der Oberste Gerichtshof der USA entschied, dass die Pflichtimpfungen nicht gegen Jacobsons Recht auf Freiheit verstießen, da die in der US-Satzung verankerte Freiheit nicht als absolutes Recht für jede Person zu jeder Zeit und unter allen Umständen festgeschrieben sei. „Es gibt vielfältige Zwänge, denen jeder Mensch im Interesse des Gemeinwohls unterworfen ist. Das öffentliche Interesse an der Verhinderung von Pocken überwiegt die Interessen von Jacobson individuelle Rechte" (Fidler, 1999, S. 172). Bei Infektionskrankheiten, die sich schnell und leicht von Mensch zu Mensch ausbreiten können, haben Länder auf der ganzen Welt mehr oder weniger ähnliche Maßnahmen ergriffen, um Patienten unter Quarantäne zu stellen und ihre persönlichen Freiheiten einzuschränken. So wurden zum Beispiel Patienten mit Verdacht auf SARS-Infektionen zur medizinischen Beobachtung unter Quarantäne gestellt. Es gibt jedoch Bedenken, ob andere Arten von Maßnahmen im Bereich der öffentlichen Gesundheit, die den Bürgern auferlegt werden, ihr Recht auf Freiheit verletzen, wie z. B. obligatorische medizinische Behandlung, ärztliche Untersuchungen und voreheliche Untersuchungen. Nehmen wir als Beispiel die Eindämmung von AIDS: Wenn eine Regierung die öffentliche Gesundheitssicherheit als Vorwand benutzt, um Menschen mit HIV/AIDS zu isolieren und ihre persönliche Freiheit einzuschränken, sind solche Einschränkungen nicht gerechtfertigt. In den *Internationalen Leitlinien zu HIV/AIDS und Menschenrechten* vom Amt des Hohen Kommissars für Menschenrechte und UNAIDS (2006) wird empfohlen, dass HIV-Tests bei Einzelpersonen nur mit deren ausdrücklicher, auf Kenntnis der Sachlage gegründeter Zustimmung durchgeführt werden sollten, und dass „Ausnahmen von freiwilligen Tests einer besonderen gerichtlichen Genehmigung bedürfen, die nur nach gebührender Abwägung der wichtigen Erwägungen in Bezug auf Privatsphäre und Freiheit erteilt werden darf". Kurz gesagt, eine Maßnahme im Bereich der öffentlichen Gesundheit sollte nicht nur auf den wissenschaftlichen Grundsätzen der öffentlichen Gesundheit beruhen, sondern auch das Recht der Menschen auf Freiheit berücksichtigen.

5.2.1.5 Das Recht auf Gleichheit

Gleichheit und Nichtdiskriminierung sind für den Zugang der Bürger zu einem gesunden Leben von wesentlicher Bedeutung. Obwohl der Zugang der Bürger zu einem gesunden Leben von der Qualität der Gesundheitsversorgung und dem Niveau der wirtschaftlichen Entwicklung abhängt, muss die nationale Gesundheitspolitik doch die „Chancengleichheit" gewährleisten, d. h. ein Land muss eine Gesellschaft aufbauen, in der der Wert des Lebens anerkannt und respektiert wird und alle Patienten Zugang zur Behandlung als einen direkten Ausdruck sozialer Gerechtigkeit haben. Aus diesem Grund wird der Grundsatz der Nichtdiskriminierung beim Gesundheitsschutz in fast allen zwischenstaatlichen Verträgen ausdrücklich bekräftigt. Das Recht auf Gleichheit ist das zentrale Thema des Internationalen Pakts über bürgerliche und politische Rechte (ICCPR), in dessen Art. 26 es heißt:

Alle Menschen sind vor dem Gesetz gleich und haben ohne jede Diskriminierung Anspruch auf den gleichen Schutz durch das Gesetz. In diesem Sinne verbietet das Gesetz jede Diskriminierung und gewährleistet allen Menschen gleichen und wirksamen Schutz vor Benachteiligungen, insbesondere wegen der Rasse, der Hautfarbe, des Geschlechts, der Sprache, der Religion, der politischen oder sonstigen Anschauung, der nationalen oder sozialen Herkunft, des Vermögens, der Geburt oder eines sonstigen Status.[15]

Gleichheit ist der Schlüssel zum Schutz und zur Verwirklichung der Menschenrechte. Obwohl der ICCPR nicht ausdrücklich besagt, dass den Bürgern das Recht auf Gleichheit nicht aufgrund ihres Gesundheitszustands verweigert werden darf, deutet der Begriff „oder ein anderer Status" in Art. 26 darauf hin, dass der Gesundheitszustand der Bürger nicht zur Rechtfertigung von Diskriminierung herangezogen werden darf. Die VN-Menschenrechtskommission (1995) hat darauf hingewiesen, dass

der Begriff „oder ein anderer Status" in Nichtdiskriminierungsbestimmungen in internationalen Menschenrechtstexten kann so ausgelegt werden, dass er den Gesundheitszustand, einschließlich HIV/AIDS, umfasst.

5.2.2 Der ICESCR und Global Health Governance

Angesichts des bedeutenden Zusammenhangs zwischen dem Gesundheitswesen und der Gesellschaft, der Kultur, der Politik, den Gesetzen und der Wirtschaft eines Landes ist es notwendig, die Auswirkungen des Internationalen Pakts über wirtschaftliche, soziale und kulturelle Rechte (ICESCR), einer wichtigen internationalen Menschenrechtsregime, auf das Gesundheitswesen zu untersuchen. Er umfasst das Recht auf soziale Sicherheit, das Recht, vor Hunger geschützt zu sein, das Recht auf Gesundheit, das Recht auf Bildung und das Recht, die Vorteile des wissenschaftlichen Fortschritts und seiner Anwendungen zu nutzen.

5.2.2.1 Das Recht auf soziale Sicherheit

Das Recht auf soziale Sicherheit bezieht sich auf das Recht der Bürgerinnen und Bürger, soziale Ressourcen und Dienstleistungen vom Staat und von der Gesellschaft zu erhalten, wenn sie sozialen Risiken ausgesetzt sind, die ihr Überleben bedrohen. Dieses Recht ermöglicht es ihnen, zu überleben und einen angemessenen Lebensstandard zu erreichen. In Art. 9 des ICESCR heißt es: „Die Vertragsstaaten erkennen das Recht eines jeden auf soziale Sicherheit, einschließlich der Sozialversicherung, an".[16] Qualitativ hochwertige

Dienstleistungen der sozialen Sicherheit im Bereich der öffentlichen Gesundheit in allen Ländern auf der Welt sind die Grundlage einer wirksamen Global Health Governance. Die Regierungen haben die Pflicht, ihren Bürgern solide Systeme der sozialen Sicherheit im Bereich der öffentlichen Gesundheit zu bieten. In vielen Ländern, insbesondere in der Dritten Welt, hat jedoch die gänzliche Kommerzialisierung grundlegender öffentlicher Gesundheitsdienste wie Impfungen für Kinder sowie die Vorbeugung und Behandlung von Infektionskrankheiten in Verbindung mit dem Fehlen solider Gesetze für das öffentliche Gesundheitswesen zu einem akuten Mangel an öffentlichen Gütern im Bereich der öffentlichen Gesundheit auf nationaler Ebene geführt. Unter den Armen der Welt nutzen „2,4 Milliarden Menschen immer noch keine verbesserten sanitären Einrichtungen"[17] und „mehr als 880 Millionen Menschen haben keinen Zugang zu Gesundheitsdiensten" (UNDP, 1999, S. 22). Im Bereich der Bekämpfung von Infektionskrankheiten würde das Fehlen von sozialer Sicherheit zu einer zügellosen Ausbreitung von Tuberkulose, Cholera, Malaria und anderen Infektionskrankheiten führen, die wiederum häufige Gesundheitskrisen verursachen. Die Gründe für den Mangel an sozialer Sicherheit liegen in der reinen Gleichgültigkeit der Regierungen gegenüber dem Recht auf soziale Sicherheit und in den Sachzwängen, die sich aus der wirtschaftlichen Rückständigkeit einiger Länder, insbesondere der Entwicklungsländer, ergeben.

5.2.2.2 Das Recht, vor Hunger geschützt zu sein

Art. 11 Abs. 2 des ICESCR besagt Folgendes:

> In Anerkennung des Grundrechts eines jeden, vor Hunger geschützt zu sein, treffen die Vertragsstaaten einzeln und in zwischenstaatlicher Zusammenarbeit die erforderlichen Maßnahmen, einschließlich besonderer Programme, um a) die Methoden der Erzeugung, Erhaltung und Verteilung zu verbessern; b) unter Berücksichtigung der Probleme sowohl der nahrungsmittelimportierenden als auch der nahrungsmittelexportierenden Länder eine gerechte Verteilung der weltweiten Nahrungsmittelversorgung im Verhältnis zum Bedarf sicherzustellen.[18]

Das bedeutet, dass das Recht auf Nahrung und das Recht, vor Hunger geschützt zu sein, die Vertragsstaaten dazu verpflichten, den Bedürftigen die notwendigen Nahrungsmittel zur Verfügung zu stellen. Aufgrund von Naturkatastrophen, Kriegen oder von anderen Ländern verhängten Sanktionen leiden jedoch viele Bürger in den Entwicklungsländern an Hunger. Schwere akute Unterernährung könnte eine Reihe von Gesundheitskrisen auslösen. Nach Angaben von Oxfam, einer internationalen Wohltätigkeitsorganisation, leben heute weltweit eine Milliarde Menschen unterhalb der Hungergrenze. Nach Angaben der Vereinten Nationen hat ein Sechstel der Weltbevölkerung keinen Zugang zu angemessenen Nahrungsmitteln; ein Fünftel hat keinen Zugang zu sauberem Trinkwasser; in 29 Ländern herrscht großer Hunger, wobei 800 Millionen Menschen chronisch hungern, und 200 Millionen Kinder unter fünf Jahren leiden an schwerer akuter Unterernährung.[19] Angesichts dieser erschreckenden Nahrungsmittelknappheit ist das Recht, vor Hunger geschützt zu sein, reines Wunschdenken und untergräbt die Effizienz des globalen Gesundheitsregierens. Die Lösung des Problems liegt nicht nur in den eigenen Sparanstrengungen der armen Länder, sondern auch in der Erfüllung der moralischen Verpflichtung der reichen Länder gegenüber den vom Hunger geplagten Ländern, das Recht ihrer Bürger auf Schutz vor Hunger zu gewährleisten.

5.2.2.3 Das Recht eines jeden auf Bildung

Das Recht auf Bildung ist ein grundlegendes Menschenrecht. Zu Beginn seines Lebens verfügt der Mensch nicht über bessere Überlebensfähigkeiten als ein Tier. Aber der Mensch ist mit bestimmten Eigenschaften ausgestattet, die ihn von Tieren unterscheiden, und die wichtigste davon ist die Bildung. Das Bildungsniveau der Bürger steht in engem Zusammenhang mit dem allgemeinen Gesundheitszustand in einem Land. In Art. 13 Abs. 1 des ICESCR heißt es, dass „die Vertragsstaaten dieses Paktes das Recht eines jeden auf Bildung anerkennen".[20] Mit anderen Worten: Jeder Vertragsstaat ist verpflichtet, alle erforderlichen Maßnahmen zu ergreifen, um sicherzustellen, dass die Bürger Zugang zu einem bestimmten Bildungsniveau haben. In einigen Ländern wird jedoch Menschen mit Infektionskrankheiten, einschließlich Hepatitis-B-Trägern und AIDS-Patienten, das Recht auf Bildung verweigert. Dies stellt nicht nur eine Diskriminierung von Menschen mit Infektionskrankheiten dar, sondern beraubt sie auch der wertvollen Möglichkeit, Kenntnisse im Bereich der Gesundheitsfürsorge zu erwerben.

5.2.2.4 Das Recht, an den Errungenschaften des wissenschaftlichen Fortschritts und seiner Anwendung teilzuhaben

Der gesamte wissenschaftliche und technische Fortschritt sollte in den Dienst der gesamten Menschheit gestellt werden, und alle sollten auch an den Vorteilen teilhaben. Art. 15(1.b) des ICESCR besagt, dass „die Vertragsstaaten dieses Paktes das Recht eines jeden anerkennen, an den Errungenschaften des wissenschaftlichen Fortschritts und seiner Anwendung teilzuhaben".[21] Im Bereich der öffentlichen Gesundheit ist jedoch eines der größten Hindernisse für dieses Menschenrecht das TRIPS-Abkommen der Welthandelsorganisation. Darin wurde festgelegt, dass Arzneimittelpatente in den Industrieländern bis zu 20 Jahre lang gültig sind, was dazu geführt hat, dass Arzneimittel unerschwinglich teuer sind und die Pharmaunternehmen in den Industrieländern in Profiten schwelgen. Die Menschen in vielen armen Ländern sind jedoch von Krankheiten bedroht, weil sie sich teure Medikamente oder Impfstoffe nicht leisten können. Das von den Industrieländern angeführte TRIPS-Abkommen hindert die Menschen in den armen Ländern daran, die Vorteile des wissenschaftlichen Fortschritts und seiner Anwendungen zu nutzen. Infolgedessen hat die Unzugänglichkeit lebenswichtiger Arzneimittel und Impfstoffe in vielen Entwicklungsländern zu einer Krise der öffentlichen Gesundheit geführt. Dies ist auch das Ergebnis der intellektuellen Hegemonie der westlichen Länder durch den Missbrauch der „Spielregeln" der WTO. Die Vereinigten Staaten haben stets versucht, das TRIPS-Abkommen durch verschiedene bilaterale Verhandlungen umzusetzen, um die Preise für Medikamente und Impfstoffe so hoch anzusetzen, dass sie für Menschen in armen Ländern praktisch unerschwinglich sind. Dies stellt eine Benachteiligung und Verletzung der Menschenrechte dar.

Im Jahr 2000 fügte der Wirtschafts- und Sozialrat der Vereinten Nationen (2000) dem Pakt über bürgerliche und politische Rechte ein 20-seitiges Dokument über das „Recht auf das erreichbare Höchstmaß an Gesundheit" hinzu. Es handelt sich um eine allgemeine Bemerkung zu Art. 12. In Abs. 43 heißt es, dass die Vertragsstaaten verpflichtet sind, zumindest ein Mindestmaß an grundlegender Gesundheitsversorgung zu gewährleisten. Dazu gehört zum Beispiel die Bereitstellung von unentbehrlichen Arzneimitteln, wie sie im WHO-Aktionsprogramm für unentbehrliche Arzneimittel definiert sind. Abs. 47 besagt Folgendes:

> Wenn ein Staat aufgrund von Ressourcenknappheit nicht in der Lage ist, seinen Verpflichtungen aus dem Pakt in vollem Umfang nachzukommen, muss er nachweisen, dass er dennoch alles in seiner Macht Stehende getan hat, um alle ihm zur Verfügung stehenden Mittel zu nutzen, um die oben genannten Verpflichtungen vorrangig zu erfüllen. Es ist jedoch zu betonen, dass ein Vertragsstaat unter keinen Umständen rechtfertigen kann, dass er die in Ziffer 43 dargelegten Kernverpflichtungen, die nicht abdingbar sind, nicht einhält.

Darüber hinaus sind die Vertragsstaaten verpflichtet, andere Länder bei der vollen Verwirklichung des Rechts ihrer Bürger auf Gesundheit zu unterstützen. In Abs. 39 heißt es, dass:

Die Vertragsstaaten sollten sicherstellen, dass das Recht auf Gesundheit in internationalen Übereinkünften gebührend berücksichtigt wird, und sollten zu diesem Zweck die Entwicklung weiterer Rechtsinstrumente in Erwägung ziehen. Im Hinblick auf den Abschluss anderer internationaler Übereinkünfte sollten die Vertragsstaaten Maßnahmen ergreifen, um sicherzustellen, dass diese Instrumente keine nachteiligen Auswirkungen auf das Recht auf Gesundheit haben. Ebenso sind die Vertragsstaaten verpflichtet, dafür zu sorgen, dass ihre Handlungen als Mitglieder internationaler Organisationen dem Recht auf Gesundheit gebührend Rechnung tragen.

5.2.3 Gerechtfertigte Einschränkungen der Menschenrechte in der Global Health Governance

Rousseau, Philosoph der Aufklärung, behauptete bekanntlich: „Der Mensch ist frei geboren, aber er ist überall in Ketten" (Rousseau, 1980, S. 8). Obwohl alle Menschen in der Welt Anspruch auf die in beiden internationalen Menschenrechtspakten verankerten Freiheiten und Rechte haben, ist der Genuss dieser Rechte immer „verkettet". Ein Schlüsselfaktor bei der Entscheidung, ob diese „Ketten" im globalen Gesundheitsregieren gerechtfertigt sind, ist die Frage, ob sie den Siracusa-Prinzipien über die Einschränkung und Ausnahmeregelung von Bestimmungen des Internationalen Pakts über bürgerliche und politische Rechte und den Leitlinien der WHO entsprechen. Die Siracusa-Prinzipien beziehen sich auf die informelle Auslegung der in Art. 4 und anderen restriktiven Bestimmungen des Internationalen Pakts über bürgerliche und politische Rechte vorgesehenen „Ausnahmemaßnahmen", die der VN-Menschenrechtsausschuss auf der Expertentagung 1984 in Siracusa (Italien) vorgenommen hat.[22] Nach den Siracusa-Prinzipien wird das Handeln einer Regierung nur dann als rechtmäßig angesehen, wenn die Regierungen der Vertragsstaaten der beiden Pakte die Rechte ihrer Bürger einschränken, weil eine solche Regelung das letzte Mittel darstellt, jedoch unter den folgenden Bedingungen: Die entsprechenden Beschränkungen der Bürgerrechte werden in Übereinstimmung mit dem Gesetz festgelegt und umgesetzt; sie dienen dem juristischen Zweck des Schutzes des öffentlichen Interesses; es ist notwendig, dass solche Beschränkungen in einer demokratischen Gesellschaft auferlegt werden, um bestimmte Ziele zu erreichen; es gibt keinen weniger invasiven oder restriktiven Ansatz, um das gleiche Ziel zu erreichen; die Beschränkungen werden nicht ohne Grund oder in einer unangemessenen oder diskriminierenden Weise auferlegt. Darüber hinaus können Regierungen, wie in den Grundsätzen 25 und 26 eindeutig festgestellt wird, bestimmte Rechte aus Gründen der öffentlichen Gesundheit einschränken. So ist es den

Vertragsstaaten erlaubt, „Maßnahmen zu ergreifen, die sich mit einer ernsthaften Bedrohung der Gesundheit der Bevölkerung oder einzelner Bevölkerungsgruppen befassen. Diese Maßnahmen müssen speziell auf die Verhütung von Krankheiten bzw. Verletzungen oder die Versorgung von Kranken bzw. Verletzten ausgerichtet sein". Gleichzeitig müssen die Regierungen „die internationalen Gesundheitsvorschriften der Weltgesundheitsorganisation gebührend berücksichtigen".[23]

Daher kann die öffentliche Gesundheit von den Regierungen der Vertragsstaaten der internationalen Menschenrechtsregime nur dann als Grund für Eingriffe in die Rechte und Freiheiten ihrer Bürger angeführt werden, wenn bestimmte Voraussetzungen erfüllt sind. Um zu vermeiden, dass die Menschenrechte im Namen des Schutzes der öffentlichen Gesundheit verletzt werden, müssen die Mitgliedstaaten Maßnahmen ergreifen, die die Menschenrechte als letztes Mittel einschränken, und sie müssen die in den internationalen Menschenrechtsregimen festgelegten Verfahren einhalten. Quarantänen oder Isolierungen, die als Reaktion auf schwere Infektionskrankheiten (z. B. Ebola, SARS) verhängt werden, können das Recht der Menschen auf Freizügigkeit beeinträchtigen, aber diese Eingriffe sind rechtmäßig und stehen im Einklang mit internationalen Menschenrechtsinstrumenten, da solche Eingriffe manchmal zum Schutz des öffentlichen Gemeinwohls notwendig sind. Wenn ein Land das Recht auf Freizügigkeit von Menschen mit HIV/AIDS einschränkt oder sie ins Gefängnis steckt, wenn ein Land seinen Ärzten die Behandlung von Dissidenten verweigert oder bestimmten Gruppen keine Maßnahmen zur Bekämpfung von Epidemien zur Verfügung stellt, dann stehen diese Maßnahmen im Widerspruch zu den Normen der internationalen Menschenrechtsregime. Darüber hinaus sollten die von den Regierungen ergriffenen Maßnahmen im Bereich der öffentlichen Gesundheit auf wissenschaftlichen Erkenntnissen und Argumenten beruhen und mit den Richtlinien der WHO übereinstimmen. So sind beispielsweise obligatorische Isolierungsmaßnahmen für SARS-Patienten notwendig, aber wenn dieselben Maßnahmen auf AIDS-Patienten oder Patienten mit einer Hepatitis-B-Infektion angewandt werden, können sie wissenschaftlichen Forschungsergebnissen und den Leitlinien der WHO zuwiderlaufen. Zusammenfassend lässt sich sagen, dass eine wirksame Global Health Governance nur dann erreicht werden kann, wenn jede gesundheitspolitische Maßnahme unter Berücksichtigung menschlicher Bedürfnisse formuliert und umgesetzt wird. Die Förderung und der Schutz der Menschenrechte sind nämlich untrennbar mit der Förderung und dem Schutz der Gesundheit verbunden.

5.3 Das Recht auf Gesundheit und Global Health Governance

Das Recht des Menschen auf Gesundheit ist eine externe Illustration der komplexen Beziehung zwischen Gesundheit und Menschenrechten. Wie der Begriff schon sagt, nimmt er das Recht als Fundament sowie den Humanismus als Kern und bildet den Wertmaßstab des globalen Gesundheitsregierens. Im Jahr 1946 nahm die WHO das Recht auf Gesundheit zum ersten Mal in die Präambel ihrer Satzung auf. Im Jahr 1948 wurde das Recht auf Gesundheit in der von den Vereinten Nationen verabschiedeten Allgemeinen Erklärung der Menschenrechte formell als grundlegendes Menschenrecht verankert. Die Forderungen der internationalen Gemeinschaft nach dem Recht auf Gesundheit spiegeln sich auch in anderen internationalen Menschenrechtsregelungen wider. In gewissem Sinne ist das Ausmaß, in dem das Recht auf Gesundheit verwirklicht wird, zu einem wichtigen Kriterium für die Messung der Wirksamkeit des globalen Gesundheitsregierens geworden.

5.3.1 Definition des Rechts auf Gesundheit

Das Recht auf Gesundheit ist seit vielen Jahren „eines der Stiefkinder des VN-Menschenrechtssystems" (Hunt, 2002, S. 1878). Obwohl das Recht auf Gesundheit inzwischen zu einem wichtigen Diskurs in der Global Health Governance geworden ist, ist es als Begriff in der Wissenschaft eher vage und umstritten, was nicht zu einem Konsens, sondern eher zu einem System von Standpunkten führt, das so kompliziert und riesig ist wie der Turm zu Babel.[24] Dieses Phänomen hat mehrere Gründe. Zum einen wird das Konzept der öffentlichen Gesundheit in der Regel mit anderen Begriffen wie Gesundheitsversorgung, primärer Gesundheitsversorgung, medizinischen Diensten und medizinischer Versorgung verwechselt. Andererseits gibt die WHO eine weit gefasste Definition von Gesundheit: „Gesundheit ist ein Zustand des vollständigen körperlichen, geistigen und sozialen Wohlbefindens und nicht nur das Fehlen von Krankheit oder Gebrechen". Obwohl das Recht auf Gesundheit in vielen internationalen Dokumenten und Erklärungen zur öffentlichen Gesundheit ein Thema ist, gibt es in keinem dieser Dokumente eine spezifische und klare Definition.

Der *Bericht des Sonderberichterstatters über das Recht eines jeden auf das für ihn erreichbare Höchstmaß an Gesundheit* definiert das Recht auf Gesundheit als „ein umfassendes Recht, das sich nicht nur auf eine rechtzeitige und angemessene Gesundheitsversorgung erstreckt, sondern auch auf die zugrunde liegenden Gesundheitsfaktoren, wie den Zugang zu sicherem und trinkbarem Wasser und angemessenen sanitären Einrichtungen, gesunde Arbeits- und Umweltbedingungen und den Zugang zu gesundheitsbezogener Bildung und Information, einschließlich der sexuellen und reproduktiven Gesundheit."[25] Nach Ansicht der WHO sind die Staaten rechtlich verpflichtet, den Zugang zu einer rechtzeitigen, akzeptablen und erschwinglichen Gesundheitsversorgung von angemessener Qualität zu gewährleisten und für die grundlegenden Gesundheitsdeterminanten wie sicheres und trinkbares Wasser, sanitäre Einrichtungen, Nahrung, Wohnraum, gesundheitsbezogene Informationen und Bildung sowie Gleichstellung der Geschlechter zu sorgen.[26] Obwohl die zwei Definitionen leicht voneinander abweichen, verdeutlichen sie beide den Inhalt des Rechts auf Gesundheit. Das Recht auf Gesundheit ist nicht das Recht, gesund zu sein, denn keine Regierung kann jeden Bürger von Krankheiten befreien, unabhängig vom Stand der Maßnahmen zum Schutz der öffentlichen Gesundheit. Sie kann auch nicht jeden von allen möglichen Ursachen menschlicher Krankheiten fernhalten, weil die Gesundheit des Einzelnen durch seine genetischen Faktoren, seine Anfälligkeit für Krankheiten, seine ungesunde oder gefährliche Lebensweise usw. beeinträchtigt werden kann. Außerdem ist eine Regierung nicht verpflichtet, Menschen vor Gesundheitsproblemen zu schützen, die sich aus persönlichen Gewohnheiten ergeben, wie z. B. Fasten, um Gewicht zu verlieren. Das Recht auf Gesundheit verpflichtet die Regierungen armer Länder nicht dazu, teure Gesundheitsdienste anzubieten, die ihnen nicht finanzierbar sind. Vielmehr ist das Recht auf Gesundheit das Recht der Bürger auf das höchstmögliche Maß an Gesundheit, das ihnen erreichbar ist. Zu diesem Zweck haben die Bürger das Recht auf die notwendigen Einrichtungen, Güter, Dienstleistungen und Bedingungen, einschließlich der Gesundheitsversorgung und grundlegender Gesundheitsfaktoren wie sauberes Wasser, ausreichende und sichere Nahrung, angemessene Hygiene und Unterkunft, ein gesundes Arbeitsumfeld und eine gesunde natürliche Umwelt, Informationen über Krankheiten, krankheitsbezogene Aufklärung und so weiter (siehe Abbildung 5.2). Aus der historischen Entwicklung des öffentlichen Gesundheitswesens geht hervor, dass die Bereitstellung von sanitären Einrichtungen nicht ausreicht, um die menschliche Gesundheit zu fördern. „Der Verbesserung der sanitären und anderen Umweltbedingungen muss angemessene Aufmerksamkeit gewidmet werden" (Toebes, 1999, S. 8). Außerdem müssen die Regierungen und Behörden entsprechende Strategien und Aktionspläne entwickeln, um die Gesundheitsversorgung für alle so schnell wie möglich zu gewährleisten.

Das Recht auf Gesundheit

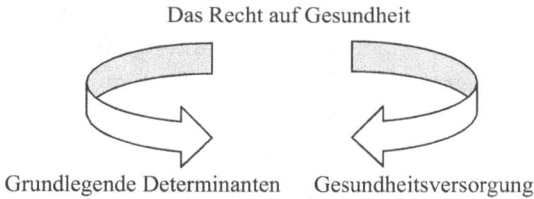

Grundlegende Determinanten   Gesundheitsversorgung

Abbildung 5.2 Bestandteile des Rechts auf Gesundheit
Quelle: Eigene Darstellung

5.3.2 Die Entwicklung des Rechts auf Gesundheit

In der traditionellen Gesellschaft war man der Ansicht, dass Gesundheitsfragen eher in den privaten als in den öffentlichen Bereich fallen. Gesundheit wurde als die Abwesenheit von Krankheiten verstanden. Erst mit dem Beginn der Industrialisierung im Westen wurden gesundheitliche Bedingungen in Gesetzen erwähnt. So wurden beispielsweise der *Moral Apprentices Act* von 1802 und der *Public Health Act* von 1848 im Vereinigten Königreich verabschiedet, um den durch schlechte Arbeitsbedingungen verursachten sozialen Druck zu verringern.

Als öffentliche Gesundheit zu einem gesellschaftlichen Thema wurde, änderte sich auch das Verständnis des Begriffs „Gesundheit" in der Bevölkerung. Die Allgemeine Erklärung der Menschenrechte, die 1948 von der Generalversammlung der Vereinten Nationen verabschiedet wurde, spiegelt die Bestrebungen der Menschen wider, das Recht auf Gesundheit zu einem allgemeinen Menschenrecht zu machen (Gruskin et al., 2007). Das Recht auf Gesundheit wurde zum ersten Mal nach der Gründung der WHO im Jahr 1948 anerkannt. Später wurde das Recht auf Gesundheit in verschiedenen internationalen und regionalen Menschenrechtspakten erwähnt und bekräftigt, beispielsweise in Art. 25 der Allgemeinen Erklärung der Menschenrechte, Art. 33 der Amerikanischen Erklärung der Rechte und Pflichten des Menschen, Art. 11 der Europäischen Sozialcharta, Art. 12 des Internationalen Pakts über wirtschaftliche, soziale und kulturelle Rechte und Art. 16 der Afrikanischen Charta der Menschenrechte und Rechte der Völker.

1978 wurde in der Erklärung von Alma-Ata über die medizinische Grundversorgung bekräftigt, dass das Recht auf Gesundheit ein universelles Recht ist. Die Unterzeichnerstaaten verpflichteten sich, ein vollständiges Gesundheitssystem zu entwickeln, um eine wirksame und gerechte Verteilung der Gesundheitsressourcen zu gewährleisten. Sie betonten auch, dass sie eine Verantwortung für die Gesundheit ihrer Bürger haben, „die nur durch die Bereitstellung angemessener gesundheitlicher und sozialer Maßnahmen erfüllt werden kann".[27] Diese Erklärung entwickelte die Grundlage für die Bereitstellung der primären Gesundheitsversorgung weiter und wies implizit auf die Bedeutung des Schutzes des Gesundheitsrechts hin. Obwohl es sich nur um eine Erklärung handelt, hat sie nicht nur die Verpflichtung der Mitgliedsländer zur Achtung des Rechts auf Gesundheit gezeigt, sondern auch einen allgemeinen politischen Rahmen für die Verwirklichung des Gesundheitsrechts geschaffen. Im Geiste dieser Erklärung haben die Unterzeichnerstaaten die Initiative „Gesundheit für alle bis zum Jahr 2000" gestartet.

In Art. 6 der Maastricht-Leitlinien über die Verletzung wirtschaftlicher, sozialer und kultureller Rechte, die von der internationalen Gemeinschaft im Januar 1997 angenommen wurden, heißt es, dass „das Versäumnis der Staaten, den Bedürftigen eine grundlegende medizinische Grundversorgung zu gewähren, eine Verletzung darstellen kann".[28] In den Maastricht-Leitlinien wird eindeutig festgestellt, dass die Staaten die Pflicht haben, das Recht ihrer Bürger auf Gesundheit zu verwirklichen. Dies steht im Einklang mit der Bestimmung der Allgemeinen Bemerkung Nr. 3 des Internationalen Pakts über wirtschaftliche, soziale und kulturelle Rechte, wonach jeder Vertragsstaat ein Mindestmaß an grundlegender Gesundheitsversorgung sicherstellen muss. Auch in der Satzung der WHO ist verankert, dass „es eine Basislinie gibt, unter der sich kein Individuum in irgendeinem Land befinden sollte".[29] In der Erklärung von Alma-Ata zur medizinischen Grundversorgung wurde darauf hingewiesen, dass die medizinische Grundversorgung der Schlüssel zur Umsetzung internationaler Verpflichtungen ist. Mit der primären Gesundheitsversorgung kann das Ziel erreicht werden, dass alle Menschen auf der Welt „ein Gesundheitsniveau erreichen, das ihnen ein sozial und wirtschaftlich produktives Leben ermöglicht". Die primäre Gesundheitsversorgung stellt nicht nur „das erste Element eines kontinuierlichen Gesundheitsprozesses" dar, sondern „ist ein integraler Bestandteil sowohl vom staatlichen Gesundheitssystem als Kern und Hauptzweck als auch von der gesamten sozialen und wirtschaftlichen Entwicklung der Gemeinschaft".[30] In dieser Erklärung werden die Regierungen auch aufgefordert, nationale Politiken, Strategien und Aktionspläne zu prüfen, um eine primäre Gesundheitsversorgung für alle zu gewährleisten. Das Konzept des Rechts auf Gesundheit wurde in einer Reihe von internationalen Dokumenten und Erklärungen zur öffentlichen Gesundheit weiterentwickelt, z. B. in der Ottawa-Charta zur Gesundheitsförderung (1986)[31], in der Resolution der Weltgesundheits-versammlung: Gesundheitsförderung (1998)[32] und die Bangkok-Charta zur Gesundheitsförderung in einer globalisierten Welt (2005).[33] Kurz gesagt, die Entwicklung des Rechts auf Gesundheit ist ein Prozess, in dem der Begriff ständig aktualisiert wird. Das Recht auf Gesundheit ist nicht mehr nur ein individuelles privates Recht, sondern auch ein soziales Recht, was bedeutet, dass nicht nur die Bürger für ihre eigene Gesundheit verantwortlich sind, sondern auch die Regierungen eine positive Verpflichtung haben, das Recht ihrer Bürger auf Gesundheit zu schützen. Mit anderen Worten: Die Regie-rungen haben die Aufgabe, die Verwirklichung des Rechts auf Gesundheit zu gewährleisten, und spielen eine wichtige Rolle bei den öffentlichen Gesund-heitsdiensten.

5.3.3 Das Ziel des Rechts auf Gesundheit auf internationaler Ebene

Das Recht auf Gesundheit ist ein grundlegendes Menschenrecht, das nicht nur mit vielen anderen Menschenrechten verknüpft ist, sondern auch von diesen abhängt. Viele internationale Menschenrechtsregime haben nicht nur die Definition und das Konzept des Rechts auf Gesundheit dargelegt, sondern auch die spezifischen Ziele und Schritte zu seiner Verwirklichung festgelegt. Die Ziele des Rechts auf Gesundheit auf internationaler Ebene werden durch die folgenden Aspekte veranschaulicht.

Erstens weist die Allgemeine Erklärung der Menschenrechte auf die Bezie-hung zwischen Gesundheit und anderen Menschenrechten hin, wie dem Recht auf Nahrung, Wohnung, medizinische Versorgung und soziale Dienste. In der Erklärung wird das Recht auf Gesundheit weit gefasst und darauf hingewiesen, dass die Verwirklichung des Rechts auf Gesundheit eng mit der Effizienz der Regierungen bei der Erfüllung ihrer öffentlichen Aufgaben verbunden ist. So heißt es beispielsweise in Art. 25 Abs. 1:

> Jeder hat das Recht auf einen Lebensstandard, der ihm und seiner Familie Gesund-heit und Wohl gewährleistet, einschließlich Nahrung, Kleidung, Wohnung, ärztliche Versorgung und notwendige soziale Leistungen sowie das Recht auf Sicherheit im Falle von Arbeitslosigkeit, Krankheit, Invalidität, Verwitwung, Alterung oder sons-tigem Verlust seiner Unterhaltsmittel durch unverschuldete Umstände.[34]

Zweitens erkennt der Internationale Pakt über wirtschaftliche, soziale und kulturelle Rechte das Recht auf Gesundheit ausdrücklich als ein Recht an, das den Menschen zusteht, und schlägt in verschiedenen Aspekten spezifische Schritte vor, die eine Regierung zu dessen Verwirklichung unternehmen kann. So heißt es zum Beispiel in Art. 12:

1 Die Vertragsstaaten erkennen das Recht eines jeden auf das für ihn erreichbare Höchstmaß an körperlicher und geistiger Gesundheit an.

2 Die von den Vertragsstaaten dieses Paktes zu treffenden Maßnahmen zur vollen Verwirklichung dieses Rechtes umfassen die erforderlichen Schritte:

(a) Die Vorsorge für die Senkung der Totgeburtenrate und der Säuglingssterblichkeit sowie für die gesunde Entwicklung von Kindern;

(b) Die Verbesserung aller Aspekte der Umwelt- und Arbeitshygiene;

(c) Prävention, Behandlung und Kontrolle von epidemischen, endemischen, berufsbedingten und anderen Krankheiten;

(d) Die Schaffung von Bedingungen, die allen Menschen im Krankheitsfall eine medizinische Versorgung und ärztliche Betreuung garantieren.

Drittens verpflichtet das Internationale Übereinkommen zur Beseitigung jeder Form von Diskriminierung der Frau die Vertragsstaaten, das Gesundheitsrecht auf der Basis der Gleichheit von Männern und Frauen zu gewährleisten. Es enthält insbesondere Bestimmungen über eine angemessene vorgeburtliche Betreuung und Stillbetreuung. So heißt es zum Beispiel in Art. 12:

1 Die Vertragsstaaten treffen alle geeigneten Maßnahmen zur Beseitigung der Diskriminierung von Frauen im Bereich der Gesundheitsfürsorge, um auf der Basis von Gleichstellung von Männern und Frauen Zugang zu Gesundheitsdiensten zu schaffen, einschließlich solcher zur Familienplanung.

2 Ungeachtet des Absatzes I stellen die Vertragsstaaten für Frauen angemessene Dienstleistungen im Zusammenhang mit Schwangerschaft, Entbindung und Wochenbett sicher, wobei sie erforderlichenfalls unentgeltliche Dienstleistungen gewähren, sowie eine angemessene Ernährung während der Schwangerschaft und Stillzeit.

Viertens wird im Übereinkommen über die Rechte des Kindes das Gesundheitsrecht anerkannt, das alle Kinder genießen sollten. So heißt es zum Beispiel in Art. 23:

1 Die Vertragsstaaten erkennen an, dass ein geistig oder körperlich behindertes Kind ein erfülltes und menschenwürdiges Leben unter Bedingungen führen sollte, die seine Würde gewährleisten, seine Selbstständigkeit fördern und seine aktive Teilnahme an der Gemeinschaft erleichtern.

2 Die Vertragsstaaten erkennen das Recht des behinderten Kindes auf besondere Betreuung an und fördern sowie gewährleisten, dass dem anspruchsberechtigten Kind und den für seine Betreuung verantwortlichen Personen im Rahmen der verfügbaren Mittel auf Antrag eine Unterstützung gewährt wird, die dem Zustand des Kindes und den Verhältnissen der Eltern oder anderer für das Kind sorgender Personen angemessen ist.

3 In Anerkennung der besonderen Bedürfnisse eines behinderten Kindes ist die nach Abs. 2 gewährte Hilfe unter Berücksichtigung der finanziellen Mittel der Eltern oder anderer Personen, die das Kind betreuen, nach Möglichkeit unentgeltlich zu leisten und so zu gestalten, dass das behinderte Kind wirksamen Zugang zu Bildung, Ausbildung, Gesundheitsdiensten, Rehabilitationsdiensten, Vorbereitung auf das Berufsleben und Erholungsmöglichkeiten in einer Weise erwirbt bzw. erhält, die seiner möglichst umfassenden sozialen Eingliederung und individuellen Entwicklung einschließlich seiner kulturellen und geistigen Entwicklung förderlich ist.

4 Die Vertragsstaaten fördern im Geiste der internationalen Zusammenarbeit den Austausch geeigneter Informationen auf dem Gebiet der Gesundheitsvorsorge und der medizinischen, psychologischen und funktionellen Behandlung behinderter Kinder, einschließlich Verbreitung von Informationen über Methoden der Rehabilitation, Bildung und Berufsausbildung und dann noch den Zugang dazu, mit dem Ziel, die Vertragsstaaten in die Lage zu versetzen, ihre Fähigkeiten und Fertigkeiten zu verbessern und ihre Erfahrungen auf diesen Gebieten zu erweitern. In dieser Hinsicht wird den Bedürfnissen der Entwicklungsländer besonders Rechnung getragen.

Darüber hinaus schlägt das Übereinkommen über die Rechte des Kindes auch Schritte zur Umsetzung des Schutzes des Gesundheitsrechts der Kinder vor. So heißt es zum Beispiel in Art. 24:

1 Die Vertragsstaaten erkennen das Recht des Kindes auf das erreichbare Höchstmaß an Gesundheit und auf Einrichtungen zur Behandlung

von Krankheiten und zur Wiederherstellung der Gesundheit an. Die Vertragsstaaten bemühen sich sicherzustellen, dass keinem Kind sein Recht auf Zugang zu solchen Gesundheitsdiensten vorenthalten wird.

2 Die Vertragsstaaten streben die vollständige Verwirklichung dieses Rechts an und treffen insbesondere geeignete Maßnahmen:

(a) Senkung der Säuglings- und Kindersterblichkeit;

(b) Sicherstellung der notwendigen medizinischen Hilfe und Gesundheitsversorgung für alle Kinder mit Schwerpunkt auf der Entwicklung der medizinischen Grundversorgung;

(c) Bekämpfung von Krankheiten und Unterernährung, auch im Rahmen der primären Gesundheitsfürsorge, unter anderem durch die Anwendung leicht verfügbarer Technologien und durch die Bereitstellung angemessener nahrhafter Nahrungsmittel und sauberen Trinkwassers, unter Berücksichtigung der Gefahren und Risiken der Umweltverschmutzung;

(d) Gewährleistung einer angemessenen Gesundheitsfürsorge für Mütter vor und nach der Geburt;

(e) Gewährleistung, dass alle Teile der Gesellschaft, insbesondere Eltern und Kinder, Zugang zu Bildung haben und dabei unterstützt werden, grundlegende Kenntnisse über die Gesundheit und Ernährung von Kindern, die Vorteile des Stillens, Hygiene und sanitäre Einrichtungen in der Umwelt sowie die Verhütung von Unfällen zu erhalten und nutzen;

(f) Entwicklung von präventiver Gesundheitsfürsorge, Beratung für Eltern und Familienplanung, Bildung und Dienstleistungen.

3 Die Vertragsstaaten treffen alle wirksamen und geeigneten Maßnahmen, um traditionelle Praktiken abzuschaffen, die für die Gesundheit von Kindern schädlich sind.

4 Die Vertragsstaaten verpflichten sich, die internationale Zusammenarbeit zu fördern und zu unterstützen, um schrittweise die volle Verwirklichung des in diesem Artikel anerkannten Rechts zu erreichen. In dieser Hinsicht sind die Bedürfnisse der Entwicklungsländer besonders zu berücksichtigen.

Das Gesundheitsrecht kommt auch in anderen internationalen Menschenrechtspakten zum Ausdruck, darunter das Übereinkommen zur Beseitigung jeder Form von Rassendiskriminierung, das Übereinkommen über die Rechtsstellung der Flüchtlinge und das Internationale Übereinkommen

zum Schutz der Rechte aller Wanderarbeitnehmer und ihrer Familienange-
hörigen, Genfer Konventionen, die Erklärung über den Schutz von Frauen
und Kindern in Notsituationen und bewaffneten Konflikten, die Standard-
Mindestregeln für die Behandlung von Gefangenen, die Erklärung über die
Rechte geistig behinderter Menschen, das Übereinkommen über die Rechte
von Menschen mit Behinderungen und die Verpflichtungserklärung zu HIV/
AIDS. Alle enthalten Bestimmungen, die sich direkt und indirekt mit verschiedenen Aspekten des Gesundheitsrechts befassen. Darüber hinaus gibt
es eine Vielzahl von Menschenrechtsregimen auf regionaler und nationaler
Ebene, wie die Europäische Sozialcharta, die Afrikanische Charta der Menschenrechte und Rechte der Völker und das Zusatzprotokoll zur Amerikanischen Menschenrechtskonvention im Bereich der wirtschaftlichen, sozialen
und kulturellen Rechte. So berührt Art. 11 der Europäischen Sozialcharta das
Recht auf Gesundheitsschutz, in dem festgelegt ist, dass die Vertragsstaaten
geeignete Maßnahmen ergreifen, um „Beratungs- und Bildungseinrichtungen
zur Förderung der Gesundheit" bereitzustellen, Krankheiten vorzubeugen und
so weiter. Auch Art. 13 verpflichtet die Regierungen jedem Bürger, der nicht
über ausreichende Mittel verfügt, angemessene soziale oder medizinische

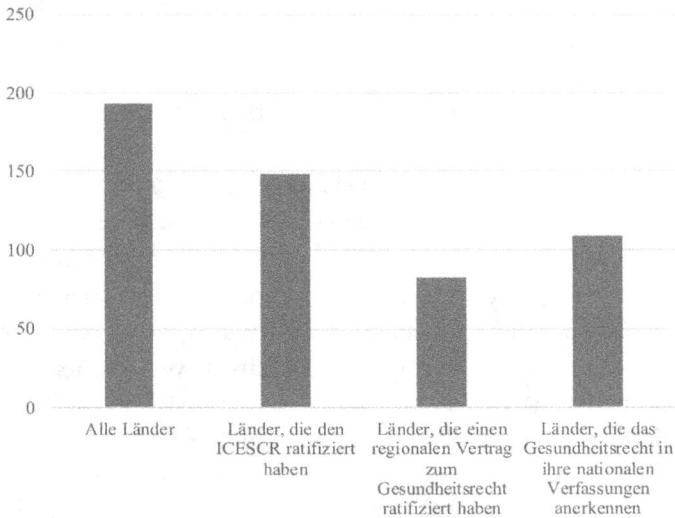

Abbildung 5.3 Nationale Anerkennung des Rechts auf Gesundheit
Quelle: Kinney, E. D. (2001). Das internationale Menschenrecht auf Gesundheit: Was
bedeutet dies für unsere Nation und die Welt? *Indiana Law Review,* 34, S. 1465.

Unterstützung zu gewähren, was in gewisser Weise die Beziehung zwischen dem Recht auf Gesundheit und dem Recht auf Gleichheit unterstreicht. Dennoch muss das Recht auf Gesundheit in den zwischenstaatlichen Menschenrechtsregimen noch auf nationaler Ebene umgesetzt werden. Das Recht auf Gesundheit ist als eines der grundlegenden Menschenrechte in die Verfassungen oder Gesetze der meisten Mitgliedstaaten aufgenommen worden (siehe Abbildung 5.3).

5.4 Internationale Menschenrechtsregime in der Global Health Governance: einige Einschränkungen

Durch die Einbeziehung der öffentlichen Gesundheit in die Menschenrechtsnormen bieten internationale Menschenrechtsregime einen neuen Rahmen und eine Richtschnur für Maßnahmen zur Förderung der öffentlichen Gesundheit in den Ländern der Welt. Der menschenrechtsbasierte Ansatz signalisiert die Rückkehr eines auf den Menschen ausgerichteten Ansatzes im globalen Gesundheitsregieren. Gleichzeitig ist die Integration eines Menschenrechtsansatzes in die öffentliche Gesundheit sowohl eine wesentliche Voraussetzung für die Verwirklichung der Gesundheit für alle – oder beispielsweise der MDG-Ziele – als auch eine unabdingbare Voraussetzung (sine qua non) für eine Welt, die auf sozialer Gerechtigkeit beruht" (London, 2008, S. 66). Die Kombination dieser beiden Aspekte verleiht der Public Health Governance mehr moralische Unterstützung.

Angesichts der inhärenten Schwächen der internationalen Menschenrechtsregime und des wirtschaftlichen Gefälles zwischen dem Norden und dem Süden der Welt ist die Rolle der Menschenrechtsregelungen im globalen Gesundheitsregieren jedoch stark eingeschränkt worden. In vielen Entwicklungsländern, insbesondere im südlichen Afrika, stehen Menschenrechtsbestimmungen, die für die Steuerung des Gesundheitswesens entscheidend sind, nur auf dem Papier. Sie in die Tat umzusetzen, hat sich als äußerst schwierig erwiesen. Menschenrechtsverletzungen, die durch Krisen im Gesundheitswesen ausgelöst werden, sind an der Tagesordnung, was wiederum zu weiteren Krisen im Gesundheitswesen führt. Die Prävalenz von HIV/AIDS-Infektionen ist ein typisches Beispiel für diesen Teufelskreis. Insgesamt gibt es mehrere Faktoren, die die Rolle der internationalen Menschenrechtsregelungen beim globalen Gesundheitsregieren einschränken.

5.4.1 Fehlen von verbindlichen Durchsetzungsmechanismen

Jede wirksame Umsetzung internationaler Normen erfordert ein bestimmtes Durchsetzungsorgan; die internationalen Menschenrechtsregime bilden hier keine Ausnahme. Um Menschenrechtsnormen universell zu überwachen oder umzusetzen, hat die internationale Gemeinschaft mehrere Instrumente und Institutionen geschaffen. Sie lassen sich im Allgemeinen in zwei Kategorien einteilen. Zum einen gibt es die auf der UN-Charta basierenden Gremien, die das umfassendste Mandat haben, um das Bewusstsein zu schärfen, die Achtung der Menschenrechte zu fördern und auf Menschenrechtsverletzungen zu reagieren. Die VN-Menschenrechtskommission ist das wichtigste Gremium in dieser Kategorie. Allerdings „zögern die Staaten in der Regel ein starkes Instrument mit einem mächtigen und wirksamen Durchsetzungsorgan zu verbinden" (Mutua, 1998. S. 216). Seit der Entstehung der Allgemeinen Erklärung der Menschenrechte im Jahr 1948 beschränken sich Mandat und Zweck der auf der UN-Charta basierenden Gremien auf Funktionen wie „forschen", „fördern", „anregen" sowie „drängen und empfehlen" (Liu, 2000, S. 75). Infolgedessen haben solche Gremien nicht die rechtsverbindliche Befugnis, die Umsetzung der Menschenrechte im Bereich der öffentlichen Gesundheit durchzusetzen.

Der andere Typ umfasst auf Verträgen basierende Gremien wie den Menschenrechtsrat, der auf der Grundlage des Internationalen Pakts über bürgerliche und politische Rechte gegründet wurde. Theoretisch sind die Organe des zweiten Typs aufgrund ihrer Zuständigkeit für bestimmte Verträge befugt, internationale Menschenrechtsnormen zu überwachen und durchzusetzen. „In der Realität haben diese Organe jedoch nur wenige Befugnisse, was sie im Allgemeinen schwach macht" (Mutua, 1998, S. 216). Zwei Gründe führen dazu, dass die auf Verträgen basierenden Gremien nicht zwingend durchgesetzt werden können. Erstens verlangen diese Gremien von den Mitgliedsstaaten einen Bericht darüber, ob die Menschenrechte geschützt, respektiert und eingehalten werden, aber sie können nicht jeden Mitgliedstaat besuchen, um die Glaubwürdigkeit solcher Berichte zu überprüfen. Mit anderen Worten: Informationen darüber, wie die Mitgliedstaaten die einschlägigen Normen eingehalten haben, werden von den Mitgliedern selbst geliefert. Dies macht ihre Aufsichtsfunktion illusorisch. Zweitens sind die Durchsetzungskompetenzen dieser Gremien weiterhin der politischen Einflussnahme ausgesetzt. Menschenrechtsfragen sind hochsensibel. Es ist schwierig, die politische Einmischung von Großmächten bei der Umsetzung einschlägiger Normen zu vermeiden. So ist beispielsweise die schwache Durchsetzungskraft der Menschenrechtskommission auf eine allgemein politisierte Atmosphäre während ihrer Gründung zurückzuführen. Auch als der Internationale Pakt über bürgerliche und politische Rechte in den 1950er und 1960er-Jahren überarbeitete wurde, fehlten der Internationalen Menschenrechtskommission aufgrund der tiefen ideologischen Gräben von Anfang an die „Zähne". Wie ein Menschenrechtswissenschaftler feststellte, blieb während des Kalten Krieges „die Sprache in Bezug auf den Zweck und die Befugnisse von Menschenrechtsinstitutionen umstritten, und die Kompromisse, die in Bezug auf diese unvereinbaren Ansichten erzielt wurden, werden zwangsläufig in vereinfachten und zweideutigen Begriffen ausgedrückt" (Steiner, 2000, S. 17). Die Menschenrechtskommission ist sich daher über den Zweck und den Machtbereich dieser Institutionen im Unklaren, nicht zuletzt über die Durchsetzungsbefugnis der internationalen Menschenrechtsregime. Kurz gesagt, „viele offizielle internationale Menschenrechtsgremien wie der Menschenrechtsausschuss (HRC) sind im Grunde schwach und ineffektiv" (Mutua, 1998, S. 211). Es ist daher nicht schwer, sich vorzustellen, welche Rolle diese Regime bei der Überwachung der Umsetzung der Menschenrechte in den Mitgliedstaaten im Zusammenhang mit der öffentlichen Gesundheitspolitik einschließlich des Rechts auf Gesundheit, Gleichheit und Wissen spielen können.

5.4.2 Unklarheiten beim Recht auf Gesundheit

Von allen Menschenrechten, die in den internationalen Menschenrechtsregelungen verankert sind, ist das Recht auf Gesundheit dasjenige, das am engsten mit der Public Health Governance verbunden ist. Das Ausmaß, in dem das Recht auf Gesundheit gewährleistet ist, bestimmt die Effizienz des öffentlichen Gesundheitsregierens. Aufgrund der mangelnden Klarheit über den Umfang und die Bedeutung dieses Rechts sind die einschlägigen Normen und Standards jedoch unscharf. Daher variiert die Qualität der Umsetzung in den unterschiedlichen Mitgliedstaaten. Im Allgemeinen spiegelt sich diese Unschärfe auf zwei Arten wider.

Erstens ist es als Konzept vage. Die Satzung der WHO enthält eine Beschreibung des Rechts auf Gesundheit. Auch in Art. 12 des Internationalen Pakts über wirtschaftliche, soziale und kulturelle Rechte heißt es: „Die Vertragsstaaten erkennen das Recht eines jeden auf das für ihn erreichbare Höchstmaß an körperlicher und geistiger Gesundheit an". Das Recht auf Gesundheit wird also als Recht auf den höchsten erreichbaren Gesundheitsstandard angesehen. In Wirklichkeit sind jedoch beide Definitionen zu allgemein gehalten. Ruth Roemers (1989), bekannte amerikanische Expertin für öffentliche Gesundheit, hält die Formulierung „Recht auf Gesundheit" sogar für absurd, da sie die Garantie einer perfekten Gesundheit beinhaltet (S. 17). In der Tat ist die Definition in Art. 12 des Internationalen Pakts über wirtschaftliche, soziale und kulturelle Rechte ähnlich vage, was zum Teil darauf zurückzuführen ist, dass die Sicherstellung des Zugangs zu Gesundheitsdiensten immer umstritten war. Es gibt keinen Konsens über die spezifischen Verpflichtungen, die die Mitgliedstaaten bei der Versorgung ihrer Bürger mit Gesundheitsdiensten eingehen müssen, geschweige denn über die Verpflichtung, das Recht auf Gesundheit zu gewährleisten. Einige sind der Meinung, dass das Recht auf Gesundheit lediglich eine starke Sehnsucht nach einer geheimnisvollen und idealen Gesellschaft beschreibt und kein Recht an sich ist. Andere sind der Meinung, dass das Recht auf Gesundheit nur als „soft law" existiert, dessen Inhalt so umfangreich gefasst und vage ist, dass seine tatsächliche Bedeutung und sein Inhalt schwer zu formulieren sind. Kein Wunder, dass einige Wissenschaftler diesen Mangel an Klarheit beklagen, indem sie sagen: „Das Recht auf Gesundheit ist ein Begriff, der häufig verwendet wird, dessen Bedeutung aber ziemlich unklar ist" (Yue, 2007, S. 1).

Zweitens ist der Mechanismus der Rechenschaftspflicht zur Verwirklichung des Rechts auf Gesundheit unklar. Die WHO ist der Ansicht, dass die Mitgliedsstaaten – wie bei anderen Menschenrechten auch – verpflichtet sind, das Recht auf Gesundheit zu achten, zu schützen und durchzusetzen. Doch ohne die freiwillige Unterstützung und das proaktive Eingreifen eines Mitgliedstaates ist es praktisch unmöglich, das Recht auf Gesundheit tatsächlich zu verwirklichen. Bis zu einem gewissen Grad hängt die Verwirklichung des Rechts der Menschen auf Gesundheit von der Reichweite und dem Ausmaß der Verpflichtungen eines Mitgliedstaates ab. Da das Recht auf Gesundheit „Rechte und Pflichten schafft, braucht es wirksame Rechenschaftsmechanismen" (Hunt, 2006, S. 604). Eine solche Rechenschaftspflicht liegt natürlich bei der Regierung eines Mitgliedstaates. Theoretisch sollte eine Regierung, die ihrer Verpflichtung zur Gewährleistung des Gesundheitsrechts nicht nachkommt, zur Rechenschaft gezogen werden. Dennoch ist es schwierig, eine Regierung für ihre Handlungen verantwortlich zu machen. In Art. 2 Abs. 1 des Internationalen Pakts über wirtschaftliche, soziale und kulturelle Rechte, einem der beiden wichtigsten internationalen Menschenrechtsübereinkommen, heißt es, dass die Mitgliedstaaten verpflichtet sind, „im Rahmen ihrer Möglichkeiten Maßnahmen zu ergreifen, um schrittweise die volle Verwirklichung der in diesem Pakt anerkannten Rechte zu erreichen".[35] Diese Bestimmung ist vage, ungenau und zu weit gefasst. In der Formulierung

„unter Ausschöpfung [ihrer] verfügbaren Mittel" werden zwei widersprüchliche Adjektive („maximal" und „verfügbar") zur Beschreibung eines vagen Substantives, nämlich „Mittel", verwendet. „Maximum" steht für Idealismus, während „verfügbar" für Realismus steht. Während „Maximum" als die am häufigsten verwendete Formulierung im Bereich des Menschenrechtsschutzes zählt, bietet „verfügbar" einem Mitgliedstaat einen Spielraum, sich von seinen Verpflichtungen zur Gewährleistung des Rechts auf Gesundheit zu befreien. Die Standardformulierung „verfügbare Mittel" wird von den Mitgliedstaaten oft als leichtfertige Ausrede benutzt, um ihren Bürgern ihre wirtschaftlichen, sozialen und kulturellen Rechte zu entnehmen oder vorzuenthalten. Diese zweideutige Formulierung bietet den Staaten eine „Fluchtmöglichkeit", wenn es um ihre Verpflichtungen zur Umsetzung und Sicherstellung der Verwirklichung relevanter Rechte geht. Mit anderen Worten: Ein Staat hat immer eine Ausrede, um sich der Rechenschaftspflicht zu entziehen. Kein Wunder, dass die Menschen an eine unglückliche Wahrheit glauben: Das Recht auf Gesundheit ist nur eine Illusion.

5.4.3 Nord-Süd-Gefälle

Wenn die Unbestimmtheit des Rechts auf Gesundheit zu einem Scheitern bei seiner Umsetzung und folglich zu einem Scheitern des globalen Gesundheitsregierens führt, werden sich die Dinge dann verbessern, wenn sich das Ziel und das Paradigma des Rechts auf Gesundheit vom Internationalen Pakt über wirtschaftliche, soziale und kulturelle Rechte auf andere internationale Normen oder „weiche Gesetze" verlagern? Die Erklärung von Alma-Ata, die 1978 auf Initiative der WHO verabschiedet wurde, machte deutlich, dass sie das Ziel „Gesundheit für alle bis zum Jahr 2000" erreichen wollte. Dies ist bei Weitem die systematischste und klarste Definition der globalen gesundheitlichen Herausforderungen (einschließlich der Definition des Rechts auf Gesundheit). Die Panamerikanische Gesundheitsorganisation ist der Ansicht, dass das Ziel „Gesundheit für alle bis zum Jahr 2000" die spezifischste und nützlichste Definition des programmatischen Rechts auf Gesundheit ist. Es drückt den Konsens aus, dass „ein Staat für die Gesundheit seiner Bürger verantwortlich gemacht werden soll" (Hernán & Connor, 1989, S. 603). In den meisten Entwicklungsländern ist dieses ehrgeizige Ziel jedoch verfehlt worden. Wie konnte die Erklärung von Alma-Ata angesichts des klaren Ziels, die Gesundheit der Bevölkerung in den Entwicklungsländern zu verbessern, scheitern? Einer der wichtigsten Gründe hat mit dem derzeitigen Nord-Süd-Gefälle zu tun. Nach Ansicht des chinesischen Wissenschaftlers Huiping Xiong wurde das Recht auf Gesundheit nicht garantiert, weil es eine Armut an diesem Recht gibt. Das Recht auf Gesundheit ist asymmetrisch zwischen den Reichen und den Armen verteilt. „Die Macht der Reichen kann das Recht der Armen mit Füßen treten, mit ihm kollidieren oder dazu führen, dass das Recht der Armen fehlt. Unter der Hand klafft die Schere zwischen Arm und Reich immer weiter auseinander" (Xiong, 2007, S. 73). Das Wohlstandsgefälle zwischen Entwicklungs- und Industrieländern ist ein wichtiger Auslöser für die globale Gesundheitskrise. Der größte Teil der armen Weltbevölkerung lebt in Entwicklungsländern. Für sie ist die Versorgung mit grundlegenden sanitären und gesundheitlichen Bedingungen wie angemessene Ernährung, sauberes Trinkwasser und rudimentäre sanitäre Einrichtungen nicht gewährleistet, geschweige denn das Recht auf Gesundheit. Die offensichtlichste Kluft zwischen dem Norden und dem Süden im Bereich der öffentlichen Gesundheit ist die „10/90-Kluft". Von den weltweiten Gesamtmitteln, die für die Gesundheitsforschung aufgewendet werden, fließen nur 10 % in die Lösung von Problemen der öffentlichen Gesundheit, mit denen 90 % der Weltbevölkerung konfrontiert sind. So beliefen sich die Gesamtausgaben für die Gesundheitsforschung im Jahr 2005 weltweit auf 160 Milliarden US-Dollar, wovon 97 % in den Industrieländern und nur 3 % in Ländern mit niedrigem und mittlerem Einkommen investiert wurden.[36] Südostasiatische Länder, in denen 12 % aller Beschäftigten im Gesundheitswesen tätig sind, tragen 29 % der weltweiten Krankheitslast. Afrikanische Länder mit 3 % des Gesundheitspersonals sind für 24 % der weltweiten Krankheitslast verantwortlich. Im Gegensatz dazu tragen die Vereinigten Staaten nur 10 % der weltweiten Krankheitslast, aber ihr Gesundheits- und medizinisches Personal macht 37 % der weltweiten Gesamtbeschäftigung im Gesundheitswesen aus (WHO, 2007). Diese schockierenden Ungleichheiten vergrößern sich noch weiterhin ständig. Das Nord-Süd-Gefälle spiegelt sich auch in der Erklärung von Alma-Ata wider: „Die bestehende große Ungleichheit im Gesundheitszustand der Menschen, insbesondere zwischen Industrie- und Entwicklungsländern sowie innerhalb der Länder, ist politisch, sozial und wirtschaftlich inakzeptabel und daher ein gemeinsames Anliegen aller Länder".[37] Das Versagen der internationalen Regime bei der Überwindung des Nord-Süd-Gefälles hat nicht nur das letztendliche Ziel der Erklärung von Alma-Ata zunichtegemacht, sondern auch alle Bemühungen, das Recht auf Gesundheit in praktischer und praktikabler Weise zu verwirklichen, zum Scheitern verurteilt.

5.4.4 Vorurteile und Diskriminierungen in internationalen Menschenrechtsregime

Yasuaki (2003) wies darauf hin, dass „die Art und Weise, in der die Menschenrechte infrage gestellt, diskutiert und bewertet werden, lange Zeit von Europa und den Vereinigten Staaten dominiert wurde" (S. 162). Die europa- und amerikazentrierte Sichtweise der internationalen Menschenrechtssysteme hat sich auch auf das globale Gesundheitsregieren ausgewirkt, insbesondere in Bezug auf die Frage, welche der beiden internationalen Menschenrechtskonventionen mehr Gewicht erhalten sollte. Der Internationale Pakt über bürgerliche und politische Rechte und der Internationale Pakt über wirtschaftliche, soziale und kulturelle Rechte stehen beide in engem Zusammenhang mit der Steuerung des Gesundheitswesens, insbesondere mit der Verwirklichung des Rechts auf Gesundheit. Zum Schutz der Menschenrechte konzentrieren sich die Entwicklungsländer mehr auf die Bekämpfung wirtschaftlicher, sozialer und kultureller Zwänge, während die westlichen Länder, die den Menschenrechtsdiskurs dominieren, den bürgerlichen und politischen Rechten der Bürger mehr Aufmerksamkeit schenken. Fidler (2000) argumentiert: „Obwohl die Untrennbarkeit und wechselseitige Abhängigkeit dieser beiden Rechte in den Vereinten Nationen inzwischen allgemein anerkannt ist, sieht die Realität in der Praxis so aus, dass die wirtschaftlichen, sozialen und kulturellen Rechte immer noch weitgehend ignoriert" (S. 300). Diese Nachlässigkeit kann nicht sinnvoll zu einem globalen Gesundheitsregieren beitragen. Wenn zum Beispiel AIDS-Patienten persönliche Freiheit und politische Rechte zugestanden werden, sie aber keinen Zugang zu notwendigen Medikamenten erhalten, ist das eine halbherzige Antwort auf die Probleme der öffentlichen Gesundheit.

Noch wichtiger ist, dass die westlichen Industrieländer dazu neigen, „die Einzigartigkeit, aber nicht die Kollektivität der Menschenrechte zu betonen" (Jiang, 2002, S. 73). Ihrer Ansicht nach ist das Recht auf Entwicklung das Recht, „alle individuellen Rechte" und nicht „alle nationalen Rechte" zu verwirklichen. Im Gegensatz dazu betonen die Entwicklungsländer die gemeinsame Verantwortung, insbesondere die Verantwortung der Industrieländer für die Unterstützung der Entwicklungsländer. Wenn solche Unterstützungsmechanismen nicht eingerichtet werden und wenn die Entwicklungsrechte und -möglichkeiten für die Entwicklungsländer nicht gewährleistet werden, können die Entwicklungsländer die Probleme im Bereich der öffentlichen Gesundheit und Sicherheit nicht allein lösen. Bedauerlicherweise sind die Industrieländer schnell dabei, Menschenrechtverletzungen und politische Unterdrückung in den Entwicklungsländern zu kritisieren, aber wenn sich ihnen die Möglichkeit bietet, den Entwicklungsländern beim Schutz ihrer Menschenrechte zu helfen, indem sie beispielsweise wirtschaftliche Unterstützung (einschließlich Impfstoffe, Medikamente und fortschrittliche Behandlungen) leisten, begnügen sie sich mit Lippenbekenntnissen. Ein Mensch, der krank und arm ist und sich nicht einmal sein Aspirin leisten kann, wird von seinem Wahlrecht und seiner Redefreiheit kaum Gebrauch machen. Die derzeitigen internationalen Mechanismen „haben die Verwirklichung der Menschenrechte vor allem in armen und schwachen Ländern stark beeinträchtigt" (Pogge, 2005, S. 197). In ähnlicher Weise haben die derzeitigen internationalen Entwicklungsregelungen, die von den Industrieländern dominiert werden, die Verwirklichung des Rechts auf Gesundheit in den Entwicklungsländern stark beeinträchtigt. Laut UNDP (1994):

> Trotz aller technischen Errungenschaften leben wir immer noch in einer Welt, in der ein Fünftel der Bevölkerung in den Entwicklungsländern jede Nacht Hunger leidet, ein Viertel nicht einmal Zugang zu einem Grundbedürfnis wie sauberem Trinkwasser hat und ein Drittel in bitterer Armut lebt – an einem solchen Rand der menschlichen Existenz, dass man es mit Worten einfach nicht beschreiben kann.
>
> (S. 2)

Dieser Umstand erklärt, warum wir die Verwirklichung ihrer wirtschaftlichen, sozialen und kulturellen Rechte überdenken und wieder in Angriff nehmen müssen, anstatt den Schwerpunkt auf ihre bürgerlichen und politischen Rechte zu legen. Fidler (1996) wies darauf hin, dass:

> Die Aufmerksamkeit, die heute auf neu auftretende oder wiederkehrende Infektionskrankheiten gelenkt wird, kommt hauptsächlich von den Industrieländern, die die Ausbreitung von Infektionskrankheiten aus den Entwicklungsländern fürchten. Die Entwicklungsländer benötigen umfangreiche finanzielle und technische Unterstützung, um endemische Krankheiten zu bekämpfen, und nicht nur, um zu verhindern, dass ihre Krankheiten in die Industrieländer gelangen.
>
> (S. 500)

Die Industrieländer sollten den Entwicklungsländern auf jede erdenkliche Weise helfen, das Recht der Entwicklungsländer auf Entwicklung anerkennen und dadurch schrittweise das Nord-Süd-Gefälle zu überwinden. Sie sollten dem Internationalen Pakt über bürgerliche und politische Rechte und dem Internationalen Pakt über wirtschaftliche, soziale und kulturelle Rechte die gleiche Aufmerksamkeit schenken, um die Entwicklungsländer bei der wirtschaftlichen und sozialen Entwicklung zu unterstützen. Nur auf diese Weise können gute äußere Bedingungen für eine wirksame Global Health Governance geschaffen werden.

Zusammenfassung

Der Schutz der Menschenrechte und die Steuerung des Gesundheitswesens können nicht ohne die gegenseitige Unterstützung erreicht werden. Der auf den Menschenrechten basierende Ansatz und die in der Global Health Governance angewandte Forderung verdeutlichen nicht nur die Bedeutung von Menschenrechtsregimen für die Public Health Governance, sondern zeigen auch, dass die Global Health Governance selbst ein Bemühen um den Schutz der Menschenrechte und von Natur aus ein auf den Menschen ausgerichtetes Bestreben ist. Insbesondere das Recht auf Gesundheit ist ein Beispiel dafür, wie der Schutz der Menschenrechte in die Steuerung des Gesundheitswesens integriert wurde. Aufgrund des großen Gefälles zwischen Nord und Süd im Bereich der öffentlichen Gesundheit und der doppelten Standards, die in den Industrieländern beim Schutz der Menschenrechte angewandt werden, bestehen die Bemühungen zur Verwirklichung des Rechts auf Gesundheit jedoch eher aus Rhetorik als aus Taten. Die nicht obligatorische Durchsetzung internationaler Menschenrechtsregime bedeutet, dass es schwierig ist, den Schutz der Menschenrechte in Bezug auf die öffentliche Gesundheit auf nationaler Ebene durchzusetzen. Dies erfordert die Schaffung guter interner und externer Anreize zur besseren Umsetzung des menschenrechtsbasierten Ansatzes im globalen Gesundheitsregieren. Einerseits müssen die Industrieländer die Entwicklungsländer unterstützen und hart daran arbeiten, die Kluft zwischen Nord und Süd im Bereich der öffentlichen Gesundheit zu schließen, um so die Fähigkeit der Entwicklungsländer zu verbessern, das Recht auf Gesundheit und andere internationale Menschenrechtsnormen zu verwirklichen. Andererseits muss die Wirksamkeit der einschlägigen internationalen Menschenrechtsregime gestärkt werden, um so ihre Durchsetzungskraft zu erhöhen. Die Effizienz des globalen Gesundheitswesens kann nur dann gesteigert und die Menschenrechtsprobleme gelöst werden, wenn alle Länder auf der ganzen Welt in die Lage versetzt und dazu gebracht werden, internationale Menschenrechtsnormen umzusetzen.

Anmerkungen

1 Siehe *Gesundheit und Menschenrechte*. Abrufbar unter www.emro.who.int/pdf/afg/program mes/hhr.pdf?ua=1.
2 Die VN-Menschenrechtskommission, einst ein Nebenorgan des Wirtschafts- und Sozialrats der Vereinten Nationen (ECOSOC), wurde in den Menschenrechtsrat umgewandelt. Der Rat war nicht mehr ein Nebenorgan des ECOSOC, sondern wurde in den Rang

eines Nebenorgans der Generalversammlung erhoben, was zeigt, dass die internationale Gemeinschaft Menschenrechtsfragen eine größere Bedeutung beimisst als zuvor.

3 Siehe *Die Allgemeine Erklärung der Menschenrechte*. Abrufbar unter www.un.org/en/univer sal-declaration-human-rights/.

4 Siehe *Der Internationale Pakt über wirtschaftliche, soziale und kulturelle Rechte*. Abrufbar unter www.ohchr.org/en/professionalinterest/pages/cescr.aspx.

5 1993 wurde die Wiener Erklärung und das Aktionsprogramm von der UNO auf der Welt-konferenz über Menschenrechte in Wien angenommen. In Artikel I(5) wird bekräftigt, dass „alle Menschenrechte sind universell, unteilbar, voneinander abhängig und miteinan-der verknüpft". Siehe: United Nations. (1993, 12. Juli). *Vienna Declaration and Programme of Action*. Abrufbar unter www.ohchr.org/en/professionalinterest/pages/vienna.aspx.

6 Siehe *Vienna Declaration and Programme of Action*.

7 Siehe Art. 19 der Allgemeinen Erklärung der Menschenrechte. Abrufbar unter https://www.un.org/en/about-us/universal-declaration-of-human-rights.

8 Siehe Art. 19 (2) des Internationalen Pakts über bürgerliche und politische Rechte. Abruf-bar unter https://www.ohchr.org/en/instruments-mechanisms/instruments/international-covenant-civil-and-political-rights.

9 Siehe Art. 20 Abs. 1 der Allgemeinen Erklärung der Menschenrechte.

10 Siehe Art. 22 (1) des Internationalen Pakts über bürgerliche und politische Rechte.

11 Siehe Art. 13(1) der Allgemeinen Erklärung der Menschenrechte.

12 Siehe Art. 12 (1, 2, 4) des Internationalen Pakts über bürgerliche und politische Rechte.

13 Siehe Art. 3 der Allgemeinen Erklärung der Menschenrechte.

14 Siehe Art. 9(1) des Internationalen Paktes über bürgerliche und politische Rechte.

15 Siehe Art. 26 des Internationalen Pakts über bürgerliche und politische Rechte.

16 Siehe Art. 9 des Internationalen Pakts über wirtschaftliche, soziale und kulturelle Rechte. Abrufbar unter www.ohchr.org/EN/ProfessionalInterest/Pages/CESCR.aspx.

17 Siehe Global Action for United Nations Millennium Development Goals. Abrufbar unter https://www.un.org/millenniumgoals/.

18 Siehe Art. 11 Abs. 2 des Internationalen Pakts über wirtschaftliche, soziale und kulturelle Rechte.

19 Siehe *Bericht über das Treffen der G8-Finanzminister: Schuldenerlass für arme Länder*. Abruf-bar unter www.g8.utoronto.ca/evaluations/2005compliance_interim/2005-06_g8-i-comp_d ebt.pdf.

20 Siehe Art. 13 Abs. 1 des Internationalen Pakts über wirtschaftliche, soziale und kulturelle Rechte.

21 Siehe Art. 15 (1.b) des Internationalen Pakts über wirtschaftliche, soziale und kulturelle Rechte.

22 Siehe Art. 4 des Internationalen Pakts über bürgerliche und politische Rechte zu „Aus-nahmemaßnahmen".

23 Siehe Grundsatz 25 und 26 der Grundsätze von Siracusa über die Beschränkung und Abweichung von Bestimmungen des Internationalen Pakts über bürgerliche und politische Rechte.

24 Siehe die Geschichte vom Turmbau zu Babel in 1. Mose 11,1–9. Die Geschichte vom Turmbau erklärt die Existenz der verschiedenen menschlichen Sprachen. Der Geschichte

zufolge hatten die Menschen auf der ganzen Welt einst eine gemeinsame Sprache und eine gemeinsame Sprache. Sie kamen überein, einen Turm zu bauen, der hoch genug war, um den Himmel zu erreichen, und der Turm wurde schnell gebaut. Aber der Herr kam und sagte: „Wenn sie als ein Volk, das dieselbe Sprache spricht, begonnen haben, dies zu tun, dann wird ihnen nichts, was sie vorhaben, unmöglich sein". Also unterbrach der Herr ihre Arbeit, indem er ihre Sprache verwirrte, sodass sie einander nicht mehr verstehen konnten. Der Turm wurde nie fertiggestellt.

25 Siehe „Bericht des Sonderberichterstatters über das Recht eines jeden auf das für ihn erreichbare Höchstmaß an körperlicher und geistiger Gesundheit". Abrufbar unter https://www.ohchr.org/sites/default/files/HRBodies/HRC/RegularSessions/Session29/Documents/A_HRC_29_33_ENG.DOCX.

26 Siehe das Recht auf Gesundheit. Abrufbar unter www.who.int/news-room/fact-sheets/detail/human-rights-and-health.

27 Siehe die Erklärung von Alma-Ata. Abrufbar unter https://www.who.int/teams/social-determinants-of-health/declaration-of-alma-ata.

28 Siehe die Maastricht-Leitlinien über Verletzungen der wirtschaftlichen, sozialen und kulturellen Rechte. Abrufbar unter www.ohchr.org/Documents/Publications/training12en.pdf.

29 Siehe Globale Strategie für Gesundheit für alle bis zum Jahr 2000. Abrufbar unter https://www.ircwash.org/sites/default/files/WHO-1981-Global.pdf.

30 Siehe die Erklärung von Alma-Ata.

31 Siehe die Ottawa-Charta zur Gesundheitsförderung. Abrufbar unter https://www.canada.ca/content/dam/phac-aspc/documents/services/health-promotion/population-health/ottawa-charter-health-promotion-international-conference-on-health-promotion/charter.pdf.

32 Siehe die Entschließung der Weltgesundheitsversammlung: Gesundheitsförderung. Abrufbar unter https://ldb.org/vl/top/wha51.htm.

33 Siehe die Bangkok-Charta für Gesundheitsförderung in einer globalisierten Welt. Abrufbar unter https://www.who.int/teams/health-promotion/enhanced-wellbeing/sixth-global-conference/the-bangkok-charter.

34 Siehe die Allgemeine Erklärung der Menschenrechte.

35 Siehe Art. 2 des Internationalen Pakts über wirtschaftliche, soziale und kulturelle Rechte.

36 Siehe „Health Research Spending Tops US$160 Billion, Yet Investment Fails to Meet the Needs of Developing Countries". Abrufbar unter https://hospitalpharmacyeurope.com/news/editors-pick/health-research-spending-tops-us160-billion/.

37 Siehe die Erklärung von Alma-Ata.

Literatur

Bobbio, N. (1996). *The Age of Rights*. Cambridge: Polity Press.

Brundland, G. H. (2002). Letter to Dr. Gro Harlem Brundtland, Director-General, WHO. Abgerufen von: https://d1wqtxts1xzle7.cloudfront.net/45783427/Re_Implementation_of_WHO_Guidelines_on_D20160519-8908-x2jus2-libre.pdf?1463687557=&response-content-disposition=inline%3B+filename%3DRe_Implementation_of_WHO_Guidelines_on_D.pdf&Expires=1704626338&Signature= Accessed on January 6, 2024.

Cassese, A. (2001). *International Law*. New York: Oxford University Press.

Csete, J. (2004). Missed Opportunities: Human Rights and the Politics of HIV/AIDS. *Development*, 47(2), 83–90.

Davidson, S. (1993). *Human Rights*. Buckingham: Open University Press.

Donnelly, J. (1986). International Human Rights: A Regime Analysis. *International Organization*, 40(3), 599–642.

Donnelly, J. (1997). *International Human Rights*. Boulder, CO: Westview Press.

Fidler, D. P. (1996). Mission Impossible? International Law and Infectious Diseases. *Temple International & Comparative Law Journal*, 10(2), 493–502.

Fidler, D. P. (1999). *International Law and Infectious Diseases*. New York: University Press.

Fidler, D. P. (2000). *International Law and Public Health: Materials on and Analysis of Global Health Jurisprudence*. New York: Transnational Publishers Inc.

Garrett, L. (1997). *Microbes versus Mankind: The Coming Plague*. New York: Foreign Policy Association.

Gellman, B. (2000, July 5). Death Watch: The Global Response to AIDS in Africa. *Washington Post*.

Gostin, L. O. & Lazzarini, Z. (1997). *Human Rights and Public Health in the AIDS Pandemic*. Oxford: Oxford University Press.

Gruskin, S., Ferguson, L. & Bogecho, D. O. (2007). Beyond the Members: Using Rights-Based Perspectives to Enhance Antiretroviral Treatment Scale-Up. *AIDS*, 21(Supplement 5), 13–19.

Gruskin, S., Mills, E. J. & Tarantola, D. (2007). History, Principles, and Practice of Health and Human Rights. *The Lancet*, 370(9585), 449–455.

Henkin, L. (1990). *The Age of Rights*. New York: Columbia University Press.

Hernán, L. F.-P. & Connor, S. S. (1989). *The Right to Health in the Americas: A Comparative Constitutional Study*. Washington, DC: Pan American Health Organization.

Hunt, P. (2002). The Right to Health: From the Margins to the Mainstream. *The Lancet*, 360(9348), 1878.

Hunt, P. (2006). The Human Right to the Highest Attainable Standard of Health: New Opportunities and Challenges. *Transactions of the Royal Society of Tropical Medicine and Hygiene*, 100(7), 603–607.

Jiang, G. (2002). *Völkerrecht in der Entwicklung*. Beijing: Law Press-China.

Jürgens, R. E. & Cohen, J. (2007). *Human Rights and HIV/AIDS: Now More Than Ever: 10 Reasons Why Human Rights Should Occupy the Center of the Global AIDS Struggle*. Law and Health Initiative, Public Health Program, Open Society Institute. Abgerufen von www.aidslaw.ca/site/wp-content/uploads/2013/04/MoreThanEver-ENG.pdf?lang=en   Accessed on August 11, 2023.

Kinney, E. D. (2001). The International Human Right to Health: What Does This Means for Our Nation and World? *Indiana Law Review*, 34, 1457–1475.

Li, L. & Wan, E. (1992). *Menschenrechtstheorie und internationale Menschenrechte*. Wuhan: Wuhan University Press.

Liu, J. (2000). Von der Menschenrechtserklärung zum ICCPR und ICESCR: Ein historischer Blick. In J. Wang, H. Liu & L. Li (Eds.), *Human Rights in 21st Century*. Beijing: Law Press China.

London, L. (2008). What Is a Human Rights-Based Approach to Health and Does It Matter? *Health and Human Rights*, 10(1), 65–80.

Mann, J. M. (1997). Health and Human Rights: If Not Now, When? *Health and Human Rights*, 2(3), 113–120.

Mann, J. M. & Gruskin, S. (1999). *Health and Human Rights: A Reader*. New York: Routledge.

Mann, J. M., Tarantola, D. J. M. & Netter, T. W. (1992). *AIDS in the World*. Cambridge, MA: Harvard University Press.

Menon-Johansson, A. S. (2005). Good Governance and Good Health: The Role of Societal Structures in the Human Immunodeficiency Virus Pandemic. *BioMed Central International Health and Human Rights*, 5(1), 4.

Mutua, M. W. (1998). Looking Past the Human Rights Committee: An Argument for De-Marginalizing Enforcement. *Buffalo Human Rights Law Review*, 4, 211–260.

Office of the High Commissioner for Human Rights and UNAIDS. (2006). *HIV/AIDS and Human Rights: International Guidelines*. Abgerufen von www.ohchr.org/Documents/Publications/HIVAIDSGuidelinesen.pdf Accessed on August 11, 2023.

Pogge, T. W. (2005). Human Rights and Global Health: A Research Program. *Metaphilosophy*, 36, 182–209.

Risse, T. & Ropp, S. C. (1999). International Human Rights Norms and Domestic Change: Conclusions. In T. Risse, S. C. Ropp & K. Sikkink (Eds.), *The Power of Human Rights* (pp. 234–278). Cambridge: Cambridge University Press.

Roemers, R. (1989). The Right to Health Care. In L. F.-P. Hernán & S. S. Connor (Eds.), *The Right to Health in the Americas: A Comparative Constitutional Study*. Washington, DC: Pan American Health Organization.

Rousseau, J.-J. (1980). *The Social Contract* (Z. He, Trans.). Beijing: The Commercial Press.

Scott, C. (1989). Interdependence and Permeability of Human Rights Norms: Towards a Partial Fusion of the International Covenants on Human Rights. *Osgoode Hall Law Journal*, 27(4), 769–851.

Sen, A. (1999). *Development as Freedom*. New York: Alfred A. Knopf.

Senger, V. H. (1993). *From the Limited to the Universal Concept of Human Rights: Two Periods of Human Rights*. Goldbach: Keip.

Steiner, H. J. (2000). Individual Claims in a World of Massive Violations: What Role for the Human Rights Committee? In P. Alston & J. Crawford (Eds.), *The Future of UN Human Rights Treaty Monitoring*. Cambridge: Cambridge University Press.

Tocqueville, A. D. (1996). *Democracy in America* (G. Dong, Trans.). Beijing: The Commercial Press.

Toebes, B. C. A. (1999). *The Right to Health as a Human Right in International Law*. Intersenti-Hart, Groningen: School of Human Rights Research.

United Nations. (2005). *Economic, Social and Cultural Rights: Handbook for National Human Rights Institutions*. New York: United Nations. Review Copy – Not for Redistribution File use subject to Terms & Conditions of PDF Licence Agreement (PLA)

United Nations Commission on Human Rights. (1995, March 3). *Discrimination in the Context of Human Immune Deficiency Virus (HIV) or Acquired Immune Deficiency Syndrome (AIDS)*. Geneva: United Nations.

United Nations Development Programme. (1994). *Human Development Report 1994*. New York: Oxford University Press.

United Nations Development Programme. (1999). *Human Development Report 1999*. New York: Oxford University Press.

United Nations Development Programme. (2000). *Human Development Report 2000*. New York: Oxford University Press.

United Nations Economic and Social Council. (2000, August 11). *CESCR General Comment No. 14: The Right to the Highest Attainable Standard of Health (Art. 12)*. New York: United Nations.

WHO. (2006). *Engaging for Health: The 11th Global Programme of Work, 2006–2015: A Global Health Agenda*. Geneva: WHO.

WHO. (2007). *World Health Statistics*. Geneva: WHO.

WHO. (2020). *Constitution of the World Health Organization*. Geneva: WHO. Abgerufen von http://www.who.int/gb/bd/PDF/bd46/c-bd46_2.pdf Accessed on August 11, 2023.

Weltbank. (1998). *Development and Human Rights: The Role of the World Bank*. Washington, DC: World Bank.

Xiong, H. (2007). Gesundheitsrecht aus der Perspektive der Armenwirtschaft: Die Armut des Gesundheitsrechts und seine Verwaltung. *Sozialwissenschaftliche Forschung*, 6, 36–39.

Yasuaki, O. (2003). *Human Rights, Nations and Civilization* (Z. Wang, Trans.). Beijing: SDX Joint Publishing Company.

Yue, Y. (2007). Über die staatliche Verpflichtung zum Gesundheitsrecht der Bürger. *Chinesische Medizinethik*, 3, 99–102.

· 6 ·

BIOLOGISCHES
WAFFENÜBEREINKOMMEN (BWÜ) UND
GLOBAL HEALTH GOVERNANCE

Die Entwicklung der modernen Biotechnologie ist ein zweischneidiges Schwert. Ihre Vorteile sind ebenso zahlreich wie die damit einhergehenden Gefahren. Das bedeutendste Risiko der Biotechnologie ist die Entwicklung und Anwendung von Biowaffen. Man geht davon aus, dass „ein tödlicher Erreger letztlich die gesamte Weltbevölkerung bedrohen könnte" (Steinbruner, 1997, S. 89). Angesichts der ständig wachsenden Bedrohung durch den Terrorismus besteht auch „eine wachsende Möglichkeit für Terroristen, Biowaffen zu erwerben und einzusetzen" (Blix, 2006, S. 112). Die Nutzung der Biotechnologie für biologische Waffen stellt eine ernsthafte Gefahr für die globale Gesundheitssicherheit dar. Die internationale Zusammenarbeit im Bereich der Biotechnologie im Rahmen des BWÜ übt auch einen erheblichen Einfluss auf die Fähigkeit der Entwicklungsländer aus, auf Krisen der öffentlichen Gesundheit zu reagieren. Als wichtigstes internationales Regelwerk für die Biowaffenkontrolle hat das BWÜ daher einen großen Einfluss auf die Global Health Governance. Die Stärkung der Wirksamkeit des BWÜ wird das globale Gesundheitsregieren erheblich fördern, denn „die internationale Gemeinschaft kann es sich nicht leisten, die Norm gegen biologische Waffen weiterhin zu vernachlässigen" (Smithson, 2004a, S. 175).

6.1 Entwicklungshintergrund und -phasen des BWÜ

Das BWÜ ist die erste internationale Norm in der Geschichte der Menschheit, die eine ganze Kategorie von Massenvernichtungswaffen verbietet. Es ist auch ein wichtiger Bestandteil des zwischenstaatlichen Abrüstungssystems und des VN-zentrierten internationalen Rahmens für kollektive Sicherheit. Seit seinem Inkrafttreten im Jahr 1975 sind jedoch einige inhärente Schwächen im BWÜ offenbart. Seine Entwicklung war daher weitgehend ein Prozess zur Beseitigung dieser Mängel.

6.1.1 Historischer Hintergrund der Entwicklung des BWÜ

Biologische Waffen, auch als Keimwaffen bekannt, verwenden biologische Toxine oder Infektionserreger, um Menschen, Tiere oder Pflanzen zu töten. Biologische Waffen können auf drei Arten klassifiziert werden. Je nach Art der verwendeten biologischen Agenzien werden sie in bakterielle Waffen, virale Waffen und Toxinwaffen unterteilt. Von der Wirkung her lassen sie sich in infektiöse biologische Waffen, die von Mensch zu Mensch oder auf infizierte Ziele übertragen werden können, und nicht-infektiöse biologische Waffen, die nur direkt auf die Ziele einwirken, unterteilen. Operativ werden sie in folgende Kategorien eingeteilt: entweder tödliche Waffen oder kampfunfähig machende Waffen. Der Einsatz biologischer Waffen in der Kriegsführung ist schon seit Hunderten von Jahren bekannt. Im Römischen Reich zum Beispiel verseuchten Soldaten Brunnen und Quellen mit menschlichen und tierischen Leichen, um ihre Feinde zu infizieren. Historischen Aufzeichnungen zufolge wurden die ersten „biologischen ballistischen Waffen" 1346 eingesetzt, als die Tataren pestinfizierte Kadaver über die Mauern von Caffa (heute Feodosia, Ukraine) schleuderten, um die Belagerung zu beenden.[1] Insbesondere während des Ersten Weltkriegs richtete der weitverbreitete Einsatz von Giftgas so viel Schaden in der Gesellschaft an, dass sich die internationale Gemeinschaft veranlasst sah, den Einsatz biologischer und chemischer Waffen im Krieg zu verbieten. Im Jahr 1925 wurde das Protokoll über das Verbot der Verwendung von erstickenden, giftigen oder anderen Gasen sowie von bakteriologischen Methoden der Kriegsführung im Krieg, auch bekannt als Genfer Protokoll, unterzeichnet und trat 1928 in Kraft.

Als erste internationale Regelung zum Verbot biologischer Waffen schränkte das Genfer Protokoll den Einsatz biologischer Waffen in dreierlei Hinsicht ein. Erstens verbot es ihren Einsatz nur in bewaffneten Konflikten zwischen Staaten, die das Protokoll ratifiziert hatten. Mit anderen Worten, der Einsatz biologischer Waffen wurde nicht ausdrücklich verboten, wenn ein oder beide kriegführenden Länder nicht ratifizierende Mitgliedsstaaten waren. Außerdem verbot das Genfer Protokoll nicht die Erforschung, Entwicklung, Herstellung und Lagerung von biologischen und chemischen Waffen. Daher schränkte es die Fähigkeit der Mitgliedsstaaten, biologische Waffen durch ihre eigenen wissenschaftlichen und technologischen Fortschritte herzustellen, nicht ein. Drittens äußerten mehrere Unterzeichner Vorbehalte gegen das Genfer Protokoll, weil es den Vertragsparteien erlaubte, biologische Waffen als Vergeltung für den Ersteinsatz ihrer Feinde einzusetzen.[2] In diesem Sinne ist das Genfer Protokoll nicht nur ein „No-first-use"-Abkommen, sondern erlaubt den Regierungen auch, biologische Waffen frei zu entwickeln und zu lagern. Abschreckung funktioniert nur, wenn ein Land glaubhaft in der Lage ist, Vergeltungsmaßnahmen gegen das feindliche Land zu ergreifen, das biologische und chemische Waffen einsetzt. Die Genfer Konventionen haben sich somit zu einem Auslöser für das Wettrüsten mit biologischen Waffen entwickelt. Als internationale Norm, die den Einsatz von biologischen Waffen verbietet, spielt das Genfer Protokoll in dieser Hinsicht nur eine begrenzte Rolle. In den frühen 1940er-Jahren führte Japan beispielsweise umfangreiche bakteriologische Waffentests in China durch und setzte Viren wie Milzbrand und Pest frei.[3] Auch die Vereinigten Staaten, das Vereinigte Königreich und die Sowjetunion entwickelten biologische Waffen. Die Vereinigten Staaten und die Sowjetunion hatten die ehrgeizigsten Programme; zu den von ihnen erforschten biologischen Wirkstoffen gehörten unter anderem Viren für Anthrax, Pocken und Pest.

6.1.2 Entwicklungsphasen des BWÜ

Das Genfer Protokoll konnte Japan, die Sowjetunion und die Vereinigten Staaten nicht wirksam an der Entwicklung biologischer Waffen hindern. Mit der Veränderung der zwischenstaatlichen Situation und der Entwicklung der Biotechnologie wurde die Kontrolle biologischer Waffen wieder auf die Tagesordnung der UNO gesetzt. 1969 kündigte US-Präsident Richard Nixon einseitig die Aussetzung aller offensiven biologischen Waffenprogramme an, wodurch die notwendigen internationalen politischen Bedingungen für eine neue Regelung zur Kontrolle biologischer Waffen geschaffen wurden. Im selben Jahr schlug das Vereinigte Königreich den Entwurf eines Übereinkommens über das Verbot des Einsatzes biologischer Waffen im Krieg vor. Am 28. September 1971 legten 12 Länder, darunter die Vereinigten Staaten, das Vereinigte Königreich und die Sowjetunion, der Generalversammlung der Vereinten Nationen einen Entwurf für das BWÜ vor. Die Vereinigten Staaten, das Vereinigte Königreich und die Sowjetunion, die drei Parteien, die über biologische Waffen verfügten, unterzeichneten das Übereinkommen im Jahr 1972. Am 26. März 1975 trat das BWÜ in Kraft. Es bestand aus einer Präambel und 15 Artikeln. In der Präambel wurden die Grundsätze und Ziele des Genfer Protokolls von 1925 über das Verbot des Einsatzes biologischer Waffen im Krieg durch die Vertragsparteien bekräftigt und vorgesehen, dass alle fünf Jahre eine Überprüfungskonferenz stattfinden sollte. Die Unterzeichnerstaaten haben in der Folge acht Überprüfungskonferenzen zum BWÜ abgehalten: 1980, 1986, 1991, 1996, 2001, 2006, 2011 und 2017. Gemäß Stand vom Januar 2020 gehörten dem BWÜ 183 Vertragsstaaten und vier Unterzeichnerstaaten sowie zehn Nichtunterzeichnerstaaten an.

Das BWÜ ist ein Meilenstein in der internationalen Rüstungskontrolle, denn es ist der erste Vertrag, der eine ganze Waffenart verbietet und der erste, der eine tatsächliche Abrüstung durch die Beseitigung von Beständen vorschreibt.[4] Im Vergleich zum Genfer Protokoll wurde im BWÜ eine Klausel hinzugefügt, die „die Entwicklung, Herstellung, Lagerung, den Erwerb oder die Aufbewahrung" von biologischen Waffen verbietet. Obwohl das BWÜ eine Verbesserung gegenüber dem Genfer Protokoll darstellt, ist es dennoch das Ergebnis eines Kompromisses zwischen den Mitgliedsstaaten, insbesondere zwischen den Vereinigten Staaten und der damaligen Sowjetunion. Diese Kompromisse und die unscharfe Abgrenzung zwischen dem friedlichen Einsatz biologischer Agenzien und ihrer Verwendung zu militärischen Zwecken haben zu vielen Mängeln des BWÜ geführt. So verfügt das BWÜ beispielsweise nicht über einen Mechanismus, um den Stand der Forschung und Entwicklung biologischer Waffen in verschiedenen Ländern zu überprüfen; es enthält keine Bestimmungen zur Überprüfung von Vertragsbrüchen. Es gibt kein Verbot der Forschung an biologischen Waffen, und es erlaubt den Mitgliedsstaaten, biologische Agenzien friedlich einzusetzen. Es enthält keine Listen biologischer Agenzien und Schwellenwerte; es verbietet lediglich die Entwicklung, Herstellung und Lagerung biologischer Waffen und erwähnt nicht das Verbot des Einsatzes biologischer Waffen.[5] Darüber hinaus wurde die Wirksamkeit dieser internationalen Regelung durch die nationale Durchsetzung des BWÜ und die

Universalität seiner Mitglieder weiter eingeschränkt. Die nachfolgende Entwicklung des BWÜ dreht sich um Bemühungen, diese inhärenten Mängel zu beheben. Die Formulierung des Protokolls über die wirksame Durchsetzung des BWÜ stellt den wichtigsten Wendepunkt in der Geschichte dieses internationalen Regimes dar. Dementsprechend lässt sich die Entwicklung des BWÜ in drei Phasen unterteilen: vor dem Protokoll, während des Protokolls und nach dem Protokoll.

6.1.2.1 Vor dem Protokoll (1981–1991)

Die Prävention biologischer Waffen erfordert eine weitere internationale Zusammenarbeit, vor allem aus folgenden Gründen: Die rasche Entwicklung der Biowissenschaften kann zu unvorhersehbaren und gefährlichen Folgen führen; dem 1972 unterzeichneten BWÜ fehlte ein Mechanismus zur Überwachung, Überprüfung und Sicherstellung seiner Umsetzung und Durchsetzung; viele Länder verfügten entweder nicht über innerstaatliche Rechtsvorschriften oder fanden es schwierig, die nationalen Rechtsvorschriften und andere damit zusammenhängende Gesetze strikt durchzusetzen, um die Einhaltung der BWÜ-Verpflichtungen zu gewährleisten; der Missbrauch von biologischen Verteidigungsprogrammen kann negative Auswirkungen haben. So kann beispielsweise die illegale Entwicklung und Aufbewahrung von Technologien für biologische Waffen im Namen von biologischen Abwehrprogrammen genutzt werden; die moderne Wirtschaft war anfälliger für Bioterrorismus. Kurz gesagt, das BWÜ hat es damals nicht geschafft, den Mitgliedsstaaten die Entwicklung biologischer Waffen wirksam zu verbieten. Der Swerdlowsk-Zwischenfall in der Sowjetunion im Jahr 1979 ist ein typisches Beispiel dafür.[6] Alle vorgenannten Gründe haben die Mitgliedstaaten gezwungen, dem offensichtlichen Fehlen von Konformitätsklauseln im Übereinkommen mehr Aufmerksamkeit zu schenken. Zum jetzigen Zeitpunkt gibt es zwei wichtige Entwicklungen, die die Wirksamkeit des BWÜ erhöhen.

Erstens fügten die Mitgliedstaaten dem Art. 5 Bestimmungen über Konsultation und Zusammenarbeit im Rahmen der Vereinten Nationen hinzu. In Art. 5 des BWÜ heißt es: „Die Vertragsstaaten dieses Übereinkommens verpflichten sich, einander zu konsultieren und bei der Lösung aller Probleme zusammenzuarbeiten, die sich im Zusammenhang mit dem Ziel des Übereinkommens oder bei der Anwendung seiner Bestimmungen ergeben können". Der Vorschlag lautete, dass die Vereinten Nationen als Rahmen für Verhandlungen und Zusammenarbeit genutzt werden sollten, legte aber weder Verfahren noch die besonderen Umstände fest, unter denen dieser Artikel geltend gemacht werden sollte oder könnte. So einigten sich die Mitgliedstaaten auf der Überprüfungskonferenz des BWÜ im Jahr 1980 auf spezifischere Verfahren zu Art. 5: Jeder Vertragsstaat hat das Recht, die Einberufung einer Beratungssitzung zu beantragen, die dazu beitragen soll, Probleme zu lösen und die von den Vertragsparteien geäußerten Bedenken hinsichtlich der Durchführung zu behandeln.[7] Auf den nachfolgenden Überprüfungskonferenzen von 1986 und 1991 wurden die Verfahren weiter präzisiert, u. a. in Bezug auf den Umfang, die Organisation und die Kosten von Beratungssitzungen. Darüber hinaus betonten beide Konferenzen die Möglichkeit der Vertragsstaaten, im Rahmen der Vereinten Nationen und in Übereinstimmung mit deren Charta geeignete internationale Verfahren einzuleiten.[8] Diese Möglichkeit wurde auf der Überprüfungskonferenz 1996 erneut bekräftigt.

Zweitens erörterten die Mitgliedstaaten die Möglichkeit, vertrauensbildende Maßnahmen (*confidence-building measures*, CBMs) für das BWÜ einzurichten. Vertrauensbildende Maßnahmen sollten „das Auftreten von Unklarheiten, Zweifeln und Verdächtigungen verhindern oder vermindern".[9] Als Teil des BWÜ wurde der Vorschlag für CBMs, der auf einen verbesserten Informationsaustausch und mehr Transparenz zwischen den Mitgliedstaaten abzielte, auf der zweiten Überprüfungskonferenz 1986 angenommen. Diese Maßnahmen umfassten vor allem den Austausch von Daten über Forschungszentren und Laboratorien, die sehr hohe nationale oder internationale Sicherheitsstandards erfüllen (Biosicherheitsstufe 4), den Austausch von Informationen über alle Ausbrüche von Infektionskrankheiten, die Förderung der Veröffentlichung von Ergebnissen der biologischen Forschung, die in direktem Zusammenhang mit dem Übereinkommen stehen, und die aktive Förderung von Kontakten zwischen Wissenschaftlern, die in der biologischen Forschung tätig sind. Die dritte Überprüfungskonferenz, die 1991 stattfand, erweiterte die CBMs und legte ihre wichtigsten Formen fest und verpflichtete die Vertragsstaaten, bis zum 15. April eines jeden Jahres Jahresberichte über sieben spezifische Aktivitäten vorzulegen.[10]

6.1.2.2 Während des Protokolls (1991–2001)

In den frühen 1990er-Jahren, als die Biowaffenprogramme des Irak und der Sowjetunion aufgedeckt wurden, kamen Bedenken hinsichtlich der Verifikationsmaßnahmen des BWÜ auf. Obwohl das BWÜ die Entwicklung, Herstellung und Lagerung von bakteriologischen, biologischen und Toxinwaffen verbietet, fehlte es an wirksamen Maßnahmen, um die Einhaltung durch die einzelnen Mitgliedstaaten zu überprüfen. Obwohl Art. 5 des BWÜ vorsieht, dass die

Vertragsstaaten Konsultationen im Rahmen der Vereinten Nationen anstreben oder beim Sicherheitsrat der Vereinten Nationen Beschwerde einlegen können, war es aufgrund des Vetorechts der ständigen Mitglieder des Sicherheitsrats fast unmöglich, einen solchen Verstoß zu untersuchen. Kurz gesagt, das Fehlen von Überprüfungsmaßnahmen machte es zu einer „lahmen Konvention". Aus diesen Gründen beschlossen die Mitgliedstaaten auf der dritten Überprüfungskonferenz 1991, eine Ad-hoc-Gruppe (*Ad Hoc Group of Governmental Experts to Identify and Examine Potential Verification Measures from a Scientific and Technical Standpoint*) von Regierungsexperten einzusetzen, die mögliche Verifikationsmaßnahmen aus wissenschaftlicher und technischer Sicht ermitteln und prüfen sollte. 1993 legte die Gruppe der Regierungsexperten (GGE) einen Abschlussbericht vor, in dem empfohlen wurde, dass die Einhaltung des Protokolls eine Kombination aus Notifizierung durch die Vertragsstaaten und Inspektionen vor Ort erfordert. 1994 berief die UNO eine Sonderkonferenz der Vertragsstaaten des BWÜ in Genf ein und beschloss die Einsetzung der Ad-hoc-Gruppe, die die GGE ersetzen sollte. Die Ad-hoc-Gruppe (AHG) hatte die Aufgabe, mögliche Maßnahmen zur Stärkung des BWÜ zu prüfen, einschließlich möglicher Verifikationsmaßnahmen, und Protokolle zu entwerfen, die zu rechtsverbindlichen Instrumenten gemacht werden könnten.

Entsprechend ihrem Mandat hat die AHG von 1995 bis Juli 2001 insgesamt 24 Sitzungen einberufen, um die wichtigsten Fragen des Protokollentwurfs zu erörtern, wie z. B. den Verifikationsmechanismus, die Verifikationsmaßnahmen, den Rahmen des Protokolls, die Ausfuhrkontrolle, die internationale Zusammenarbeit und die Liste der biologischen Kampfstoffe. Im Juli 2001 schlug die AHG eine Kompromisslösung für alle wichtigen offenen Fragen vor. Die US-Delegation lehnte den Entwurf des Protokolls jedoch mit der Begründung ab, dass er die Bedrohung durch biologische Waffen nicht wirksam bekämpfen würde und die nationale Sicherheit und die Handelsinteressen der USA beeinträchtigen könnte. Donald Mahley (2001), Leiter der US-Delegation, behauptete, dass

> der Entwurf des Protokolls unsere Fähigkeit, die Einhaltung des BWÜ zu überprüfen, nicht verbessern wird. Es wird unser Vertrauen in die Einhaltung des BWÜ nicht stärken und wird wenig dazu beitragen, Länder abzuschrecken, die biologische Waffen entwickeln wollen. Nach unserer Einschätzung würde der Entwurf des Protokolls die nationale Sicherheit und vertrauliche Geschäftsinformationen gefährden.

Dieser Schritt der USA hat die Bemühungen der internationalen Gemeinschaft um die Einrichtung eines formellen Verifikationsmechanismus für das

BWÜ zunichte gemacht. Michael Nguyen (2006), US-Experte für biologische Waffen, drückte es so aus: „Zehn Jahre Arbeit, die der Vorbereitung und den anschließenden Verhandlungen über den Entwurf eines Protokolls zur Einrichtung einer ständigen Verifizierungsorganisation für den Vertrag gewidmet war, war über Nacht gescheitert" (S. 16). Graham Pearson, Professor für internationale Sicherheit an der Universität von Bradford im Vereinigten Königreich, war ebenfalls der Meinung, dass der Entwurf des Protokolls die Fähigkeit der Mitgliedstaaten gestärkt hätte, der Verbreitung biologischer Waffen entgegenzuwirken, doch die Ablehnung durch die USA war buchstäblich das Ende des Übereinkommens.[11]

6.1.2.3 Nach dem Protokoll (2001 bis heute)

Am 7. Dezember 2001 verkündete John Bolton, US-Unterstaatssekretär für Rüstungskontrolle und internationale Sicherheitsfragen, dass die Vereinigten Staaten zugestimmt hätten, ab November 2002 jährliche Treffen abzuhalten, um die Fortschritte der Mitgliedstaaten bei der Umsetzung der neuen Maßnahmen oder Mechanismen zur wirksamen Stärkung des BWÜ zu prüfen und zu bewerten (Rissanen, 2002). Im Gegenzug verlangten die Vereinigten Staaten jedoch, dass die Überprüfungskonferenz der Beendigung des Mandats der AHG zustimmt. Die Ablehnung der USA war eine klare Botschaft: Die weitere Arbeit an einem Erfüllungsinstrument war für die Vereinigten Staaten inakzeptabel und musste gestoppt werden; die Vereinigten Staaten waren gegen jeden Antrag, der eine „schleichende Institutionalisierung" implizierte. Dieser Vorschlag schlug Schockwellen durch den Sitzungssaal. Um ein völliges Scheitern zu verhindern, verkündete Tibor Tóth, Vorsitzende der AHG, die Vertagung der Überprüfungskonferenz auf das nächste Jahr. Im September 2002 schlugen die Vereinigten Staaten vor, die geplante zweiwöchige Wiederaufnahme der Konferenz auf einen halben Tag zu verkürzen, an dem lediglich die Einberufung einer weiteren Überprüfungskonferenz im Jahr 2006 beschlossen werden sollte. Auf der am 15. Oktober desselben Jahres wieder einberufenen Überprüfungskonferenz erörterten die Mitgliedstaaten verschiedene Verbesserungsvorschläge, doch angesichts des starken Widerstands der Vereinigten Staaten verzichtete die Überprüfungskonferenz darauf, Verifikations- und Einhaltungsfragen zu erörtern, und erzielte stattdessen einen bescheidenen Konsens in einigen anderen Bereichen, unter anderem jährliche einwöchige Treffen in Genf von 2003 bis 2005, zusätzliche zweiwöchige Expertentreffen zur Erörterung einer Reihe spezifischer Aspekte der Durchsetzung des BWÜ, wie biologische Sicherheit, nationale Strafgesetze, internationale Überwachung von Krankheiten, Reaktionen auf verdächtige Krankheitsausbrüche oder den mutmaßlichen Einsatz biologischer Waffen und Verhaltenskodizes für Wissenschaftler.[12] Auf der sechsten Überprüfungskonferenz am 8. Dezember 2006 war es aufgrund der Weigerung der Vereinigten Staaten, über irgendwelche Vorschläge oder Mechanismen zu diskutieren, die die Ausweitung der biologischen Verteidigung behindern könnten, kaum noch möglich, einen größeren Durchbruch zu erzielen. Eines der wichtigsten Ergebnisse dieser Konferenz war die Einrichtung einer ständigen Institution zur Unterstützung der Umsetzung (*Implementation Support Unit, ISU*), die das Konferenzsekretariat ablöste, um das BWÜ und seine CBMs administrativ zu unterstützen.

6.2 Verbindungen zwischen BWÜ und Public Health

Oberflächlich betrachtet gehören das BWÜ und die öffentliche Gesundheit zu unterschiedlichen Bereichen. Auf internationaler Ebene unterliegen die Sicherheit von biologischen Waffen und die Sicherheit der öffentlichen Gesundheit unterschiedlichen Regelungen. Da es sich bei der biologischen Verteidigung und der Rüstungskontrollpolitik für biologische Waffen um traditionelle Sicherheitsthemen handelt, fallen sie unter das BWÜ, während die Verhütung und Bekämpfung von Krankheiten als Themen der öffentlichen Gesundheit unter das Mandat der WHO fällt. Aufgrund der Entwicklung der biologischen Wissenschaft und Technologie und des Aufkommens des Bioterrorismus „ist diese strikte Trennung zunehmend verschwommen" (Kelle, 2007, S. 217). Wie der verstorbene VN-Generalsekretär Kofi Annan (2006b) sagte: „Diese Entwicklungen haben das Umfeld, in dem das Übereinkommen tätig ist, verändert und die Vorstellungen über seine Rolle und sein Potenzial verändert". Mit anderen Worten: Das BWÜ sollte nicht mehr nur darauf abzielen, biologische Waffen unter den Mitgliedsstaaten zu kontrollieren, sondern vielmehr eine wichtige Rolle bei der Steuerung der globalen Gesundheitssicherheit im weitesten Sinne spielen. Daher „wird das Übereinkommen am ehesten nicht als Teil eines Systems zur Nichtverbreitung von Massenvernichtungswaffen, sondern als Teil einer erweiterten Reaktion auf krankheitsbedingte Sicherheitsbedrohungen (*disease-based security threats*) im Allgemeinen gesehen" (Enemark, 2005, S. 111). Im Allgemeinen sind das BWÜ und die öffentliche Gesundheit auf die folgenden drei Arten miteinander verbunden.

6.2.1 Das Aufkommen des Bioterrorismus

Obwohl der Einsatz von biologischen Waffen in der Geschichte der Menschheit schon lange bekannt ist und terroristische Aktivitäten nichts Neues sind, war die Verbindung zwischen beiden noch nie so eng und einschüchternd. Das „erhöhte Risiko, dass terroristische Organisationen und nichtstaatliche Akteure nach Massenvernichtungswaffen streben", ist die „größte Herausforderung" für die internationale Gemeinschaft (Zhang, 2003). Das Gleiche gilt für die Bedrohung durch terroristische Organisationen, die nach biologischen Waffen streben. Annan (2006a) bezeichnete den Bioterrorismus einmal als „die wichtigste unzureichend beachtete Bedrohung im Zusammenhang mit dem Terrorismus" und forderte die internationale Gemeinschaft auf, sich mit „Designer"-Krankheiten und Krankheitserregern zu befassen. Die Einhaltung des BWÜ durch die Mitgliedstaaten ist von entscheidender Bedeutung für die Verhinderung von Bioterrorismus, da diese Staaten die wahrscheinlichsten Quellen für den Erwerb biologischer Waffen von Terroristen sind. Glücklicherweise gibt es keine Anzeichen dafür, dass Terroristen fähig sind oder werden, solche Waffen eigenständig zu entwickeln. Kein Land würde seine eigene Sicherheit riskieren, indem es Terroristen mit biologischen Waffen versorgen würde. Terroristen würden eher ein nationales biologisches Projekt kaufen, stehlen oder in ein solches eindringen, als den kostspieligen und zeitaufwändigen Entwicklungsprozess biologischer Waffen nachzuahmen (Rosenberg, 2007). Es gibt Hinweise darauf, dass die Milzbrandsporen, die bei den bioterroristischen Anschlägen in den Vereinigten Staaten im Jahr 2001 verwendet wurden, möglicherweise aus Proben stammen, die bestimmten Labors in den Vereinigten Staaten vom *US Army Medical Research Institute for Infectious Diseases* (USAMRID) zur Verfügung gestellt wurden (Broad & Miller, 2001). Daher hängt die Wirksamkeit des BWÜ in hohem Maße davon ab, ob es erfolgreich Bioterrorismus verhindern kann.

Wenn der Bioterrorismus zuschlägt, stehen die Gesundheitsbehörden an der vordersten Front, um auf eine solche Krise zu reagieren. Im Bericht der Hochrangigen Gruppe für Bedrohungen, Herausforderungen und Wandel des VN-Generalsekretärs (2004) heißt es, dass ein gut ausgestattetes öffentliches Gesundheitssystem der Schlüssel zur Bewältigung der potenziellen Bedrohung durch bioterroristische Angriffe ist. Systeme des öffentlichen Gesundheitswesens sind für die wirksame Abwehr von biologischen Waffen von wesentlicher Bedeutung. Die Hauptaufgabe des öffentlichen Gesundheitswesens besteht darin, das Vorhandensein eines biologischen Angriffs schnell zu erkennen und sich anschließend darum zu kümmern (Katz, 2002). Eine Studie ergab, dass die Identifizierung eines Milzbrandanschlags auf 100.000 Menschen innerhalb von 24 Stunden und die unverzügliche Verteilung medizinischer Ressourcen an die Zielpersonen immer noch zu 5.000 Todesopfern und einem wirtschaftlichen Wertverlust von 128 Mil. US-Dollar führen kann. Wenn der Milzbrandanschlag nicht innerhalb von sechs Tagen erkannt wird und die dem Anschlag ausgesetzte Bevölkerung nur mit vorbeugenden Antibiotika versorgt wird, könnten bis zu 33.000 Menschen ihr Leben verlieren, und die wirtschaftlichen Kosten würden sich auf bis zu 26,3 Mrd. US$ belaufen (Kaufmann et al., 1997). Dies zeigt, wie wichtig der öffentliche Gesundheitssektor für die Reaktion auf Bioterrorismus ist. Nach dem Milzbrandanschlag in den Vereinigten Staaten im Jahr 2001 war es beispielsweise nicht das US-Verteidigungsministerium, sondern die US-Zentren für Seuchenkontrolle und -prävention, die die ersten Maßnahmen ergriffen. Im Frühjahr 2002 veröffentlichte das Sekretariat der WHO in Vorbereitung auf die 55. Weltgesundheitsversammlung einen Bericht mit dem Titel „Deliberate Use of Biological and Chemical Agents to Cause Harm". Darin wird darauf hingewiesen, dass die WHO als Reaktion auf die genannten Vorfälle „die Warn- und Reaktionssysteme auf allen Ebenen verstärken sollte, da ein solches System Krankheiten, die möglicherweise absichtlich herbeigeführt werden, aufspüren und darauf reagieren kann" (WHO, 2002). Als Reaktion auf mögliche biologische Angriffe veröffentlichte die WHO 2004 das Dokument „Public Health Response to Biological and Chemical Weapons". Die Abteilung für die Überwachung und Reaktion auf übertragbare Krankheiten des WHO-Sekretariats hat außerdem das Programm für die Vorbereitung auf vorsätzliche Epidemien (PDE) ins Leben gerufen. Kurz gesagt, wenn das BWÜ nicht wirksam umgesetzt wird, wird es das Aufkommen des Bioterrorismus nur noch weiter anheizen, sodass entsprechende Gegenmaßnahmen im Bereich der öffentlichen Gesundheit äußerst wichtig sind. Der Anstieg des Bioterrorismus hat die Verbindung zwischen dem BWÜ und der öffentlichen Gesundheit verstärkt (siehe Abbildung 6.1).

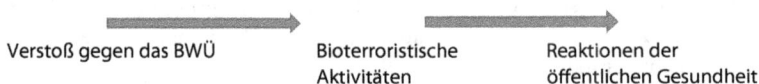

| Verstoß gegen das BWÜ | → | Bioterroristische Aktivitäten | → | Reaktionen der öffentlichen Gesundheit |

Abbildung 6.1 Verbindungen zwischen BWÜ und Public Health
Quelle: Eigene Darstellung

6.2.2 Die Auswirkungen des BWÜ auf die Reaktionen der öffentlichen Gesundheit

Die Biotechnologie unterscheidet sich von der Kernspaltungstechnologie. Während letztere nur wenige andere Verwendungszwecke hat als die Entwicklung von Atomwaffen, kann die Entwicklung der Biotechnologie nicht nur zur Entwicklung biologischer Waffen genutzt werden, sondern sie ist auch der Schlüssel zur Sicherheit der öffentlichen Gesundheit. Eine Beschränkung der Entwicklung und des Fortschritts der Biotechnologie wird daher die Entwicklung neuer Behandlungsmethoden und Impfstoffe behindern, die zur Bekämpfung von Problemen der öffentlichen Gesundheit, wie z. B. Infektionskrankheiten, benötigt werden. Die vom BWÜ geforderte Kontrolle biologischer Agenzien wird sich unweigerlich auf den Fortschritt der Biotechnologie auswirken. Einige Wissenschaftler argumentieren, dass bei dem Versuch, die absichtliche oder böswillige Nutzung der biologischen Forschung zu verhindern, „eine verstärkte staatliche Aufsicht über die biowissenschaftliche Grundlagenforschung die Forschung ‚töten' würde" (Kahn, 2007, S. 12).

Darüber hinaus legt Art. 10 des BWÜ fest, dass:

> die Vertragsstaaten dieses Übereinkommens sich verpflichten, den möglichst umfassenden Austausch von Ausrüstungen, Materialien und wissenschaftlichen und technologischen Informationen für den Einsatz bakteriologischer (biologischer) Agenzien und Toxine zu friedlichen Zwecken zu erleichtern, und das Recht haben, sich daran zu beteiligen. Vertragsparteien des BWÜ, die dazu in der Lage sind, arbeiten auch zusammen, indem sie einzeln oder gemeinsam mit anderen Staaten oder internationalen Organisationen zur Weiterentwicklung und Anwendung wissenschaftlicher Entdeckungen auf dem Gebiet der Bakteriologie (Biologie) für die Verhütung von Krankheiten oder für andere friedliche Zwecke beitragen.
>
> Dieses Übereinkommen wird so durchgeführt, dass die wirtschaftliche oder technologische Entwicklung der Vertragsstaaten des Übereinkommens oder die internationale Zusammenarbeit auf dem Gebiet friedlicher bakteriologischer (biologischer) Tätigkeiten, einschließlich des internationalen Austauschs bakteriologischer (biologischer) Agenzien und Toxine und von Ausrüstung für die Verarbeitung, Verwendung oder Herstellung bakteriologischer (biologischer) Agenzien und Toxine zu friedlichen Zwecken in Übereinstimmung mit den Bestimmungen des Übereinkommens nicht behindert wird.

Obwohl diese Bestimmungen vorsehen, dass alle Länder verpflichtet sind, die internationale Zusammenarbeit bei der friedlichen Nutzung der Biotechnologie zu fördern, haben sich die Industrieländer bemüht, die Wirksamkeit der Bestimmungen über die zwischenstaatliche Zusammenarbeit abzuschwächen und den Transfer von Biotechnologie in Entwicklungsländer aus Gründen der biologischen Sicherheit zu beschränken. Die Entwicklungsländer hingegen vertreten die Auffassung, dass zur Förderung der internationalen Zusammenarbeit im Bereich der Biologie alle diskriminierenden Ausfuhrkontrollmaßnahmen abgeschafft und ein fairer und vernünftiger Ausfuhrkontrollmechanismus im Rahmen des BWÜ geschaffen werden sollte. Sie betonen die Bedeutung der wissenschaftlichen und technologischen Zusammenarbeit auf dem Gebiet der Biotechnologie und die Wichtigkeit eines vollständigen und gleichberechtigten Technologietransfers. Um den Forderungen der Entwicklungsländer nach Abschaffung der bestehenden Exportkontrollvereinbarungen zu begegnen, behauptete der US-Vertreter John Mahley auf der fünften Überprüfungskonferenz, das BWÜ sei „ein Abrüstungs- und kein Handelsvertrag" (Rissanen, 2001, S. 6). In der Tat begründeten die Vereinigten Staaten ihre Ablehnung des Protokollentwurfs zum BWÜ unter anderem damit, dass dieser den amerikanischen Handelsinteressen schade. Kein Wunder, dass Kuba argumentierte, dass „der Rest der Welt als Geisel für die ‚hegemonialen' Interessen der Vereinigten Staaten gehalten wird" (Rissanen, 2001, S. 32). Um die globale Krankheitsüberwachung und -bekämpfung zu verbessern, sollten die Mitgliedstaaten Maßnahmen ergreifen und alles in ihrer Macht Stehende tun, um den Austausch von Ausrüstungen, Daten und wissenschaftlichen und technologischen Informationen zu fördern und den Technologietransfer insbesondere in Entwicklungsländer zu unterstützen. Nur so kann das BWÜ eine aktive Rolle im globalen Gesundheitsregieren spielen, anstatt zu einem Instrument für Industrieländer zu werden, um Biotechnologieexporte in Entwicklungsländer zu kontrollieren.

6.2.3 BWÜ und öffentliche Gesundheit: unterschiedliche Mittel für den gleichen Zweck

Ziel des BWÜ ist es, „zum Wohle der gesamten Menschheit die Möglichkeit auszuschließen, dass bakteriologische (biologische) Agenzien und Toxine als Waffen eingesetzt werden".[13] Auch das globale Gesundheitsregieren ist darauf ausgerichtet, den Menschen vor bakteriellen Krankheiten zu schützen. Beide haben das gleiche Ziel, nämlich die Biosicherheit zu erreichen. Daher ist es wichtig, die Koordinierung und Integration von Biowaffenpolitik und Gesundheitspolitik zu fördern. Nach Ansicht von Fidler (2008): „Eine wirksame Biosicherheitspolitik und -steuerung erfordert auf nationaler und globaler Ebene die Integration von Sicherheit und öffentlicher Gesundheit" (S. 8). Eine solche Integration ist für das globale Gesundheitsregieren erforderlich, sowohl in der Praxis als auch bei der Festlegung von Regeln. Bei der Prävention, Erkennung und Reaktion auf Krankheitsausbrüche gibt es erhebliche Überschneidungen zwischen den im BWÜ behandelten Problembereichen und der Praxis der globalen Gesundheitspolitik. Wie C. F. Chyba (2001), amerikanischer Biowaffenexperte, sagte: „Biologische Sicherheit muss sich sowohl mit der Herausforderung durch biologische Waffen als auch mit der durch Infektionskrankheiten befassen" (S. 2349). Das Verständnis der potenziellen, katastrophalen biologischen Bedrohungen, die von natürlichen Infektionskrankheiten und biologischen Waffen ausgehen, ist „entscheidend für die Formulierung einer wirksamen Biosicherheitsstrategie" (Grotto & Tucker, 2006, S. 1). Insbesondere im Zusammenhang mit der zunehmenden Bedrohung durch Bioterrorismus und neu auftretende Infektionskrankheiten sollte die internationale Gemeinschaft dem Aufbau globaler Gesundheitskapazitäten mehr Aufmerksamkeit widmen und diese stärken, „um die Grundlage für eine wirksame globale Verteidigung gegen Bioterrorismus und natürliche Ausbrüche tödlicher Infektionskrankheiten zu schaffen" (Vereinte Nationen, 2004, S. viii). Kurz gesagt, biologische Waffen und die globale Gesundheitsbedrohung durch natürliche Krankheitsausbrüche greifen ineinander und stellen eine beispiellose politische Herausforderung dar, die die Länder der Welt dazu zwingt, die Probleme der biologischen Waffen nicht länger auf die traditionelle Sicherheit zu beschränken, während sie an der Verbesserung des BWÜ arbeiten. Im Hinblick auf die globale öffentliche Gesundheit sollte sich die WHO nicht auf einen traditionellen „technischen Ansatz" beschränken. Nur wenn sie die Politik im Bereich der biologischen Waffen mit der Politik im Bereich der öffentlichen Gesundheit verbindet, kann die Welt gemeinsam das globale Gesundheitsregieren fördern.

Mark Wheelis, Mikrobiologe an der Universität von Kalifornien, warnte einmal: „Die Biologie befindet sich inmitten einer Revolution, die man nur als solche bezeichnen kann. Diese Technologie wird sowohl für friedliche als auch für feindliche Zwecke von großer Bedeutung sein" (2004, S. 6). Dieser Wandel unterstreicht die Notwendigkeit und Dringlichkeit für die internationale Gemeinschaft, das BWÜ zu verbessern. Länder auf der ganzen Welt, insbesondere Länder mit einer starken Biotechnologie, sollten die immer wichtiger werdende internationale Norm zur besseren Einhaltung des BWÜ übernehmen und aktiv eine internationale Zusammenarbeit bei der friedlichen Nutzung der Biotechnologie betreiben, damit sie Ländern mit weniger fortschrittlichen biotechnologischen Ressourcen helfen können, besser auf Krisen der öffentlichen

Gesundheit zu reagieren. Dies ist der einzige Weg, um die öffentliche Gesundheit in dieser interdependenten Welt zu sichern.

6.3 BWÜ: Unzulänglichkeiten und Dilemmas

Um die Wirksamkeit und Funktion des Biologiewaffenübereinkommens zu stärken, hat die internationale Gemeinschaft bisher insgesamt sechs Überprüfungskonferenzen in Genf einberufen. Aufgrund der dem BWÜ innewohnenden Unzulänglichkeiten, der unterschiedlichen Prioritäten von Industrie- und Entwicklungsländern und des „Biosicherheitsdilemmas" zwischen den Mitgliedsstaaten wurden auf diesen Konferenzen jedoch nur wenige Fortschritte erzielt. Einige Wissenschaftler waren sogar der Meinung, dass „in Genf in Wahrheit wenig getan wird, um die Sicherheit vor absichtlich herbeigeführten Krankheiten zu gewährleisten" (Kellman, 2006, S. 235). Angesichts der erheblichen Auswirkungen des BWÜ auf globale Gesundheitsprobleme wie Bioterrorismus und wiederkehrende Infektionskrankheiten ist es notwendig, die Faktoren systematisch zu untersuchen, die die Rolle des BWÜ eingeschränkt haben. Es ist auch eine dringende Herausforderung für die internationale Gemeinschaft, mit den dem BWÜ innewohnenden Schwächen umzugehen.

6.3.1 Unzulänglichkeiten des BWÜ

Seit seinem Inkrafttreten im Jahr 1975 ist es dem BWÜ nie gelungen, die Biowaffenprogramme in einigen seiner Mitgliedsstaaten „zu beenden". Die Aufdeckung der Biowaffenprogramme der Sowjetunion und des Irak Anfang der 1990er-Jahre setzte das BWÜ in eine Krise. In den letzten Jahren haben auch die Vereinigten Staaten eigene Aktivitäten zur biologischen Verteidigung unternommen, einschließlich des Baus von streng geheimen Anlagen zur Entwicklung von Biowaffen. Die internationale Gemeinschaft ist daher umso besorgter über mögliche Verstöße der USA gegen das BWÜ (Warrick, 2006). All diese Beispiele verdeutlichen die Mängel im Durchsetzungsmechanismus und Normenkonzept des BWÜ.

6.3.1.1 Fehlen rechtsverbindlicher Überprüfungsmechanismen

Zanders (1996) wies darauf hin, dass „die Verifikation stets als ein fast unüberwindliches Hindernis angesehen wurde, seit die Regierungen über ein

endgültiges Verbot der Entwicklung und des Besitzes von biologischen Kampf-
stoffen nachdachten," (S. 35). Am 6. August 1968 schlug das Vereinigte Königreich in seinem Arbeitspapier zur biologischen Kriegsführung vor, dass:

> es die Möglichkeit in Betracht gezogen werden könnte, dass ein unter der Schirm-
> herrschaft der Vereinten Nationen eingerichtetes zuständiges Expertengremium die
> von einer Vertragspartei des Übereinkommens vorgebrachten Klage untersucht,
> dass eine andere Vertragspartei gegen die in dem Übereinkommen festgelegten Ver-
> pflichtungen verstoßen habe. Das Übereinkommen würde eine Bestimmung enthal-
> ten, wonach sich die Vertragsparteien verpflichten würden, bei jeder Untersuchung
> uneingeschränkt zusammenzuarbeiten, und jede Nichteinhaltung dieser Bestim-
> mung dem Sicherheitsrat gemeldet würde.
> (Internationales Friedensforschungsinstitut Stockholm, 1971, S. 255)

Leider wurde dieser Vorschlag von den Mitgliedsstaaten nicht angenommen. Als die Vereinigten Staaten und die Sowjetunion 1971 einen Konsens
über den Entwurf des BWÜ-Protokolls erzielten, enthielt dieser keine Bestimmungen über Verifikationsmaßnahmen. Das Fehlen eines rechtsverbindlichen
und etablierten Verfahrens im BWÜ bedeutete, dass die Politik der Mitgliedstaaten im Bereich der biologischen Waffen unvorhersehbar sein konnte und
dass die Mitgliedstaaten leicht Opfer von Willkürakten werden oder Anschuldigungen anderer Mitgliedstaaten ausgesetzt sein konnten. Das BWÜ hat es
versäumt, die ihm gebührende Rolle bei der Bewältigung der von staatlichen
und nichtstaatlichen Akteuren ausgehenden Bedrohungen und bei der Kon-
frontation mit wissenschaftlichen und technologischen Entwicklungen zu
spielen. Daher ist das Fehlen von Verifikationsmaßnahmen seit dem Inkrafttreten des BWÜ zu einem zentralen Anliegen der Mitgliedstaaten geworden.

Das Austreten des Milzbrandvirus in der Sowjetunion im Jahr 1979 zeigt,
dass das BWÜ ohne Verifikationsmaßnahmen für einige Mitgliedsstaaten
einfach zahnlos wäre. Die mangelnde Durchsetzungsfähigkeit des BWÜ wird
durch die Aufdeckung der Biowaffenprogramme der Sowjetunion und des Iraks
in den frühen 1990er-Jahren. Nach dem Zusammenbruch der Sowjetunion
setzten sich die Vereinigten Staaten, das Vereinigte Königreich und Russland
aus Sorge um russische biologische Waffen zusammen, um einen trilateralen
Verifikationsmechanismus zwischen diesen drei Großmächten für Biowaffen
einzurichten. Aufgrund des gegenseitigen Misstrauens zwischen den Vereinigten Staaten und Russland war dieser Mechanismus jedoch nicht von langer
Dauer. Zur gleichen Zeit versuchte auch die Sonderkommission der Vereinten
Nationen (UNSCOM), die irakischen Biowaffenprogramme zu verifizieren,
jedoch ohne großen Erfolg.

Tucker (2004b) schlug vor: „Die einzige Möglichkeit, dem Übereinkommen echte ‚Zähne' zu verleihen, ist die Aushandlung rechtsverbindlicher Vereinbarungen, die durchsetzbare Verpflichtungen schaffen und von Verstößen abschrecken" (S. 13). In der Erkenntnis, dass das BWÜ gestärkt werden muss, beschloss die Überprüfungskonferenz 1991 die Einsetzung einer Gruppe von staatlichen Verifikationsexperten, die eine systematische Studie über biologische Überwachungstechniken durchführen sollte. Von März 1992 bis September 1993 trat diese Gruppe zu vier Sitzungen zusammen. 1994 richteten die Vereinten Nationen ein neues multilaterales Verhandlungsforum ein, die Ad-hoc-Gruppe (AHG), um ein rechtsverbindliches Instrument zur Erweiterung der Befugnisse des BWÜ auszuarbeiten und entsprechende Verifikationsmaßnahmen zu konzipieren.[14] Die Vereinigten Staaten und Russland als Großmächte im Bereich der Biowaffen standen den Verifikationsmaßnahmen für das BWÜ jedoch weiterhin ambivalent gegenüber. US-Beamte hielten daran fest, dass es keine Möglichkeit gäbe, die Einhaltung des BWÜ durch die Mitglieder wirksam zu überprüfen, und lehnten daher äußerst entschieden die Verwendung des Begriffs „Verifikation" zur Beschreibung eines rechtsverbindlichen Instruments ab (Lacey, 1994, S. 55). Die Ablehnung des Protokollentwurfs durch die USA im Jahr 2001 zeigte, dass sie nicht bereit waren, ein rechtsverbindliches internationales Instrument für die Verifikation biologischer Waffen einzuführen. Angesichts dieser Ablehnung wurde das Protokoll über Verifikationsmaßnahmen auf der Überprüfungskonferenz 2006 überhaupt nicht behandelt. Unter diesem Gesichtspunkt ist es für die internationale Gemeinschaft unter den derzeitigen politischen Rahmenbedingungen nahezu unmöglich, einen Konsens über ein Protokoll zu Verifikationsmaßnahmen zu erzielen. J. Littlewood, US-Experte für biologische Waffen, kam zu dem Schluss: „Wenn man die Verhandlungen über das BWÜ-Protokoll zusammen mit den Entwicklungen in der internationalen Politik von 1991 bis heute betrachtet, ist die grundlegende Lehre für das Übereinkommen eine ganz einfache: Es wird kein BWÜ-Protokoll geben" (Littlewood, 2005, S. 232).

6.3.1.2 Mangel an vertrauensbildenden Maßnahmen

Der Zweck vertrauensbildender Maßnahmen (CBMs) besteht darin, „eine bestehende vertragliche Verpflichtung zu verstärken oder zu unterstützen oder Mechanismen bereitzustellen, die einen Vertragsbruch verhindern oder die Einhaltung überprüfen" (Holst, 1983, S. 5). Je nach Verbindlichkeit der vertrauensbildenden Maßnahmen lassen sie sich in freiwillige Maßnahmen, rechtlich bindende Maßnahmen und politisch bindende Maßnahmen einteilen. Von den drei Arten sind rechtlich verbindliche CBMs am wirksamsten, gefolgt von politisch verbindlichen und schließlich freiwilligen Maßnahmen.

CBMs sind ein Instrument der Rüstungskontrolle. Damit das BWÜ eine bessere Rolle beim Verbot biologischer Waffen spielen kann, haben die Mitgliedsstaaten auch eine Reihe von CBMs eingerichtet. Nicolas Isla, wissenschaftlicher Mitarbeiter am Hamburger Zentrum für biologische Rüstungskontrolle an der Universität Hamburg, ist der Ansicht, dass „ein guter Ausgangspunkt für die Schaffung von Vertrauen in Einhaltung des Übereinkommens die Erhöhung der Transparenz ist" (Isla & Hunger, 2006, S. 19).

Auf der zweiten Überprüfungskonferenz im Jahr 1986 einigten sich die Mitgliedstaaten darauf, jährlich über CBMs im Zusammenhang mit biologischen Waffen zu berichten. Auf der dritten Überprüfungskonferenz im Jahr 1991 wurde diese Vereinbarung überarbeitet und erweitert. Allerdings hat nur eine kleine Anzahl von Ländern die CBMs umgesetzt. Diese politisch verbindlichen Maßnahmen verpflichteten die Mitgliedstaaten, dem UNODA (*United Nations Department of Disarmament Affairs*) jährlich über bestimmte Aktivitäten zu berichten, darunter Daten über Forschungszentren und Laboratorien, Informationen über nationale Forschungs- und Entwicklungsprogramme im Bereich der biologischen Verteidigung, Informationen über Ausbrüche von Infektionskrankheiten und ähnliche Ereignisse, die durch Toxine verursacht wurden, die Veröffentlichung von Ergebnissen und die Förderung der Nutzung von Kenntnissen, Informationen über Gesetze, Vorschriften und andere Maßnahmen, Angaben über frühere Aktivitäten im Bereich der offensiven und/oder defensiven biologischen Forschungs- und Entwicklungsprogramme sowie Informationen über Impfstoffproduktionsanlagen.[15] Die jährlichen Erklärungen werden vom UNODA zusammengestellt und nur an die Mitgliedsstaaten zurückgesandt (in deren jeweiligen Sprachen, sodass keine Übersetzung erforderlich ist). Um die Wirksamkeit der CBMs zu erhöhen, bemüht sich die AHG des BWÜ seit 1995 um die Ausarbeitung eines rechtsverbindlichen Protokolls. Seit der Ablehnung des Protokolls durch die Vereinigten Staaten im Jahr 2001 gibt es jedoch keine rechtsverbindliche CBMs zwischen den Mitgliedstaaten. Das politische Misstrauen zwischen Industrie- und Entwicklungsländern, insbesondere zwischen den Vereinigten Staaten und dem Iran sowie zwischen den Vereinigten Staaten und Russland, hat diese politisch verbindlichen CBMs höchst unberechenbar gemacht. Bei den freiwilligen CBMs sah es noch schlechter aus. Von 1987 bis 1995 haben nur 70 von 139 Mitgliedsstaaten

Erklärungen abgegeben, und nur 11 haben an Informationsaustausch aller CBMs teilgenommen (Kelle, 1997, S. 141).

Neue biotechnologische Entwicklungen und undurchsichtige Aktivitäten zur biologischen Verteidigung werden „traditionelle" Sicherheitsrisiken schaffen oder verstärken. Angesichts der Tatsache, dass Bioterrorismus und Infektionskrankheiten zu einer globalen Bedrohung werden, sollten die Mitgliedsstaaten des BWÜ effektivere CBMs verabschieden, um die Transparenz ihrer biologischen Programme zu erhöhen. Dies wird dazu beitragen, gegenseitiges Misstrauen und Verdächtigungen abzubauen. Dennoch sind die Aussichten für wirksame CBMs in diesem Bereich nicht ermutigend, da „der Transparenzgrad von Bioabwehrprogrammen zu einer der heftigsten Kontroversen in der gegenwärtigen Biosicherheitspolitik geworden ist" (Fidler, 2008, S. 90).

6.3.1.3 Fehlende organisatorische Unterstützung für das BWÜ

Internationale Verträge und Organisationen können im Anschluss an Konferenzen Unterstützung leisten, als Kommunikationskanal und Clearingstelle (a clearing house) für den Informationsaustausch fungieren und den Mitgliedern eine Plattform für den Austausch untereinander bieten. Von den drei internationalen Instrumenten über Massenvernichtungswaffen hat das BWÜ die schwächste Durchsetzungsbilanz. Während der Atomwaffensperrvertrag der Überwachung und Überprüfung durch die Internationale Atomenergie-Organisation (International Atomic Energy Agency, IAEA) unterliegt und das CWC (Chemical Weapons Convention) von der Organisation für das Verbot chemischer Waffen (Organisation for the Prohibition of Chemical Weapons, OPCW) inspiziert wird, gibt es kein derartiges rechtsverbindliches Instrument, das die Durchsetzung des BWÜ gewährleistet, nicht einmal ein ständiges Sekretariat. Infolgedessen ist das BWÜ zu einem zahnlosen Regime geworden. Es ist für die Mitgliedsstaaten extrem schwierig geworden, die Durchsetzung des BWÜ zu überprüfen und zu überwachen.

Um diesen Mangel auszugleichen, empfahl die von Hans Blix (2006) geleitete Kommission für Massenvernichtungswaffen, dass die Mitgliedsstaaten des BWÜ ein ständiges Sekretariat einrichten sollten, das sich um organisatorische und administrative Angelegenheiten im Zusammenhang mit dem Vertrag kümmert, wie etwa Überprüfungskonferenzen und Expertentreffen. Auf der sechsten Überprüfungskonferenz des Übereinkommens im Dezember 2006 einigten sich die Mitgliedsstaaten auf die Einrichtung einer Implementierungsunterstützungseinheit (Implementation Support Unit, ISU), die aus drei Vollzeitmitarbeitern besteht und innerhalb der Genfer Abteilung des Büros der Vereinten

Nationen für Abrüstungsfragen administrative Unterstützung bereitstellt und CBMs errichtet. Was die administrative Unterstützung betrifft, so hat die ISU folgende Aufgaben zu erfüllen: administrative Unterstützung und Vorbereitung von Unterlagen für die von der Überprüfungskonferenz vereinbarten Sitzungen; Erleichterung der Kommunikation zwischen den Vertragsparteien und auf Anfrage mit den internationalen Organisationen; Erleichterung des Kontakts zwischen den Mitgliedstaaten und zwischenstaatlichen, internationalen und nichtstaatlichen Organisationen einschließlich wichtiger Industriesektoren sowie wissenschaftlichen und akademischen Gemeinschaften; Aufrechterhaltung von Kontakten zu den benannten nationalen Kontaktstellen in den Regierungen der Vertragsstaaten und gegebenenfalls Unterstützung der Bemühungen der Mitgliedstaaten um die Umsetzung der Beschlüsse und Empfehlungen der Überprüfungskonferenz. Zu den Aufgaben der ISU im Zusammenhang mit den CBMs gehören die Entgegennahme und Verteilung von CBMs an die bzw. von den Mitgliedstaaten, die Versendung von Informationsmitteilungen an die Mitgliedstaaten bezüglich ihrer jährlichen Einreichungen, die Zusammenstellung und Verteilung von Daten über CBMs und die Berichterstattung über die Teilnahme an jeder Sitzung der Mitgliedstaaten, die Entwicklung und Pflege einer sicheren, nur für die Mitgliedstaaten zugänglichen Website über CBMs und die Funktion als Informationsaustauschstelle für die Unterstützung bei der Vorbereitung von CBMs.

Aus diesen Funktionen wird ersichtlich, dass die Einrichtung eines solchen Mechanismus nicht wesentlich zur Durchsetzung des BWÜ beitragen wird. Da das Mandat der Einheit auf die oben genannten Aufgaben beschränkt sein wird, steht die ISU im Schatten des CWC und Atomwaffensperrvertrags. In mancherlei Hinsicht könnte die ISU sogar nach hinten losgehen. Nimmt man eine CBM, die zur Verbesserung der Transparenz eingeführt wurde, als Beispiel: die ISU sollte ein elektronisches Formular erstellen, das die Mitgliedstaaten ausfüllen können, und nach Einholung der Zustimmung der Mitgliedstaaten, die die Informationen übermittelt haben, das ausgefüllte Formular auf eine sichere Website stellen und für alle Mitgliedstaaten zugänglich machen. Ohne ausdrückliche Zustimmung der Mitgliedstaaten dürfen die übermittelten Informationen nicht an andere Personen und Organisationen weitergegeben werden. Dies bedeutet, dass Nichtregierungsorganisationen und anderen internationalen Organisationen der Zugang zu den von den Mitgliedstaaten eingerichteten CBMs verwehrt wird, was der Transparenz der CBMs nicht förderlich ist. Infolgedessen ist die „Unterstützung", die die ISU leisten soll, in der Praxis trivial. Sie kann bestenfalls als Ad-hoc-Sekretariat dienen, geschweige denn die Durchsetzung des BWÜ überwachen oder verifizieren.

6.3.2 Drei Dilemmas, die zu den Mängeln des BWÜ führen

Die Gründe für die Mängel des BWÜ sind vielfältig. Dazu gehören vor allem Probleme des kollektiven Handelns aufgrund der Anarchie in der internationalen Politik, das Dual-Use-Dilemma der Biotechnologie und das „Biosecurity-Dilemma" in der Sicherheitswahrnehmung der Länder.

6.3.2.1 Dilemma des kollektiven Handelns

Internationale Regime entstehen, weil die Länder im internationalen System miteinander interagieren müssen. Der anarchische Zustand der internationalen Gemeinschaft gebärt das Dilemma des kollektiven Handelns. Im Vorwort von Olson zu Todd Sandlers Buch „*Collective Action: Theory and Applications*" schrieb Olson, dass alle sozialwissenschaftlichen Forschungen auf zwei Gesetzen beruhen. Das erste Gesetz besagt: „Wenn jedes Individuum nur seine Interessen berücksichtigt, ergibt sich manchmal automatisch ein kollektiv rationales Ergebnis"; das zweite Gesetz besagt, dass „manchmal das erste Gesetz nicht zutrifft: Egal wie intelligent jedes Individuum seine Interessen verfolgt, kann kein sozial rationales Ergebnis spontan entstehen" (Sandler, 1992, S. vii). Es ist offensichtlich, dass die Ergebnisse des BWÜ und seines Protokolls zum zweiten Szenario gehören. Für die gesamte internationale Gemeinschaft besteht das ideale Ergebnis des BWÜ darin, dass sich alle Mitgliedstaaten an alle Bestimmungen des BWÜ halten und schließlich globale Biosicherheit erreicht wird. Da die Länder jedoch unterschiedliche Interessen und Prioritäten in Bezug auf die konkrete Umsetzung des BWÜ haben, ist es für sie schwierig, einen Konsens über diese Differenzen zu erzielen, wodurch die Durchsetzung des BWÜ in Dilemma des kollektiven Handelns gefangen ist. Die westlichen Länder, allen voran die Vereinigten Staaten, legen den Schwerpunkt auf Art. 3 des BWÜ, der die Verhinderung der Verbreitung biologischer Waffen betrifft, einschließlich Exportkontrollen und Beschränkungen des Technologietransfers. Im Gegensatz dazu fordern die blockfreien Länder, allen voran Indien und der Iran, die strikte Durchsetzung von Art. 10, der die internationale Zusammenarbeit und den technologischen Austausch bei der friedlichen Nutzung der Biotechnologie befürwortet. Damit gerät Art. 10 in einen potenziellen Konflikt mit Art. 3. Die blockfreien Länder protestieren dagegen, dass die von den Industrieländern auferlegten Exportkontrollen den Austausch und die Entwicklung der

Biotechnologie behindert haben, während die westlichen Länder stets behauptet haben, dass die Exportkontrollen Teil von Art. 3 sind, und diesen Artikel nutzen, um die „Australische Gruppe (AG)", ein eigenes informelles Forum zur Exportkontrolle von Biotechnologien an Entwicklungsländer, einzurichten.

Nach Chevrier (1995, S. 216) „ist es logisch zu folgern, dass bei einem Kompromiss zwischen verschiedenen Themen jede Gruppe von Ländern wahrscheinlich nicht dort nachgeben wird, wo ihre Interessen am stärksten sind" (S. 216). In Anbetracht des Interessenkonflikts zwischen entwickelten Ländern und bündnisfreien Ländern ist es schwierig, kollektive Maßnahmen zu ergreifen, um die Durchsetzung des BWÜ zu verbessern, vor allem, „wenn es keine Führungsnation gibt, die eine wichtige Rolle in dem Fall spielt" (Sandler, 2004, S. 7). So weigern sich beispielsweise die Vereinigten Staaten, eine der wichtigsten Biowaffenmächte, das Protokoll zu akzeptieren, während Russland, eine andere Großmacht, dem Protokoll ebenfalls ambivalent gegenübersteht, was die globalen Probleme bei der Durchsetzung des BWÜ durch kollektive Maßnahmen noch verschärft.

6.3.2.2 Dilemma der Biosicherheit

Das Sicherheitsdilemma ist „das grundlegendste Konzept der Sicherheitsforschung und steht im Zentrum der internationalen Politik" (Wheeler & Booth, 1992, S. 29). Der Kern des Arguments des Sicherheitsdilemmas besteht darin, dass eine Erhöhung der Sicherheit eines Staates zu einer Verringerung der wahrgenommenen Sicherheit anderer Staaten führt, da die von einem Staat ergriffenen Verteidigungsmaßnahmen von einem anderen als Bedrohung angesehen werden können.[16] Das gleiche kann auf das Biosicherheitsdilemma angewendet werden. Wenn der defensive biologische Plan eines Landes von einem anderen Land als offensiv betrachtet wird, hat das Letztere keine andere Wahl, als eine Absicherungsstrategie zu verfolgen, die zu einem Wettrüsten zwischen den beiden Ländern führen kann, was eine gemeinsame Unsicherheit zur Folge hat. Im Allgemeinen gibt es zwei Hauptgründe für das Biosicherheitsdilemma.

Erstens liegt der Unterschied zwischen defensiver und offensiver biologischer Forschung und Entwicklung in erster Linie in ihren Absichten. Absichten sind jedoch schwer zu definieren, sodass es für die Länder sicherer ist, angemessene Reaktionen auf der Grundlage der Fähigkeiten ihrer potenziellen Gegner und nicht auf der Grundlage der von ihnen geäußerten Absichten zu wählen. Infolgedessen entwickeln diese Länder auch defensive biologische Programme, die wiederum von ihren Gegnern als offensiv angesehen werden, was zu einem Teufelskreis führt. Leitenberg (2002) zufolge „wäre die Welt von einem Umschlag zu einem Wettrüsten übergegangen, wenn viele Staaten mehr Druck verspüren würden, sich in Forschung und Entwicklung zu engagieren" (S. 23). Mit anderen Worten: Das Versäumnis, echte Absichten zu erkennen, ist die Ursache für das Biosicherheitsdilemma.[17] So verkündete die Nixon-Administration vor dem Abschluss des BWÜ einseitig die Aufgabe der Biowaffenprogramme, während die Sowjetunion, die Mitglied des BWÜ war, nach Inkrafttreten des BWÜ weiterhin ehrgeizige biologische Programme entwickelte. Ein wichtiger Grund dafür, dass die Sowjetunion nicht glaubte, die Vereinigten Staaten würden ihre offensiven Biowaffenprogramme aufgeben. Wie Ken Alibek, ehemaliger sowjetischer Experte für biologische Kriegsführung, behauptete:

> Wir haben kein Wort von Nixons Ankündigung geglaubt. Obwohl die Vernichtung der riesigen US-Bestände an biologischer Munition angeordnet wurde, dachten wir, dass die Amerikaner nur einen dickeren Mantel um ihre Aktivitäten legen würden
> (1999, S. 234).

Zweitens könnten potenzielle Gegner befürchten, dass andere Länder als Reaktion auf neue biologische Waffen neue Durchbrüche in ihrer Forschung erzielen, die ihnen wiederum zum Nachteil gereichen. Dies wird zu einem biologischen Wettrüsten oder sogar zu einem anhaltenden biotechnologischen Wettbewerb mit unbestimmten militärischen Auswirkungen führen. In einem Wettrüsten mit Biowaffen werden die Länder darum konkurrieren, einen Vorteil auf dem Gebiet der Biowissenschaften zu erlangen und „ihre eigenen F&E-Aktivitäten als Absicherung gegen technologische Überraschungen und die Unberechenbarkeit künftiger Gegner zu verstärken – ein ‚keeping up with the Joneses'-Effekt" (Grotto & Tucker, 2006, S. 43). Unter solchen Umständen ist es nur zu natürlich, dass das BWÜ von den Mitgliedsstaaten über Bord geworfen wird.

Seit dem Milzbrandanschlag im Jahr 2001 stiegen die jährlichen Ausgaben der US-Bundesregierung für die biologische Abwehr von 414 Millionen US-Dollar im Jahr 2001 auf 7,6 Milliarden US-Dollar im Jahr 2005 (Schuler, 2004). Die Ausgaben für Forschung und Entwicklung im Bereich der biologischen Verteidigung sind in den letzten Jahren sogar noch weiter gestiegen. Im September 2001 enthüllte die New York Times, dass die Vereinigten Staaten eine Art Biowaffentests durchführten. Schon bald behaupteten andere Mitgliedstaaten und Rüstungskontrollexperten, dies sei ein Verstoß gegen das BWÜ und könnte zu einer neuen Runde des Wettrüstens mit Biowaffen führen (Miller et al., 2001). Am 30. Juli 2006 berichtete die *Washington Post*, dass das US-Ministerium für Innere Sicherheit ein streng vertrauliches „Programm zur Charakterisierung biologischer Bedrohungen" (*Biological Threat Characterization Program*) einführte (Warrick, 2006). Ziel des Programms war es, „neue wissenschaftliche Trends zu verstehen, die von unseren Gegnern zur Entwicklung neuer biologischer Waffen ausgenutzt werden könnten" (Das Weiße Haus, 2004, S. 4). In dem Programm ahmten die Forscher die wichtigsten Schritte nach, die ein Staat oder ein Terrorist zur Herstellung einer biologischen Waffe unternehmen würde, um die Bedrohung besser zu verstehen, zu der auch Angriffe mit Milzbrandbakterien und hochtödlichen Superviren gehören, die sich aus normalen Viren entwickelt haben. Jonathan B. Tucker, leitender Forscher am *Monterey Institute of International Studies*, ist der Ansicht, dass „die Charakterisierung vermeintlicher biologischer Bedrohungen im Labor zu einer sich selbst erfüllenden Prophezeiung werden könnte, die die nationale Sicherheit der USA untergräbt" (2006, S. 197). Derartige Forschungen werden in anderen Ländern Misstrauen erregen, die Wirksamkeit des BWÜ schwächen und das Risiko erhöhen, dass genetisch veränderte Viren und damit verbundene Technologien an Proliferatoren und Terroristen weitergegeben werden.

Drittens erwecken die Vereinigten Staaten durch ihr eigenes Vorgehen Misstrauen hinsichtlich der Einhaltung des BWÜ und „fördern ein ‚biologisches Sicherheitsdilemma', das zu einem neuen biologischen Wettrüsten führen könnte" (Tucker, 2004a, S. 14). Die Vereinigten Staaten können die Menschen nicht davon überzeugen, dass sie nicht gegen das BWÜ verstoßen hätten. Susan Wright (2004) von der University of Michigan ist ebenfalls der Meinung, dass Amerikas Überreaktion auf die Risiken der biologischen Verteidigung zu einem Wettlauf um neuartige biologische Waffen führen könnte, der völlig außer Kontrolle geraten könnte. Es ist nicht allzu schwer zu verstehen, warum die Vereinigten Staaten den Entwurf des Protokolls zum BWÜ abgelehnt haben. Der Schutz des Geschäftsgeheimnisses war ein bequemer Schutzschild für ihre Pläne zur Entwicklung von Biowaffen. Es wäre für andere Länder schwierig, das BWÜ ernst zu nehmen, wenn sie glauben, dass die Vereinigten Staaten das BWÜ durch die Entwicklung offensiver Biowaffenprogramme bereits verletzt haben.

6.3.2.3 Das Dual-Use-Dilemma der Biotechnologie

Das Dual-Use-Dilemma entsteht im Zusammenhang mit der Forschung in den biologischen und anderen Wissenschaften als Folge der Tatsache, dass ein und dieselbe wissenschaftliche Forschung manchmal das Potenzial hat, sowohl zum Schaden als auch zum Nutzen eingesetzt zu werden (Miller & Selgelid, 2007). Ein weiterer wichtiger Grund für die schwierige Umsetzung des BWÜ ist, dass einige Bestimmungen aufgrund des Dual-Use-Charakters der Biotechnologie nicht eindeutig sind. Art. I des BWÜ sieht zum Beispiel vor, dass:

Jeder Vertragsstaat dieses Übereinkommens verpflichtet sich, unter keinen Umständen mikrobielle oder andere biologische Agenzien oder Toxine zu entwickeln, herzustellen, zu lagern oder anderweitig zu erwerben oder aufzubewahren, unabhängig von ihrem Ursprung oder ihrer Herstellungsmethode, und zwar in einer Art und Menge, die für prophylaktische, schützende oder andere friedliche Zwecke nicht gerechtfertigt ist ... (auch) Waffen, Ausrüstungen oder Transportmittel, die dazu bestimmt sind, solche Agenzien oder Toxine für feindliche Zwecke oder in bewaffneten Konflikten einzusetzen.

Sie enthält jedoch keine Definition des Begriffs „friedliche Zwecke". Nehmen wir als Beispiel das Pockenvirus. Es ist gleichzeitig eine tödliche Biowaffe und ein notwendiger Bestandteil für Impfstoffe. Gegenwärtig sind die Vereinigten Staaten und Russland die einzigen beiden Länder, die über Pockenvorkommen verfügen. Seit der Ausrottung der Pocken im Jahr 1980 hat die WHO beide Länder aufgefordert, ihre Proben zu vernichten, was sie jedoch noch nicht getan haben und dies mit der wissenschaftlichen Forschung begründen. Es gibt also noch viele Grauzonen in Bezug auf die friedliche Nutzung der Biotechnologie. Manche Leute sind der Meinung, dass das BWÜ von Natur aus nicht verifizierbar ist. Amy Smithson (2004b), Wissenschaftlerin am *Stimson Centre in Washington* und am *Centre for Strategic and International Studies*, formuliert dies so:

Politischen Entscheidungsträgern, Vertretern der Industrie und der Öffentlichkeit wird häufig gesagt, das BWÜ sei „nicht verifizierbar", da es sich bei den biologischen Materialien, Ausrüstungen und Technologien um komplexe Güter mit doppeltem Verwendungszweck handele, und es wird behauptet, dass Inspektionen automatisch sensible Verteidigungs- oder Geschäftsinformationen enthüllen würden. Diese Behauptungen bleiben unwidersprochen in der Luft hängen.

(S. vii)

Der doppelte Verwendungszweck der Biowaffentechnologie macht es äußerst schwierig, die Verbreitung biologischer Waffen zu verhindern. Daher ist die Nichtüberprüfbarkeit des BWÜ, die sich aus dem doppelten Verwendungszweck der Biotechnologie ergibt, zum technischen Engpass geworden, der die Einrichtung eines Überprüfungsmechanismus für das BWÜ einschränkt und ein Hauptgrund für die Vereinigten Staaten ist, das Protokoll zum BWÜ abzulehnen.

Zusammenfassung

Die durch die oben genannten Dilemmata verursachten Mängel haben die Funktionsfähigkeit des BWÜ stark eingeschränkt, „sodass es als Rüstungskontrollregime immer weniger geschätzt wird" (Becker, 2007). Mit der Entwicklung der Biotechnologie, den Ausbrüchen verschiedener neu auftretender Infektionskrankheiten und der zunehmenden Bedrohung durch Bioterrorismus wird jedoch auch die Bedeutung des BWÜ für die globale Gesundheitsvorsorge deutlich. „Die Aufrechterhaltung des BWÜ ist ein wesentlicher Bestandteil der globalen Biosicherheit" (Atlas & Reppy, 2005, S. 52). Daher ist die Frage, wie die Wirksamkeit des BWÜ gestärkt werden kann, zu einer dringenden Aufgabe für die internationale Gemeinschaft geworden. Obwohl es nach wie vor fast unmöglich ist, einen rechtsverbindlichen Verifikationsmechanismus und eine formalisierte internationale Organisation für das BWÜ zu schaffen, wäre es übertrieben zu glauben, dass das BWÜ völlig „auf der Strecke" geblieben ist. Vielmehr unterstreicht diese Situation nur die Notwendigkeit für die Mitgliedstaaten, andere proaktive Maßnahmen zu ergreifen, um die Wirksamkeit des BWÜ zu erhöhen. Die internationale Gemeinschaft hat in dieser Hinsicht bereits erhebliche Anstrengungen unternommen. Der VN-Sicherheitsrat verabschiedete 2004 die Resolution 1540, und die IHR (2005) traten 2007 in Kraft. Die Resolution 1540 bekräftigt:

> ihre Entschlossenheit, im Einklang mit ihren vorrangigen Zuständigkeiten gemäß der Charta der Vereinten Nationen geeignete und wirksame Maßnahmen gegen jede Bedrohung des Weltfriedens und der internationalen Sicherheit zu ergreifen, die durch die Verbreitung nuklearer, chemischer und biologischer Waffen und ihrer Trägermittel verursacht wird.[18]

Darin heißt es, dass der Sicherheitsrat befugt ist, bei der Umsetzung des BWÜ tätig zu werden. Art. 7 der IHR (2005) legt außerdem fest:

> Hat ein Vertragsstaat Anhaltspunkte für ein unerwartetes oder ungewöhnliches Ereignis im Bereich der öffentlichen Gesundheit in seinem Hoheitsgebiet – ungeachtet des Ursprungs oder der Quelle – das eine gesundheitliche Notlage von internationalem Belang darstellen könnte, so übermittelt er der WHO alle einschlägigen Informationen über die öffentliche Gesundheit.

Folglich sollten auch Zwischenfälle im Bereich der öffentlichen Gesundheit, die durch biologische Waffen verursacht wurden, der WHO gemeldet werden. Gleichzeitig sieht Art. 14 der IHR (2005) Folgendes vor:

> In Fällen, in denen die Meldung oder Überprüfung eines Ereignisses oder die Reaktion darauf in erster Linie in die Zuständigkeit anderer zwischenstaatlicher Organisationen oder internationaler Gremien fällt, koordiniert die WHO ihre Tätigkeiten mit diesen Organisationen oder Gremien, um die Anwendung angemessener Maßnahmen zum Schutz der öffentlichen Gesundheit sicherzustellen.

Mit anderen Worten: Im Falle eines bioterroristischen Angriffs sollte die WHO ihre Aktivitäten mit der neu eingerichteten Implementierungsunterstützungseinheit des BWÜ koordinieren. Die IHR „sind auch Teil der internationalen Regime geworden, die sich mit Biowaffenbedrohungen befassen" (Fidler & Gostin, 2008).

In der Resolution 1540 wird bekräftigt, dass „die Verhinderung der Verbreitung nuklearer, chemischer und biologischer Waffen die internationale Zusammenarbeit in Bezug auf Materialien, Ausrüstung und Technologie für friedliche Zwecke nicht behindern sollte, während Ziele der friedlichen Nutzung nicht als Vorwand für die Verbreitung benutzt werden sollten".[19] Mit anderen Worten: Die Verhinderung der Verbreitung biologischer Waffen sollte von den Industrieländern nicht als Vorwand benutzt werden, um die Entwicklung der Biotechnologie in den Entwicklungsländern zu bremsen. Die internationale Zusammenarbeit auf dem Gebiet der Biotechnologie auf der Grundlage von Art. 10 des BWÜ kann die Fähigkeit der Entwicklungsländer verbessern, auf globale Krisen im Bereich der Gesundheitssicherheit zu reagieren, was wiederum mehr Länder ermutigen wird, dem Regime beizutreten. Darüber hinaus hängt besseres Funktionieren des BWÜ von der Verinnerlichung seiner Normen durch die Mitgliedsstaaten ab. Mit anderen Worten: Die Mitgliedstaaten müssen unbedingt einschlägige Rechtsvorschriften zur Biosicherheit auf nationaler Ebene erlassen. Noch wichtiger ist, dass alle Länder der Welt, insbesondere die Großmächte, die biologische Waffen besitzen, das BWÜ nicht als reinen Nichtverbreitungsvertrag betrachten, da allen sämtlichen Mitgliedstaaten das Gelangen in Besitz von biologischen Waffen untersagt ist. Nur so kann die internationale Gemeinschaft zum Wohle der gesamten Menschheit vollständig ausschließen, dass bakteriologische (biologische) Agenzien und Toxine als Waffen eingesetzt werden.

Anmerkungen

1 Zur Geschichte der biologischen Kriegsführung vor dem Ersten Weltkrieg siehe Wheelis (1999).

2 So legten unter anderem das Vereinigte Königreich, Frankreich und die Sowjetunion den Vorbehalt ein, dass das Protokoll für den Feind oder seine Verbündeten nicht mehr verbindlich sei, wenn sie die Bestimmungen nicht einhielten. Siehe Genfer Protokoll 1925. Abrufbar unter https://fas.org/nuke/control/geneva/intro.htm.

3 Für weitere Einzelheiten zu Japans Plan für bakteriologische Waffen siehe Harris (1995).

4 Siehe Art. 3 des BWÜ. Abrufbar unter http://disarmament.un.org/treaties/t/bwc/text.

5 Das BWÜ verbietet den Einsatz von biologischen Waffen nicht ausdrücklich. Die Mitgliedstaaten bekräftigten lediglich auf der vierten Überprüfungskonferenz, dass „die Verwendung von mikrobiellen oder anderen biologischen Agenzien oder Toxinen durch die Vertragsstaaten in irgendeiner Weise und unter irgendwelchen Umständen, die nicht mit prophylaktischen, schützenden oder anderen friedlichen Zwecken vereinbar ist, tatsächlich eine Verletzung von Art. I des Übereinkommens darstellt". Dies wurde jedoch nicht Teil des BWÜ, sondern lediglich eine Erweiterung von Art. 1. Abrufbar unter https://disa rmament.unoda.org/fourth-review-conference-the-parties-to-the-convention-on-the-proh ibition-of-the-development-production-and-stockpiling-of-bacteriological-biological-and-toxin-weapons-and-on-their-destruction/.

6 Der Vorfall ereignete sich am 2. und 3. April 1979, als eine Explosion in einem unterirdischen Testgelände eines mikrobiellen Zentrums in Swerdlowsk während Waffentests zur Freisetzung von waffenfähigem Milzbrand führte und innerhalb einer Woche Hunderte von Bewohnern der Region tötete.

7 Siehe BWC/CONF.I/10. Abrufbar unter https://docs-library.unoda.org/Biological_Weap ons_Convention_-_First_Review_Conference_(1980)/BWC_CONF.I_10.pdf.

8 Siehe BWC/CONF.III/23. Abrufbar unter www.unog.ch/bwcdocuments/1991-09-3RC/ BWC_CONF.III_23.pdf.

9 Siehe „Zweite Überprüfungskonferenz der Vertragsparteien des Übereinkommens über das Verbot der Entwicklung, Herstellung und Lagerung bakteriologischer (biologischer) Waffen und von Toxinwaffen sowie über die Vernichtung solcher Waffen: Schlussdokument". (1986). Abrufbar unter https://docs-library.unoda.org/Biological_Weapons_Conv ention_-_Second_Review_Conference_(1986)/BWC_CONF.II_13.pdf.

10 Der Bericht sollte Folgendes enthalten: Daten über Forschungszentren und Laboratorien; Informationen über Einrichtungen zur Herstellung von Impfstoffen; Informationen über nationale Forschungs- und Entwicklungsprogramme zur biologischen Verteidigung; Erklärung über frühere Aktivitäten im Rahmen offensiver und/oder defensiver biologischer Forschungs- und Entwicklungsprogramme; Informationen über Ausbrüche von Infektionskrankheiten und ähnliche Ereignisse, die durch Toxine verursacht wurden; Veröffentlichung von Ergebnissen und Förderung der Nutzung von Wissen und Kontakten; Informationen über Gesetze, Vorschriften und andere Maßnahmen.

11 Siehe „Die Ablehnung des Protokolls durch die USA in letzter Minute schadet der internationalen Sicherheit gegen biologische Waffen". Abrufbar unter https://core.ac.uk/downl oad/135019.pdf.

12 Siehe BWC/CONF.V17 (2002). Abgerufen von https://www.armscontrol.org/act/2006-10/
    features/limits-modest-progress-rise-fall-return-efforts-strengthen-biological-weapons;
    www.unog.ch/bwcdocuments/2001-11-5RC/BWC_CONF.V_17.pdf.

13 Siehe die Präambel des BWÜ.

14 Diese Überprüfungsmaßnahmen umfassen im Wesentlichen: 1) Notifizierung: Die Mitglied-
    staaten melden und veröffentlichen regelmäßig relevante Informationen im Zusammen-
    hang mit dem BWÜ und bewerten die Aktivitäten der Mitgliedstaaten im Zusammenhang
    mit biologischen Waffen; 2) Gespräche mit dem Personal: Wenn dies in Eigeninitiative
    geschieht, können die friedlichen Motive der inspizierten Ausrüstungsgegenstände über-
    prüft und Hinweise auf geheime Aktivitäten im Zusammenhang mit biologischen Waf-
    fen gefunden werden; 3) Inspektion vor Ort: Die Inspektoren inspizieren die Ausrüstung,
    Sicherheitsmaßnahmen, Ausrüstung für Tiere, Behälter und Abfallentsorgung. Da es sich
    bei allen Biowaffenausrüstungen um Ausrüstungen mit doppeltem Verwendungszweck
    handelt und routinemäßige Vor-Ort-Inspektionen im Voraus angekündigt werden, ist es
    schwierig, nicht konvertierbare Beweise für Verstöße zu finden, aber das Inspektionsteam
    muss in der Lage sein, festzustellen, ob die Merkmale der Ausrüstung mit dem vom Land
    gemeldeten Forschungs-, Entwicklungs- oder Produktionsplan übereinstimmen; 4) Vor-
    Ort-Überprüfung kritischer Ausrüstung, die für die Entwicklung, Erprobung und Her-
    stellung biologischer Waffen erforderlich ist. Obwohl alle diese Geräte einen doppelten
    Verwendungszweck haben, können sie immerhin als Marker verwendet werden, wenn
    etwas Verdächtiges passiert; 5) Probenahme und Markierung (vor Ort): Der Umfang der
    Probenahme umfasst die für Forschung und Entwicklung, Produktion und Lagerung ver-
    wendete Ausrüstung, Staub in Gebäuden, Boden außerhalb von Gebäuden, Abwasser aus
    Fabriken sowie Pflanzen und Tiere, die für Forschung und Entwicklung und die Herstellung
    von Reagenzien verwendet werden. Die Probenahme vor Ort ist einer der umstrittensten
    Punkte bei der Formulierung des Protokolls, da dabei möglicherweise Informationen preis-
    gegeben werden, die das Geschäftsgeheimnis und die nationale Sicherheit betreffen.

15 Siehe BWC/CONF.III/23. Abrufbar unter www.unog.ch/bwcdocuments/1991-09-3RC/
    BWC_CONF.III_23.pdf.

16 Für weitere Einzelheiten zum Sicherheitsdilemma siehe Jervis (1976).

17 Weitere Informationen über das Biosicherheitsdilemma finden Sie in Koblentz (2004).

18 Siehe Resolution 1540 des VN-Sicherheitsrates, S/RES/1540. (2004). Abrufbar unter
    https://undocs.org/S/RES/1540 (2004).

19 Siehe Resolution 1540 des VN-Sicherheitsrates, S/RES/1540. (2004).

Literatur

Alibek, K. (1999). *Biohazard*. New York: Random House.

Annan, K. (2006a, April 27). *Report of the UN Secretary-General: Uniting Against Terrorism: Recommendations for a Global Counter-Terrorism Strategy*. Abgerufen von https://www.ungeneva.org/en/news-media/meeting-summary/2006/11/sixth-review-con ference-states-parties-biological-weapons Accessed on January 9, 2024.

Annan, K. (2006b, November 20). Remarks to the Sixth Review Conference of the Biological Weapons Convention. Abgerufen von https://2001-2009.state.gov/t/isn/rls/rm/76446.htm Accessed on January 9, 2024.

Atlas, R. M. & Reppy, J. (2005). Globalizing Biosecurity. *Biosecurity and Bioterrorism: Biodefense Strategy, Practice, and Science*, 3(1), 51–60.

Becker, U. (2007). *Light at the End of the Tunnel? The Sixth Review Conference of the Biological Weapons Convention*. Frankfurt: Peace Research Institute.

Blix, H. (2006). *Weapons of Terror: Freeing the World of Nuclear, Biological and Chemical Arms*. Stockholm: The Weapons of Mass Destruction Commission.

Broad, W. J. & Miller, J. (2001, December 2). Inquiry Includes Possibility of Killer from a US Lab: An Insider Would Fit the FBI's Official Profile of an Anthrax Suspect. *New York Times*. Abgerufen von https://www.nytimes.com/2001/12/02/us/nation-challenged-germ-attacks-inquiry-includes-possibility-killer-us-lab.html Accessed on January 9, 2024.

Chevrier, M. I. (1995). From Verification to Strengthening Compliance: Prospects and Challenges of the Biological Weapons Convention. *Politics and the Life Sciences*, 14(2), 209–219.

Chyba, C. F. (2001). Biological Security in a Changed World. *Science*, 293(5539), 2349–2349.

Enemark, C. (2005). Infectious Diseases and International Security: The Biological Weapons Convention and beyond. *The Nonproliferation Review*, 12(1), 107–125.

Fidler, D. P. & Gostin, L. O. (2008). *Biosecurity in the Global Age: Biological Weapons, Public Health, and the Rule of Law*. Redwood City, CA: Stanford University Press.

Grotto, A. J. & Tucker, J. B. (2006). *Biosecurity: A Comprehensive Action Plan*. Washington, DC: Centre for American Progress.

Harris, S. H. (1995). *Factories of Death: Japanese Biological Warfare, 1932–1945 and the American Cover-Up*. London and New York: Routledge.

Holst, J. J. R. (1983). Confidence-Building Measures a Conceptual Framework. *Survival*, 25(1), 2–15.

Isla, N. & Hunger, I. (2006). BWC 2006: Building Transparency through Confidence Building Measures. *Arms Control Today*, 36(6), 19–22.

Jervis, R. (1976). *Perception and Misperception in International Politics*. Princeton: Princeton University Press.

Kahn, L. H. (2007). Government Oversight and the Life Sciences. *Bulletin of the Atomic Scientists*, 12. Abgerufen von https://thebulletin.org/2007/01/government-oversight-and-the-life-sciences/ Accessed on January 7, 2024.

Katz, R. (2002). Public Health Preparedness: The Best Defence against Biological Weapons. *Washington Quarterly*, 25(3), 69–82.

Kaufmann, A. F., Meltzer, M. I. & Schmid, G. P. (1997). The Economic Impact of a Bioterrorist Attack: Are Prevention and Postattack Intervention Programs Justifiable? *Emerging Infectious Diseases*, 3(2), 83.

Kelle, A. (1997). Developing Control Regimes for Chemical and Biological Weapons. *The International Spectator*, 32(3–4), 137–157.

Kelle, A. (2007). Securitization of International Public Health: Implications for Global Health Governance and the Biological Weapons Prohibition Regime. *Global Governance*, 13(2), 217–235.

Kellman, B. (2006). Notes from a BWC Gadfly. *Biosecurity and Bioterrorism: Biodefense Strategy, Practice, and Science*, 4(3), 231–236.

Koblentz, G. (2004). Pathogens as Weapons: The International Security Implications of Biological Warfare. *International Security*, 28(3), 84–122.

Lacey, E. J. (1994). Tackling the Biological Weapons Threat: The Next Proliferation Challenge. *Washington Quarterly*, 17(4), 53–64.

Leitenberg, M. (2002). Biological Weapons and Bioterrorism in the First Years of the Twenty-First Century. *Politics and the Life Sciences*, 21(2), 3–27.

Littlewood, J. (2005). *The Biological Weapons Convention: A Failed Revolution*. Aldershot, Hampshire: Ashgate Publishing Ltd.

Mahley, D. (2001, July 25). Statement by the United States to the Ad Hoc Group of Biological Weapons Convention States Parties. Abgerufen von https://usinfo.org/wf-archive/2001/010725/epf314.htm Accessed on January 10, 2024.

Miller, J., Engelberg, S. & Broad, W. J. (2001). US Germ Warfare Research Pushes Treaty Limits. *New York Times*, 4, A1.

Miller, S. & Selgelid, M. J. (2007). Ethical and Philosophical Consideration of the Dual-Use Dilemma in the Biological Sciences. *Science and Engineering Ethics*, 13(4), 523–580.

Nguyen, M. (2006). BWC Verification: A Decade-Long Detour? *Arms Control Today*, 36(4). Abgerufen von https://www.armscontrol.org/act/2006-04/features/back-basics-steering-constructive-evolution-bwc#Sidebar Accessed on January 10, 2024.

Rissanen, J. (2001). A Turning Point to Nowhere? BWC in Trouble as US Turns Its Back on Verification Protocol. *Disarmament Diplomacy*, 59, 11–17.

Rissanen, J. (2002). Left in Limbo: Review Conference Suspended on Edge of Collapse. *Disarmament Diplomacy*, 62, 18–45.

Rosenberg, B. H. (2007). A Counter-Bioterrorism Strategy for the New UN Secretary-General. *Disarmament Diplomacy*, 84, 29–35.

Sandler, T. (1992). *Collective Action: Theory and Applications*. Ann Arbor, MI: University of Michigan Press.

Sandler, T. (2004). *Global Collective Action*. Cambridge: Cambridge University Press.

Schuler, A. (2004). Billions for Biodefense: Federal Agency Biodefense Funding, FY2001–FY2005. *Biosecurity and Bioterrorism: Biodefense Strategy, Practice, and Science*, 2(2), 86–96.

Secretary-General's High-Level Panel on Threats, Challenges and Change. (2004). *A More Secure World: Our Shared Responsibility*. New York: United Nations.

Smithson, A. (2004a). Biological Weapons: Can Fear Overwhelm Inaction? *The Washington Quarterly*, 28(1), 165–178.

Smithson, A. (2004b). Resuscitating the Bioweapons Ban: US Industry Experts' Plans for Treaty Monitoring. *Center for Strategic and International Studies*, 11. Abgerufen von https://csis-website-prod.s3.amazonaws.com/s3fs-public/legacy_files/files/media/csis/pubs/041117_bioweapons.pdf Accessed on January 10, 2024.

Steinbruner, J. D. (1997). Biological Weapons: A Plague Upon All Houses. *Foreign Policy*, 109, 85–96.

Stockholm International Peace Research Institute. (1971). *The Problem of Chemical and Biological Warfare, Volume IV: CB Disarmament Negotiations 1920–1970*. Stockholm: Almqvist & Wiksell.

Tucker, J. B. (2004a). Biological Threat Assessment: Is the Cure Worse Than the Disease? *Arms Control Today*, 34(8), 14.

Tucker, J. B. (2004b). Strengthening the BWC: A Way Forward. *Disarmament Diplomacy*, 78, 24–30.

Tucker, J. B. (2006). Avoiding the Biological Security Dilemma: A Response to Petro and Carus. *Biosecurity and Bioterrorism: Biodefense Strategy, Practice, and Science*, 4(2), 195–199.

VN-Generalsekretärs. (2004). *United Nations Secretary-Genernal's High-Level Panel on Threats, Challenges and Change, A More Secure World: Our Shared Responsibility*. New York: United Nations.

Warrick, J. (2006). The Secretive Fight against Bioterror. *Washington Post*, 30, p. A1.

Wheeler, N. & Booth, K. (1992). The Security Dilemma. In J. Baylis & N. S. Rengger (Eds.), *Dilemmas of World Politics: International Issues in a Changing World* (pp. 29–60). Oxford: Oxford University Press.

Wheelis, M. (1999). Biological Warfare before 1914. In E. Geissler & J. E. v. C. Moon (Eds.), *Biological and Toxin Weapons: Research, Development and Use from the Middle Ages to 1945*. Oxford: Oxford University Press.

Wheelis, M. (2004). Will the "New Biology" Lead to New Weapons? *Arms Control Today*, 34(6), 6.

Das Weiße Haus. (2004). *Biodefense for the 21st Century*. Washington, DC: The White House.

WHO. (2002). *Deliberate Use of Biological and Chemical Agents to Cause Harm*. Geneva: WHO.

Wright, S. (2004). Taking Biodefense Too Far. *Bulletin of the Atomic Scientists*, 60(6), 58–66.

Zanders, J. P. (1996). Verification of the BTWC: Seeking the Impossible or Impossible to Seek? *Proceedings of the Conference*, 3(3), 38–45.

Zhang, Y. (2003, Dezember 30). Herausforderungen in Chancen verwandeln und Sicherheit durch Zusammenarbeit suchen. *PLA Daily*. Abgerufen von https://www.fmprc.gov.cn/wjb_673085/zzjg_673183/jks_674633/jksxwlb_674635/200312/t20031230_7665805.shtml Accessed on January 10, 2024.

· 7 ·

CHINAS ROLLE IN DER GLOBAL
HEALTH GOVERNANCE

Eine effiziente Global Governance hängt von einem angemessenen Angebot an globalen öffentlichen Gütern ab, aber die meisten globalen öffentlichen Güter folgen einem Summierungsprozess. Anders ausgedrückt: Alle Länder müssen einen Beitrag leisten, damit die öffentlichen Güter angeboten werden können. Nach Kaul (2003) können „globale öffentliche Güter daher als nationale öffentliche Güter plus internationale Zusammenarbeit betrachtet werden" (S. 284). Nationale öffentliche Güter oder nationale Bausteine sind ein wesentlicher Bestandteil globaler öffentlicher Güter. In gleicher Weise setzen sich globale öffentliche Güter für die Gesundheit aus nationalen öffentlichen Gütern und internationaler Zusammenarbeit im Bereich der öffentlichen Gesundheit zusammen. Die Verantwortung eines Landes spiegelt sich daher in seinem Beitrag zum globalen Gesundheitsregieren in Form von mehr globalen öffentlichen Gütern wider. Chinas aktive Beteiligung und die konsequente Bereitstellung globaler öffentlicher Güter für die Gesundheit sind Ausdruck seines Ideals, die Welt zu einem harmonischen Ort zu machen. China hat sich auf verschiedenen Ebenen um die Steuerung des Gesundheitswesens bemüht. In diesem Kapitel wird zunächst der diplomatische Prozess beschrieben, durch den sich China am globalen Gesundheitsregieren beteiligt hat; anschließend werden die Probleme im Zusammenhang mit dieser Beteiligung untersucht.

7.1 China und die Zusammenarbeit der globalen Gesundheit

Global Health Governance wird vor allem durch globale Gesundheitszusammenarbeit erreicht. Durch koordinierte Anstrengungen von Ländern auf der ganzen Welt kann Global Health Governance länderübergreifende Probleme der öffentlichen Gesundheitssicherheit lösen und globale öffentliche Güter für die Gesundheit schaffen. Global Health Governance nutzt insbesondere die Public-Health-Diplomatie, um Probleme des kollektiven Handelns zu überwinden. Die einschlägigen Normen und Praktiken, die beispielsweise von der WHO und der WTO angewandt werden, sind allesamt das Ergebnis diplomatischer und gemeinschaftlicher Bemühungen.

Obwohl Public Health und Diplomatie auf den ersten Blick recht unterschiedliche Bereiche sind, täuscht dieser Unterschied über die tiefe Verbindung zwischen den beiden Bereichen hinweg. Mit dem Auftreten von Krisen der öffentlichen Gesundheit wie SARS, HIV/AIDS und den Milzbrandanschlägen sind die beiden Bereiche mehr denn je miteinander verwoben. Außenpolitik und globale Gesundheit „arbeiten auf gemeinsame Ziele hin" und „der Schutz und die Förderung der öffentlichen Gesundheit als Teil der außenpolitischen Agenda hat besondere Bedeutung erlangt" (Chan et al., 2008). Die Versicherheitlichung globaler Gesundheitsthemen bedeutet, dass globale Gesundheitsthemen in der Außenpolitik an Bedeutung gewonnen haben. Diplomatische Strategien im Bereich der öffentlichen Gesundheit sind nun zunehmend beliebte Anliegen für politische Entscheidungsträger. Dies wird durch die Mission der Initiative *Foreign Policy and Global Health* (FPGH) veranschaulicht, die von den Außenministern von Brasilien, Frankreich, Indonesien, Norwegen, Senegal, Südafrika und Thailand ins Leben gerufen wurde und darauf abzielt, bei der Formulierung der Außenpolitik den Gesundheitsaspekt zu berücksichtigen, um auf gemeinsame Ziele hinzuarbeiten. Globale Gesundheitsdiplomatie ist ein Konzept, das sowohl alt als auch jung ist. Es ist alt, weil die Public-Health-Diplomatie seit Mitte des 19. Jahrhunderts besteht; es ist jung, weil es noch nicht lange her ist, dass sie als Konzept analysiert wird. Die Public-Health-Diplomatie ist eine politische Bewegung, die nicht nur die nationalen und internationalen Gesundheitsbedingungen verbessern, sondern auch die internationalen Beziehungen aufrechterhalten und verbessern kann. Richard Horton, Chefredakteur der bekannten britischen Medizinzeitschrift *The Lancet*, ist der Ansicht, dass Public Health heute das wichtigste außenpolitische Thema unserer Zeit ist. Er

nennt vier Vorteile des Einsatzes von Gesundheit als Instrument der Außenpolitik: Erstens ist Gesundheit strategisch richtig; zweitens bringt die Konzentration auf die Gesundheit eindeutig positive Vorteile mit sich – vor allem
sozialen Zusammenhalt, Gerechtigkeit und eine gestärkte nationale Infrastruktur; drittens ist die Konzentration auf die Gesundheit ein wertvolles dip-
lomatisches Instrument, um gute bilaterale Beziehungen zu fördern und gute
Führung zu signalisieren; und schließlich fördert die Konzentration auf die
Gesundheit das Vertrauen zwischen Nationen und zwischen globalen multilateralen Organisationen (Horton, 2006). Kurz gesagt: Globale Gesundheitsdiplomatie bezieht sich auf die internationale Zusammenarbeit, die eine Nation
betreibt, um die Gesundheit ihrer eigenen Bürger und die Gesundheit der
Bürger anderer Länder zu schützen. Die globale Gesundheitsdiplomatie kann
ein breites Spektrum von Akteuren umfassen, darunter Regierungsakteure
(z. B. Außen- und Gesundheitsministerien), zwischenstaatliche Organisationen und Nichtregierungsorganisationen. Globale Gesundheitsdiplomatie ist
auch eine kollektive, gemeinsame Initiative von Ländern weltweit, um globale Gesundheitssicherheit zu erreichen. China sieht sich selbst als Akteur
der globalen Gesundheitssicherheit und misst der internationalen Zusammenarbeit im Bereich der öffentlichen Gesundheit einen hohen Stellenwert bei.
Bedrohungen der öffentlichen Gesundheitssicherheit betreffen nicht nur die
menschliche Sicherheit, sondern auch die wirtschaftliche, politische, ökologische und soziale Sicherheit. Alle Länder müssen herausfinden, wie sie mit diesen nicht-traditionellen Sicherheitsherausforderungen umgehen können. Die
Public-Health-Diplomatie ist ein notwendiger Weg, um globale Gesundheitssicherheit zu erreichen. Bei den gemeinsamen Bemühungen um das globale
Gesundheitsregieren hat China einen wichtigen Beitrag geleistet und eine
führende Rolle übernommen. Dr. Sue Desmond-Hellmann, CEO der Bill &
Melinda Gates Foundation, ist der Ansicht, dass „China bei der Förderung
der globalen Gesundheitssicherheit sowie der Gesundheit und des Wohler-
gehens der Armen eine außerordentliche Führungsrolle übernommen hat".[1]
Insgesamt hat China die Public-Health-Diplomatie genutzt, um das globale
Gesundheitsregieren auf drei Ebenen zu fördern.

7.1.1 Chinas Gesundheitsdiplomatie auf globaler Ebene

China kann auf eine lange Geschichte der Beteiligung an der globalen Gesundheitsdiplomatie zurückblicken. Auf der Konferenz zur Gründung der Vereinten Nationen, die vom 25. April bis 26. Juni 1945 in San Francisco stattfand,

legten die Vertreter Chinas gemeinsam mit denen Brasiliens einen Vorschlag zur Gründung einer internationalen Gesundheitsorganisation vor. Dieser Vorschlag legte den Grundstein für die Weltgesundheitsorganisation. China wurde später eines der Gründungsmitglieder dieser Organisation. Chinas globale Gesundheitsdiplomatie zeigt sich in seiner umfassenden Beteiligung am Aufbau und der Gestaltung globaler Gesundheitssicherheitsmechanismen. Vor dem Kalten Krieg konzentrierte sich Chinas Diplomatie auf traditionelle nationale Sicherheitsbelange. Nach dem Kalten Krieg mit dem Auftreten von grenzüberschreitenden Infektionskrankheiten wie der Vogelgrippe und HIV/AID wurden Probleme der öffentlichen Gesundheit in Chinas diplomatische Arbeit einbezogen. Doch irgendwie waren sie immer noch keine Priorität in der Außenpolitik. Dieser Mangel an Aufmerksamkeit spiegelte sich auf der Sondersitzung der VN-Generalversammlung zum Thema Drogen (UNGASS) wider, die im Mai 2001 in New York stattfand, als China im Gegensatz zu vielen anderen Ländern eine Delegation unter der Leitung seines Gesundheitsministers und nicht mit hochrangigen Regierungsvertretern zu der Sitzung schickte. Erst mit dem Ausbruch von SARS wurde die öffentliche Gesundheit zu einem Schwerpunkt der chinesischen Außenpolitik. Durch die WHO begann China, mit weiteren Ländern zusammenzuarbeiten, um SARS unter Kontrolle zu bringen. Im November 2006 wurde die chinesische Kandidatin Margaret Chan zur neuen WHO-Generaldirektorin gewählt. Es war das erste Mal, dass ein chinesischer Kandidat für die Leitung einer VN-Sonderorganisation nominiert und gewählt wurde. Dies war ein großer Sieg für Chinas lokale Gesundheitsdiplomatie. Im Allgemeinen konzentriert sich Chinas Public-Health-Diplomatie auf globaler Ebene auf die folgenden Bereiche.

7.1.1.1 Engagement für den Aufbau globaler Gesundheitssicherheitsregime

Globale Gesundheitsregime sind die wichtigsten Akteure des globalen Gesundheitsregierens. Als Teilnehmer und Mitgestalter internationaler Normen im Bereich der öffentlichen Gesundheit hat China eine wichtige Rolle bei der Gestaltung globaler Gesundheitspolitik und Umsetzung von Initiativen im Bereich der öffentlichen Gesundheit gespielt.

Als „leitende und koordinierende Behörde für internationale Gesundheitsarbeit" steht die WHO im Zentrum des globalen Gesundheitsregierens. Als eines der Gründungsmitglieder der WHO war China von Anfang an an der Entwicklung der Standards, Normen und Praktiken der WHO beteiligt. Während des Ausbruchs von SARS war die WHO jedem Chinesen ein

Begriff. China arbeitete eng mit der WHO zusammen, um die SARS-Krise zu überwinden. In der Zeit nach SARS legte China mehr Wert auf seine Partnerschaft mit der WHO. Am 20. Mai 2003 nahm der chinesische Vizepremier Wu Yi an der Spitze einer hochrangigen Delegation an der Weltgesundheitsversammlung teil und signalisierte damit der internationalen Gemeinschaft, dass China erkannt hatte, dass sein Land im Rahmen der Globalisierung immer stärker mit der Welt verflochten ist. Während des langwierigen Verhandlungsprozesses, der zur Aufnahme Chinas in die WTO führte, herrschte in China eine überholte Auffassung von Souveränität, die die nationale Wirtschaft als oberste Priorität des Landes ansah. Die enge Zusammenarbeit mit der WHO und anderen Ländern spiegelt einmal mehr Chinas flexible Einstellung zu Fragen der nationalen Souveränität wider. Angesichts der Grenzen und Unangemessenheit der alten IHR bei der Bewältigung neu auftretender Krisen im Bereich der öffentlichen Gesundheit hat sich China aktiv an der Diskussion über ihre Überarbeitung beteiligt und konnte einen Konsens mit allen Mitgliedstaaten der WHO erzielen. Im August 2003 unterstützte China die Erklärung zur Umsetzung des TRIPS-Übereinkommens und der öffentlichen Gesundheit im Rahmen der WTO, in deren Rahmen neu genehmigte Maßnahmen wie die Zwangslizenzierung pharmazeutischer Patentrechte und Parallelimporte die Zugänglichkeit der Arzneimittel für Entwicklungsländer erheblich verbessert haben. Am 17. Januar 2017 besuchte der chinesische Präsident Xi Jinping den Hauptsitz der WHO in Genf und traf sich mit deren Generaldirektorin Dr. Margaret Chan. Dies war das erste Mal, dass ein chinesisches Staatsoberhaupt die WHO besuchte, und machte damit deutlich, welche Bedeutung China dem globalen Gesundheitsregieren heute beimisst. Präsident Xi wies darauf hin, dass Gesundheitsprobleme globale Herausforderungen sind; die Förderung der globalen Gesundheit ist ein wichtiger Bestandteil der Umsetzung der Agenda 2030 für nachhaltige Entwicklung; China möchte seine Zusammenarbeit mit der WHO als Modell nutzen und sich aktiv an den Bemühungen der WHO zur Bewältigung verschiedener Herausforderungen beteiligen; China begrüßt das Engagement der WHO im Rahmen der *Belt and Road*-Initiative zum gemeinsamen Aufbau einer Gesundheitsseidenstraße; China ist bereit, seine Zusammenarbeit mit der WHO zu verstärken und auf den Aufbau einer Gemeinschaft mit einer gemeinsamen Zukunft für die Menschheit hinzuarbeiten.[2] Während des Besuchs waren Präsident Xi und Generaldirektor Chan Zeugen der Unterzeichnung einer Reihe von Vereinbarungen, darunter die Absichtserklärung zwischen der Regierung der Volksrepublik China und der WHO über die Zusammenarbeit im Gesundheitsbereich im Rahmen der „Belt and Road". Darüber hinaus hat China eine umfassende Zusammenarbeit mit der WTO betrieben. So hat China beispielsweise dazu beigetragen, die Diskrepanz zwischen den von der WTO verabschiedeten Abkommen über geistiges Eigentum und der Verfügbarkeit von Medikamenten für viele Entwicklungsländer zu beseitigen. China hat auch die beiden VN-Menschenrechtskonventionen ratifiziert und damit eine Rechtsgrundlage für die Anwendung eines Menschenrechtsansatzes in der öffentlichen Gesundheitspolitik geschaffen.

Darüber hinaus hat China eine Reihe von Initiativen zur Sicherheit der öffentlichen Gesundheit im Rahmen der UNO vorgeschlagen. Am 27. Oktober 2003 wurde auf der 58. Tagung der Generalversammlung der Resolutionsentwurf zur Stärkung der globalen Gesundheitskapazitäten im Konsens angenommen. Die von China vorgelegte und von 156 Ländern unterzeichnete Resolution spiegelt die gemeinsamen Interessen und Bestrebungen der internationalen Gemeinschaft wider. Sie fordert alle Länder auf, die öffentliche Gesundheit im Einklang mit den Millenniums-Entwicklungszielen der Vereinten Nationen stärker in ihre nationalen wirtschaftlichen und sozialen Entwicklungsstrategien einzubeziehen, das öffentliche Gesundheitssystem kontinuierlich zu verbessern und die internationale Zusammenarbeit zu verstärken. Die Resolution fordert die Mitgliedstaaten ferner auf, der Vogelgrippe-Epidemie Aufmerksamkeit zu schenken und sich aktiver an der diesbezüglichen internationalen Zusammenarbeit zu beteiligen. Sie ermutigt die VN-Mitgliedsstaaten und die Sonderorganisationen, den Entwicklungsländern technische und sonstige Hilfe zu leisten, um den Aufbau ihrer Kapazitäten im Bereich der öffentlichen Gesundheit zu unterstützen. Die Verabschiedung dieser Resolution würde die internationale Zusammenarbeit im Bereich der öffentlichen Gesundheit fördern und neue, nicht-traditionelle Sicherheitsbedrohungen angehen. Da Probleme der öffentlichen Gesundheit immer globaler werden und die öffentliche Gesundheit einen größeren Einfluss auf die internationale Sicherheit ausübt, schlug China am 31. Januar 2006 vor, eine internationale Vereinigung der nationalen Gesundheitsinstitute zu gründen. Die Vereinigung soll den Austausch und die gegenseitige Entwicklung von Gesundheitsämtern in verschiedenen Ländern durch technische Zusammenarbeit, die gemeinsame Nutzung von Expertenressourcen und politische Lobbyarbeit fördern. Ihr Ziel ist die Verbesserung der Bevölkerungsgesundheit durch die Stärkung der Funktion und der Zusammenarbeit der nationalen öffentlichen Gesundheitseinrichtungen. Kurz gesagt, Chinas Beteiligung am Aufbau dieser internationalen Gesundheitsregime dient nicht nur der Sicherheit seiner eigenen öffentlichen Gesundheit, sondern trägt auch zum globalen Gesundheitsregieren bei.

7.1.1.2 Chinas Beitrag zu globalen Gesundheitsprogrammen

Im November 2006 wurde Dr. Margaret Chan zur siebten Generaldirektorin der WHO gewählt. Es war das erste Mal seit Chinas Wiederaufnahme in die Vereinten Nationen im Jahr 1971, dass eine ethnisch chinesische Kandidatin ins Amt einer wichtigen internationalen Organisation gewählt wurde, was einen Meilenstein für Chinas Diplomatie im Bereich der öffentlichen Gesundheit darstellt. Sie spiegelt auch Chinas Beitrag zur globalen öffentlichen Gesundheit wider. Darüber hinaus entsendet China seit 1990 militärisches medizinisches Fachpersonal zu den friedenserhaltenden Maßnahmen der Vereinten Nationen. Diese Friedenssoldaten haben große Anstrengungen unternommen, um die öffentliche Gesundheit in den Gastländern zu fördern.

Als größtes Entwicklungsland der Welt ist China noch nicht wohlhabend. Dennoch hat es keine Mühen gescheut, um globale Gesundheitsprogramme zu finanzieren. Auf der 60. Weltgesundheitsversammlung kündigte die chinesische Regierung an, sie werde der WHO 8 Millionen US-Dollar spenden. Mit dem Geld sollen Entwicklungsländer in Afrika und anderen Regionen beim Aufbau und der Verbesserung von Krankheitsüberwachungsnetzen, bei der Verbesserung der Fähigkeiten zur Krankheitsvorbeugung und -behandlung sowie bei der Erleichterung der Reaktion auf Notfälle im Bereich der öffentlichen Gesundheit unterstützt werden.[3] Als Beweis für Chinas Entschlossenheit und Bereitschaft, sich dem weltweiten Kampf gegen HIV/AIDS, Tuberkulose und Malaria anzuschließen, sagte China zu, insgesamt 10 Millionen US-Dollar an den Globalen Fonds zur Bekämpfung von AIDS, Tuberkulose und Malaria zu spenden. Die Spenden würden ab 2003 in fünf gleichen Raten pro Jahr zufließen. Bei der Eröffnungszeremonie des Ministertreffens der vom Internationalen Fonds organisierten Konferenz zur Verhütung und Bekämpfung der Vogelgrippe, die 2006 in Peking stattfand, kündigte die chinesische Regierung an, 10 Millionen US-Dollar für die weltweite Verhütung und Bekämpfung der Vogelgrippe bereitzustellen. Im selben Jahr stellte China auch Proben des Vogelgrippevirus für internationale Organisationen zu Forschungszwecken zur Verfügung. Kurz gesagt, Chinas personelle, materielle und finanzielle Unterstützung für die WHO hat seine Entschlossenheit gezeigt, mit der WHO und der gesamten internationalen Gemeinschaft zusammenzuarbeiten, um dem globale Gesundheitsregieren beizutragen.

7.1.2 Chinas Gesundheitsdiplomatie auf regionaler Ebene

Die regionale Zusammenarbeit im Bereich der öffentlichen Gesundheit hat in Chinas Diplomatie nicht weniger Gewicht. Da der Personen- und Warenverkehr zwischen Nachbarländern und -regionen zunimmt, wird der Gruppenzwang (*peer pressure*) in der Gesundheitspolitik alle Nachbarn in der Region dazu veranlassen, die Zusammenarbeit im Gesundheitswesen zu verstärken. Es bieten sich enorme Möglichkeiten für einen umfassenden Sicherheits-, Wirtschafts- und Kulturaustausch. Die Zusammenarbeit im Gesundheitsbereich wird auch die Zusammenarbeit in anderen wichtigen Bereichen durch „Themenverknüpfungen" fördern. Als Stabilisator der regionalen Wirtschaftsentwicklung ist die aktive Beteiligung Chinas unerlässlich. Die Zusammenarbeit mit anderen Ländern und Regionen in diesem Bereich liegt auch im nationalen Interesse Chinas. Chinas regionale Kooperationsbemühungen konzentrieren sich auf drei regionale Organisationen.

7.1.2.1 Wirtschaftliche Zusammenarbeit im asiatisch-pazifischen Raum

Der asiatisch-pazifische Raum war schon immer einem hohen Risiko für neue Infektionskrankheiten wie die Vogelgrippe und SARS ausgesetzt, sodass Fragen der öffentlichen Gesundheit ganz oben auf der Tagesordnung der Asiatisch-Pazifischen Wirtschaftskooperation (APEC) stehen. Als wichtiges Mitglied im asiatisch-pazifischen Raum hat China durch das „Konsensprinzip" wesentlich zur Festlegung der Gesundheitsagenda der APEC beigetragen. Die APEC-Gipfelkonferenz in Shanghai im Jahr 2001 hat die APEC-Strategie zur Bekämpfung von Epidemien veröffentlicht. Auf dem Gipfeltreffen in Mexiko im Jahr 2002 wurde einstimmig beschlossen, ein regionales Überwachungsnetz und Frühwarnsystem für die öffentliche Gesundheit einzurichten, um eine schnelle Reaktion auf Epidemieausbrüche zu ermöglichen, insbesondere auf solche, die durch Bioterrorismus entstehen. In der Folge fanden 2003, 2006 und 2007 drei APEC-Ministertreffen zu Vogelgrippe- und Influenzapandemien statt. Im Mai 2003 unterzeichnete die APEC im Geiste der Suche nach einer gemeinsamen Basis den SARS-Kooperationsaktionsplan, der kurz-, mittel- und langfristige Ziele zur Bekämpfung von SARS festlegte und den Beginn des umfassenden Kampfes der APEC gegen SARS markierte. Auf dem 12. Treffen der Wirtschaftsführer der APEC im Jahr 2004 wies der chinesische Präsident Hu Jintao auf die Bedrohung der menschlichen Sicherheit durch Infektionskrankheiten hin und brachte seine volle Unterstützung für die APEC zum

Ausdruck, um die Zusammenarbeit bei der Prävention und Kontrolle von Infektionskrankheiten zu verstärken. Er betonte die Notwendigkeit des Informationsaustauschs und der technischen Zusammenarbeit, um die Mitglieder bei der Verbesserung ihrer öffentlichen Gesundheitssysteme zu unterstützen. Auf dem 13. Treffen der APEC-Wirtschaftsführer am 19. November 2005 wies Präsident Hu darauf hin, dass die Vogelgrippe eine Herausforderung für die asiatisch-pazifische Region und den Rest der Welt sei und dass die APEC-Mitglieder zusammenarbeiten sollten, um die Herausforderung zu bewältigen. China unterstützte nachdrücklich die Zusammenarbeit der APEC bei der Prävention und Bekämpfung der Vogelgrippe. Im Jahr 2006 beteiligte sich China an der Ausarbeitung der „Erklärung von Ha Noi", in der die Mitglieder aufgefordert wurden, die internationale Zusammenarbeit bei der Verhütung und Bekämpfung der Vogelgrippe und von HIV/AIDS zu verstärken. Die Zusammenarbeit Chinas im Bereich der öffentlichen Gesundheit mit anderen Mitgliedern im Rahmen der APEC trägt dazu bei, die Fähigkeit der Menschen in der Region zur Abwehr von Krankheiten zu fördern, die Gesundheitssicherheit in der Region zu verbessern und den Ausbruch von Infektionskrankheiten zu verhindern.

7.1.2.2 Zusammenarbeit im Gesundheitswesen zwischen China und Ostasien

China hat wichtige Interessen in Ostasien. Die Zusammenarbeit im Gesundheitswesen in Ostasien wird nach Chinas diplomatischem Grundsatz der „guten Nachbarschaft" geleitet. Um auf nicht-traditionelle Sicherheitsbedrohungen in Ostasien zu reagieren, unterzeichneten China und die ASEAN-Staats- und Regierungschefs im November 2002 die *Gemeinsame Erklärung zur Zusammenarbeit in nicht-traditionellen Sicherheitsbereichen*. Die Krisen im Bereich der öffentlichen Gesundheit, darunter SARS und die Vogelgrippe im Jahr 2003, machten China die Bedeutung der Zusammenarbeit im Bereich der öffentlichen Gesundheit in Ostasien bewusst. Am 29. April 2003, während des Kampfes gegen SARS, reagierten China und die ASEAN-Länder gemeinsam auf die Krise, indem sie die Gemeinsame Erklärung von China und ASEAN zur SARS-Prävention unterzeichneten. Alle Unterzeichner kamen überein, einen Kommunikationsmechanismus einzurichten, der die bestehenden Kooperationsbemühungen in nicht-traditionellen Sicherheitsbereichen zeitnah und effektiv ergänzen sollte. China investierte außerdem 10 Millionen RMB in einen Sonderfonds, um verschiedene Kooperationsmaßnahmen im Bereich der öffentlichen Gesundheit mit den ASEAN-Ländern zu unterstützen. Am

30. April, auf dem Höhepunkt des SARS-Ausbruchs, besuchte der chinesische Ministerpräsident Wen Jiabao Thailand und nahm an einem hochrangigen Sondergipfel zwischen China und den ASEAN-Ländern zum Thema SARS teil. Der Besuch zeigte die Entschlossenheit Chinas, die Epidemie zu bekämpfen. Die Pendelbesuche der chinesischen Führung in den ASEAN-Ländern haben die angespannten bilateralen Beziehungen verbessert und den ASEAN-Ländern, die ebenfalls von der Krankheit betroffen waren, Chinas Engagement und Verantwortung in der Region versichert. Mit der Veröffentlichung der Gemeinsamen Erklärung der Volksrepublik China und der ASEAN am 10. Oktober 2003 bekräftigten China und die ASEAN-Staaten die Notwendigkeit, die im April 2003 zwischen China und den ASEAN-Staaten getroffene Vereinbarung über SARS umzusetzen und die Zusammenarbeit im Bereich der öffentlichen Gesundheit zu verstärken. Sie kamen überein, einen „10+1"-Kooperationsfonds für das Gesundheitswesen und den „10+1"-Mechanismus für Gesundheitsministertreffen einzurichten. Am 2. März 2004 fand in Peking die China-ASEAN-Sonderkonferenz zur Prävention und Kontrolle der Vogelgrippe statt. Im Anschluss an die Konferenz wurde eine gemeinsame Erklärung der Sondersitzung zur Influenza veröffentlicht, in der die Notwendigkeit einer starken Führung, eines politischen Willens, einer sektorübergreifenden Zusammenarbeit und von Partnerschaften auf nationaler und regionaler Ebene zur Bewältigung der Epidemie betont wurde.

Im November 2004 gaben die ASEAN-Länder zusammen mit China, Japan und Südkorea in Bangkok eine gemeinsame Ministererklärung zur Prävention und Kontrolle der Vogelgrippe ab, in der sie die Bedeutung der Zusammenarbeit zwischen Regierungen, internationalen Organisationen und gesellschaftlichen Gruppen betonten, um die Ausbreitung der Krankheit schnell einzudämmen. Am 14. Januar 2007 hielt Wen Jiabao eine Rede mit dem Titel „Jointly Building a Peaceful, Prosperous and Harmonious East Asia" (Gemeinsamer Aufbau eines friedlichen, wohlhabenden und harmonischen Ostasiens) auf dem 10. ASEAN, dem China, Japan und Südkorea Leadership Meeting. In dieser Rede wies er darauf hin, dass die ostasiatischen Länder zur weiteren Verbesserung der „10+3"-Zusammenarbeit die Zusammenarbeit im Bereich der öffentlichen Gesundheit verstärken und ein regionales Krankheitsüberwachungsnetz einrichten sollten, das die Länder der Region in die Lage versetzt, Infektionskrankheiten besser zu verhüten und zu kontrollieren und auf Notfälle im Bereich der öffentlichen Gesundheit zu reagieren. Die Bemühungen Chinas um eine diplomatische Zusammenarbeit im Bereich der öffentlichen Gesundheit in Ostasien würden sicherlich die

Gesamtentwicklung der Region verbessern. Eine solche Zusammenarbeit ist auch die Voraussetzung dafür, dass die APEC-Mitglieder einen Mechanismus für die Zusammenarbeit im Bereich der öffentlichen Gesundheitssicherheit in Ostasien aufbauen können, was die Zusammenarbeit zwischen China und Ostasien weiter vertiefen würde. Die Zusammenarbeit und Koordinierung zwischen den ostasiatischen Ländern bei der Bekämpfung von SARS und der Vogelgrippe hat nicht nur Möglichkeiten für eine künftige Zusammenarbeit zwischen den Ländern in diesem Bereich geschaffen, sondern auch das globale Gesundheitsregieren erheblich gefördert.

7.1.2.3 Shanghaier Organisation für Zusammenarbeit

Die Shanghaier Organisation für Zusammenarbeit (*Shanghai Cooperation Organisation*, SCO) ist ein eurasisches Bündnis für Politik, Wirtschaft und Sicherheit. Diese im 21. Jahrhundert gegründete regionale multilaterale Organisation hat ihren Schwerpunkt von der Lösung traditioneller Sicherheitsprobleme (alte territoriale Streitigkeiten) auf die Reaktion auf nicht-traditionelle Sicherheitsbedrohungen verlagert. Die Organisation ist auch ein Vorreiter in der Zusammenarbeit Chinas mit fünf anderen Mitgliedsstaaten im Bereich der Sicherheit. Mit der kontinuierlichen Ausbreitung der Sicherheitskrise im Bereich der öffentlichen Gesundheit in den letzten Jahren wurden auch Themen der öffentlichen Gesundheit auf die Tagesordnung der SCO gesetzt. So fand am 30. Oktober 2008 in Astana eine reguläre Sitzung des Rates der Regierungschefs (Premierminister) der Shanghaier Organisation für Zusammenarbeit statt. Die teilnehmenden Ministerpräsidenten einigten sich auf sechs Bereiche der sozialen Entwicklungszusammenarbeit, darunter die Verpflichtung der Mitgliedstaaten zur Zusammenarbeit im Bereich der öffentlichen Gesundheit, insbesondere in den Bereichen Prävention, Diagnose und Behandlung.[4] Chinas internationale Zusammenarbeit im Bereich der öffentlichen Gesundheit mit anderen Mitgliedern im Rahmen der SCO trägt zur weiteren Vertiefung der Beziehungen zwischen den Mitgliedstaaten bei.

7.1.2.4 BRICS-Kooperationsmechanismus

Der Begriff „BRIC" wurde 2001 von Jim O'Neill, Co-Leiter der Abteilung Global Economics Research bei Goldman Sachs, geprägt. Es ist ein Akronym für die vier am schnellsten wachsenden Schwellenländer (Brasilien, Russland, Indien und China). Angesichts ihres wachsenden wirtschaftlichen, politischen und entwicklungspolitischen Einflusses hielten die BRIC-Länder im Juni 2009 ihren ersten formellen Jahresgipfel in Russland ab. Ende 2010 wurde Südafrika eingeladen, den BRIC-Staaten beizutreten, was die offizielle Geburtsstunde der BRICS als Kooperationsmechanismus markierte.

In den letzten Jahrzehnten haben die BRICS-Länder ihren Einfluss auf der internationalen Bühne stark erhöht. Auf sie entfallen zusammen etwa 25 % des weltweiten Bruttonationaleinkommens, mehr als 40 % der Weltbevölkerung und etwa 40 % der weltweiten Krankheitslast (Huang, 2018). Im Juli 2015 gründete die Gruppe die *BRICS New Development Bank*, um besser Mittel für Infrastruktur- und nachhaltige Entwicklungsprojekte in aufstrebenden internationalen Volkswirtschaften, einschließlich der BRICS, zu beschaffen. Diese Bank engagiert sich für die wirtschaftliche Entwicklung aller Entwicklungsländer, einschließlich der fünf Länder der Gruppe. Mit einem Anteil von etwa 40 % an der weltweiten Krankheitslast sind die BRICS-Mitgliedsstaaten gleichzeitig Subjekte und Mitwirkende des globalen Gesundheitsregierens.

Die BRICS-Länder spielen eine zunehmend wichtige Rolle im globalen Gesundheitswesen. Das Treffen der BRICS-Gesundheitsminister wurde im Juli 2011 offiziell ins Leben gerufen. Durch diesen Kooperationsmechanismus hat China seine Zusammenarbeit mit anderen BRICS-Ländern im Gesundheitsbereich aktiv vertieft. China hat in den BRICS-Ländern Ausbildungskurse zur globalen Gesundheitsdiplomatie organisiert, Kooperationsforen zur pharmazeutischen Innovation eingerichtet und Veranstaltungen zum Erfahrungsaustausch über die Vorbeugung und Bekämpfung verschiedener infektiöser und chronischer Krankheiten ausgerichtet. Diese Bemühungen haben das Ansehen der BRICS-Länder in der globalen Gesundheitsdiplomatie gestärkt. Das jährliche Treffen der BRICS-Gesundheitsminister hat den Mitgliedsstaaten eine institutionalisierte Plattform für die Zusammenarbeit im Bereich der globalen Gesundheit geboten (siehe Tabelle 7.1).

Das Thema des siebten BRICS-Gesundheitsministertreffens 2017 lautet „Stärkung des Aufbaus von Gesundheitssystemen und Förderung der Erreichung gesundheitsbezogener nachhaltiger Entwicklungsziele". Auf dem Treffen wurde das *Kommuniqué von Tianjin* verabschiedet, das die Rolle der BRICS-Länder im globalen Gesundheitsregieren verstärken, die Mitglieder bei der Verbesserung des Gesundheitssystems und der Qualität der Gesundheitsdienste zum Austausch nützlicher Erfahrungen ermutigen und die Erreichung der gesundheitsbezogenen nachhaltigen Entwicklungsziele fördern soll. Die teilnehmenden Länder versprachen, die Zusammenarbeit zwischen den BRICS-Ländern zu stärken, die Gesundheit der Menschen zu schützen und zu fördern und die Agenda 2030 für nachhaltige Entwicklung zu erreichen.

Tabelle 7.1 Jährliche Themen der Treffen der BRICS-Gesundheitsminister

Zeit	Gastgeberland	Communiqué herausgegeben	Thema
Juli 2011	China	Erklärung von Peking	Zusammenarbeit im Gesundheitswesen, Technologieaustausch und Zugänglichkeit von Drogen
Januar 2013	Indien	Deklaration von Delhi	Krankheitsüberwachung, Medizinische, Technologie, Bekämpfung chronischer Krankheiten und Arzneimittelentwicklung
November 2013	Südafrika	Kommuniqué von Kapstadt	Technische Zusammenarbeit und Erfahrungsaustausch, Gesundheitsüberwachungssystem, Gesundheit von Müttern und Kindern sowie medizinisch-technischer Fortschritt
Dezember 2014	Brasilien	Gemeinsame Kommuniqué	Ebola-Prävention und -Bekämpfung, Tuberkulose-Prävention und -Bekämpfung, Arzneimittelentwicklung und -verfügbarkeit sowie sektorübergreifende Zusammenarbeit
Oktober 2015	Russland	Russische Erklärung	Krankheitsüberwachung, Kooperationsmechanismus, Bekämpfung des Tabakkonsums und psychische Erkrankungen
Dezember 2016	Indien	Delhi-Erklärung	Gesundheitsüberwachungssystem, Bekämpfung nicht übertragbarer Krankheiten, Zusammenarbeit der Regulierungsbehörden für Arzneimittelforschung und -entwicklung
Juli 2017	China	Tianjin Communiqué	Traditionelle Medizin, Stärkung der technischen Zusammenarbeit, globales Gesundheitsregieren, Senkung der Kindersterblichkeit sowie HIV/AIDS-Prävention und -Bekämpfung

Quelle: Eigene Darstellung

Sie bekundeten ihre Entschlossenheit, die Zusammenarbeit im Gesundheitsbereich durch technische Arbeitsgruppen und den „BRICS Health Strategy Project Cooperation Framework" fortzusetzen. Durch die Nutzung der

gegenseitigen Stärken und komparativen Vorteile wird die Zusammenarbeit zwischen den BRICS-Ländern globale Veränderungen bewirken und einen positiven Beitrag zur Gesundheit der Menschen in den BRICS-Ländern und dem Rest der Welt leisten. Insbesondere ist es Brasilien, China und Indien gelungen, kostengünstige Arzneimittel und Impfstoffe zu produzieren. In nur wenigen Jahren haben die BRICS-Länder reichliche Erfahrungen bei der Verwirklichung der allgemeinen Gesundheitsversorgung und der Erweiterung der Zugänglichkeit zu kostengünstigen Medikamenten und Impfstoffen gesammelt. Ihre Zusammenarbeit hat für Länder mit niedrigem und mittlerem Einkommen Modellcharakter und trägt so zum globalen Gesundheitsregieren bei.

7.1.3 Chinas öffentliche Gesundheitsdiplomatie auf bilateraler Ebene

Im Vergleich zur globalen und regionalen Public-Health-Diplomatie zeichnet sich die bilaterale Public-Health-Diplomatie durch größere Flexibilität und Vielfalt aus. Die bilaterale Zusammenarbeit im Bereich der öffentlichen Gesundheit ist nicht nur ein wichtiger Bestandteil des globalen Gesundheitsregierens, sondern festigt auch die umfassenden Beziehungen zwischen den beiden Staaten. Chinas bilaterale Public-Health-Diplomatie konzentriert sich auf die Zusammenarbeit zwischen China und den Vereinigten Staaten sowie zwischen China und Afrika.

7.1.3.1 Zusammenarbeit im Gesundheitswesen zwischen China und den USA

In Anbetracht des internationalen Status der beiden Länder sind China und die Vereinigten Staaten beide am Wohlstand des jeweils anderen beteiligt und sind konstruktive Partner. Dies gilt auch für den Bereich der öffentlichen Gesundheitssicherheit. China und die Vereinigten Staaten haben eine umfangreiche diplomatische Zusammenarbeit im Bereich der öffentlichen Gesundheit betrieben. Wang (2007) charakterisiert die chinesischamerikanische Zusammenarbeit im Bereich der öffentlichen Gesundheit als eine funktionale Angelegenheit zwischen den beiden Ländern. So gesehen werden das Ausmaß und der Umfang des Austauschs zwischen den beiden Ländern bei der Lösung funktionaler Fragen oft zu einem Instrument der nationalen Politik und dienen als Indikatoren für die bilateralen Beziehungen. Die Zusammenarbeit im Gesundheitswesen zwischen den beiden Ländern begann erst mit der Wiederaufnahme der diplomatischen Beziehungen in den 1970er-Jahren. Am 2. Juni 1979 unterzeichneten China und die Vereinigten Staaten ein beispielloses Dokument, das Protokoll über die chinesisch-amerikanische Zusammenarbeit in den Bereichen Gesundheitswissenschaft und -technologie. In den letzten Jahren sind mit der weiten Verbreitung von Infektionskrankheiten wie SARS, HIV/AIDS und der Vogelgrippe die Probleme im Bereich der öffentlichen Gesundheit, die durch neu auftretende und wiederkehrende Infektionskrankheiten verursacht werden, allmählich zu einem wichtigen Thema für verschiedene Regierungen geworden, oft mit gravierenden Auswirkungen auf die wirtschaftliche und soziale Entwicklung. Nach der SARS-Epidemie begannen China und die Vereinigten Staaten eine umfassende Zusammenarbeit im Bereich der öffentlichen Gesundheit, die in verschiedenen Bereichen und über verschiedene Kanäle Fortschritte erzielte. Im Oktober 2005 unterzeichneten die Gesundheitsminister beider Länder in Washington DC, eine Absichtserklärung zwischen dem Gesundheitsministerium der Volksrepublik China und dem Department of Health and Human Services der Vereinigten Staaten über die Einrichtung eines Kooperationsprojekts für neue und wiederauftretende Infektionskrankheiten. Die Absichtserklärung zielte darauf ab, die Fähigkeit der beiden Länder zu stärken, sich auf allen operativen Ebenen auf neue Bedrohungen durch Infektionskrankheiten vorzubereiten und darauf zu reagieren, indem mehr Forschung in den Bereichen Epidemiologie, Prävention, Kontrolle, Diagnose und Behandlung der Infektionskrankheit betrieben wird. Letztlich zielt die Absichtserklärung darauf ab, die beruflichen Fähigkeiten medizinischer und wissenschaftlicher Forscher in China und den Vereinigten Staaten zu verbessern und ihre Fähigkeit zu erhöhen, neu auftretende und wiederkehrende Infektionskrankheiten rechtzeitig zu erkennen, auf sie zu reagieren und sie zu bekämpfen. Am 5. Dezember 2008 erneuerten die beiden Länder gemeinsam das Protokoll über die Zusammenarbeit im Bereich der Medizin und der öffentlichen Gesundheitswissenschaft und -technologie im Gesundheitsministerium der Volksrepublik China und im Gesundheitsministerium der Vereinigten Staaten am Rande der fünften chinesisch-amerikanischen Konferenz für wirtschaftlichen strategischen Dialog in Peking. Neben der diplomatischen Zusammenarbeit im Bereich der öffentlichen Gesundheit auf Regierungsebene ist die Zusammenarbeit im Bereich der öffentlichen Gesundheit von den Zivilgesellschaften und dem privaten Sektor noch fruchtbarer. Die Synergie zwischen den verschiedenen Kanälen der Zusammenarbeit in der öffentlichen Gesundheit fördert nicht nur die Sicherheit der öffentlichen Gesundheit, sondern stellt auch einen Konvergenzpunkt in der umfassenden

Entwicklung der Beziehungen zwischen den beiden Ländern dar. Noch wichtiger ist, dass sie die wachsende Interdependenz zwischen den beiden Ländern widerspiegeln.

7.1.3.2 Zusammenarbeit zwischen China und Afrika in der öffentlichen Gesundheit

Mit der Gründung des neuen China im Jahr 1949 wurde ein neues Kapitel in den chinesisch-afrikanischen Beziehungen aufgeschlagen. Seitdem haben zahlreiche neue unabhängige afrikanische Länder diplomatische Beziehungen zu China aufgenommen. Es gibt eine große Häufigkeit von Besuchen und Austauschen auf hoher Ebene. Die bilaterale Zusammenarbeit findet in einer Vielzahl von Bereichen statt; auch die Konsultationen und die Koordinierung verschiedener internationaler Angelegenheiten nehmen zu. Die Zusammenarbeit zwischen China und Afrika im Bereich der öffentlichen Gesundheit ist ein wichtiger Teil dieser Beziehungen. Die Art und Weise, wie sie durchgeführt wird, spiegelt den Wandel in Chinas eigenem Konzept des globalen Gesundheitsregierens wider. In gewisser Weise verkörpert die chinesisch-afrikanische Zusammenarbeit im Bereich der öffentlichen Gesundheit Chinas Modell der ausländischen Gesundheitshilfe, das nicht nur von der Regierung, sondern auch von einer umfassenden Beteiligung der Zivilgesellschaft getragen wird. China hat den afrikanischen Ländern nicht nur bei der Verwirklichung der Millenniumsentwicklungsziele geholfen, sondern wird ihnen auch bei der Verwirklichung der Nachhaltigen Entwicklungsziele für 2030 auf vielfältige Weise helfen. Im Jahr 1964 entsandte China medizinische Teams nach Algerien und leitete damit Chinas Gesundheitsdiplomatie mit Afrika ein. Bei einem Besuch in Südafrika im April 2015 erklärte Chinas Außenminister Wang Yi, dass die Unterstützung afrikanischer Länder beim Aufbau und der Verbesserung des öffentlichen Gesundheitswesens einer der drei Schwerpunktbereiche der Zusammenarbeit zwischen China und Afrika sein wird. Am 24. April 2017 fand in Pretoria, der Hauptstadt Südafrikas, das Ministerforum zur Zusammenarbeit zwischen China und Afrika im Gesundheitsbereich statt. In einer nach der Konferenz veröffentlichten Erklärung heißt es, dass sich beide Seiten zur besseren Förderung der chinesisch-afrikanischen Zusammenarbeit im Gesundheitswesen auf den Zugang zu afrikanischen Gesundheitsdiensten und -produkten, den Aufbau von Kapazitäten innerhalb der afrikanischen öffentlichen Gesundheitspräventions- und -kontrollsysteme, Investitionen in Jugendliche und Frauen sowie die Förderung des Gesundheits- und Kulturaustauschs zwischen China und Afrika konzentrieren werden. Am 22. Januar 2018 nahm der Sondergesandte des chinesischen Präsidenten Xi Jinping, Li Bin, an der Amtseinführung des liberianischen Präsidenten teil. Li ist Minister der Nationalen Kommission für Gesundheit und Familienplanung Chinas. Es war das erste Mal, dass der Leiter des chinesischen Gesundheitsministeriums als Sondergesandter Afrika besuchte, was die Bedeutung verdeutlicht, die China der gesundheitlichen Entwicklung in Afrika beimisst. Seit der Ankunft der ersten medizinischen Teams in Afrika im Jahr 1963 haben insgesamt 20.000 chinesische Mediziner in Afrika gearbeitet. Sie haben 210 Millionen Afrikaner aus 50 Ländern diagnostiziert und behandelt. Als Modell der Süd-Süd-Kooperation ist die chinesisch-afrikanische Gesundheitskooperation ein wichtiger Bestandteil der Partnerschaft zwischen China und Afrika und steht für die enge Freundschaft von beiden. Auch viele chinesische Provinzen entsenden praktisch jedes Jahr ihre medizinischen Teams nach Afrika (siehe Tabelle 7.2).

Anmerkung: Die Autonome Region Tibet, die Autonome Region Xinjiang, die Provinz Guizhou und die Provinz Hainan haben keine medizinischen

Tabelle 7.2 Von chinesischen Provinzen in afrikanische Länder entsandte medizinische Teams

Chinesische Provinzen	Afrikanische Länder
Provinz Fujian	Botswana
Provinz Gansu	Madagaskar
Guangdong-Provinz	Äquatorialguinea
Autonome Region Guangxi	Niger, Kamerun
Provinz Henan	Sambia, Äthiopien, Eritrea
Provinz Hubei	Algerien, Lesotho
Provinz Hunan	Sierra Leone, Simbabwe, Kap Verde
Autonome Region Innere Mongolei	Ruanda
Jiangxi-Provinz	Tunesien
Autonome Region Ningxia	Benin
Provinz Qinghai	Burundi
Shanxi-Provinz	Mauretanien, Sudan, Guinea
Provinz Shandong	Tansania, Seychellen
Shanghai	Marokko
Provinz Shaanxi	Kamerun, Togo, Dschibuti
Provinz Sichuan	Mosambik, Guinea-Bissau
Tianjin	Kongo, Gabun
Provinz Yunnan	Uganda
Provinz Zhejiang	Mali, Namibia, Zentralafrika

Quelle: Eigene Darstellung

Teams ins Ausland entsandt. Andere Provinzen, die nicht in der Liste aufgeführt sind, haben medizinische Teams in andere Länder als Afrika entsandt.

Das im Jahr 2000 eingerichtete Kooperationsforum China–Afrika bietet einen noch umfassenderen Rahmen für die Zusammenarbeit im Gesundheitswesen. In diesem Rahmen hat China die Ausbildung von Gesundheitspersonal in afrikanischen Ländern in den Bereichen traditioneller Medizin, klinischer Medizin, Krankheitsbekämpfung, ländlichem Gesundheitsmanagement und Technologie verstärkt. Darüber hinaus werden beide Seiten 5–6 Gruppen von Delegationen auf Ministerebene zu gegenseitigen Besuchen entsenden. Die chinesische Regierung hat auch Maßnahmen ergriffen, um den afrikanischen Ländern bei der Vorbeugung und Behandlung von Infektionskrankheiten wie Malaria, AIDS und Vogelgrippe zu helfen, und hat rechtzeitig die notwendige Unterstützung geleistet. Beide Seiten haben auch den Austausch und die Zusammenarbeit bei der Vorbeugung und Behandlung von Infektionskrankheiten, Quarantänen und Notfällen der öffentlichen Gesundheit verstärkt. Auf dem Pekinger Gipfeltreffen des Forums für die Zusammenarbeit zwischen China und Afrika im Jahr 2006 hat China eine Reihe von Zusagen für die Unterstützung Afrikas gemacht.

Die Episoden während des Kampfes gegen die Ebola-Krise, die 2014 Westafrika heimsuchte, sind ein weiterer Beweis für die Bedeutung Chinas und Afrikas Zusammenarbeit im Gesundheitswesen und Chinas Beitrag zur regionalen Gesundheitssicherheit in Afrika. Am 26. Dezember 2013 wurde das Ebola-Virus erstmals in einem abgelegenen Dorf in Guinea entdeckt. Innerhalb weniger Monate verbreitete es sich rasch in Liberia, Sierra Leone, Nigeria und Senegal. Außerhalb Afrikas meldeten auch Italien, Spanien und die Vereinigten Staaten einige Infektionen. Am 8. August 2014 erklärte die WHO die Ebola-Epidemie zum „internationalen Gesundheitsnotstand". Bis zum 10. Juni 2016 wurden in Westafrika, Guinea, Liberia und Sierra Leone insgesamt 28.616 bestätigte, vermutete oder verdächtige Fälle festgestellt. Insgesamt 11.310 Menschen hatten ihr Leben verloren, darunter mehr als 800 medizinische Fachkräfte, was die ohnehin schon schwachen Gesundheitssysteme in den drei Ländern noch weiter belastete. Um die afrikanischen Länder bei der Bekämpfung von Ebola zu unterstützen, stellte China den drei betroffenen westafrikanischen Ländern ab April 2014 humanitäre Hilfe im Wert von 750 Millionen RMB zur Verfügung – die bisher größte Gesundheitshilfe in der Geschichte der chinesischen Auslandshilfe. Zusätzlich schickte China fast 1.200 Soldaten und medizinisches Personal in die drei am stärksten betroffenen Gebiete in Liberia, Sierra Leone und Guinea sowie in sieben Nachbarländer. Chinesische medizinische Hilfsteams, die sich bereits in Afrika aufhielten, beteiligten sich ebenfalls aktiv an den Kontrollmaßnahmen. Insgesamt testeten chinesische Mediziner 8.000 Proben des hämorrhagischen Ebola-Fiebers, diagnostizierten und behandelten mehr als 900 Patienten. China half auch bei der Ausbildung von einheimischem medizinischem Personal und förderte den Aufbau lokaler Kapazitäten im Bereich der öffentlichen Gesundheit.

Gleichzeitig beteiligte sich China an den Bemühungen der Vereinten Nationen, der WHO und der Afrikanischen Union zur Bekämpfung der Krankheit und unterstützte sie nachdrücklich. China hat mehrere Finanzierungsrunden für diese multilateralen Institutionen bereitgestellt. China unterstützte die Resolution 2177 (2014), die auf der 7268. Sitzung des VN-Sicherheitsrats verabschiedet wurde, und schlug vor, dass die internationale Gemeinschaft die VN-Mission für Ebola-Notfallmaßnahmen (UNMEER) einrichten sollte, die erste gesundheitliche Notfallmission in der Geschichte der VN. China unterstützte voll und ganz den Vorschlag des VN-Generalsekretärs, eine internationale Konferenz zur Ebola-Bekämpfung abzuhalten und ein hochrangiges Gremium für die globale Reaktion auf Gesundheitskrisen einzurichten. Am 26. September 2014 wies der chinesische Außenminister Wang Yi auf dem hochrangigen VN-Treffen zur Reaktion auf den Ausbruch der Ebola-Viruskrankheit darauf hin, dass Epidemien keine Grenzen kennen und Ebola eine gemeinsame Herausforderung für alle Länder der Welt darstellt. Alle Leben sind gleichwertig. Es ist die Aufgabe der gesamten Menschheit, die Würde des Lebens zu verteidigen. Die internationale Gemeinschaft sollte weitere Maßnahmen ergreifen, um die gemeinsame Kampagne gegen den Ausbruch der Krankheit voranzutreiben. China unterstützt die WHO und die Vereinten Nationen bei der weiteren Mobilisierung globaler Ressourcen zur Bekämpfung der Epidemie. Zugleich ist es wichtig, dass:

> Wir sowohl die Symptome als auch die eigentlichen Ursachen des Ausbruchs bekämpfen. Wir müssen sowohl die Krise bewältigen als auch die eigentlichen Ursachen der Epidemie beseitigen. Es sollten Anstrengungen unternommen werden, um Afrika dabei zu helfen, seine Fähigkeiten im Bereich der öffentlichen Gesundheit zu verbessern und eine noch größere Entwicklung zu erreichen.[5]

Auf der Dringlichkeitssitzung des VN-Sicherheitsrates zum Ausbruch des Ebola-Virus betonte der chinesische Vertreter, dass:

> (China) den Beitrag und die Unterstützung für die medizinischen und gesundheitlichen Bemühungen der betroffenen Länder deutlich erhöhen und ihnen dabei helfen

wird, so schnell wie möglich ein solides System der Gesundheitsversorgung und Epidemieprävention aufzubauen. China wird hart daran arbeiten, die wirtschaftliche und soziale Entwicklung Afrikas zu fördern, seine Infrastruktur und den Aufbau öffentlicher Systeme zu stärken und Afrikas Fähigkeit zur Bekämpfung der Epidemie zu verbessern.[6]

Chinas multilaterale Bemühungen zur Unterstützung afrikanischer Länder bei der Bekämpfung der Ebola-Epidemie haben in der internationalen Gemeinschaft breite Anerkennung und Wertschätzung gefunden.

Die Zusammenarbeit im Bereich der öffentlichen Gesundheit ist ein wichtiger Teil der allgemeinen Zusammenarbeit zwischen China und Afrika im Bereich der nicht-traditionellen Sicherheit. Durch die Zusammenarbeit haben China und Afrika gemeinsam auf die heutigen Bedrohungen der öffentlichen Gesundheit reagiert. Darüber hinaus haben sie auch die Dimensionen der traditionellen strategischen Partnerschaft zwischen China und Afrika erweitert. Chinas Hilfe für Afrika im Bereich der öffentlichen Gesundheit hat die lokale Verwaltung des öffentlichen Gesundheitswesens erheblich gefördert und Chinas Einfluss in Afrika vergrößert. Thompson (2005) ist der Ansicht, dass „Chinas öffentliche Gesundheitsdiplomatie in Afrika einen wichtigen Teil seiner soften Macht in Afrika darstellt" (S. 3). Chen und Gao (2008) wiesen darauf hin, dass „China seine Verantwortung demonstriert, indem es sich am internationalen Austausch und an der Zusammenarbeit beteiligt, seine eigenen Gesundheitskapazitäten mithilfe internationaler Ressourcen entwickelt und unterentwickelte Länder bei der Verbesserung der Gesundheit ihrer Bevölkerung unterstützt" (S. 38). Durch die verschiedenen Ebenen der chinesischen Gesundheitsdiplomatie ist China seinen Pflichten als Regionalmacht nachgekommen. Es ist fähiger und aktiver beim Aufbau der heutigen globalen Gesundheitssicherheitsmechanismen geworden. In einer Zeit, in der die Welt im Bereich der öffentlichen Gesundheitssicherheit immer stärker voneinander abhängig wird, ist Chinas Public-Health-Diplomatie eine strategische Entscheidung, die sowohl für China als auch für den Rest der Welt von Vorteil ist.

7.2 Chinas öffentliche Gesundheitsdiplomatie und Reaktion auf COVID-19

Krisen im Bereich der öffentlichen Gesundheit, einschließlich neu auftretender und wiederkehrender Infektionskrankheiten und bioterroristischer Anschläge, stellen eine große Herausforderung für die menschliche Sicherheit, die nationale Sicherheit und die internationale Sicherheit dar. Um diese Krisen wirksam zu bewältigen, hat die internationale Gemeinschaft über multilaterale Mechanismen im Bereich der öffentlichen Gesundheit eine aktive Gesundheitsdiplomatie betrieben. Die COVID-19-Pandemie, die Ende 2019 in China ausbrach, hat inzwischen mehr als 210 Länder und Regionen auf der ganzen Welt betroffen (Johns Hopkins Coronavirus Resource Centre, 2020) und ist damit die verheerendste Krise der öffentlichen Gesundheit für die internationale Gemeinschaft seit dem Zweiten Weltkrieg. Sie hat die globale politische und wirtschaftliche Entwicklung vor noch nie da gewesene Herausforderungen gestellt und das globale Gesundheitssystem auf eine beispiellose Belastungsprobe gestellt. Die Organisation für wirtschaftliche Zusammenarbeit und Entwicklung (OECD) schätzt, dass COVID-19 die globale Wirtschaftswachstumsrate im Jahr 2020 halbieren und einige Länder in eine Rezession stürzen wird (Partington & Inman, 2020). Laut der jährlichen Handelsprognose der WTO, die am 8. April veröffentlicht wurde, stellt die COVID-19-Pandemie eine unerhörte Störung der Weltwirtschaft und des Welthandels dar (WTO, 2020). Sie sagt voraus, dass der Welthandel im Jahr 2020 um 13 bis 32 % zurückgehen wird, wobei der Rückgang wahrscheinlich den durch die Finanzkrise von 2008 verursachten Einbruch übertreffen wird. Einige Wissenschaftler sind sogar der Ansicht, dass COVID-19 der letzte Strohhalm sein wird, der die wirtschaftliche Globalisierung überwältigt (Niblett, 2020). Chinas Public-Health-Diplomatie ist ein wichtiger Baustein des globalen Gesundheitsregierens. Als einer der wichtigsten nationalen Akteure im globalen Gesundheitsregieren hat China eine proaktive globale Gesundheitsdiplomatie betrieben und sich für die Prävention und Behandlung von COVID-19 eingesetzt. Es ist zu einem Verfechter des Aufbaus einer globalen Gesundheitsgemeinschaft für alle geworden, zu einer tragenden Säule für Länder mit schwächeren öffentlichen Gesundheitssystemen und zu einem Anbieter von Normen und Technologien im weltweiten Kampf gegen die Pandemie.

7.2.1 Chinas Rolle bei der Prävention und Behandlung von COVID-19

Erstens spielt China eine Vorreiterrolle beim Aufbau einer globalen Gemeinschaft der Gesundheit für alle. In der Geschichte der menschlichen Entwicklung waren das Leben und die Gesundheit der Menschen in allen Ländern noch nie so eng miteinander verbunden und so stark gegenseitig gefährdet

298 INTERNATIONALE REGIME IM GLOBALEN GESUNDHEITSREGIEREN

wie heute. Gleichzeitig waren sich die Menschen aller Länder noch nie so bewusst, dass die im globalen Dorf lebenden Menschen tatsächlich eine gemeinsame Zukunft umarmen. COVID-19 stellt eine gemeinsame Bedrohung für die Welt dar, und kein Land kann allein ungeschoren davonkommen. Die Werte, die „einer globalen Gemeinschaft der Gesundheit für alle" zugrunde liegen und für die sich China von Anfang an eingesetzt hat, haben der Reaktion auf COVID-19 moralischen Schwung verliehen. Angesichts einer schweren globalen Gesundheitskrise liegt unsere einzige Hoffnung, diese Herausforderung zu bewältigen, in kollektivem Handeln und unserem Glauben an eine Gemeinschaft mit gemeinsamer Zukunft. Auf dem außerordentlichen G20-Gipfel der Staats- und Regierungschefs am 26. April 2020 betonte Chinas Präsident Xi Jinping, dass China an seiner Vision festhält, eine Gemeinschaft mit einer gemeinsamen Zukunft für die Menschheit aufzubauen. China ist mehr als bereit, seine bewährten Praktiken weiterzugeben, gemeinsame Forschung und Entwicklung von Medikamenten und Impfstoffen zu betreiben und den von der zunehmenden Epidemie betroffenen Ländern zu helfen, wo es kann (WHO, 2020). Auf der virtuellen Eröffnungsveranstaltung der 73. Weltgesundheitsversammlung hielt Präsident Xi eine Rede mit dem Titel „Bekämpfung von COVID-19 durch Solidarität und Zusammenarbeit, Aufbau einer globalen Gemeinschaft der Gesundheit für alle". Er wies darauf hin, dass China seit dem Ausbruch des Virus rasche Maßnahmen ergriffen hat, um COVID-19 an der Quelle zu bekämpfen. Auch wenn diese Maßnahmen mit großen Opfern verbunden waren, haben sie der Welt Zeit verschafft, sich vorzubereiten, und die Ausbreitung des Virus in andere Teile der Welt eingedämmt. Die Erklärung Pekings zu diesen beiden Anlässen und seine Maßnahmen verdeutlichen, wie China seine Vision vom Aufbau einer Gemeinschaft mit einer gemeinsamen Zukunft für die Menschheit in seine Gesundheitsdiplomatie einfließen lässt. Der Aufbau einer globalen Gesundheitsgemeinschaft für alle ist nicht nur eine wichtige Initiative, die China vorgeschlagen hat, um die Gesundheit und das Wohlergehen der Menschen zu erhalten, sondern auch eine Philosophie, mit der China die globale Gesundheitssicherheit fördern will.

Zweitens dient China als Stütze für Länder mit schwachen öffentlichen Gesundheitssystemen. Die globale Gesundheitssicherheit hängt davon ab, ob diese Länder bei der COVID-19-Prävention und -Behandlung erfolgreich sein können. Entwicklungsländer mit schwachen öffentlichen Gesundheitssystemen in Asien, Lateinamerika und insbesondere in Afrika werden sich schwertun, die gewaltigen Herausforderungen dieser Pandemie zu bewältigen.

Die Unterstützung dieser Länder bei der Verbesserung ihrer Fähigkeiten ist eine der obersten Prioritäten bei der globalen Pandemiebekämpfung. Daher ist es zu einem Schwerpunkt der chinesischen Gesundheitsdiplomatie geworden, diesen Ländern im Rahmen seines Vermögens Unterstützung zu gewähren. Bis zum 31. Mai 2020 haben die in 56 Ländern stationierten chinesischen medizinischen Teams der Auslandshilfe auf Anweisung der chinesischen Regierung ihre Gastländer bei der Pandemieprävention und -behandlung unterstützt. Sie haben die Menschen vor Ort fachlich beraten und über 400 Online- und Offline-Schulungen angeboten. China hat insgesamt mehr als 56 Milliarden Masken, 250 Millionen Stück medizinische Schutzkleidungen, Beatmungsgeräte, Testgeräte und Reagenzien sowie andere medizinische Hilfsgüter an mehr als 150 Länder und vier internationale Organisationen geschickt. Die meisten dieser Hilfsgüter wurden kostenlos zur Verfügung gestellt. China hat 29 medizinische Expertenteams in 27 Länder entsandt, um den am stärksten von der Pandemie betroffenen Ländern zu helfen. Als die WTO ihren strategischen Bereitschafts- und Reaktionsplan aufstellte, um Finanzmittel für 13 afrikanische Länder mit schwachen Präventions- und Kontrollkapazitäten zu mobilisieren, kam China dem Aufruf nach und spendete der WTO mehr als 50 Millionen US-Dollar, um die Entwicklungsländer bei der Bekämpfung der Krankheit zu unterstützen. Auf der 73. Weltgesundheitsversammlung kündigte Präsident Xi Jinping der Welt an, dass China zwei Milliarden US-Dollar über einen Zeitraum von zwei Jahren zur Unterstützung der COVID-19-Bekämpfung sowie der wirtschaftlichen und sozialen Entwicklung in den betroffenen Ländern, insbesondere in den Entwicklungsländern. Xi Jinping kündigte außerdem an, dass die Entwicklung und der Einsatz des COVID-19-Impfstoffs in China, sobald er verfügbar ist, zu einem globalen öffentlichen Gut gemacht werden soll. Dies ist ein Teil von Chinas Beitrag zur Gewährleistung der Zugänglichkeit und Erschwinglichkeit des Impfstoffs in den Entwicklungsländern. Zusätzlich zu den medizinischen Hilfsgütern und der Unterstützung von mehr als 50 afrikanischen Ländern und der Afrikanischen Union sowie den sieben chinesischen medizinischen Expertenteams, die bereits auf den afrikanischen Kontinent entsandt wurden, wird China seine Hilfe für die afrikanischen Länder bei der Bekämpfung von COVID-19 weiter ausbauen und auch weiterhin keine Mühen scheuen, um die afrikanischen Länder zu unterstützen, dringend benötigte medizinische Hilfsgüter zu versenden, medizintechnische Zusammenarbeit zu betreiben und weitere medizinische Expertengruppen und Arbeitsgruppen zu entsenden. Die Unterstützung, die China der internationalen Gemeinschaft zukommen lässt, ist eine wirksame Verstärkung der Schwachstellen im weltweiten Kampf gegen die Krisen im Gesundheitswesen.

Schließlich ist China ein Anbieter von globalen Normen und Technologien für die Bekämpfung von COVID-19. Wissenschaftliche Normen, Standards und technische Anleitungen sind der Schlüssel für die Prävention und Behandlung der Krankheit in der ganzen Welt. Angesichts der globalen Krise hat China, wie es sich für eine Großmacht gehört, Verantwortung übernommen. Es hat der WHO und den betroffenen Ländern rechtzeitig und auf transparente Weise Informationen zur Verfügung gestellt, die Genomsequenz zum frühestmöglichen Zeitpunkt veröffentlicht, die Welt vorbehaltlos an seinen Erfahrungen mit der Kontrolle und Behandlung teilhaben lassen und fortschrittliche technische Unterstützung geleistet. Chinas erfolgreiche Erfahrungen im Kampf gegen diese Krankheit sind zu einem wichtigen Bezugspunkt für andere Länder geworden, um gemeinsam auf globale Bedrohungen zu reagieren. Bis zum 31. Mai hat China seine Erfahrungen in COVID-19-Behandlung mit mehr als 200 Ländern und Regionen auf der ganzen Welt geteilt und so die Zahl der bestätigten lokalen Fälle und die Sterblichkeitsrate wirksam reduziert. Die Nationale Gesundheitskommission (*National Health Commission, NHC*) hat Chinas Lösungen für Diagnose, Behandlung, Vorbeugung und Kontrolle in Broschüren zusammengefasst, in drei Sprachen übersetzt und an mehr als 180 Länder und mehr als zehn internationale und regionale Organisationen weitergegeben. Gemeinsam mit der WHO hat das NHC ein internationales Briefing per Video abgehalten, um die Erfahrungen Chinas bei der Bekämpfung von COVID-19 zu teilen und Fälle sowie die neuesten Diagnose- und Behandlungslösungen zu diskutieren. Diese Bemühungen haben zur weltweiten Annahme wissenschaftlicher Präventionsmaßnahmen beigetragen und der internationalen Gemeinschaft wertvolle technische Hinweise zur Prävention und Behandlung der Pandemie gegeben.

7.2.2 Merkmale von Chinas Gesundheitsdiplomatie

Erstens hat China eine multidimensionale Zusammenarbeit zur Bekämpfung der Pandemie durchgeführt. Nach dem Ausbruch der Pandemie verfolgte China einen mehrgleisigen Ansatz auf globaler, regionaler und bilateraler Ebene, um sich an einer gemeinsamen Reaktion zu beteiligen und die globale Gesundheitssicherheit zu fördern. Auf globaler Ebene hat China stets den Multilateralismus bei Präventions- und Behandlungsmaßnahmen befürwortet und praktiziert. Auf dem außerordentlichen G20-Gipfel der Staats- und

Regierungschefs und bei der Eröffnung der 73. Weltgesundheitsversammlung betonte Präsident Xi Jinping wiederholt Chinas Position und sein Engagement für den Multilateralismus. Die WHO ist die wichtigste multilaterale Institution im Bereich der globalen Gesundheitspolitik, und China ist ein entschiedener Befürworter ihrer Führungsrolle im weltweiten Kampf gegen COVID-19. China hat zugesagt, sich gemeinsam mit den G20-Partnern an der Initiative zum aufgeschobenen Schuldenerlass für die ärmsten Länder zu beteiligen, um den am stärksten betroffenen und wirtschaftlich angespannten Ländern bei der Bewältigung der aktuellen Krise zu helfen. China unterstützt auch die auf der 73. Weltgesundheitsversammlung verabschiedete Resolution zur COVID-19-Bekämpfung. Diese Maßnahmen zeigen Chinas Engagement für den Multilateralismus im weltweiten Kampf gegen die Pandemie. Auf regionaler Ebene hält China an seinem Grundsatz der „umfassenden Konsultation, des gemeinsamen Beitrags und des gemeinsamen Nutzens" fest und fördert aktiv die Einrichtung eines gemeinsamen Pandemie-Reaktionsmechanismus in Ostasien. Der ASEAN-Plus-Drei-Sondergipfel zu COVID-19 am 14. April 2020 war ein guter Anfang für den Aufbau einer regionalen Gesundheitsplattform in Ostasien. Auf bilateraler Ebene hat China schnell gehandelt und im Rahmen seines Vermögens mehr als 80 von der Pandemie bedrohten Ländern wie Italien, Serbien, Iran und Botswana Hilfe geleistet. Chinas Hilfe für die internationale Gemeinschaft ist ein Beweis für seine Aufrichtigkeit und Solidarität mit dem Rest der Welt.

Zweitens hat sich eine Vielzahl von Akteuren in China beteiligt, was Chinas Reaktion auf COVID-19 zu einer internationalen humanitären Operation von bisher ungekanntem Ausmaß macht. Neben den Bemühungen der Regierung haben sich auch zivilgesellschaftliche Organisationen, private Stiftungen und Unternehmen der Herausforderung gestellt und ihre Kräfte gebündelt. Chinesische Nichtregierungsorganisationen haben ihre Stärken genutzt und ihre Kräfte gebündelt, um die am meisten wirksame Lösung zu finden. Sie haben den chinesischen Geist für Zusammenarbeit und Humanität bewiesen. Gemeinsam haben sie sich um den Aufbau einer Gemeinschaft mit einer gemeinsamen Zukunft für die Menschheit bemüht und die internationale Zusammenarbeit bei der Bekämpfung der Krise vorangetrieben. So verteilte die *China Foundation for Poverty Alleviation* (CFPA) während der Pandemie kostenlose „Lebensmittelpakete" im Wert von insgesamt 7 Millionen RMB an arme Kinder in Äthiopien, Nepal und Myanmar. Das *Blue Sky Rescue Team* der *China Charity Federation* unterstützte Kambodscha bei Desinfektionsarbeiten vor Ort. Die *Beijing Pinglan Public Welfare Foundation* verteilte über ihr Büro im Libanon „Anti-Epidemie-Pakete" mit Lebensmitteln, Desinfektionsmitteln, Seife und anderen Hygieneartikeln an Menschen, die in Flüchtlingslagern an der Grenze zwischen dem Libanon und Syrien festsitzen. Die *Jack Ma Foundation* und die *Alibaba Foundation* spendeten gemeinsam über 100 Millionen medizinische Hilfsgüter, darunter Masken, Testkits, medizinische Schutzkleidungen und Beatmungsgeräte, an mehr als 150 Länder auf der ganzen Welt; außerdem übergaben die Organisationen zweimal Hilfsgüter an die WHO. Die erste Lieferung von dringend benötigten Hilfsgütern umfasste 2,2 Millionen Masken, 20.000 Stück Schutzkleidung, 20.000 Schutzbrillen und 50 Beatmungsgeräte. Die zweite Charge umfasste 100 Millionen medizinische Masken, eine Million N95-Masken und eine Million Nukleinsäure-Nachweiskits zur Unterstützung der weltweiten Bemühungen der WHO gegen die Pandemie. Die Jack Ma Foundation und die Alibaba Foundation sagten außerdem gemeinsam 100 Millionen RMB zur Unterstützung der Forschung und Entwicklung von Impfstoffen und Medikamenten zu. Die Alibaba-Gruppe nutzte ihre Netzwerktechnologie, um eine kostenlose Software für Online-Unterricht, eine medizinische Online-Konsultationsplattform, eine internationale Ärzteaustauschplattform und eine Plattform für Freiwillige einzuführen. Außerdem hat das Unternehmen seinen Logistikdienstleister *Cainiao Network* angewiesen, Frachtflüge zwischen China und anderen Ländern zu chartern. Der chinesische Tech-Gigant Huawei spendete medizinische Hilfsgüter für New York City, das am stärksten betroffene Gebiet in den Vereinigten Staaten.

Gleichzeitig beteiligten sich chinesische Denkfabriken und Experten auf verschiedene Weise am internationalen Austausch. So veröffentlichte die Chinesische Akademie der Wissenschaften die Datenbank für neuartige Coronaviren von 2019 und baute das *Novel Coronavirus National Science and Technology Resource Service System* und die *COVID-19 Scientific Literature Sharing Platform* auf. Bis zum 31. Mai 2020 wurde von den drei Plattformen fast 48 Millionen Mal heruntergeladen, und die Such- und Abrufdienste verzeichneten weltweit mehr als 370.000 Nutzer, was eine rechtzeitige intellektuelle Unterstützung für die globale Reaktion auf die Pandemie darstellt. Darüber hinaus starteten die chinesischen Medien neue Fernsehprogramme wie *COVID-19 Frontline* und *Chinas Lösungen für die globale COVID-19-Pandemie* als Plattformen für die internationale Zusammenarbeit und den Austausch. Insgesamt haben Regierungsbehörden, Nichtregierungsorganisationen und Privatunternehmen in China gemeinsam Maßnahmen ergriffen, um die Pandemie unter Kontrolle zu bringen und eine Gemeinschaft mit einer gemeinsamen Zukunft für die Menschheit aufzubauen.

Angesichts der globalen Gesundheitskrise hat kein Land in seiner Außen-politik Platz für Isolationismus. Nur durch gegenseitige Hilfe können wir eine nachhaltige globale Gesundheitssicherheit erreichen. China und der Rest der Welt sind inmitten der Pandemie in eine „gegenseitige Abhängigkeit" geraten. Seit dem Ausbruch von COVID-19 hat China so schnell und massiv reagiert wie kaum ein anderes Land der Welt. Chinas Geschwindigkeit, Umfang und Effizienz zeigen die Stärken und Vorteile des chinesischen Systems. China hat mit seinen wirksamen Präventions- und Kontrollmaßnahmen ein Beispiel für andere Länder gesetzt. Wie der WHO-Generaldirektor Tedros Adhanom Ghe-breyesus feststellte, „setzt China in vielerlei Hinsicht einen neuen Standard für die Reaktion auf einen Ausbruch".[7] Chinas multidimensionale Bemühun-gen im Bereich der öffentlichen Gesundheit sowie die Mitwirkung zahlreicher Akteure haben einen wichtigen Beitrag zur Bekämpfung der Pandemie geleis-tet. Angesichts dieser schweren Krise steht die Menschheit wieder einmal am Scheideweg. China hat bei seiner Reaktion eine globale Perspektive eingenom-men und hält an seiner Vision fest, eine Gemeinschaft mit einer gemeinsamen Zukunft für die Menschheit aufzubauen. China ist bestrebt, Solidarität und Zusammenarbeit aktiv zu stärken und die multilaterale Koordinierung ener-gisch zu fördern. Es wird weiterhin an den Grundsätzen der wissenschaftlichen Rationalität festhalten und dem globalen gemeinsamen Interesse Priorität ein-räumen. China ist entschlossen, Seite an Seite mit anderen Völkern auf der ganzen Welt diese schwierigen Zeiten zu meistern, seine Weisheit und seine Lösungen zur Bekämpfung der Pandemie beizutragen und sein Verantwor-tungsbewusstsein als Großmacht voll zum Tragen zu bringen.

Anmerkungen

1   Siehe das Interview mit Dr. Sue Desmond-Hellmann am Rande des World Econo-mic Forum im Jahr 2017. (2017, 20. Januar). Abgerufen von http://world.people.com.cn/n1/2017/0120/c1002-29039283.html.

2   Siehe *Chinas Präsident Xi Jinping besucht die Weltgesundheitsorganisation.* (19. Januar 2017) Xinhua News. Abgerufen von http://www.xinhuanet.com/world/2017-01/19/c_1120340011.htm.

3   Siehe *Die 60. Weltgesundheitsversammlung: Mit vereinten Kräften für eine strahlende Zukunft.* (2007). Xinhua Net. Abgerufen von https://www.gov.cn/govweb/jrzg/2007-05/16/content_615791.htm.

4   Siehe *Gemeinsame Erklärung der Sitzung des Rates der Staatschefs der Shanghaier Organi-sation für Zusammenarbeit.* (2008). Abrufbar unter www.fmprc.gov.cn/mfa_eng/wjdt_665385/2649_665393/t513028.shtml.

5 Siehe *Chinas Außenminister Wang Yi hält eine Rede auf der Dringlichkeitssitzung des VN-Sicherheitsrats zum Ausbruch des Ebola-Virus.* Abgerufen von www.chinanews.com/gn/2014/09-26/6631751.shtml.

6 Ebd.

7 Siehe *Erklärung der WHO-Generaldirektorin zum IHR-Notfallausschuss zum neuartigen Corona-Virus.* (30. Januar 2020). Abgerufen von www.who.int/dg/speeches/detail/who-director-general-s-statement-on-ihr-emergency-committee-on-novel-coronavirus-(2019-ncov).

Literatur

Chan, M., Støre, J. G. & Kouchner, B. (2008). Foreign Policy and Global Public Health: Working Together towards Common Goals. *Bulletin of World Health Organization*, 86(7), 498.

Chen, Z. & Gao, Q. (2008). Ein chinesischer Ansatz für die öffentliche Gesundheit: Wie man den Zugang zur medizinischen Grundversorgung sicherstellt. *Qiushi*, 1, 35–38.

Horton, R. (2006). Iraq: Time to Signal a New Era for Health in Foreign Policy. *The Lancet*, 368(9545), 1395–1397.

Huang, Y. (2018). Emerging Power and Global Health Governance: The Case of BRICS Countries. In C. McInnes, K. Lee & J. Youde (Eds.), *The Handbook of Global Health Politics*. Oxford: Oxford University Press.

Johns Hopkins Coronavirus Resource Centre. (2020). *Coronavirus COVID-19 Global Cases by the Centre for Systems Science and Engineering.* Abgerufen von https://coronavirus.jhu.edu/map.html Accessed on November 12, 2023.

Kaul, I. (2003). *Providing Global Public Goods: Managing Globalization.* Oxford: Oxford University Press.

Niblett, R. (2020, March 20). The End of Globalization as We Know It. *Foreign Policy.* 236(10).

Partington, R. & Inman, P. (2020, March 2). Coronavirus Escalation Could Cut Global Economic Growth in Half. *The Guardian.* Abgerufen von https://www.theguardian.com/business/2020/mar/02/coronavirus-escalation-could-cut-global-economic-growth-in-half-oecd Accessed on January 9, 2024.

Thompson, D. (2005). China's Soft Power in Africa: From the "Beijing Consensus" to Health Diplomacy. *China Brief*, 5(21), 3.

Wang, J. (2007). Konvergenz und strategische Wechselwirkungen der chinesisch-amerikanischen Interessen. *International Economic Review*, 4, 10–11.

WHO. (2020, Juni 2). *US$ 675 Million Needed for New Coronavirus Preparedness and Response Global Plan.* Abrufbar unter www.who.int/emergencies/diseases/novel-coronavirus-2019/donors-and-partners Accessed on November 12, 2023.

WTO. (2020, 8. April). *Trade Statistics and Outlook.* Abgerufen von www.wto.org/english/news_e/pres20_e/pr855_e.pdf Accessed on November 12, 2023.

· 8 ·

SCHLUSSFOLGERUNG

Globales Regieren ist untrennbar mit der Bereitstellung globaler öffentlicher Güter verbunden. Die öffentliche Gesundheit ist „eine wichtige Art von globalem öffentlichem Gut" (Sandmo, 2006, S. 98). Durch die Bewältigung verschiedener Bedrohungen der öffentlichen Gesundheit ist Public Health Governance der Schlüssel für die Bereitstellung globaler öffentlicher Güter für die Gesundheit. Die WHO, die zwischenstaatlichen Menschenrechtsregime und die WTO sind die Hauptakteure der Global Health Governance und spielen eine wichtige Rolle bei der Bereitstellung von öffentlichen Gütern. In den vorangegangenen Kapiteln haben wir ihre Schwächen in der derzeitigen Global Health Governance untersucht. Als Schlussfolgerung schlagen wir vor, dass der Grund, warum diese internationalen Mechanismen es nicht geschafft haben, genügend globale öffentliche Güter für die Gesundheit bereitzustellen, darin liegt, dass es ihnen sowohl bei der Entscheidungsfindung als auch bei der Verteilung der Vorteile an Öffentlichkeit mangelt. Auf einer tieferen Ebene hat ihre Unzulänglichkeit mit den in ihren Strukturen verankerten Demokratiedefiziten, dem Nord-Süd-Gefälle im Bereich der öffentlichen Gesundheit und ihrer interessengeleiteten Ausrichtung im globalen Gesundheitsregieren zu tun.

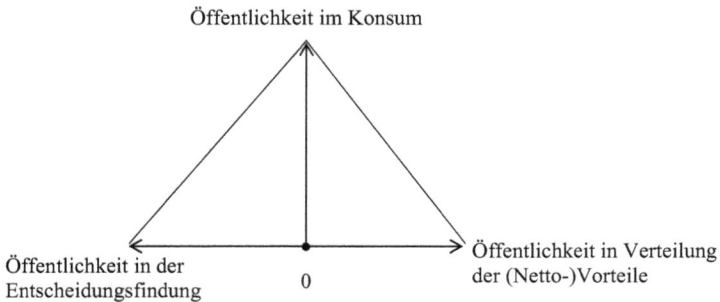

Abbildung 8.1 Dreieck der Öffentlichkeit
Quelle: Eigene Darstellung

8.1 Internationale Regime und das Dreieck der Öffentlichkeit

Das Dreieck der Gemeinnützigkeit ist ein Modell, das von Inge Kaul, Expertin des Entwicklungsprogramms der Vereinten Nationen, vorgeschlagen wurde. Kaul ist der Ansicht, dass man sicherstellen sollte, dass Öffentlichkeit ein Faktor der Entscheidungsfindung ist und dass die Vorteile des Gutes gleichmäßig auf verschiedene soziale Gruppen verteilt werden, um Öffentlichkeit beim Konsum eines Gutes zu erreichen (siehe Abbildung 8.1). Mit anderen Worten: Die Effizienz der Bereitstellung eines öffentlichen Gutes hängt davon ab, ob der Entscheidungsprozess für alle öffentlich ist und ob der Nutzen gerecht verteilt wird. Im Falle globaler Gesundheitsmechanismen hängt die Effizienz ihrer Bereitstellung globaler öffentlicher Güter für die Gesundheit davon ab, ob diese Mechanismen bei der Entscheidungsfindung und bei der Verteilung der Vorteile Öffentlichkeit schaffen können. Nach einer kritischen Analyse dieser Mechanismen in den vorangegangenen Kapiteln sehen wir, dass es an den oben genannten beiden Punkten eindeutig Probleme mit ihrer Öffentlichkeit gibt.

Erstens mangelt es den globalen Gesundheitsmechanismen an Öffentlichkeit bei der Entscheidungsfindung, was sich in „demokratischen Defiziten" in der Festlegung der globalen Gesundheitspolitik von den Mitgliedsstaaten zeigt. Stutzer und Frey (2005) sind der Ansicht, dass „die heutige Weltordnungspolitik durch internationale Organisationen gekennzeichnet ist, denen es an demokratischer Legitimität und Kontrolle durch die Bürger fehlt, die sie zu vertreten wollen" (S. 325). Internationale Regime bieten eine Plattform, auf der die Mitgliedstaaten miteinander kooperieren, um ein globales öffentliches Gut zu schaffen. Daher sollten die Entscheidungen darüber, wie solche öffentlichen Güter geschaffen werden, auf demokratischen und gleichberechtigten Konsultationen zwischen den verschiedenen Mitgliedern beruhen. Laut UNDP (1997) zeichnen sich „wirksame Formen demokratischen Regierens durch Beteiligung, Rechenschaftspflicht und Transparenz" aus (S. 85). Für Regime im globalen Gesundheitsregieren ist die Öffentlichkeit ihrer Entscheidungsfindung nur dann gewährleistet, wenn diese Regime eine breite Basis der Beteiligung darstellen sowie Transparenz und Rechenschaftspflicht erreichen. In Wahrheit mangelt es den Regimen der Global Health Governance jedoch von Natur aus an diesen miteinander verknüpften Eigenschaften.

Den Regimen der Global Health Governance fehlt es an einer breiten Beteiligung. Die Bereitstellung globaler öffentlicher Güter für die Gesundheit erfordert die Unterstützung einer wirksamen globalen Gesundheitspolitik, aber „die globale Politikgestaltung muss sich auf eine möglichst breite Beteiligung im globalen Maßstab stützen" (Dallmayr, 2002, S. 154). Der „globale öffentliche Charakter" von Gesundheitsgütern macht jedes Land und jede Region zu einem „Stakeholder" der Gesundheitssicherung. Sie haben ein Recht darauf, an den Entscheidungsprozessen der einschlägigen internationalen Regime teilzunehmen. Allerdings sind nicht alle von ihnen gleichermaßen in den internationalen Gesundheitsregimen vertreten. Die WTO zum Beispiel hat mehr als 140 Mitgliedsstaaten, aber die Entscheidungsgewalt und die Stimmen der Organisation werden von den Industrieländern dominiert. Die WTO sei „absichtlich so konzipiert, dass sie demokratischen Druck für Veränderungen abwehrt" (Wallach & Woodall, 2004, S. 15–16). Dasselbe gilt auch für das BWÜ und die internationalen Menschenrechtsregime.

Die Rechenschaftspflicht in den internationalen Regimen der Global Health Governance muss verbessert werden. Rechenschaftspflicht bedeutet, dass eine Organisation für ihre Handlungen und deren Auswirkungen auf alle Beteiligten verantwortlich gemacht werden muss. Nach Ansicht der Commission on Global Governance (1995) sind „rechenschaftspflichtige Regulierungsbehörden das Herzstück von der effektiven Bereitstellung globaler öffentlicher Güter" (S. 2). Um wirksam und legitim zu sein, müssen internationale Regime und das globale Gesundheitsregieren alle Interessengruppen einbeziehen und ihnen gegenüber rechenschaftspflichtig sein, anstatt nur die mächtigsten Interessengruppen zu vertreten. In der Realität ist es jedoch genau das Gegenteil. So sind beispielsweise die WTO-Bestimmungen zum Schutz von Arzneimittelpatenten nicht darauf ausgerichtet, den Zugang zu Arzneimitteln in Entwicklungsländern zu fördern, sondern die Interessen der multinationalen

Pharmaunternehmen in den Industrieländern zu schützen. Als wichtige Akteure in der globalen Gesundheitspolitik fällt es vielen Entwicklungsländern schwer, internationale Regime zur Verantwortung zu ziehen, wenn ihre Interessen im Bereich der öffentlichen Gesundheit beeinträchtigt werden.

Transparenz ist in internationalen Regimen des globalen Gesundheitsregierens unzureichend. Die Transparenz einer Organisation ist eine Grundvoraussetzung, um ihre Rechenschaftspflicht zu gewährleisten. „Transparenz beeinflusst die strategische Interaktion zwischen den Vertragsparteien im Sinne der Einhaltung der Vorschriften" (Chayes & Chayes, 1995, S. 22). Mit anderen Worten, die Art und Weise, wie die Normen und Politiken eines internationalen Regimes zustande kommen, muss für alle seine Mitglieder offen sein. Nur so kann dieses Regime Probleme des kollektiven Handelns vermeiden und seine Durchsetzungskraft erhöhen. Die WHO (2007) ist der Ansicht, dass „die solide Grundlage für globale Gesundheitssicherheit die Zusammenarbeit ist, und diese Zusammenarbeit sollte transparent sein" (S. 73). Leider sind „die internationalen Regime weder demokratisch noch transparent" (Stiglitz, 2006, S. 163). Dies gilt insbesondere für den Entscheidungsfindungsprozess der globalen Gesundheitsregime. Der „Green Room"-Prozess der WTO, der die Mitglieder von bestimmten Sitzungen ausschließt, zeigt, wie undurchsichtig die Entscheidungsfindung sein kann. Die Entscheidungen der WTO werden im Konsensverfahren getroffen. Dies mag auf den ersten Blick demokratisch erscheinen. In der Praxis wird ein solcher Konsens jedoch nur von den großen Industrieländern erreicht, und alle anderen werden aufgefordert, sich ihm anzuschließen. Wenn umgekehrt ein oder einige wenige große Industrieländer eine Entscheidung ablehnen, selbst wenn die meisten anderen Länder bereits zugestimmt haben, wäre dies immer noch ein „nicht zustande gekommener Konsens". Der amerikanische Wissenschaftler Richard Steinberg (2002) vergleicht die „Entscheidungsfindung durch Konsens" der WTO mit einer „organisierten Heuchelei im Verfahrenskontext" (S. 342). Einem Bericht über die WTO (2003) zufolge liegt der Hauptgrund dafür, dass die Mitglieder nicht auf die gleiche Stufe gestellt werden, in der „mangelnden Transparenz der WTO sowie der fehlenden Beteiligung oder dem Ausschluss der Mehrheit der Mitglieder an den Entscheidungsprozessen" (S. 9). Die auf diese Weise entstehenden Demokratiedefizite würden die Legitimität globaler Gesundheitsvorschriften und -normen unweigerlich verringern. Langfristig wären die Mitglieder weniger motiviert und hätten weniger Anreize, diese Normen einzuhalten, was letztlich zu dem Problem des kollektiven Handelns führen würde.

Zweitens mangelt es den globalen Gesundheitsregimen an Öffentlichkeit bei der Verteilung des Nutzens. Die Globalisierung ist durch eine Asymmetrie von Gewinnen und Verlusten gekennzeichnet. Das gilt auch für die Globalisierung von Gesundheitsfragen. Aginam (2003) stellt fest, dass:

> Im sogenannten Zeitalter der Globalisierung, das durch eine phänomenale Zunahme der weltweiten Verflechtung gekennzeichnet ist, beruhen multilaterale Themen der öffentlichen Gesundheit noch immer auf Governance-Mechanismen, die an die internationalen Sanitärkonventionen und -vorschriften des 19. Jahrhunderts.
>
> (S. 6)

Im 19. Jahrhundert dienten die Mechanismen zur Steuerung des öffentlichen Gesundheitswesens hauptsächlich dazu, die westliche Bevölkerung vor ansteckenden Krankheiten aus der „unzivilisierten Welt" zu schützen, und nicht dazu, die Gesundheit der gesamten Welt zu verbessern. Auch heute noch spiegeln die Mechanismen zur Steuerung des globalen Gesundheitswesens hauptsächlich die Interessen der Industrieländer wider und nicht die Belange der öffentlichen Gesundheitssicherheit in den Entwicklungsländern. Internationale Mechanismen, die weitgehend „das grundlegende Eigentumsrecht" in der internationalen Gemeinschaft „definieren und widerspiegeln, haben das Recht zu bestimmen, wann, wie und welche Mitglieder den Nutzen und wie viel von diesem Nutzen erhalten können oder nicht" (Su, 2001, S. 15). Das Gleiche gilt auch für internationale Mechanismen im Bereich der öffentlichen Gesundheit. Diese Mechanismen sind das Produkt von Machtkämpfen in der internationalen Politik und generieren ihren Nutzen letztlich in Form von nationalen Interessen. „Ob eine Infektionskrankheit auf die internationale Agenda gesetzt wird, hängt nicht von der Schwere ihrer Folgen ab, sondern davon, ob die Abgrenzung der Krise als Gesundheitsproblem im Interesse der Großmächte der internationalen Gemeinschaft liegt" (Shiffman & Smith, 2007, S. 1370). Die vorherrschenden „internationalen Normen spiegeln westliche Wertvorstellungen wider; internationale Organisationen und Regeln dienen hauptsächlich den Interessen der Industrieländer" (Yang, 2007, S. 9). Da die meisten globalen Gesundheitsregime von westlichen Ländern eingerichtet und gestaltet werden, spiegeln die Bemühungen um das globale Gesundheitsregieren unweigerlich deren Absichten, Werte und nationale Interessen wider. Alle heute eingesetzten globalen Gesundheitsregime werden auf die eine oder andere Weise von westlichen Industrieländern geleitet. Diese Industrieländer beteiligen sich an der Bereitstellung globaler öffentlicher Güter für die Gesundheit eher aus Eigeninteresse als aus Altruismus. Ihre Motivation beruht eher auf Interessenkalkül als auf moralischen Erwägungen. Die Vereinigten Staaten zum Beispiel begannen bereits 1971, die globale Gesundheit mit Eigeninteresse zu verbinden. Der amerikanische Repräsentant im Repräsentantenhaus, Hugh L. Carey (1971), äußerte sich bei einer Anhörung im Kongress mit folgenden Worten:

> Um die Sicherheit unserer eigenen Bevölkerung zu schützen, liegt es in unserem praktischen Interesse, Krankheiten in fremden Ländern zu entdecken und zu bekämpfen. Besserer Gesundheitszustand in Übersee in allen Altersgruppen bedeutet eine Ausweitung der Verbrauchermärkte und einen verstärkten Handel mit US-Produkten.

Mit anderen Worten: Ob und inwieweit die Vereinigten Staaten globale öffentliche Güter für die Gesundheit bereitstellen, hängt davon ab, ob sie von dieser Maßnahme profitieren können. Ist dies nicht der Fall, werden sie sich einfach „um ihre eigenen Angelegenheiten kümmern". Ein weiteres Beispiel: Trotz der wiederholten Warnung der WHO vor den hohen HIV/AIDS-Infektionsraten in Afrika in den 1980er-Jahren taten die Vereinigten Staaten und einige andere westliche Länder so, als ob nichts geschehen wäre. Erst in jüngster Zeit haben die Vereinigten Staaten damit begonnen, die HIV/AIDS-Prävention auf ihre Agenda zu setzen, aber es gab bereits Bedenken, dass die globale AIDS-Präventionskampagne der Vereinigten Staaten von dem Wunsch geleitet wird, die eigene Pharmaindustrie zu fördern (McNeil, 2004). Diese Beispiele zeigen, dass die Vereinigten Staaten durch die Bereitstellung globaler öffentlicher Güter für die AIDS-Prävention und -Behandlung in Afrika im Vergleich zu den Entwicklungsländern einen zusätzlichen nationalen Nettonutzen erzielt haben. Der Konsum und die Nutzung solcher Güter durch die Entwicklungsländer ist nur der Nebeneffekt des amerikanischen Eigeninteresses. Mit anderen Worten: Es gibt keine Öffentlichkeit bei der Verteilung von Vorteilen bei der Prävention und Bekämpfung von AIDS. Gleichzeitig ist die „Toolbox"-Haltung einiger Mächte gegenüber globalen Gesundheitsregimen ein wichtiger Grund für das Fehlen einer solchen Öffentlichkeit. So ist beispielsweise die WHO, einer der Hauptakteure des globalen Gesundheitsregierens, eine der repräsentativsten Organisationen der Welt. Aufgrund ihrer Betonung der sozialen Rechte und ihrer häufigen Unterstützung für die Rechte der Entwicklungsländer erhält sie jedoch nicht die volle Unterstützung der Industrieländer. Aus diesem Grund „ist die Rolle der WHO im globalen Gesundheitsregieren, insbesondere seit den 1990er-Jahren, relativ geschwächt" (Hein & Kohlmorgen, 2008, S. 98). Die Industrieländer unterstützen stattdessen andere internationale Regime wie die WTO, die internationalen Menschenrechtsregime und die Weltbank, weil diese Organisationen ihre „Stimme" und ihre Interessen besser vertreten. Die Bemühungen der Industrieländer um den Schutz der geistigen Eigentumsrechte an pharmazeutischen Produkten durch die WTO sind nur ein Beispiel für ihre Vorliebe. Sogar in der WHO suchen die Industrieländer ständig nach Wegen, um ihre nationalen Interessen zu maximieren. Die Internationalen Gesundheitsvorschriften (*International Health Regulations, IHR*) zum Beispiel sind weniger dazu gedacht, die globale Gesundheitspolitik weltweit zu fördern, als vielmehr eine Quarantäne zwischen den Industrieländern und den Entwicklungsländern zu errichten, wenn in letzteren Infektionskrankheiten auftreten. Wie Lawrence Gostin formulierte (2007):

> Den IHR fehlt nicht nur ein realistischer Finanzierungsmechanismus, sie waren auch weder historisch noch politisch als Instrument zur Verbesserung der Gesundheit in armen Ländern gedacht. Ihre *Daseinsberechtigung* besteht darin, die internationale Migration von Krankheiten zu kontrollieren. Und da die meisten schweren Infektionskrankheiten von der südlichen in die nördliche Hemisphäre wandern, profitieren die reicheren Länder am meisten von den Regelungen.
>
> (S. 998)

Das Gleiche gilt auch für das BWÜ. Die Industrieländer haben die Betonung des BWÜ auf der Stärkung der internationalen Zusammenarbeit im Bereich der Biotechnologie ignoriert, während sie sich aber große Mühe geben, die Bedeutung der Exportkontrolle von Biotechnologie zu übertreiben. Ihr Pragmatismus führt dazu, dass bei der Verteilung globaler öffentlicher Güter für die Gesundheit kein öffentliches Interesse besteht.

Aus dieser Analyse lässt sich der Schluss ziehen, dass die internationalen Regime bei der Bereitstellung globaler öffentlicher Güter für die Gesundheit keine Öffentlichkeit bei der Entscheidungsfindung und der Verteilung der Vorteile aufweisen. Dies untergräbt ihre Legitimität und verschärft die Probleme des kollektiven Handelns. Die optimale Bereitstellung globaler öffentlicher Güter erfordert einen gut funktionierenden und offenen politischen Verhandlungs- und Konsultationsprozess zur Entscheidungsfindung. Eine angemessene Versorgung mit globalen öffentlichen Gütern für die Gesundheit erfordert die aktive Beteiligung der meisten Entwicklungsländer am Entscheidungsprozess. Die Entwicklungsländer müssen ihren Anliegen, Bedürfnissen und Stimmen im Bereich der öffentlichen Gesundheit Gehör verschaffen, wenn internationale Normen und Regeln festgelegt werden. Nur so können globale öffentliche Güter für die Gesundheit wirklich „öffentlich" und auf globaler Ebene gerecht sein. Wenn die meisten Entwicklungsländer sich bei der Entscheidungsfindung im Bereich der globalen Gesundheit kein Gehör verschaffen können und stattdessen die Entscheidungsfindung bei der Bereitstellung globaler öffentlicher Gesundheitsgüter von einigen wenigen Industrieländern dominiert wird, dann können solche Güter zu Klubgütern oder Privatgütern der Industrieländer werden, was sowohl die Fähigkeit als auch die Motivation der Entwicklungsländer zur Teilnahme an globalen Gesundheitsregimen beeinträchtigt. In der heutigen vernetzten globalen Landschaft der Gesundheitssicherheit sollte kein Land erwarten, eine Maginot-Linie zur Abwehr von Krankheiten an seinen Landesgrenzen zu errichten. Andernfalls würde dies sicherlich zu einer Tragödie der Allmende im globalen Gesundheitsregieren führen.

8.2 Tiefere politische und wirtschaftliche Gründe für die unzureichende Bereitstellung von Global Public Goods for Health

Der Mangel an Öffentlichkeit bei Entscheidungsfindung und Vorteilsverteilung hat seine Ursachen in der internationalen Politik und Wirtschaft. Er ist auch ein Ausdruck des Ungleichgewichts in der globalen Entwicklung. Es entsteht ein Teufelskreis, wenn der Mangel an globalen öffentlichen Gütern für die Gesundheit wiederum das globale Entwicklungsungleichgewicht verschärft. Insgesamt gibt es mehrere tiefgreifende Gründe für die unzureichende Versorgung mit globalen öffentlichen Gütern für die Gesundheit.

Erstens: Ungleichgewicht der Macht. Das Machtungleichgewicht ist ein zentrales Thema der internationalen Politikforschung. Wie David Held, ein bekannter amerikanischer internationaler Politikwissenschaftler, es so ausdrückt: „Jede überzeugende Sichtweise der Global Governance kann die wesentliche Tatsache nicht ignorieren, dass die Machtverhältnisse zwischen den Ländern ungleich sind" (Held & McGrew, 2002, S. 12). Da globale Gesundheitsbedrohungen immer mehr zu internationalen politischen Fragen werden, können sich auch globale Gesundheitsregime nicht von der Machtpolitik abkoppeln. Auch Fidler (2005) ist der Ansicht, dass „die Realität der globalen Gesundheit heute kaum erklärt werden kann, ohne auf den Einfluss der Macht auf die Beziehungen zwischen Gesundheit und Außenpolitik hinzuweisen" (S. 189). Die heutigen globalen Gesundheitsregime spiegeln das Machtgefüge in den internationalen Beziehungen eher wider, als dass sie es neu ausrichten. Nehmen wir als Beispiel die WHO. Eine implizite Regel besagt, dass die fünf ständigen Mitglieder des VN-Sicherheitsrats automatisch Mitglieder des Exekutivrats der WHO werden würden. Wie einige Wissenschaftler festgestellt haben, wird „die Arbeit internationaler Organisationen wie der WHO in hohem Maße durch die Machtstruktur in der Welt bestimmt" (Navarro, 2008, S. 152). Die Stimme der internationalen Menschenrechtsregime wird in ähnlicher Weise von den westlichen Industrieländern kontrolliert. Im Falle der WTO ist dies sogar noch stärker der Fall. Während die Industrieländer die Agenda der globalen Gesundheitsregime an ihren nationalen Gesundheitsinteressen ausrichten können, haben die Entwicklungsländer bei der Formulierung dieser Politiken praktisch kollektiv „ihre Stimmen verloren". Die Kontroversen um geistige Eigentumsrechte an Arzneimitteln und deren Zugänglichkeit für Entwicklungsländer veranschaulichen am besten das Machtungleichgewicht der WTO. Die internationalen Beziehungen neigen dazu, die Privilegierten und Mächtigen zu begünstigen und die armen Länder unverhältnismäßig stark mit Infektionskrankheiten zu belasten. Diese Art von Machtpolitik trägt zu einem „Demokratiedefizit" in der globalen Gesundheitspolitik bei.

Zweitens verfügen globale Gesundheitsregime nicht über einen starken obligatorischen Streitbeilegungsmechanismus. Globale Gesundheitsregime sind vielmehr eine Art „globaler Vertrag". Trotz des wenig demokratischen Charakters dieser Verträge bieten sie den Mitgliedern eine Plattform für die Zusammenarbeit und einen Rahmen für die Produktion globaler öffentlicher Güter für die Gesundheit. Aber es fehlt ein starker Durchsetzungsmechanismus, sodass die geringe Einhaltung der Vorschriften die Umsetzung der globalen Gesundheitspolitik ernsthaft beeinträchtigt hat. Wie Hobbes bekanntlich sagt: „Pakte sind ohne das Schwert nur Worte". Nehmen wir als Beispiel die Internationalen Gesundheitsvorschriften (IHR) der WHO. Obwohl die neu überarbeitete Fassung eine Schiedsklausel zur Beilegung von Streitigkeiten zwischen den Mitgliedern enthielt, konnte die WHO nichts gegen einen solchen Verstoß unternehmen, wenn ein Mitgliedstaat die WHO nicht über einen internen Ausbruch informierte oder WTO-Ermittler nicht zur Überprüfung in sein Land einreisen ließ. In ähnlicher Weise ist das Recht auf Gesundheit in Ermangelung eines obligatorischen Mechanismus in den internationalen Menschenrechtsregelungen mehr Rhetorik als Handlung geworden. Kurz gesagt, aufgrund des Fehlens eines solchen Mechanismus besteht die Gefahr, dass die globale Zusammenarbeit im Gesundheitsbereich weniger vorhersehbar wird, wodurch das Problem des kollektiven Handelns, das bereits bei der Bereitstellung globaler öffentlicher Güter für die Gesundheit besteht, noch verschärft wird. Auf einer tieferen Ebene halten viele Mitgliedsstaaten immer noch an dem traditionellen Konzept der Souveränität fest. Mutua (1998) stellt fest, dass „die Staaten in der Regel zögern, ein starkes Instrument mit einem mächtigen

und wirksamen Durchsetzungsorgan zu verbinden" (S. 216). Fragen der öffentlichen Gesundheit werden immer noch als interne Angelegenheiten der Mitgliedstaaten betrachtet, sodass gerade die Mitgliedstaaten, die nicht bereit sind,
globale Gesundheitsregime zuzulassen, mehr Macht haben. Dies entspricht
der Beobachtung von Gostin (2004b), dass „die globale Gesundheit lange
Zeit durch die alten und starren Vorstellungen von Souveränität, horizontaler
Regierungsführung und festgefahrenen Machtstrukturen eingeschränkt war"
(Heymann et al., 2002, S. 607). Wenn die nationalen Gesundheitspolitiken
immer noch von der traditionellen Sichtweise der Souveränität im Bereich
der öffentlichen Gesundheit geleitet werden und ihr Geltungsbereich immer
noch auf die nationalen Grenzen beschränkt ist, wird die Bereitstellung globaler öffentlicher Gesundheitsgüter angesichts der zunehmenden Globalisierung
der Bedrohungen für die öffentliche Gesundheit zwangsläufig in die Falle des
kollektiven Handelns geraten.

Zweitens wird das globale Gesundheitsregieren durch wirtschaftliche
Benefits bestimmt. In der heutigen globalen Gesundheitskooperation sind
immer noch Spuren der Gesundheitsdiplomatie der europäischen Länder im
19. Jahrhundert ersichtlich, die vor allem wirtschaftliche Vorteile und nicht die
Verbesserung der menschlichen Gesundheit anstrebte. Dieses wirtschaftliche
Motiv war auch ein wichtiger Faktor, der die Zusammenarbeit im Bereich der
öffentlichen Gesundheit im 19. Jahrhundert eher oberflächlich als tatsächlich
formte. Auch die globalen Gesundheitsregime spiegeln diese „interessengeleitete Orientierung" wider. In den IHR (2005) heißt es, dass sie darauf abzielen,
„die internationale Ausbreitung von Krankheiten zu verhindern, vor ihnen
zu schützen, sie zu kontrollieren und auf sie zu reagieren, und zwar auf eine
Art und Weise, die den Risiken für die öffentliche Gesundheit angemessen
und auf diese beschränkt ist, und die unnötigen Eingriffe in den internationalen Verkehr und Handel vermeidet" (WHO, 2005). Wenn jedoch der Nutzen für die öffentliche Gesundheit mit dem Nutzen für den Handel kollidiert,
hat Letzterer immer Vorrang.[1] Die WHO-Verordnungen über die Rechte am
geistigen Eigentum von Arzneimitteln sind ebenfalls ein Beweis dafür, dass
die wirtschaftlichen Interessen der westlichen Industrieländer Vorrang vor der
globalen Gesundheit und Sicherheit haben. Aufgrund dieser konkurrierenden Prioritäten ist der gegenwärtige globale Rahmen für die Bekämpfung von
Infektionskrankheiten zu einem eher schwachen Global-Governance-Projekt
geworden" (Neubauer, 2005, S. 290). Es ist anzumerken, dass die Praxis der
Industrieländer, pharmazeutische Patentrechte über die Sicherheit der öffentlichen Gesundheit zu stellen, in einigen Entwicklungsländern zu radikalen

Gegenreaktionen geführt hat. So hat beispielsweise Indonesien, das damals am stärksten vom Vogelgrippevirus betroffen war, seit 2006 die Weitergabe von Virusproben an die WHO und andere ausländische Labors mit der Begründung der „viralen Souveränität" eingestellt (Holbrooke, 2008).

Obwohl die Entscheidung die Tatsache ignoriert, dass ein Virus nun ohne Reisepass reisen kann, ist sie verständlicherweise eine Maßnahme der Verärgerung eines Entwicklungslandes. Das globale Gesundheitsregieren kann nur dann „die bestmögliche Gesundheit für alle Menschen" erreichen, wenn sie die Menschen an erste Stelle setzt, ihr Recht auf Gesundheit wirksam schützt und die Gesundheit der Menschen und nicht wirtschaftliche Gewinne zum obersten Ziel macht.

Schließlich hat auch das gegenwärtige Nord-Süd-Gefälle in der öffentlichen Gesundheit einiges zu verantworten. Wie die WHO (1948) in ihrer Satzung feststellte, ist „die ungleiche Entwicklung in verschiedenen Ländern bei der Förderung der Gesundheit und der Bekämpfung von Krankheiten, insbesondere übertragbaren Krankheiten, eine gemeinsame Gefahr". Obwohl die jüngsten Fortschritte in der Medizintechnik die Gesundheit der Weltbevölkerung gefördert haben, vergrößern sich die gesundheitlichen Unterschiede zwischen dem Norden und dem Süden der Welt immer mehr. Die „10/90-Kluft" zwischen Norden und Süden im Bereich der öffentlichen Gesundheit ist nach wie vor eine düstere Realität, mit der sich die globale Gesundheitspolitik konfrontiert sieht (ebd., S. 1). Der amerikanische Wissenschaftler Farmer (1997) vergleicht dieses Gesundheitsgefälle mit einer „strukturellen Gewalt". Gostin und Taylor (2008) weisen darauf hin, dass „die große Ungleichheit die größte globale Gesundheitsbedrohung darstellt" (S. 54). Wenn soziale, wirtschaftliche und politische Gerechtigkeit zunehmend zum Kernanliegen der Global-Governance-Regime werden, dann muss auch die gesundheitliche Gleichstellung zu einem zentralen Maßstab für den Erfolg einer solchen Governance werden. Wenn sich die globalen Gesundheitsregime nicht dazu verpflichten, diese Ungleichheit zu beseitigen, wird ihre Legitimität weiterhin infrage gestellt, was die Einhaltung der Vorschriften zu einer Herausforderung macht und letztlich die Effizienz des globalen Gesundheitsregierens schwächt. Das Nord-Süd-Gefälle in der öffentlichen Gesundheit ist das Ergebnis einer ungleichen internationalen politischen und wirtschaftlichen Ordnung. Daher werden „Siege im Bereich der globalen Gesundheit davon abhängen, wie gut die internationale Politik funktioniert" (Erikson, 2008, S. 1230). Nur wenn sich die Länder, insbesondere die Industrieländer, der Bedrohungen für die globale Gesundheitssicherheit bewusst werden und daran arbeiten, die Fairness und Unparteilichkeit der globalen Gesundheitsregime zu verbessern sowie das Problem der Defizite bei den globalen Gesundheitskapazitäten schrittweise zu lösen, können sie erwarten, die Struktur des globalen Gesundheitsregierens zu fördern und umzugestalten.

Gostin (2004a) argumentiert, dass „das globale Gesundheitsregieren sowohl alt und veraltet als auch strukturell schwach ist" (S. 2623). Sie ist veraltet, weil viele Mitgliedstaaten immer noch durch traditionelle Vorstellungen von nationaler Sicherheit und Souveränität eingeschränkt sind; sie ist schwach, weil viele von ihnen immer noch an die traditionelle zentralisierte nationale Macht glauben und sich weigern, einen Teil ihrer Souveränität an die globalen Gesundheitsregime abzugeben. Infolgedessen haben Souveränität und Nationalismus die Werte verdrängt, die der globalen Gesundheitssicherheit zugrunde liegen. Angesichts der potenziellen Bedrohungen durch Infektionskrankheiten und Bioterrorismus wäre es geradezu töricht, Themen der öffentlichen Gesundheit weiterhin als „niedere Politik" zu betrachten. Wenn Probleme der öffentlichen Gesundheit nicht richtig angegangen werden, stellen sie eine ernsthafte Bedrohung für die nationale, internationale und sogar globale Sicherheit dar. Nur wenn sie als Sicherheitsprobleme betrachtet oder versicherheitlicht werden, können sie zu einer Priorität der Global Governance werden. Der Prozess der Global Health Governance ist auch ein Prozess der „*de-securitise*" („Entsicherheitlichung") dieser Bedrohungen. Im Kontext der unumkehrbaren Globalisierung ist die Behauptung „die Gesundheit eines jeden Landes hängt von der Gesundheit anderer Länder ab" keine leere Worthülse mehr, sondern eine auf soliden epidemiologischen Erkenntnissen beruhende Feststellung. Wie der amerikanische Wissenschaftler Christian Enemark (2005) es ausdrückt, „erfordert die Bewältigung der durch Infektionskrankheiten verursachten Sicherheitsherausforderungen das globale Gesundheitsregieren und globale öffentliche Gesundheitsgüter" (S. 109). Die globale Interdependenz der öffentlichen Gesundheitssicherheit gerechtfertigt den Bedarf an globalen öffentlichen Gütern für die Gesundheit. Als Hauptakteure der Global Health Governance haben die globalen Gesundheitsregime eine unersetzliche Rolle bei der Bereitstellung solcher globalen öffentlichen Güter für die Gesundheit gespielt. Ihr Mangel an Öffentlichkeit bei der Entscheidungsfindung und der Verteilung der Vorteile hat sie jedoch in die Zwangslage kollektiven Handelns gebracht, was wiederum ihre Fähigkeit zur Bereitstellung öffentlicher Gesundheitsgüter stark einschränkt. Aus Sicht von Held (2004) „erfordert die Systematisierung der Bereitstellung globaler öffentlicher Güter nicht nur den Aufbau auf bestehenden Formen multilateraler Institutionen, sondern auch deren Erweiterung und Weiterentwicklung, um Fragen der Transparenz, Rechenschaftspflicht und Demokratie zu behandeln" (S. 377). Das Gleiche gilt für die Bereitstellung öffentlicher Güter. Länder auf der ganzen Welt müssen daran arbeiten, die Politikgestaltung im Bereich der öffentlichen Gesundheit auf der Grundlage der Prinzipien von Fairness und Gerechtigkeit zu demokratisieren. Sie sollten auch einen Teil ihrer Souveränität aufgeben, um diese internationalen Regelungen zu stärken, insbesondere um die Durchsetzbarkeit der WHO zu verbessern, damit die mit kollektiven Maßnahmen verbundenen Probleme endlich überwunden werden. Ein weiterer Grund für das Problem des kollektiven Handelns liegt darin, dass die Mitgliedstaaten immer noch ein unterschiedliches Verständnis von der „Versicherheitlichung" globaler Gesundheitsbedrohungen und der Natur öffentlicher Güter haben. Sie müssen miteinander interagieren, um einen globalen Konsens zu diesen beiden Aspekten zu erzielen, denn „der Konstruktivismus ist der beste theoretische Ausgangspunkt, um die Dynamik des globalen Gesundheitsregierens zu verstehen" (Kickbusch, 2003, S. 195) und „einen idealen, einheitlichen Ansatz für das globale Gesundheitsregieren gibt es nicht" (Gable, 2007, S. 541). Daher erfordert das wirksame globale Gesundheitsregieren die Beteiligung anderer Akteure. Das globale Gesundheitsregieren auf mehreren Ebenen ist nicht nur notwendig, sondern auch unvermeidlich. Globale Gesundheitsregime können ohne Koordinierung und Zusammenarbeit von nationalen Regierungen, NROs und privaten Partnerschaften nicht funktionieren. Bedrohungen der öffentlichen Gesundheit durch Infektionskrankheiten waren, bleiben und werden auch in Zukunft ein grundlegender Parameter und eine Determinante für den Verlauf der Menschheitsgeschichte. Die Welt hat immer noch viele Herausforderungen im Bereich der öffentlichen Gesundheit zu bewältigen. Jon Cohen (2006) drückte es so aus: „Verwendet man einen allgemeingültigen und bewährten Aphorismus zur Beschreibung der globalen Kontrolle von Infektionskrankheiten, so heißt er: ‚Das ist leichter gesagt als getan'" (S. 167). Das bedeutet, dass Länder auf der ganzen Welt daran arbeiten müssen, die Probleme des kollektiven Handelns durch verschiedene Ebenen der Public-Health-Diplomatie zu verringern und zu überwinden, um bessere Global Health Governance zu erreichen.

Die Gesundheit ist ein fruchtbares und freundliches Feld für die Auslandsdiplomatie. Als größtes Entwicklungsland der Welt hat China die Initiative „Gesundes China" auf eine nationale strategische Ebene gehoben. Es hat die Nationale Gesundheitskonferenz, die 9. Weltkonferenz zur Gesundheitsförderung aufeinander abgehalten und *Healthy China 2030* ins Leben gerufen, einen Aktionsplan zur Förderung der chinesischen Volksgesundheit in den nächsten

15 Jahren. China arbeitet nun hart daran, eine Gemeinschaft mit einer gemeinsamen Zukunft für die Menschheit aufzubauen. Dieses Ziel spiegelt sich auch in Chinas Bemühungen um das globale Gesundheitsregieren wider. Chinas Vorschlag, eine „Gesunde Seidenstraße" aufzubauen, ist ein völlig neuer Ansatz, um das globale Gesundheitsregieren zu erreichen. Als wichtiger Akteur im globalen Gesundheitsregieren scheut China keine Anstrengungen, um sein eigenes öffentliches Gesundheitssystem zu verbessern. In der Zwischenzeit bemüht sich China, die Diplomatie im Bereich der öffentlichen Gesundheit zu nutzen, um mehr globale öffentliche Güter für die Gesundheit bereitzustellen und so seine Freundschaft mit der internationalen Gemeinschaft zu zeigen. Diese Bemühungen werden der Welt letztendlich beweisen, dass ein aufstrebendes China eher einen Beitrag zum Weltfrieden und zur Entwicklung leistet als eine Bedrohung darstellt.

Anmerkungen

1   In Art. 57 der IHR (2005) heißt es: „Die Vertragsstaaten erkennen an, dass die IHR und andere einschlägige internationale Übereinkünfte so auszulegen sind, dass sie miteinander vereinbar sind; die Bestimmungen der IHR berühren nicht die Rechte und Pflichten der Vertragsstaaten, die sich aus anderen internationalen Übereinkünften ergeben." Wenn die IHR im Widerspruch zu den WTO-Regeln stehen, bietet Art. 57 der IHR die Rechtsgrundlage, um die WTO-Regeln außer Kraft zu setzen. Da die WTO über einen fortschrittlicheren Streitbeilegungsmechanismus als die WHO verfügt, kann ein WTO-Mitglied, das der Meinung ist, dass andere Staaten als Reaktion auf gesundheitliche Notfälle in seinem Hoheitsgebiet unangemessene Beschränkungen erlassen haben, anstelle der WHO einen Streitfall bei der WTO einreichen. Die WTO hat bei früheren Streitigkeiten gezeigt, dass sie Handelsfragen gegenüber der öffentlichen Gesundheit bevorzugt. Das von der EU verhängte Einfuhrverbot für Rindfleisch, das künstliche Wachstumshormone enthält, ist ein gutes Beispiel dafür. Der Streitbeilegungsmechanismus der WTO lehnte die Einfuhrbeschränkung mit der Begründung ab, dass keine wissenschaftlichen Beweise vorliegen.

Literatur

Aginam, O. (2003). The Nineteenth Century Colonial Fingerprints on Public Health Diplomacy: A Postcolonial View. *Law, Social Justice & Global Development Journal*, 1(6).

Carey, H. L. (1971). *International Health Agency Act Hearings*. Hearings before the Subcommittee on International Organizations and Movements of the Committee on Foreign Affairs, House of Representatives, 92nd Congress, first Session on H.R.10042. Washington, DC.

Chayes, A. & Chayes, A. H. (1995). *The New Sovereignty: Compliance with International Regulatory Agreements.* Cambridge, MA: Harvard University Press.

Cohen, J. (2006). The New World of Global Health. *Science,* 311(5758), 167.

Commission on Global Governance. (1995). *Our Global Neighbourhood: The Report of the Commission on Global Governance.* Oxford: Oxford University Press.

Dallmayr, F. R. (2002). Globalization and Inequality: A Plea for Global Justice. *International Studies Review,* 4(2), 137–156.

Enemark, C. (2005). Infectious Diseases and International Security: The Biological Weapons Convention and beyond. *The Nonproliferation Review,* 12(1), 107–125.

Erikson, S. L. (2008). Getting Political: Fighting for Global Health. *The Lancet,* 371(9620), 1229–1230.

Farmer, P. (1997). On Suffering and Structural Violence: A View from below. In A. Kleinman, V. Das & M. Lock (Eds.), *Social Suffering.* Berkeley: University of California Press.

Fidler, D. P. (2005). Health as Foreign Policy: Between Principle and Power. *Whitehead Journal of Diplomacy and International Relations,* 6, 179–189.

Gable, L. (2007). The Proliferation of Human Rights in Global Health Governance. *The Journal of Law, Medicine & Ethics,* 35(4), 534–544.

Gostin, L. O. (2004a). International Infectious Disease Law: Revision of the World Health Organization's International Health Regulations. *Journal of the American Medical Association,* 291(21), 2623–2627.

Gostin, L. O. (2004b). The International Health Regulations and beyond. *The Lancet,* 4(10), 606–607.

Gostin, L. O. (2007). A Proposal for a Framework Convention on Global Health. *Journal of International Economic Law,* 10(4), 989–1008.

Gostin, L. O. & Taylor, A. L. (2008). Global Health Law: A Definition and Grand Challenges. *Public Health Ethics,* 1(1), 53–63.

Hein, W. & Kohlmorgen, L. (2008). Global Health Governance: Conflicts on Global Social Rights. *Global Social Policy,* 8(1), 80–108.

Held, D. (2004). Democratic Accountability and Political Effectiveness from a Cosmopolitan Perspective. *Government and Opposition,* 39(2), 364–391.

Held, D. & McGrew, A. (2002). *Governing Globalization.* Cambridge: Polity Press.

Heymann, D., Detels, R., McEwen, J., Beaglehole, R. & Tanaka, H. (2002). *Oxford Texbook of Public Health.* Oxford: Oxford University Press.

Holbrooke, R. C. (2008, August 21). "Sovereignty" That Risks Global Health. *Washingt Post.* Abgerufen von https://www.washingtonpost.com/wp-dyn/content/article/2008/08/08/AR2008080802919.html Accessed on January 9, 2024.

Kickbusch, I. (2003). Global Health Governance: Some Theoretical Considerations on the New Political Space. In K. Lee (Ed.), *Health Impacts of Globalization: Towards Global Governance* (p. 195). New York: Palgrave Macmillan.

McNeil Jr, D. G. (2004, March 28). Plan to Battle AIDS Worldwide Is Falling Short. *New York Times,* p. A1. Abgerufen von https://www.nytimes.com/2004/03/28/world/plan-to-battle-aids-worldwide-is-falling-short.html Accessed on January 9, 2024.

Mutua, M. (1998). Looking Past the Human Rights Committee: An Argument for De-Marginalizing Enforcement. *Buffalo Human Rights Law Review*, 4, 211–216.

Navarro, V. (2008). Neoliberalism and Its Consequences: The World Health Situation since Alma Ata. *Global Social Policy*, 8(2), 152–155.

Neubauer, D. E. (2005). Globalization and Emerging Governance Modalities. *Environmental Health and Preventive Medicine*, 10(5), 286–294.

Sandmo, A. (2006). International Aspects of Public Goods Provision. In I. Kaul (Ed.), *Providing Global Public Goods: Managing Globalization* (C. Zhang et al., Trans., p. 98). Beijing: People's Publishing House.

Shiffman, J. & Smith, S. (2007). Generation of Political Priority for Global Health Initiatives: A Framework and Case Study of Maternal Mortality. *The Lancet*, 370(9595), 1370–1379.

Steinberg, R. H. (2002). In the Shadow of Law or Power? Consensus-Based Bargaining and Outcomes in the GATT/WTO. *International Organization*, 56(2), 339–374.

Stiglitz, J. E. (2006). Global Public Goods and Global Finance: Does Global Governance Ensure That the Global Public Interest Is Served? In J.-P. Touffut (Ed.), *Advancing Public Goods* (pp. 149–163). Northampton, MA: Edward Elgar Publishing Limited.

Stutzer, A. & Frey, B. S. (2005). Making International Organizations More Democratic. *Review of Law & Economics*, 1(3), 305–330.

Su, C. (2001). Neoinstitutionalismus und der alte Institutionalismus: Institutionale Faktoren in der Internationalen Politik. *Fudan Journal of International Politics Research*, 1, 15.

United Nations Development Programme. (1997). *Reconceptualizing Governance, Discussion Papers 2, Bureau for Development Policies*. New York.

Wallach, L. & Woodall, P. (2004). *Whose Trade Organization? A Comprehensive Guide to the WTO*. New York: New Press.

WHO. (1948). *Constitution of WHO*. Geneva: WHO.

WHO. (2005). *The International Health Regulations*. Geneva: WHO.

WHO. (2007). *The World Health Report 2007: A Safer Future: Global Health Security in the 21st Century*. Geneva: WHO.

WTO. (2003). *Memorandum on the Need to Improve Internal Transparency and Participation in the WTO*. Abgerufen von www.ciel.org/wp-content/uploads/2015/05/Cancun_21July03_M emo.pdf Accessed on November 12, 2023.

Yang, J. (2007). Chinas sanfte Macht: Ein globaler Ansatz der öffentlichen Güter. *International Issues Review*, 3, 9.

www.ingramcontent.com/pod-product-compliance
Lightning Source LLC
Chambersburg PA
CBHW050635190326
41458CB00008B/2274

* 9 7 8 1 4 3 3 1 9 0 6 1 2 *